kailash

JAMIE WHEAL

NEXT LEVEL LIVING

Wie wir durch Atmung, Bewegung und Sex zu einer neuen Spiritualität finden

Aus dem Englischen von
Sabine Reinhardus und Reiner Pfleiderer

kailash

Die Originalausgabe erschien 2021 unter dem Titel
Recapture the Rapture: Rethinking God, Sex, and Death in a World That's Lost Its Mind bei HarperCollins Publishers Ltd., New York, USA.

MIX
Papier aus verantwortungsvollen Quellen
FSC® C014496

Penguin Random House Verlagsgruppe FSC® N001967

1. Auflage
Deutsche Erstausgabe

Lektorat: Ralf Lay, Mönchengladbach
Satz: Satzwerk Huber, Germering
Druck und Bindung: GGP Media GmbH, Pößneck
Printed in Germany
ISBN 978-3-424-63205-7
www.kailash-verlag.de

Für Julie, mein Alpha und Omega

Lasst es langsam angehen. Dieses Buch ist gefährlich.
Dr. Seuss

Inhalt

Einleitung

Prepper – fit für den Weltuntergang

Aus diesem Chaos, diesen Widersprüchen
Lernen wir, dass wir weder Teufel noch Götter sind …
Wenn wir das annehmen,
Müssen wir eingestehen, dass wir das Mögliche sind,
Dass wir das Wunderbare sind, das wahre Wunder dieser Welt,
Das heißt, wenn und nur wenn
wir es annehmen.[1]

Maya Angelou, »A Brave and Startling Truth«
(Das Gedicht mit der Orion-Mission der NASA ins All geflogen)

Seit über einem Jahrhundert leiden wir unter einem schleichenden Sinnverlust, ein Vorgang, der sich nun ganz plötzlich beschleunigt. Früher fanden wir Hoffnung und Trost in der organisierten Religion, doch immer weniger Menschen können solchen Glaubensvorstellungen etwas abgewinnen. Nennen wir dieses traditionelle System »Sinn 1.0«. Es verhieß den Auserwählten Erlösung. Wer glaubte, wurde erlöst. Wer nicht, der nicht. Hart, aber fair.

In den letzten paar hundert Jahren haben wir es mit einem anderen Experiment versucht, das nicht auf Erlösung, sondern auf Inklusion setzt. Das war die Verheißung des globalen Liberalismus – die Vorstellung, dass Marktwirtschaft, Demokratie und Bürgerrechte uns in eine Welt führen würden, in der jeder, nicht nur die Auserwählten, eine reelle Chance bekommt, am guten Leben teilzuhaben.

Nur hat auch das nicht sonderlich gut funktioniert. Wirtschaftliche Ungleichheit, globale Krisen und Umweltzerstörung in bislang unbekanntem Ausmaß haben viele dieser Verheißungen als hohl entlarvt. Nennen wir dieses moderne Experiment »Sinn 2.0«. Es versprach der breiten Masse Teilhabe. Akzeptiere die Spielregeln, spiel mit, und deine Zeit wird kommen. Eine Theorie, die viel verspricht und wenig hält.

Da sowohl Sinn 1.0 als auch Sinn 2.0 gescheitert sind, erleben wir eine globale Krise. Und in das Vakuum, das sie hinterlassen haben, sind eine Vielzahl von Glaubensvorstellungen gestoßen, die das Gefüge unserer Zivilisation bedrohen. Auf der ganzen Welt, unter Gläubigen wie Nichtgläubigen, haben uns Endzeitideologien im Griff.

In ihrem Kern teilen Endzeitideologien vier Grundüberzeugungen:

- Die Welt, wie wir sie kennen, ist kaputt und nicht zu retten.
- Es gibt einen Punkt in der nahen Zukunft, an dem sich alles ändern wird.
- Jenseits dieses Wendepunkts wird jeder, den wir wertschätzen, erlöst/gerettet.
- Also lasst uns möglichst schnell gehen, ohne auf die Welt, die wir hinter uns lassen, groß Rücksicht zu nehmen.

Dies wird zunehmend zum Problem für uns alle. Wir müssen unbedingt die Kontrolle über die Geschichten zurückgewinnen, die wir erzählen, denn sie gestalten die Zukunft, die wir schaffen. Zu diesem Zweck müssen wir uns auf die Quellen unserer Inspiration besinnen, unseren Schmerz und unsere Apathie überwinden und zusammenrücken wie nie zuvor. Tun wir das nicht, werden die Endzeitideologen das letzte Wort haben, wie alles weitergeht. Doch wenn wir es tun, können wir wieder eine Welt gestalten, die uns allen zugute kommt.

Falls Ihnen diese Aussicht vorübergehend Sorgen bereitet, Sie sich dann aber sagen: »Extremisten mögen so denken, doch in der Welt von *Wall Street Journal*, *Economist* und TED-Talks, in der wir leben, geben kühlere Köpfe den Ton an« – überdenken Sie das noch mal. Wir sind umringt von Endzeitphilosophen. Sie tragen Hoodies und Anzüge von Brooks Brothers, gehen aber ebenso oft in Sack und Asche. Sie verkünden: »Die Singularität naht«, warnen aber ebenso oft: »Das Ende ist nah.« Sie nehmen Zeilen eines Computer-Codes ebenso gern unter die Lupe wie alte Texte. Man muss nur wissen, wonach man sucht.

Von all den aufgeregten Spekulationen darüber, was wohl das nächste große Ding sein wird, haben nur wenige unsere Fantasie so beflügelt wie der neue Wettlauf ins All. Die *New York Times* berichtete unlängst, dass wir kurz vor einem Wendepunkt in der Raumfahrt stünden und dass »es schon 2024 erste Reisen zum Mars geben könnte«. Jenseits von Raketenstarts im Livestream und dem Rummel um Early-Bird-Tickets für die wagemutigsten Milliardäre gibt es eine ernstere Frage, die Möchtegern-Weltraumkolonisten nur selten stellen: Sind wir uns da sicher?

Wir stammen nicht vom Mars. Er ist weit entfernt und völlig ungeeignet für eine menschliche Besiedlung. Für diese beiden Probleme – Entfernung und Lebensfeindlichkeit – Lösungen zu finden erfordert einen gigantischen Aufwand. Angenommen, wir hätten das technische Know-how, das Kapital und den Elan, die für diesen historischen Kraftakt nötig wären, warum sollten wir sie nicht dafür nutzen, den Planeten, auf dem wir bereits leben, in Ordnung zu bringen? Den Planeten, von dem wir stammen?

Nun, wegen der Endzeitideologien. Sie mögen anders verpackt sein als die religiösen Spielarten, an die wir uns dunkel aus der Schule erinnern. Doch sie weisen dasselbe Grundmuster auf. Nur stützen sie sich nicht auf verstaubte Schriften. Und ihr Thema ist auch nicht ein ultimativer Showdown zwischen Gut und Böse. Gleichwohl sind sie Endzeitideologien. Nennen wir sie die »techno-utopischen Endzeitideologien«. Sie folgen exakt demselben Vier-Stufen-Schema.

- Die Welt, wie wir sie kennen, ist dem Untergang geweiht (nur ist diesmal nicht Versündigung der Grund, sondern Überkonsum).
- Ein Wendepunkt steht unmittelbar bevor (geopolitischer/ökologischer Kollaps, nicht das Erscheinen der vier apokalyptischen Reiter).
- Auf der anderen Seite werden unsere Leute umsorgt (Singularität/Marskolonien für die Besten und Intelligentesten – Egoismus und Eigennutz im All).
- Bereiten wir uns also schnellstmöglich auf diesen Fall vor, und nehmen wir dabei auf Kollateralschäden keine Rücksicht (bauen wir Raumstationen und Luxusbunker, statt nach Lösungen für die globale Ernährungs-, Wasser-, Energie- und Klimakrise zu suchen).

Nach den offensichtlichen Zielkonflikten und Herausforderungen einer Marsbesiedlung gefragt, antworten Befürworter wie erwartet, angefangen bei dem verstorbenen Stephen Hawking bis hin zu Elon Musk. »Eine solche Besiedlung«, sagte Musk, »stellt die größte Hoffnung dar, die Zukunft unserer Spezies zu sichern, während wir die Ressourcen unseres Heimatplaneten aufbrauchen.« Und Hawking bestätigte: »Die Ausbreitung in den Weltraum ist vielleicht das Einzige, was uns vor uns selbst schützt.«

Es vernebelt unser Hirn, wenn wir solche Kommentare hören anstelle schriller Alarmglocken und einer breiten Debatte über unsere Zukunft. Wir sind außerstande, den Ernst dessen zu erfassen, worüber wir eigentlich sprechen. Wir erinnern uns stolz an Neil Armstrongs »riesigen Sprung für die Menschheit«, und der Vorspanntext von *Star Trek* – »Viele Lichtjahre von der Erde entfernt dringt die Enterprise in Galaxien vor, die nie ein Mensch zuvor gesehen hat« – spukt uns im Kopf herum. Wir denken an die »Jetsons« aus der gleichnamigen Zeichentrickserie und ihre Raketenrucksäcke und fragen uns, ob es jetzt so weit ist, ob all diese Science Fiction wissenschaftliche Realität geworden ist. Sie erscheint uns so cool und vertraut, dass wir darüber hinwegsehen, wie genau das alles gehen soll.

Nehmen wir mal an, Hawking und Musk hätten recht. Beide waren beziehungsweise sind brillante Köpfe, denken intensiv über Dinge nach, die den meisten von uns zu hoch sind, lösen routinemäßig unlösbar scheinende Probleme und haben Zugriff auf Spitzenforschung aus aller Welt. Keiner von beiden hegt große Hoffnungen, dass unsere Spezies das Ende dieses Jahrhunderts lange überleben wird, wenn wir nicht einen radikalen Plan B auflegen. Allein das sollte uns zum Innehalten veranlassen.

Aber nehmen wir weiter an, dass es uns tatsächlich gelingt, innerhalb der nächsten Jahrzehnte eine Kolonie auf dem Mars zu errichten, die als menschlicher Außenposten im All unsere Zukunft sichern könnte. Was dann?

Eines ist sicher. Auf dem Raumschiff ins Bonbonland wird nicht genug Platz für alle acht Milliarden Menschen sein. Womit wir beim verlockendsten und destruktivsten Teil aller Endzeitideologien wären. Ganz egal, wie unwahrscheinlich es aus statistischer Sicht ist: Insgeheim glauben wir, dass wir ein Ticket bekommen. Obwohl eigentlich alles dagegen spricht, bilden wir uns ein, dass wir zu denen gehören, die gerettet werden, und nicht zu denen, die zurückbleiben. Wir können uns lebhaft vorstellen, wie schwierig es wird, ein Ticket zu ergattern, das uns vom alten Planeten Erde fortbringt. Dagegen wird sich die Evakuierung der US-Botschaft durch Hubschrauber beim Fall von Saigon wie ein Aufwärmtraining ausnehmen.

Wir sprechen es vielleicht nicht offen aus, aber seit 9/11, der Finanzkrise von 2008, dem Erstarken des Populismus und der Corona-Pandemie denken wir viel mehr über das Undenkbare nach. Bereits 2012 startete *National Geographic Channel* eine Reality-Show mit dem Titel *Doomsday Preppers* über Menschen, die sich fit machten für eine Zeit, die mit teils schrecklichen Akronymen umschrieben wird wie WROL (*without rule of law*, »rechtsfreier Raum«), WTSHTF (*when the shit hits the fan*, etwa: »wenn die Kacke am Dampfen ist«) oder EOTWAWKI (*end of the world as we know it*, »Ende der Welt, wie wir sie kennen«).

Die erste Folge verzeichnete über vier Millionen Zuschauer (fast eine halbe Million mehr als die beliebteste Late-Night-Comedy-Show). Danach erzielte *Doomsday Preppers* Rekordeinschaltquoten und avancierte zu einem Zugpferd des Kanals. Verblüfft über den eigenen Erfolg gab *National Geographic* eine Umfrage in Auftrag, um mehr über die Gründe zu erfahren. Dabei kam ans Licht, dass nahezu die Hälfte der Amerikaner es für sicherer hält, in Atombunker und MREs (unverderbliche militärische Notrationen) zu investieren, als ihre Ersparnisse in eine private Altersvorsorge zu stecken. Der amerikanische Traum von einem weißen Gartenzaun, 2,2 fröhlichen Kindern und Rentenfonds wird von Visionen in den Hintergrund gedrängt, die Bunkeranlagen, Barrengold und Survival-Rucksäcke zum Inhalt haben.

Wir möchten gerne glauben, dass wir in Krisenzeiten alle an einem Strang ziehen. Wir vertrauen auf die Regierung, die Nationalgarde, die Feuerwehr, die Polizei und Einrichtungen wie das Rote Kreuz. Im Jahr 2019 nahm Brock Long, Leiter der amerikanischen Katastrophenschutzbehörde FEMA, die historischen Überschwemmungen in Houston und Puerto Rico zum Anlass, Katastrophenhilfe als öffentliche Dienstleistung einem Realitäts-Check zu unterziehen. »Kongress und Öffentlichkeit«, so befand er, »haben meines Erachtens unrealistische Erwartungen an die FEMA. Wir müssen damit aufhören, in der FEMA eine Notrufnummer zu sehen.«

»Ich glaube«, gibt Steve Huffman, CEO des populären Online-Forums Reddit, zu bedenken, »dass wir alle bis zu einem gewissen Grad einfach darauf vertrauen, dass unser Land funktioniert. Alle Dinge, die uns wichtig sind, funktionieren, weil wir glauben, dass sie funktionieren. Ich halte sie für ziemlich belastbar, aber wir haben schon viel durchgemacht und werden mit Sicherheit noch viel mehr durchmachen.«

Unser Vertrauen darauf, dass alles schon irgendwie klappen wird, ist irgendwo zwischen Wunschdenken und erlernter Hilflosigkeit anzusiedeln. »Was die Erfahrung aber und die Geschichte lehren«, warnte der Philosoph G. W. F. Hegel, »ist dieses, daß Völker und Regierungen niemals etwas aus der Geschichte gelernt … haben.«[2]

Dieselben Wirtschaftstycoons, die in Mondflüge investieren, rüsten auch ihre Bodenstationen auf. Und mit besonderem Eifer tun es natürlich diejenigen, die dafür am meisten aufwenden können.

Im Januar 2017 veröffentlichte Evan Osnos im *New Yorker* einen Artikel mit dem Titel »Doomsday Prep for the Super-Rich«, in dem er detailliert beschreibt, was Leute vorhaben, die über die nötigen Informationen und Mittel verfügen, um vorausplanen zu können. Der Artikel sorgte für Furore und bescherte dem Magazin über eine halbe Million Online-Zuschriften. »Wenn wir an die Prepper-Bewegung denken, deren Mitglieder sich auf den Zusammenbruch der Zivilisation vorbereiten«, erklärt Osnos in seiner Einleitung, »haben wir oft ein bestimmtes Bild vor Augen: den Waldmann mit Alufolien-Hut, den Bohnen hortenden Hysteriker, den religiösen Untergangspropheten. Doch in den letzten Jahren hat das Preppen auch auf wohlhabende Kreise übergegriffen und unter Führungskräften der Technologiebranche, Hedgefonds-Managern und Angehörigen ähnlicher Berufsgruppen im Silicon Valley und in New York Fuß gefasst.« Tatsächlich handelt es sich dabei nur um eine verkappte Endzeitideologie. Sie mag ohne religiöse Erlöser und Weltraumfluchten auskommen – sie ersetzt Marskolonien lediglich durch umfunktionierte Raketensilos und Fluchtfarmen –, aber sie weist dieselben Grundmuster auf.

Als Osnos den LinkedIn-Gründer Reid Hoffman im Interview fragte, wie verbreitet solche Notfallpläne unter den Tech-Eliten seien, schätzte er den Anteil auf »über 50 Prozent« und fuhr fort: »Wenn Sie sagen, dass Sie ein Haus in Neuseeland kaufen wollen, ist das wie eine Art Augenzwinkern, na, Sie wissen schon. Und sobald Sie sich durch diesen Freimaurerhandschlag zu erkennen gegeben haben, sagt Ihr Gegenüber so etwas wie: ›Ach, wissen Sie, ich kenne da einen Makler, der verkauft Raketensilos. Die sind atomsicher und sehen so aus, als wären sie zum Wohnen ganz interessant.‹«

Wie der Erfolg der Fernsehserie *Doomsday Preppers* zeigt, sind wir alle an einer Absicherung interessiert für den Fall, dass die Kacke am Dampfen ist. Nur haben einige von uns mehr Barrengold und bessere Bunker.

Vor ein paar Jahren schrieb Douglas Rushkoff, Autor von *Throwing Rocks at the Google Bus* und laut MIT »einer der einflussreichsten Intellektuellen der Welt«, einen Artikel, der sich wie ein Update von Osnos' Beitrag im *New Yorker* las und zeigte, dass wir innerhalb weniger Jahre den Übergang vom Hypothetischen zum nahezu Undenkbaren vollzogen hatten.

Rushkoff erhielt eine Einladung, vor einer Gruppe von Wall-Street-Finanziers über die Zukunft der Technologie zu sprechen, ein Thema, mit dem er sich sein ganzes Berufsleben beschäftigt hatte. Und obwohl er solche annehmlichen Vortragsjobs normalerweise ablehnte (immerhin war er Mitbegründer der Cyberpunk-Bewegung in den Neunzigerjahren), musste er zugeben, dass »es das mit Abstand höchste Honorar war, das man mir je für einen Vortrag geboten hatte – etwa die Hälfte meines Jahresgehalts als Professor«. Also stellte er seine Bedenken hintan und tat, was die meisten vernünftigen Leute getan hätten: Er nahm den Job an.

Am vereinbarten Tag wurde er in einen Raum geführt, den er für den Green Room hielt (eine Art Garderobe im Backstagebereich, in der sich bei Konferenzen Redner und Moderatoren aufhalten). Fünf tadellos gekleidete Herren saßen da und stellten sich vor. Da dämmerte Rushkoff, dass dies kein Green Room war und dass es auch keine Bühne gab. Auch keinen Saal voller Wertpapierhändler, die auf seinen Vortrag warteten. Die fünf Männer waren sein Publikum.

Zunächst stellten sie ihm ein paar leichte Fragen zum Aufwärmen: Was hatte es mit Blockchains und Kryptowährungen auf sich? Wie weit war die Entwicklung von Quantencomputern gediehen? War Google wirklich in der Lage, Ray Kurzweils »Gehirn« in die Cloud hochzuladen? Sollte man nach Alaska oder Neuseeland, um der Erderwärmung zu entgehen?

Aber dann kam die eigentliche Frage, deren Beantwortung sich die fünf Wall-Street-Größen ein Stundenhonorar von über 50 000 Dollar kosten ließen: »Wie behalte ich nach dem Ereignis die Autorität über meine Security-Leute?«

Der Satz bedarf der Erläuterung.

Beginnen wir mit dem Wort »Ereignis«.

»Das«, so erklärt Rushkoff, »war ihr Euphemismus für den Umweltkollaps, soziale Unruhen, Atombombenexplosionen, unaufhaltsame Viren oder verheerende Cyberattacken, die alles lahmlegen.« Diese Männer wollten nicht über Zukunftsszenarien diskutieren und nachdenken. Sie hatten einen erschreckend simplen Ersatz gefunden. Das Ereignis. Und wären diese Männer möglicherweise auch nicht bereit gewesen, darauf zu wetten, welcher Dominostein als Erster fallen würde, so stand für sie offenbar fest, dass in Bälde alle fallen würden. Eine feste Konstante in einer komplizierteren Gleichung, die sie noch zu lösen versuchten.

Dann das Verb.

»Die Autorität *behalten*« impliziert unmissverständlich, dass a) Autorität in der nahen Zukunft herausgefordert oder infrage gestellt werden könnte und dass b) diese fünf Männer sie besaßen und an ihr festzuhalten gedachten.

Schließlich das Objekt dieser Handlung.

»Meine Security-Leute.« Nicht »mein persönlicher Assistent«. Auch nicht »mein Klempner«, »Butler« oder »Team«. Meine »Security-Leute«. Ungeschminkt. Plural. Und möglicherweise, nach der Dringlichkeit ihrer 64 000-Dollar-Frage zu urteilen, wie sich diese Leute »nach dem Ereignis« kontrollieren ließen, eine Söldnertruppe.

In der verbliebenen Zeit der gemeinsamen Stunde legten die Hedgefonds-Manager noch ein paar weitere Karten auf den Tisch. Wie sollten sie ihre Milizionäre bezahlen, wenn das Wirtschaftssystem zusammenbrach und Papiergeld und digitale Währungen wertlos wurden? Wie konnten sie einen Gewaltausbruch à la *Herr der Fliegen* verhindern, wenn alles den Bach runterging? Ließen sich Lebensmittelvorräte mit Zahlenschlössern sichern, deren Kombinationen nur ihnen bekannt waren? Was war mit Elektroschock-Halsbändern? Oder KI-Robotern?

»Da ging mir ein Licht auf«, sagte Rushkoff. »Zumindest aus Sicht dieser Herren war es ein Gespräch über die Zukunft der Technologie. Nach dem Vorbild von Elon Musk, der den Mars besiedeln will, Peter Thiel, der den Alterungsprozess umkehren will, oder Ray Kurzweil, der sein Bewusstsein auf einen Supercomputer hochladen will, bereiteten sie sich auf eine digitale Zukunft vor, in der es weitaus weniger darum ging, die Welt zu verbessern, als vielmehr darum, die Natur des Menschen zu überwinden und sich selbst vor den sehr realen und gegenwärtigen Gefahren durch Klimawandel, steigende Meeresspiegel, Massenmigration, globale Pandemien, nativistische Panik und Ressourcenverknappung zu schützen. Für sie geht es bei der Zukunft der Technologie eigentlich nur um eins: verschont zu bleiben.«

Rushkoff, das sei zu seiner Ehre gesagt, stellte ihre Prämissen infrage. So antwortete er auf ihre unverblümten Fragen, dass sie sich der Loyalität ihrer privaten Sicherheitstruppe am besten dadurch versichern könnten, dass sie diese Leute schon jetzt richtig gut behandelten, als gehörten sie zur Familie. Und nicht nur das. Er riet ihnen zudem, dasselbe bei allen ihren Geschäften vor dem Eintreten des Ereignisses zu tun. Je effektiver sie das könnten, so sagte er, desto größer sei die Chance für uns alle, die Zivilisation überhaupt am Laufen zu halten.

»Mein Optimismus amüsierte sie, sie kauften ihn mir nicht ab«, räumt Rushkoff ein. »Sie waren nicht daran interessiert, eine Katastrophe zu verhindern, denn sie waren überzeugt, dass wir schon zu weit gegangen waren. Trotz ihres Reichtums und ihrer Macht glauben sie nicht, dass sie auf die Zukunft Einfluss nehmen können. Sie finden sich mit den finstersten Szenarien ab und setzen dann alles, was sie an Geld und Technologie aufbieten können, dafür ein, sich selbst zu schützen – besonders wenn sie keinen Platz in der Rakete zum Mars ergattern können … Das Ergebnis wird weniger eine Fortführung der menschlichen Diaspora sein als vielmehr ein Rettungsboot für die Elite.«

Endzeitler. Jeder Einzelne von ihnen. Man tut Endzeitideologien gerne als Randerscheinung ab und glaubt, ihre Anhänger träten nur als Prediger von Feuer und Schwefel oder als Selbstmordattentäter mit Sprengstoffgürtel in Erscheinung. Tatsache aber ist, dass wir von ihnen umgeben sind: Sie tragen schwarze Stehkragenpullover und Fleece-Westen, chatten über iPhones und schauen sich im Kabelfernsehen *Doomsday Preppers* an.

Wenn wir untätig bleiben und Endzeitlern jeglicher Couleur das Feld überlassen, wird uns nichts anderes übrig bleiben, als auf einem ausgelaugten Planeten Mad Max zu spielen, während eine Handvoll Tech-Tycoons ihr Bewusstsein auf Computer laden oder sich einen der letzten Flüge ins All sichern. Oder wir werden auf dem Weg zum Jüngsten Gericht von einem Nahostkrieg oder einem erstarkenden Dschihadisten-Kalifat hinweggefegt.

Nichts davon klingt besonders einladend.

Jedes einzelne dieser Szenarien sollte zumindest eine lebhafte Diskussion und, besser noch, ernste Besorgnis auslösen. Doch kaum jemand scheint ihnen Beachtung zu schenken. Wir haben den Äther, den Nachrichtenzyklus und die Initiative einer Handvoll Ideologen und Eiferern überlassen. Je länger das so bleibt, desto schlimmer wird es. »Wir beobachten eine Renaissance apokalyptischer Vorstellungen, die wahrscheinlich nicht auf vertraute Formen des Fundamentalismus beschränkt bleiben wird«, schreibt John Gray, Philosoph an der London School of Economics, in *Politik der Apokalypse. Wie Religion die Welt in die Krise stürzt.* »Neben evangelikalen Erweckungsbewegungen wird es bald wohl auch eine Fülle von Modereligionen geben, in denen sich Naturwissenschaft und Science-Fiction, Beutelschneiderei und Psychogeschwätz vermischen und die sich so rasant ausbreiten werden wie Computerviren. Die meisten werden harmlos sein, doch wenn die ökologische Krise sich verschärft, dürften auch Endzeitkulte … großen Zulauf finden.«[3]

Hier haben wir den gefährlichen und verführerischen Teil: Je schwieriger und beängstigender die Herausforderungen werden, vor denen wir stehen – seien sie sozialpolitischer, wirtschaftlicher, epidemiologischer, klimatischer oder spiritueller Natur –, desto verlockender wird der Gedanke, dass wir persönlich der ganzen Katastrophe entgehen können.

Wenn wir uns auf solche Geschichten einlassen, machen wir uns in doppelter Hinsicht etwas vor: Die erste Lüge ist, dass es für die Welt, wie wir sie kennen, keine Hoffnung gebe. Die zweite, dass wir entgegen jeder Wahrscheinlichkeit zu den Glücklichen gehören, die das erlösende Ticket bekommen.

In zahlreichen Studien bekunden religiöse Gemäßigte und säkulare Humanisten einen Wunsch nach Stabilität und Wohlstand. Die meisten Menschen wollen, über alle kulturellen Grenzen hinweg, einfach nur in Frieden leben und sehen, dass ihre Kinder die Chance auf ein besseres Leben bekommen. Dieser Wunsch verbindet uns. Atheisten, Muslime, Christen, Konfuzianer, Buddhisten, Juden, Hindus und Hipster – alle wollen nur eine Chance, friedlich zu leben und schließlich im Kreis ihrer Familie zu sterben. So ist es immer gewesen.

Doch der Endzeitler sieht die Welt grundsätzlich anders – seine exponentialistische Herangehensweise ist von der Überzeugung befeuert, dass die Welt nicht mehr zu retten ist und dass sie von allem Schmerz und Leid erlöst werden wird, wenn wir den Übergang in die nächste beschleunigen. Wenn der Zweck buchstäblich der Himmel auf Erden (und außerhalb von ihr) ist, dann sind die Mittel immer gerechtfertigt.

Doch diese Logik hat einen ordentlichen Haken: Selbst wenn Sie ein überzeugter Dschihadist oder christlicher Zionist sind oder im Voraus für ein Erste-Klasse-Ticket für einen SpaceX-Flug zum Mars bezahlt haben, gehören Sie zu einer Gruppe, die weniger als 1 Prozent der Erdbevölkerung ausmacht. Das bedeutet, dass eine winzige Minderheit über unsere gemeinsame Zukunft bestimmt. Und dass Ihre »Erlösung« die wahrscheinliche Vernichtung aller anderen bedeutet.

Was also wird aus den 99 Prozent, dem Rest von uns? Was aus der großen schweigenden Mehrheit der Menschen in aller Welt, die nur eine vernünftige Chance wollen und in Frieden weiterzuleben?

Mit Blick auf den Scherbenhaufen des Ersten Weltkriegs, »des Kriegs, der alle Kriege beendet«, verfasste William Butler Yeats einen Klassiker der modernen Literatur, das Gedicht »Das Zweite Kommen«. In fiebriger Bildsprache überträgt es biblische Themen auf das traumatisierte Europa und reflektiert über das Kommende. »Sicher steht eine Offenbarung an; / Sicher steht jetzt das Zweite Kommen an«, überlegte Yeats. »Bloß welches derbe Tier, ist reif die Zeit erst, / Schlurft gen Bethlehem, um zur Welt zu kommen?«[4]

Bis heute ist das Gedicht ein fester Bestandteil der populären Kultur. Es lieferte dem nigerianischen Autor Chinua Achebe den Titel für sein bahnbrechendes Werk *Things Fall Apart* (dt. *Okonkwo oder Das Alte stürzt*) und Joan Didion den Titel für ihre Essaysammlung *Slouching Towards Bethlehem* (dt. *Stunde der Bestie*). Es inspirierte sogar zu einer Episode der HBO-Serie *The Sopranos* mit dem Titel »The Second Coming« (dt. »Das große Nichts«).

Vor ein paar Jahren hieß es im *Wall Street Journal:* »Terror, Brexit und die US-Wahlen haben 2016 zum Yeats-Jahr gemacht.« Eine von Dow Jones durchgeführte semantische Analyse von Online-Inhalten ergab, dass in jenem turbulenten Wahljahr weltweit mehr Menschen die Zeilen »Alles zerfällt; die Mitte hält es nicht« zitierten als zu jeder anderen Zeit in den dreißig Jahren davor.

Seit damals haben die Zentrifugalkräfte, vor denen Yeats warnte, und die Anzahl der Dinge, die einfach zerfallen, noch deutlich zugenommen. »Die Besten zweifeln bloß«, schrieb er, »derweil die Schlechtesten voll leidenschaftlichem Erleben sind.« Und genau in dieser Situation befinden wir uns heute. Über das Schicksal einer riesigen Zahl gutmütiger, fleißiger und nach der Devise »leben und leben lassen« lebender Menschen entscheidet eine Minderheit, die sich in leidenschaftlichem Erleben Endzeitideologien verschrieben hat.

Wie also kann die große Mehrheit, wie kann der Rest von uns zu einem leidenschaftlichen Erleben zurückfinden, das uns befähigt, den Extremen entgegenzuwirken und für unser Leben und unsere Zukunft einzutreten?

Wenn es uns gelingt, haben wir eine Chance, die großen Probleme zu lösen, vor denen wir stehen. Wir können kitten, was zerbrochen ist, wir können wieder zueinanderfinden und ein leidenschaftliches, sinnerfülltes Leben führen. Und wenn nicht? Nun ja, der Mülleimer der Geschichte hat schon Zivilisationen geschluckt, die viel älter und origineller waren als unsere …

Um herauszufinden, was als Nächstes zu tun ist, werden wir zwei aufstrebende Disziplinen zurate ziehen – die Neuroanthropologie und die Kulturarchitektur. Im Grunde verfolgen beide den gleichen Ansatz. Nur blickt die eine zurück in die Vergangenheit und die andere nach vorn in die Zukunft. Die Neuroanthropologie nimmt Anleihen bei Neurologie, Psychologie und Geschichtswissenschaft, um besser zu verstehen, warum sich Menschen wie verhalten haben. Wenn Sie Yuval Hararis *Eine kurze Geschichte der Menschheit* oder Jared Diamonds *Arm und Reich. Die Schicksale menschlicher Gesellschaften* mit Genuss gelesen haben, wird Ihnen diese Forschungsrichtung vertraut sein. Die Kulturarchitektur bedient sich solcher Erkenntnisse und verwendet sie als Bausteine, um daraus effizientere Lösungen für soziale Probleme zu entwickeln.

Wenn Sie Richard Thalers *Nudge* oder Daniel Kahnemans *Schnelles Denken, langsames Denken* interessant fanden, sind Sie selbst vielleicht ein Hobby-Kulturarchitekt.

Dieses Buch gliedert sich in drei Teile.

Teil 1: Wählen Sie Ihre Apokalypse beleuchtet unsere gegenwärtige Sinnkrise: Wo stehen wir heute, warum ist es so schwer, die Welt zu verstehen, was könnte als Nächstes kommen, und was kann man tun? Außerdem wird gezeigt, dass viele unserer Bemühungen im Umgang mit Angst und Ablehnung, mit Tribalismus und Identitätspolitik die Dinge nur noch schlimmer machen. Abschließend wird auf die dringende Notwendigkeit eingegangen, unser Bewusstsein über uns selbst hinaus zu erweitern und mehr als Angehörige einer globalen Spezies zu denken. Dieser Schritt ist schwierig, aber entscheidend.

Teil 2: Das Alchemisten-Kochbuch schlägt den thematischen Bogen von der Kulturanalyse zum Design Thinking. Wir werden das menschenzentrierte Design-Toolkit der Kreativfirma IDEO auf die Sinnkrise anwenden. Dabei führt das Buch in die Bereiche Neurologie und Optimale Psychologie, indem es die stärksten evolutionären Triebfedern in den Blick nimmt, die Inspiration, Heilung und Verbundenheit herbeiführen können. Von Atmung über Bewegung und Sexualität bis hin zu Musik und Substanzen – dies sind die alltäglichen Mittel, die uns helfen, Erkenntnisse nutzbar zu machen, Traumata zu heilen und miteinander zu kooperieren. Ob Sie sich einer existierenden Tradition oder Gemeinschaft zugehörig fühlen oder ob Sie sich zu erneuern suchen, dieser Teil bietet einen Fahrplan, wie Sie die Klarheit, den Mut und das Vertrauen erlangen, die Sie brauchen, um das zu tun, was getan werden muss.

Teil 3: Ethische Kult(ur)bildung schöpft aus den Disziplinen Anthropologie und vergleichende Religionswissenschaft und konzentriert sich auf die komplizierte Aufgabe, derartige Erfahrungen in Gang zu bringen und kulturell umzusetzen. Denn wenn wir in der Vergangenheit Peak States und tiefgehende Heilung miteinander kombiniert haben, kamen fast immer problematische Gemeinschaften dabei heraus. Dieser Teil bietet eine provisorische Anleitung, wie wir tausend Feuer entzünden können, ohne das ganze Haus abzufackeln. Betrachten Sie ihn als frei zugänglichen Instrumentenkasten der ethischen Kultur.

Wichtig ist noch der Hinweis, dass jeder dieser drei Teile ein eigenständiges Buch bilden könnte. Eigentlich sogar jedes Kapitel. In einfacheren Zeiten wären sie es wahrscheinlich auch geworden. Doch um zu einem Ergebnis zu gelangen, das in zeitlicher Hinsicht wie auch in einem zeitlosen Sinn zufriedenstellt, werden wir uns beeilen und einen weiten Weg zurücklegen müssen. Wenn es uns gelingt, auf dieser Reise zusammenzubleiben, wird uns am Ziel ein lohnender Ausblick erwarten. (Die Original-Anmerkungen, die auf bemerkenswerte Arbeiten von Experten auf allen diesen Gebieten hinweisen, sind online unter www.recapturetherapture.com/notes abzurufen [siehe auch Anmerkung 1 im Anhang dieses Buches]. Im Anhang wird näher auf die Forschungsstudien eingegangen, auf die sich Teil 2 stützt. Das Glossar, in dem viele in diesem Buch verwendeten Fachbegriffe erklärt werden, findet sich am Schluss. Sollten Ihnen also das Themenspektrum dieses Buches zunächst allzu breit gefächert erscheinen, sind Ihnen alle notwendigen Instrumente zum besseren Verständnis an die Hand gegeben.)

In diesem Buch holen wir radikale Forschung aus ihren Nischen heraus und wenden sie auf den Mainstream an – auf das breitere gesellschaftlichen Problem des Heilens, Glaubens und Zugehörens. Wir geben Antworten auf die Fragen, vor denen wir stehen: Wie können wir blinden Glauben durch unmittelbare Erfahrung ersetzen, wie vom Zerbrochenen zum Ganzen gelangen und wie Isolation durch Beziehungen lindern? Deutlicher ausgedrückt: Wir zeigen, wie wir unsere Körper revitalisieren, unsere Kreativität steigern, unsere Beziehungen neu beleben und ein für alle Mal die Fragen beantworten können, warum wir hier sind und was wir jetzt tun sollen.

In einer Welt, die vom Rest von uns das Beste braucht, zeigt uns dieses Buch, wie wir es schaffen können.

TEIL 1

Wählen Sie Ihre Apokalypse

Das Gedicht am Weltende
ist das Gedicht, das das kleine Mädchen
in sein Kissen haucht, und
das es nicht aufsagen kann, denn
niemand ist da es zu hören dieses Gedicht
ist ein politisches Gedicht ist ein Kriegsgedicht ist ein
Universalgedicht aber es handelt nicht von
diesen Dingen dieses Gedicht
handelt von einem Menschenherzen dieses Gedicht
ist das Gedicht am Weltende.

Lucille Clifton

Eine Cinderella-Geschichte

Zuerst müssen wir uns einen Überblick verschaffen, wie wir in das momentane Dilemma geraten sind. Wir werden umfassend darüber Rechenschaft ablegen müssen, wo wir Mut gegen Bequemlichkeit, Hingabe gegen Zerstreuung und Inspiration gegen Information eingetauscht haben. Einfach ausgedrückt: Wenn wir die ganze Geschichte aufdröseln, wird es zunächst einmal schlimmer, bevor es besser wird.

Was, genau besehen, nicht überraschen sollte. Dass etwas zunächst schlimmer wird, bevor es sich zum Besseren wendet, zieht sich wie ein roter Faden durch dieses Buch. Als Kurt Vonnegut, Autor moderner Klassiker wie *Schlachthof 5 oder Der Kinderkreuzzug* und *Katzenwiege,* an der Universität von Chicago Anthropologie studierte, stellte er fest, dass alle Geschichten nur auf einer Handvoll Grundformen basieren.

Nach Vonnegut lässt sich jedes Narrativ anhand der Aufs und Abs nachzeichnen, die seine Protagonisten durchleben. Er identifizierte bestimmte Erzählmuster wie etwa die abgedroschene »Vom-Tellerwäscher-zum Millionär-Geschichte« (Ab, dann Auf) oder die »Boy-meets-girl-Story«, bei der sich ein Paar kennenlernt, dann trennt und am Ende wieder zueinanderfindet (Auf, dann Ab und wieder Auf).

Doch Vonnegut fiel auf, dass von all den Narrativen, die er entdeckt hatte, die Cinderella-Geschichte, die dem deutschen Märchen vom Aschenputtel ähnelt (auf ein Ab folgt ein Auf, dann ein *richtiges* Ab und ein *richtiges* Auf), die faszinierendste war. Anscheinend können wir nicht genug bekommen von ihren prekären Anfängen (muss Schmutzarbeit verrichten, wird von Stiefmutter und deren Töchtern als Fußabtreter behandelt), ihrem rasanten Aufstieg (gute Fee, schönes Ballkleid, Tanz mit dem Prinzen), ihrem jähen Absturz

(Glockenschlag um Mitternacht, Kürbiskutsche, verlorener Schuh) und dem Happy End, das den Maßstab für alle anderen setzte.

Und so in etwa gestaltet sich auch unser Narrativ. Nur stecken wir in unserem noch mittendrin. Denn fast die ganze Menschheitsgeschichte über war das Leben garstiger, brutaler und kürzer, als uns lieb sein konnte (Ab). Dann bescherten uns industrielle, wissenschaftliche und demokratische Revolution Glühbirne, Wasserklosett, Wahlrecht, Impfstoff und Smartphone. Seitdem leben wir länger, lernen mehr und leiden kaum Mangel (Auf).

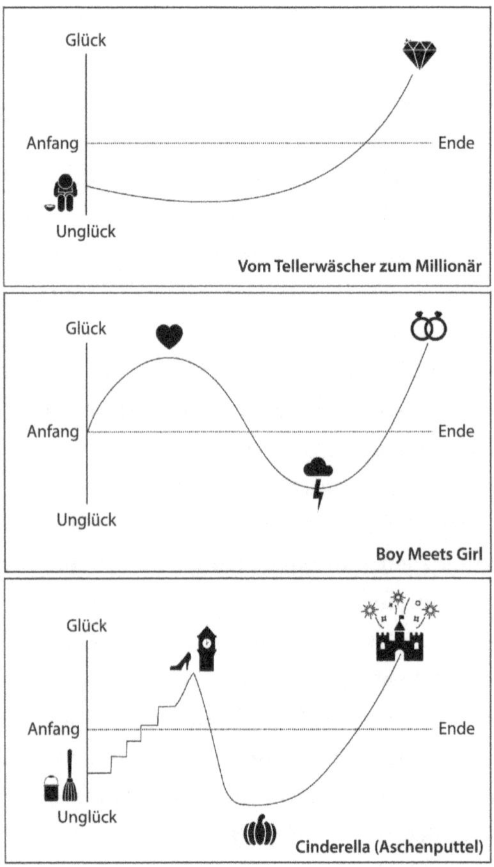

Bis heute, da wir den Faden wiederaufnehmen – Schlag Mitternacht, und kurz davor, alles zu verlieren. Seit Januar 2021 zeigt die Weltuntergangsuhr der Zeitschrift *Bulletin of the Atomic Scientists,* die verdeutlichen soll, wie groß die existenzielle Bedrohung für die Menschheit ist, hundert Sekunden vor zwölf. So nahe waren wir dem Weltuntergang noch nie seit Inbetriebnahme der Uhr 1947. Der Klimabericht der Vereinten Nationen von 2020 gab uns noch zehn Jahre, um die Probleme des Planeten zu lösen, sonst drohten immer gravierendere Folgen. Meldungen über geopolitische Konflikte, Wetterextreme, Hungersnöte, Flüchtlingsströme, Kriege, Superviren, Cyber-Terrorismus und existenzielle Verzweiflung verstopfen unsere Nachrichtenkanäle, und all diese Probleme entziehen sich einfachen Lösungen (drohendes Ab ins Bodenlose).

Die Klügsten und Informiertesten sind am geschocktesten. Der Rest von uns schwankt zwischen besorgt sein und so tun, als ob nichts wäre. Doch wenn es uns gelingt, unseren Fokus darauf zu legen, besteht eine reelle Aussicht auf Rettung – die Chance auf ein großes Happy End.

Buckminster Fuller hat es auf den Punkt gebracht, als er davon sprach, »die Welt für hundert Prozent der Menschheit in kürzestmöglicher Zeit durch spontane Kooperation, ohne dabei ökologische Schäden oder persönliche Nachteile für jemanden in Kauf zu nehmen, so zu verändern, dass sich die Lebensqualität für alle verbessern wird«. Das klingt nach einem erstrebenswerten Auf.

Die Sache hat nur einen Haken. Die zweite Hälfte unserer Cinderella-Geschichte ist völlig offen. Wer diese letzten Kapitel schreibt, schreibt sie für uns alle, und für unsere Kinder. Und deren Kinder. Ob es am Ende also Kürbisse oder Prinzen gibt, eine Katastrophe oder ein Happy End, das hängt davon ab, was wir als Nächstes tun.

1

Die Mitte hält es nicht

Alles ist exponentiell

Es dauerte bis Herbst 2018, ehe es mir wie Schuppen von den Augen fiel, dabei hätte ich es schon viel früher kommen sehen müssen.

Ich war nach Johannesburg geflogen, um bei einer Konferenz zum Thema »Afrika zukunftsfähig machen« einen Vortrag zu halten. Als ich im Publikum saß und Rednern lauschte, die die Notlage dieses Kontinents schilderten, seine Herausforderungen und Chancen, war ich abwechselnd angetan und verwirrt – angetan von ideenreichen Programmen mit dem Ziel, Solarenergie und Windkraft in dicht bevölkerte Townships zu bringen, oder von angedachten Methoden, mithilfe der Nanotechnik aus Wolken und Meerwasser Trinkwasser zu gewinnen. Aber auch verwirrt. Verwirrt über eine Frau aus Kalifornien, die aufgeregt ein Projekt vorstellte, das ungebildeten Dorfbewohnern in Zentralafrika dabei helfen sollte, Roboter zu bauen, und über einen pferdeschwanztragenden Wissenschaftler aus Cambridge, der die Möglichkeit in Aussicht stellte, den Alterungsprozess umzukehren, sodass wir ewig leben könnten.

Wozu bitte brauchen Subsistenzbauern Roboter? Bringt es die Welt wirklich weiter, wenn das Leben einiger weniger Glücklicher auf unbegrenzte Zeit verlängert wird, während die zunehmende Bevölkerung mit Hunger kämpft? Mit Sicherheit haben diese Projekte in Abraham Maslows Bedürfnishierarchie ein paar Stufen übersprungen – direkt von den Grundbedürfnissen zur Transzendenz, ohne in der fleischigen Mitte der Pyramide, wo die meisten Menschen gelebt haben und gestorben sind, eine größere Pause einzulegen.

Ich studierte das Programm, um festzustellen, was mich noch erwartete. Exponentielle Bildung – virtuelles Fernlernen, das alle Kinder dieser Welt mit einem WLAN-Anschluss erreichen kann. Exponentielle Biologie – genverändernde CRISPR-Technik zum Spleißen von DNA und zur Beschleunigung der Evolution. Exponentielle Mobilität – Apps zum Mitfahren in autonomen Autos und Drohnentaxis zur Umgehung von Staus auf dem Weg zur Arbeit. Exponentielle Daten – Quantencomputer und überlichtschnelle selbstlernende Algorithmen, die wissen, was wir wollen, noch bevor wir es selbst wissen. Exponentielle Wirtschaft – virtuelle Währungen, um Kleinstunternehmern Startkapital zu beschaffen und Steuern zu vermeiden.

Doch in dieser quirligen, aufregenden Zukunft, in der alles drauf und dran war, in die Hockeyschlägerkurve exponentiellen Wachstums einzuschwenken, fehlte etwas Entscheidendes, und das war exponentieller *Sinn.* Wollte man diesen Experten Glauben schenken, dann war alles, was wir über menschliche Erfahrung wussten – Hunderttausende Jahre Primatenevolution und menschliche Kultur –, im Begriff, von der bloßen *g*-Kraft beschleunigter Veränderung in den Schatten gestellt zu werden. Wie es der Harvard-Biologe E. O. Wilson einmal ausdrückte: »Wir besitzen steinzeitliche Emotionen, mittelalterliche Institutionen und eine gottgleiche Technologie.« Aber niemand bot Rat in der Frage, was für einen Sinn wir in alldem sehen sollen.

Wenn man an Big-Ideas-Konferenzen wie dieser teilnimmt, bei denen alles auf tiefgreifende, visionäre Veränderungen fokussiert ist und Entwicklungen, von denen man bislang kaum gehört hat, selbstbewusst als Lösungen für sämtliche Probleme von Armut bis Krebs gehandelt werden, ist es beinahe unmöglich, sich von diesem Mix aus Kühnheit und Optimismus nicht mitreißen zu lassen. *Steven Pinker hatte recht!,* denkt man bei sich. Das großartige Experiment der Aufklärung der vergangenen dreihundert Jahre läuft allen Kassandren und Schwarzmalern zum Trotz wie geschmiert. In den Bereichen Bildung und Ernährung geht es aufwärts. Krieg und Krankheiten sind auf dem Rückzug. Alles deutet auf eine wenig beachtete, aber unbestreitbare Aufwärtsentwicklung hin, auf Fortschritte zum Wohle der Menschheit. Ein vollautomatischer Luxuskommunismus ist verlockend, auch wenn wir nicht genau wissen, wie wir von hier nach da gelangen.

Die Dinge, so ließe sich daraus schließen, verändern sich ohne Zweifel exponentiell zum Besseren.

Aber dann kommst du nach Hause, scrollst durch deinen News-Feed und wirst mit einer krisengeschüttelten Welt konfrontiert: Brände in der Arktis, in Amazonien und Malibu. Pandemien rund um den Globus. Flüchtlingsströme in Syrien, Venezuela und wo immer es die nächsten Pechvögel trifft. Ebola. Covid-19. Populismus. Terrorismus. Sexismus. Rassismus. All die Ismen. Die ganze Zeit.

Dinge, die zu ignorieren herzlos wäre, verschlimmern sich ohne Zweifel exponentiell.

Wie E. B. White, der Autor des Kinderbuchklassikers von *Charlotte's Web*, einmal schrieb: »Ich stehe morgens auf und bin hin- und hergerissen zwischen dem Wunsch, die Welt zu retten, und dem Wunsch, sie zu genießen. Das macht es schwierig, den Tag zu planen.« Der Versuch, Pläne für eine Welt zu schmieden, die einem vorkommt wie ein Wust von widersprüchlichen und exponentiellen Negativkurven, macht einen selbst an den besten Tagen irre. Er erinnert an eine von diesen Differentialrechnungen mit vielen Variablen, an denen die meisten von uns auf der Schule gescheitert sind. Heute sind wir nicht besser dran.

Speziell zwei Kurven überschneiden sich im Moment – wir nennen sie den »Lebenserweckungsbogen« und den »Lebenserhaltungsbogen«.

Der Lebenserweckungsbogen beginnt links unten und schwingt sich fröhlich nach rechts oben. Er steht für Selbstverwirklichung, kulturelle Entfaltung und all die Möglichkeiten, die bei der Exponential-Konferenz so viel Raum eingenommen haben. Wäre das Leben ein Picknick am Strand, würde diese Kurve auch einschließen, was man einpackt, wen man einlädt und wo man seine Decke ausbreitet, um die bestmögliche Aussicht zu haben.

Der Lebenserhaltungsbogen beginnt links oben und fällt im weiteren Verlauf steil ab. Wäre das Leben ein Picknick am Strand, würde zu dieser Kurve auch gehören, ob man bemerkt, wie das Wasser aufs Meer hinausgezogen wird, ob man beobachtet, wie alle Tiere auf höher gelegenes Gelände flüchten, und ob man das losplärrende Handy checkt, um die Tsunami-Warnung zu lesen.

Unsere Tagesplanung

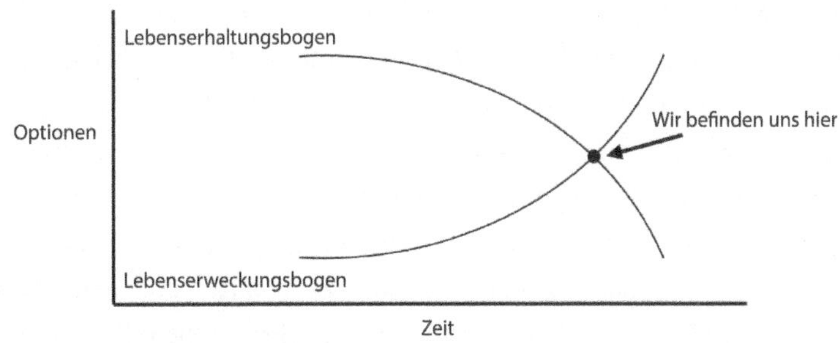

Leben zu erwecken ist zeitlos, optimistisch und darauf gerichtet, die Wahlmöglichkeiten zu maximieren – die Welt zu genießen. Leben zu erhalten ist zeitgebunden, pessimistisch und darauf gerichtet, die Wahlmöglichkeiten zu reduzieren – die Welt zu retten. Im Moment scheinen wir an ihrem Schnittpunkt festzustecken. Und das kann es schwierig machen, unsere Tage zu planen.

Unser Gebäude-Komplex

Es geht ja nicht nur darum, dass die Welt sich exponentiell verändert und unsere Sinnstiftungsfähigkeit damit nicht Schritt hält. Es geht darum, dass wir einen totalen Sinnverlust beobachten. Jeden Tag erleben wir diesen Verlust in Form von Verunsicherung, Angst und Verwirrung. Selbst unsere vertrautesten und bewährtesten Orientierungspunkte können uns keine Auskunft darüber geben, welchen Weg wir einschlagen sollen.

Im April 2019 geriet die berühmte Kathedrale Notre-Dame de Paris in Brand. Frankreich rief den nationalen Notstand aus. Präsident Emmanuel Macron twitterte wie wild und startete eine Spendenaktion. Tage nachdem der Brand gelöscht war, gingen die nachdenklichen Kommentare los. Einige meinten, der Mut der Feuerwehrleute und die Spendenzusagen von Luxusmarken wie LVHM und Yves Saint Laurent seien Belege für den nationalen Geist Frankreichs. Andere stellten andere Überlegungen an. Sie fragten sich laut, ob der Missbrauchsskandal, der die Kirche erschüttert hatte, nun auch die Institution eingeholt habe und ob der Beinahe-Einsturz von Notre-Dame nicht sinnbildlich für den Zusammenbruch der Kirche selbst stehe.

Die Symbolkraft des Notre-Dame-Brands war dem Zufall geschuldet, doch für den Einsturz der Twin Towers im New Yorker Finanzviertel 2001 galt das nicht. Al-Qaida hatte diese Gebäude gezielt ausgewählt, weil sie die Wirtschaftsmacht des Westen repräsentierten. Die Verwundbarkeit dieser berühmten Wolkenkratzer sandte Schockwellen um die Welt. Mit den Türmen kollabierte auch Amerikas Sicherheitsgefühl.

Eine ungefähre Vorstellung davon, wie unsere Überzeugungen in unseren Gebäuden verankert sind, ist hilfreich, wenn wir über unsere aktuelle Sinnkrise nachdenken. Wir alle leiden unter irgendeiner Art »Gebäude-Komplex«: Die zu einer bestimmten Zeit und an einem bestimmten Ort bedeutendsten Institutionen verkörpern auch unsere Werte. Sie verraten uns auf einen Blick, wer das Sagen hat und was uns am meisten bedeutet.

In der Antike und im Mittelalter bauten Pharaonen Pyramiden und Könige Schlösser, die ihr gottgegebenes Recht zum Herrschen verkörperten. Im mediävalen Europa spielten Klöster und Kathedralen eine große Rolle, denn in ihnen spiegelte sich die Macht der Kirche wider. Mit dem Auftauchen des Nationalstaats im 18. Jahrhundert rückten Parlaments- und Gerichtsgebäude ins Zentrum von Stadtplanung und Stadtbild. Im 20. Jahrhundert und der Ära der Aktiengesellschaften wurde alles von Wolkenkratzern überragt, mit denen sich Industriemagnaten und Banken Denkmäler setzten. Heute stehen von Stararchitekten entworfene Technologie-Campusse im Rampenlicht. Die Macht in der physischen Welt wird nun von denen genutzt, die unsere virtuellen Welten erfunden haben.

Doch während die Twin Towers und Notre-Dame die Krise des Gebäude-Komplexes versinnbildlichen – eine Zeit, in der die Risse in unserer Kultur als Risse in unseren Grundfesten zutage getreten sind –, sehen wir in der Realität fast überall, wohin wir blicken, den Zusammenbruch von wohlwollender und göttlicher Autorität. Und das gilt nicht nur für die Denkmäler, die wir der Macht und Prominenz errichten. Es gilt für die Institutionen selbst.

Im Jahr 2008, als namhafte Unternehmen wie Bear Stearns und Lehman Brothers bankrott gingen, verstand niemand richtig, warum der Markt so plötzlich und so gründlich zusammengebrochen war. Politiker zeigten im Fernsehen mit dem moralischen Zeigefinger auf gierige Mittelschichtskonsumenten, die über ihre Verhältnisse gelebt hätten. Später, als Post-mortem-Analysen der Krise wie Michael Lewis' *The Big Short – Wie eine Handvoll Trader die Welt verzockte* erschienen, wurde klar, dass Unternehmen wie Goldman Sachs mehr Insichgeschäfte getätigt, mehr Anzeichen der bevorstehenden Krise wahrgenommen und eine größere Gleichgültigkeit an den Tag gelegt hatten, als die meisten Menschen für möglich gehalten hätten.

Wenn wir glaubten, dass solchen schlimmen Dingen mit Reformgesetzen wie dem Dodd-Frank Act endgültig ein Riegel vorgeschoben worden sei, lagen wir ebenfalls falsch – sie finden jetzt lediglich im Verborgenen statt. Und in Übersee. Beim 1MDB-Skandal in Singapur wurden Milliarden von Dollar heimlich aus dem Staatsfonds abgezweigt, in betrügerische Projekte und die Finanzierung von Hollywood-Filmen gesteckt oder schlicht und ergreifend unterschlagen, was einen Premierminister das Amt kostete, als es aufflog. Auch dabei hatten die Herren Banker von Goldman Sachs die Aufsicht geführt.

Die berüchtigten Brüder Gupta erleichterten im Verein mit Jacob Zuma und dem global tätigen Beratungsunternehmen McKinsey die südafrikanische Staatskasse um annähernd 7 Milliarden Dollar. Die Folge waren ein Absturz des Rand und eine politische Krise, welche die Erfolge gefährdet, die auf Nelson Mandelas so hoffnungsvollem Weg aus der Apartheid erzielt wurden.

»Die Bereitschaft des Unternehmens, mit despotischen Regierungen und korrupten Firmenimperien zusammenzuarbeiten, ist die logische Konsequenz des Gewinnstrebens um jeden Preis«, schrieb ein anonymer McKinsey-Mitarbeiter in einer weitverbreiteten hausinternen Mail. »Wenn Sie der Ansicht sind, dass die fortgesetzte Praxis des Kapitalismus eine existenzielle Bedrohung für Regierungen, die Biosphäre und arme Menschen in aller Welt darstellt, dann ist die Rolle des Unternehmens die eines Komplizen bei einem Verbrechen, dessen Opfer wir alle sind.«

Oberflächlich betrachtet, sind diese Fälle von Korruption zwischen Politikern und Finanzleuten nicht bemerkenswert – sie sind nur die letzten in einer langen Geschichte, bei denen Leute mit manikürten Händen in die Keksdose griffen und dabei erwischt wurden. Diese jüngste Bilanz können Sie ergänzen mit der Liste der Family-Offices von Milliardären, der mit außerbörslichem Beteiligungskapital finanzierten Unternehmen und der Megachurches, die 2020 von den 4 Billionen Dollar Corona-Hilfe den Rahm abgeschöpft haben. Und wir sollten die internationalen Banken nicht vergessen, die dabei mitgewirkt haben, über 2 Billionen Dollar für russische Oligarchen und kriminelle Syndikate zu waschen, was ebenfalls kürzlich Schlagzeilen machte. Solche Dinge sollten eigentlich nicht vorkommen, aber sie tun es. Ständig.

Wenn im Zusammenhang mit diesen Skandalen Goldman Sachs und McKinsey (neben der Deutschen Bank, Wells Fargo und vielen anderen) genannt werden, so droht das Ausmaß des Fehlverhaltens die Versprechungen des liberalen Globalismus insgesamt Lügen zu strafen.

Wenn wir die Entwicklungsländer dazu angespornt haben, in Infrastruktur zu investieren, Schulden aufzunehmen, die Demokratie zu stärken und Korruption zu bekämpfen, nur um sie durch ebenjene Mechanismen, die ihnen laut unserer Versprechungen die Rettung bringen würden, bis aufs Hemd auszuplündern, dann werden wir ein paar ziemlich ernüchterte Nachbarn bekommen.

Joseph Stiglitz, Nobelpreisträger der Wirtschaftswissenschaften und ehemaliger Chefökonom der Weltbank, weiß besser als die meisten, wie unser globales System funktioniert. Sein Befund ist schonungslos: »Das gleichzeitige Schwinden des Vertrauens in den Neoliberalismus und in die Demokratie ist kein Zufall oder eine bloße Korrelation. Der Neoliberalismus hat die Demokratie seit vierzig Jahren untergraben … Die Zahlen sagen Folgendes: Das Wachstum hat sich verlangsamt, und die Früchte des Wachstums gingen überwiegend an die sehr wenigen an der Spitze.«

Nicht nur die Wall-Street-Banker sind in die Kritik geraten. Auch das Silicon Valley, dieses Utopia des ungebrochenen Optimismus, in dem jede App, jedes Start-up und jeder Risikokapitalgeber ernsthaft darum bemüht ist, »die Welt zu verbessern«, hat seinen Glanz verloren. Nach dem Platzen der Dotcom-Blase 2001 haben die FAANG-Unternehmen (Facebook, Apple, Amazon, Netflix, Google) unsere Welt in nie dagewesener Weise vernetzt.

Wir waren berauscht von den schwindelerregenden Möglichkeiten in diesem neuen Zeitalter der Innovation. Google-Angestellte strampelten auf bunten Fahrrädern und propagierten das Firmenmotto »Don't Be Evil« (mittlerweile aus dem Verhaltenskodex des Unternehmens gestrichen). Facebook begann zunächst als einfaches soziales Netzwerk für Studenten der Ivy-League-Universitäten und öffnete sich später, sodass der Rest von uns (sogar Oma!) im Netz einen alten Schwarm stalken und sein Leben fotoshoppen konnte.

Die suchterzeugende Bequemlichkeit des Ein-Klick-Kaufs bei Amazon ließ Kleinunternehmen sterben und Stadtkerne veröden, während ausbeuterische Logistikzentren überall im Land den Mitarbeitern, die uns die Ware innerhalb von 48 Stunden oder weniger an die Haustür lieferten, Mindestlöhne zahlten. Alles war so gut, so kurzweilig und so bequem, dass wir uns darum nicht scherten. »Beweg dich schnell, und mach Sachen kaputt!«, ermunterte uns Zuckerberg. Unfassbar, aber wir glaubten tatsächlich, dass sich durch diese kreative Zerstörung alles zum Guten wenden würde.

Ab 2016 begann sich alles zu ändern. Zunächst erschütterten die Skandale um die Einflussnahme auf das Brexit-Referendum in Großbritannien und die Präsidentschaftswahlen in den USA unser Bild der Social-Media-Plattformen und führten ihre verborgenen Schattenseiten vor Augen – wie die Leute von Cambridge Analytica Millionen von Facebook-Konten als Waffe benutzten, um äußerst zielgerichtet polarisierende Nachrichten zu verbreiten. Zunächst war nicht klar, wie nachlässig Facebook mit unseren Daten umgegangen war oder wie grenzwertig Cambridge Analytica tatsächlich agiert hatte. Hatte Facebook die ganze Zeit unsere intimsten Details an seine Drittanbieter weitergegeben? Was hatte Cambridge Analytica in böser Absicht und was mit voller Zustimmung getan?

Heute scheint es kaum noch eine Rolle zu spielen. Die Demokratie hat sich vom Ausgang unserer letzten beiden Wahlen oder deren Folgen nicht erholt. Sie hat den Bürgerkrieg, die Nazis und die Sowjets überlebt, nur um dann von AdWords und Twitter demontiert zu werden.

Mit einem Mal erschien das Konzept der uneingeschränkten, freien Meinungsäußerung auf all diesen Plattformen aus dem Silicon Valley völlig unzureichend. Angesichts der gezielten Versuche, ihre Algorithmen zu manipulieren und die Zivilgesellschaft zu hacken, wirkte ihre libertäre Haltung eher fahrlässig als prinzipientreu – zumal sie von überall her Werbeinnahmen in Milliardenhöhe einheimsten. Im Sommer 2020 beteiligten sich zahlreiche Facebook-Mitarbeiter an virtuellen Streiks, mit denen sie gegen CEO Mark Zuckerberg protestierten, der offenbar nicht willens war, unzutreffende und polarisierende Wahlpropaganda von ihrer Plattform zu nehmen. Egoismus und Eigennutz, die mittlerweile Hoodies und Sneakers von Allbirds trugen, zuckten nur mit den Schultern.

In den letzten Jahren ist die kognitive Dissonanz zu groß geworden – sogar denen, die mitten im Hype standen. Die Spannungen auf dem Google-Campus erreichten einen Siedepunkt – ursprünglich ausgelöst durch ein paar konservative »Brogrammer«, die sich wegen ihrer Ansichten rechts von der Mitte zensiert und ausgegrenzt fühlten und darüber beklagten. Dann protestierten weibliche Angestellte gegen eine allgegenwärtige Kultur sexuellen Fehlverhaltens und großzügige Abfindungen für übergriffige Führungskräfte. Schließlich reagierten Mitarbeiter bestürzt auf die Entscheidung des Unternehmens, für China eine zensierte Suchmaschine bereitzustellen, auf den Abschluss undurchsichtiger Verträge über den Verkauf eines KI-Gesichtserkennungssystems an das Pentagon zum Einsatz im Drohnenkrieg und den abrupten Abgang eines seiner profiliertesten Ethiker.

Für Google-Mitarbeiter, auf das Motto »Don't Be Evil« eingeschworen, verschwammen die Grenzen zwischen den Guten und den Bösen immer mehr. Im Sommer 2019 meldete die *New York Times*: »Silicon Valley geht in Therapie«, als Techniker mit sechsstelligem Gehalt verspätet erkannten, dass ein All-you-can-eat-Buffet mit Rucola und Sushis ihr wachsendes Unbehagen nicht zu lindern vermochte.

Selbst unser Vertrauen in jenes Fachpersonal, das sein Leben dem Hippokratischen Eid verschrieben hat – *Primum non nocere* oder »Zuerst einmal nicht schaden« –, ist nicht unbeschadet geblieben. In den Achtzigerjahren begannen Ärzte, freizügig synthetische Opioide wie OxyContin zu verschreiben, und setzten damit einen Trend, der sich in den folgenden beiden Jahrzehnten weiter verstärkte. Damit ebneten sie einer regelrechten Opioid-Epidemie den Weg, die zur größten Krise im öffentlichen Gesundheitswesen des 21. Jahrhunderts geführt hat. In der Apotheke einer Kleinstadt in den Appalachen mit 400 Einwohnern gingen neun Millionen Tabletten OxyContin über den Ladentisch. Die Drogenvollzugsbehörde DEA und andere Bundesbehörden sahen tatenlos zu, wie der Pharmahersteller Purdue Pharma Rekordgewinne einstrich.

80 Prozent der heutigen Heroinsüchtigen haben ihre Drogenkarriere mit einem OxyContin-Rezept begonnen. Nimmt man den ebenso schädlichen, aber weniger bekannten epidemischen Gebrauch von Benzodiazepinen (eine Klasse von Beruhigungsmitteln, zu denen Valium, Xanax und Klonopin gehören) und die routinemäßig übermäßige Verschreibung von Amphetaminen wie Ritalin und Adderall hinzu, können Zweifel an der Beziehung zwischen Arzt und Patient nicht ausbleiben.

Wie aus einer systematischen Erhebung der medizinischen Zeitschrift *The Lancet* hervorgeht, gibt es weltweit über zwanzig Millionen Fälle von »iatrogen verursachten Krankheitsbildern« – was im Klartext nichts anderes bedeutet, als »dass Ihr Arzt Mist gebaut und alles noch schlimmer gemacht hat«.

Der Vertrauensschwund in die medizinischen Einrichtungen hat auch unliebsame Nebenwirkungen. Mitten in der Corona-Pandemie 2020 wurden vormals über jede Kritik erhabene Organisationen wie die amerikanischen Centers for Disease Control and Prevention und die Weltgesundheitsorganisation WHO kritisch unter die Lupe genommen und kontrovers beurteilt. In den sozialen Medien und politischen Machtzentralen wurden Zweifel an ihrer Loyalität und Objektivität laut, was eine koordinierte Reaktion auf die globale Gesundheitskrise erheblich erschwerte.

Die Politikwissenschaftler Roberto Foa und Yascha Mounk haben herausgefunden, dass nahezu die Hälfte der US-Bürger kein Vertrauen in die Demokratie hat und sich mehr als ein Drittel der jungen Besserverdienenden für eine Militärherrschaft ausspricht.

»Die jungen Leute von heute«, schreibt Derek Thomson in *The Atlantic,* »begehen so wenige Verbrechen wie noch nie und haben in größerer Zahl eine Hochschule besucht als jemals zuvor. Sie haben alles richtig gemacht. Sie haben sich ins Zeug gelegt, ohne vom rechten Weg abzuweichen, und die Belohnung für diese historisch beispiellose Gewissenhaftigkeit ist: weniger Eigentum, höhere Schulden und eine Ära existenzieller Katastrophen. Warum im Namen von Gott, Familie und Vaterland sollte so jemand Bock auf alte Zugehörigkeiten haben? Wie die Kids sagen: BurnItAllDown.«

Während die Dinge exponentiell schlimmer und gleichzeitig exponentiell besser werden und wir bei dem Versuch, dem einen Sinn abzuringen, rauchende Köpfe bekommen, hat uns der Verfall von wohlwollender Autorität in Politik, Wirtschaft, Medizin und akademischer Welt aller Orientierungspunkte beraubt. Doch nicht nur die wohlwollende Autorität bröckelt. Wie die Flammen von Notre-Dame sinnbildlich vorwegnahmen, auch die göttliche Autorität.

Das Ende des Glaubens

Im Frühjahr 2007 versammelten sich die vier apokalyptischen Reiter in einem eleganten Washingtoner Stadthaus zu einem Treffen, das ihr erstes und einziges bleiben sollte. Das Haus gehörte Christopher Hitchens, Journalist, Kritiker und Autor des im selben Jahr erschienen Buchs *Der Herr ist kein Hirte* – einer umfassende Zusammenstellung aller schlimmen Dinge, die im Namen des Göttlichen angerichtet worden waren. Die anderen drei Teilnehmer waren der bekannte Evolutionsbiologe Richard Dawkins, Autor von *Das egoistische Gen* und Urheber des Begriffs »Mem«, Daniel Dennett, ein herausragender Neuro- und Kognitionswissenschaftler und Autor von *Den Bann brechen: Religion als natürliches Phänomen*, sowie der jugendliche Newcomer Sam Harris, der soeben den Bestseller *Das Ende des Glaubens* veröffentlicht hatte. Während Hitchens mit seinem trockenen Humor jede Art von Glauben aufs Korn nahm, einschließlich Buddhismus und Neopaganismus, beschäftigte sich Harris vor allem mit dem Islam und dessen Verhältnis zu der Gewalt, in der die Welt seit 9/11 versunken war. Zwar setzte jeder Denker andere Akzente, doch in einem waren sie sich einig: Religion war, schon von ihren Wurzeln her, ein atavistischer Aberglaube, dazu bestimmt, Leid zu fördern und Unwissenheit zu erhalten. Der Glaube an die jungfräuliche Geburt, das Paradies der Märtyrer oder an eine Aufteilung der Welt in Erlöste und Verdammte, so betonten diese Skeptiker, sei unvereinbar mit Modernität, gesundem Menschenverstand und Vernunft. Er sei bestenfalls infantilisierend. Schlimmstenfalls diene er als Rechtfertigung für alle erdenklichen Gräuel. Die Zeit des blinden Glaubens, befanden sie übereinstimmend, sei vorüber. Diese vier apokalyptischen Reiter des Neuen Atheismus, wie er bald genannt wurde, feierten nur allzu gern das Ende des Glaubens.

Der Zeitpunkt war gut gewählt. Die Demografen gaben ihnen recht. Von den frühen Neunzigerjahren bis weit in dieses Jahrhundert hinein nahm Religiosität in Amerika und Westeuropa dramatisch ab. Die Zahl der Kirchenbesuche (und damit auch Einkünfte und Einfluss) sank. Kirchen wurden geschlossen oder verkleinert. Dauerkirchgänger kamen noch (die blauhaarigen Damen und ihresgleichen), aber die jüngeren Generationen, die sie hätten ersetzen können, blieben aus. Ein nominelles Wachstum verzeichnete der Katholizismus nur in den Entwicklungsländern. Doch in Europa und den Vereinigten Staaten sah es für die traditionellen christlichen Kirchen zunehmend düster aus. 2015 veröffentlichte das Pew-Forschungszentrum eine Studie, deren Ergebnis von großer Tragweite war: Zum ersten Mal in der Geschichte hatten die religiösen Konfessionslosen, die sogenannten »Nones«, die Angehörigen aller organisierten Konfessionen zahlenmäßig überholt und bildeten nicht nur die größte, sondern auch die am schnellsten wachsende Gruppe von Gläubigen in den Vereinigten Staaten.

Warum dies so plötzlich geschah, ist schwer zu erklären. Sozialwissenschaftler haben das Zusammentreffen verschiedener Ereignisse als Grund ausgemacht – angefangen beim Zusammenbruch der Sowjetunion (mit dem die Stigmatisierung endete, die bis dahin mit dem Bekenntnis zum »gottlosen« Atheismus verbunden war) bis zum Erstarken der Moral Majority, deren Verquickung von Kirche und Staat denen Unbehagen bereitete, die für mehr Unparteilichkeit eintraten. Und schließlich war da noch der Vorfall vom 11. September 2001, der Sam Harris zum Handeln bewegte – der plötzliche und gewaltsame Auftritt des islamischen Dschihadismus auf der Weltbühne. Sich als Nichtgläubiger zu outen erschien zum ersten Mal in der Geschichte nicht mehr rebellisch oder reaktionär, sondern einfach nur vernünftig.

Religionswissenschaftler hingegen führten andere Gründe für den Glaubensschwund an. Die einen verwiesen auf die wachsende Kluft zwischen kirchlicher Lehre und gesellschaftlichen Themen wie Frauen im Priesteramt, Empfängnisverhütung und Schwulenehe sowie auf den Umstand, dass die Kirche mit den sich verändernden Einstellungen ihrer Mitglieder nicht Schritt gehalten habe. Andere machten als Ursache den boomenden spirituellen Markt aus, der von Oprah Winfrey über Tony Robbins bis zu *Ein Kurs in Wundern* reichte und alternative Quellen des Trostes, der Erkenntnis und Anleitung bot. *Eat, Pray, Love* kostete immerhin nur 15 Dollar, und da seine Autorin Elizabeth Gilbert Schuldgefühle plagten, brauchte die Leserschaft keine zu haben. Die Kirche hatte auf dem Markt für Erleuchtung und Erlösung keine Nische mehr.

Gleichwohl waren die Berichte der Neuen Atheisten über den Tod des Glaubens leicht übertrieben. Die vier apokalyptischen Reiter hatten nur zur Hälfte recht. Die »Vernünftigen« mochten sich vom orthodoxen Glauben abgewendet haben, doch viele andere sahen sich an den Rand gedrängt. Da sie anderswo nicht ihre Mitte fanden, gerieten diese Nachzügler in den Sog von Fundamentalismus und Nihilismus.

Während »Mainline«-Protestantismus und Katholizismus einen beträchtlichen Rückgang der Besucherzahlen verzeichneten, boomten die evangelikalen Megachurches. Diese überkonfessionellen Kirchen boten einen typisch amerikanischen Mix aus positivem

Denken und Wohlstandsevangelium und ermunterten Mitglieder, traditionelle Werte der Armut, der Bescheidenheit und des Dienens zugunsten des Traums vom besseren Leben über Bord zu werfen. Bühnenscheinwerfer, verstärkte Lobpreismusik, Großbildschirme und Jesus-Rock. Die alten katholischen Äquivalente Buße, Weihrauch und Glockengeläut waren dagegen chancenlos.

Trotz der Hipster-Pastoren in Lederjacken (eine Gattung, die das Männermagazin *GQ* »the New Hype Priest« taufte) ist die Lehrbotschaft bemerkenswert konservativ geblieben. Ein Markenzeichen der evangelikalen Bewegung ist der Literalismus – der Glaube, dass jedes Wort in der Bibel von Gott inspiriert und unverhandelbar wahr ist. Und werden auch die überholtesten Anordnungen ignoriert (wie die Steinigung von Ehebrecherinnen, das Halten von Sklaven oder das Salzen der Felder deiner Feinde), so beruht der Moralkodex dieser Kirchen doch zu einem Großteil auf der wortwörtlichen Auslegung alter Texte.

Statt sich in der Mitte zu treffen und den Versuch zu unternehmen, Glaubensvorstellungen einer rasch sich verändernden und modernisierenden Welt anzupassen, haben diese evangelikalen Kirchen die überraschende Erfahrung gemacht, dass sie mehr Menschen erreichen, wenn sie auf Tradition setzen (selbst im Rahmen einer selbstbewusst zeitgemäßen Präsentation). Möchtegern-Gläubige, die in einem Meer der Unsicherheit treiben, sind froh über jeden Fels, an dem sie Halt finden können.

Suchenden, die sich von fundamentalistischen Lehren abgestoßen fühlen, aber von Unsicherheit und Komplexität geplagt sind, kann die moderate Mitte nicht immer genügend Halt geben. Wer den Verheißungen der All-in-one-Megakirchen nicht erliegt, landet keineswegs immer dort, wo Harris und Hitchens vermutet hätten – im Reich der Vernunft und Rationalität. Oft driften sie ins andere Extrem und verfallen stattdessen dem Nihilismus.

Demoskopische Institute wie das Pew Research Center und Gallup untersuchen diese besondere Gruppe von Konfessionslosen und Nichtgläubigen nicht. Aber Gesundheitsbehörden tun es, und ihre Befunde sind ernüchternd. Angstzustände, Depressionen und Selbstmorde sind weit verbreitet. Jeder sechste Amerikaner nimmt Psychopharmaka, nur um den modernen Alltag zu bewältigen. Noch deutlicher wird ein Bericht der WHO, wonach heutzutage mehr Menschen durch Suizid als durch Kriege und Naturkatastrophen ums Leben kommen. Und das bei all den Hurrikans, Überschwemmungen und Waldbränden, all den Bürgerkriegen, Terroranschlägen und Militärkonflikten, von denen die Nachrichten berichten. Deren Opfer zusammengenommen reichen nicht an die Zahl der Menschen heran, die freiwillig aus dieser Welt scheiden, weil sie sie nicht mehr ertragen können.

»Wir sind die Zweitgeborenen der Geschichte, Leute«, erklärt Tyler Durden, die Figur des ultimativen Nihilisten, in dem Film *Fight Club*. »Männer ohne Zweck, ohne Ziel. Wir haben keinen großen Krieg, keine große Depression. Unser großer Krieg ist ein spiritueller, unsere große Depression ist unser Leben.«

Die organisierte Religion (Sinn 1.0) ist gescheitert. Die Entkoppelten und Entfremdeten haben das begriffen. Doch für sie ist Zuflucht zum Fundamentalismus des Frommen kein überzeugendes Gegenmittel gegen eine hypermoderne und zynische Welt. Aber auch der Modernismus (Sinn 2.0) hat nicht richtig funktioniert. »Wir wurden durch das Fernsehen aufgezogen in dem Glauben, dass wir alle irgendwann mal Millionäre werden, Filmgötter, Rockstars«, fährt Durden fort. »Werden wir aber nicht! Und das wird uns langsam klar! Und wir sind kurz, ganz kurz vorm Ausrasten.« Für die frustrierten Zweitgeborenen der Geschichte ist der Nihilismus – die Auffassung, dass nichts von alldem zählt – die allerletzte Zuflucht.

Die Mitte hält es nicht

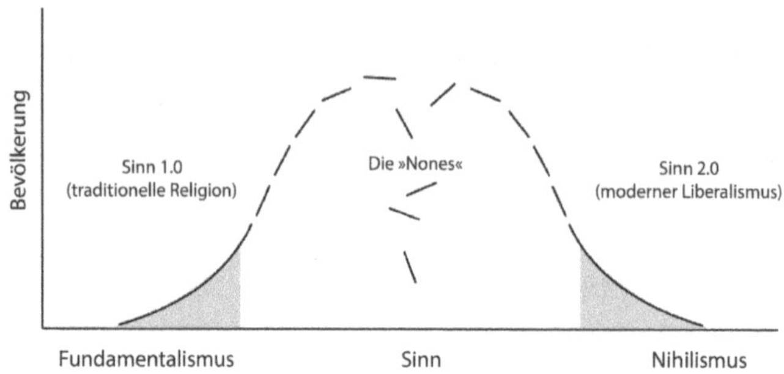

Das deckt sich mit dem, was Nietzsche vor über einem Jahrhundert sagte, als er Gott bekanntlich für tot erklärte. Atheisten sahen darin eine Rechtfertigung ihrer Nichtgläubigkeit. Bei genauerer Lektüre ergibt sich jedoch ein differenzierteres Bild, das für die heutige Zeit relevant ist.

Natürlich behauptete Nietzsche, dass Vernunft und Logik der Aufklärung und der wissenschaftlichen Revolution den blinden Glauben ersetzt hätten. Doch wenn man das Jesuskind mit dem Bade ausschütte, so warnte er, habe das tiefgreifende gesellschaftliche Folgen: »Wenn man den christlichen Glauben aufgibt, zieht man sich damit das *Recht* zur christlichen Moral unter den Füßen weg. Diese versteht sich schlechterdings *nicht* von selbst ... Das Christentum ist ein System, eine zusammengedachte und *ganze* Ansicht der Dinge. Bricht man aus ihm einen Hauptbegriff, den Glauben an Gott, heraus, so zerbricht man damit auch das Ganze ...«[5]

Jonathan Haidt, Philosoph an der New York University und Autor von *The Coddling of the American Mind*, stimmt darin zu. »Es gehört zum Menschsein, an Götter zu glauben, Gottesdienste abzuhalten und einen Sinn für das Heilige zu haben. Und ich glaube, dass wir das brauchen, dass wir ein Loch in unserem Herzen haben ... das mit etwas gefüllt werden muss – und dass die Menschen, wenn man es leer lässt, nicht bloß eine Leere verspüren. In einer Gesellschaft, die keinen Sinn für das Heilige hat, werden Sie viel Gesetzlosigkeit, Normlosigkeit, Einsamkeit und Hoffnungslosigkeit haben.«

Die vier apokalyptischen Reiter des Neuen Atheismus haben also nicht ganz richtig verstanden. Das Gebäude von »Mainline«-Protestantismus und Katholizismus (Sinn 1.0) ist eingestürzt, doch der Säkularismus (Sinn 2.0) hat nicht genügt, um die Mitte zusammenzuhalten. Während alles zerfällt, erleben wir eine Abwanderung zu den Extremen der fundamentalistischen Glaubensrichtungen auf der einen und des Nihilismus auf der anderen Seite. Und was ist mit denen, die in der gemäßigten Mitte verharren und sich als »spirituell, aber nicht religiös« bezeichnen? Die Nones haben keine bestimmte Anlaufstelle.

2

Stop Making Sense

EIN LEXIKON FÜR DAS ESCHATON

Eschaton *[εsça…]: Nomen; das letzte Ereignis im göttlichen Plan; das Ende der Welt (gr.* éschatos *[der Letzte]).*
Eschatothesie *[εsça…]: Nomen; ein Gefühl für ein gewaltiges Ereignis in der nahen Zukunft, auf das wir uns zubewegen: das Ende einer Ära, ein Einschnitt in der Zeit, wonach nichts mehr so sein wird wie zuvor.*

Wenn wir konstruktiv über das Ende der Welt sprechen wollen, sollten wir uns über unsere Begriffe verständigen. Denken wir an furchterregende Katastrophen in der nahen oder fernen Zukunft, so verwenden wir Wörter wie »Apokalypse«, »Armageddon« oder »Endzeit« häufig synonym.

Tatsächlich aber unterscheiden sie sich voneinander. Das Verständnis dieser Unterschiede ist ein erster wichtiger Schritt zur Verbesserung unserer eschatologischen Kompetenz.

Erstens, die Apokalypse. Im Altgriechischen bedeutet *apokálypsis* »Enthüllung« oder »Offenbarung«. Da wir gegenwärtig den Kollaps von wohlwollender und göttlicher Autorität erleben und die Diktate von traditioneller Religion und modernem Liberalismus infrage stellen, kommen alle mögliche verborgenen Wahrheiten ans Licht. Nicht alle sind angenehm, aber sie sind notwendig, wenn wir eine wissensbasierte Handlungsfähigkeit entwickeln wollen.

Armageddon, zweitens, ist vom hebräischen *harmagedōn* abgeleitet und bezeichnet einen Berg bei der israelischen Stadt Haifa (den Berg von Megiddo). Dort warten Gläubige auf den ultimativen Showdown zwischen Gut und Böse. Mit Beginn dieser Schlacht treten wir den Gang zum Jüngsten Gericht an. Dann gibt es für die Lebenden und die Toten kein Zurück mehr.

Schließlich Endzeit. Damit gemeint ist eine bevorstehende Katastrophe für die vielen und die freudige Erlösung beziehungsweise Entrückung der wenigen. Der Begriff ist religiösen Ursprungs, hat aber zahllose Modifikationen erfahren, religiöse wie säkulare.

Es liegt nahe, dass wir an jeden dieser drei Begriffe unterschiedlich herangehen müssen: Die Apokalypse – die Enthüllung – sollten wir beschleunigen, damit wir besser verstehen, was denn eigentlich enthüllt wird, und entsprechend handeln können. Das Armageddon sollten wir hinauszögern, denn nach dem Krieg, der alle Kriege beendet, ist buchstäblich Schluss. Und die Endzeit sollten wir für uns zurückgewinnen, denn Lösungen, die nur einem winzigen Bruchteil von uns zugutekommen, richten die anderen zugrunde. Und um das zu verhindern, werden wir unser Bestmögliches tun müssen.

Die erste Hälfte dieses Kapitels forciert gezielt unser apokalyptisches Denken, indem es uns hilft, Zerrbilder und falsche Vorstellungen abzulegen und einen möglichst klaren Blick auf die Zukunft zu bekommen. Wenn wir zu ergründen suchen, was die Zukunft bringt, dürfen wir keinen singulären Sichtweisen und Folgerungen den Vorrang einräumen. Dafür ist sie zu kompliziert und wandelt sich zu schnell. Doch wir können uns zumindest auf den Standpunkt stellen, dass eine ausgewogene Position besser ist als eine unausgewogene. Stellen Sie sich das Folgende als ein Improvisationsspiel à la »Onkel Otto sitzt in der Badewanne« zum Thema »Apokalypse« vor.

In der zweiten Hälfte des Kapitels versuchen wir, das Armageddon zu verhindern, indem wir die immer brisanter werdenden Kulturkriege betrachten und ihre neurochemischen und psychologischen Ursachen untersuchen. In einer Zeit, in der wir eigentlich enger zusammenrücken sollten, fühlen wir uns einander ferner denn je. Das

Wechselspiel von Einigkeit und Uneinigkeit zu verstehen ist wichtig, wenn wir eine Chance haben wollen, die Endzeit zurückzuerlangen und praktikable Lösungen für alle zu finden.

Eine reflexartige Reaktion

Im Jahr 1847 machte Ignaz Semmelweis, Arzt am Allgemeinen Krankenhaus in Wien, an den Frauen und Kindern, die er auf der Entbindungsstation behandelte, eine wichtige Beobachtung. Sie starben am Kindbettfieber. Quälend oft fragte er sich, ob nicht vielleicht die Ärzte die Krankheit übertrugen und sie aus dem Sektionsraum, in dem sie Leichen untersuchten, in den Operationsraum mitschleppten, in dem sie anschließend Frauen und Kinder behandelten. Also entwickelte er eine Desinfektionslösung aus Chlor und Kalk, mit der sich die Ärzte zwischen zwei Behandlungen die Hände waschen sollten. Und es funktionierte. Die Infektionsrate auf seiner Station sank auf unter 1 Prozent.

Doch bei der Ärzteschaft stieß er mit seiner Methode auf wenig Gegenliebe. Die Kollegen verspotteten ihn und wollten prinzipiell nicht wahrhaben, dass Doktorenhände Krankheiten übertragen konnten. Semmelweis selbst hatte nur das vage Konzept einer »Leicheninfektion« anzubieten (die Keimtheorie wurde erst Jahrzehnte später formuliert). Die Anfeindungen trieben ihn in den Nervenzusammenbruch. Ein erbitterter Kollege ließ ihn in die Landesirrenanstalt einweisen, wo er von Wärtern geschlagen wurde und an einer Wundinfektion starb, die durch die von ihm empfohlene Desinfektion der Hände hätte vermieden werden können.

Doch Semmelweis' Erbe lebt weiter, und nicht nur in der widerwilligen Umsetzung chirurgischer Hygienemaßnahmen. Er hat auch in den kognitiven Wissenschaften Spuren hinterlassen, in denen der Semmelweis-Reflex – die Vorstellung, dass wir neue Erkenntnisse oder Beweise ohne Prüfung der Sachlage gewohnheitsmäßig und häufig leidenschaftlich ablehnen, weil sie unseren bestehenden

Glaubenssätzen völlig zuwiderlaufen – zu einer festen Größe auf der Liste der üblichen kognitiven Verzerrungen geworden ist.

Unsere kognitiven Verzerrungen beeinträchtigen unsere Fähigkeit, mit einer gewissen Sicherheit vorherzusagen, was als Nächstes passieren wird. Denn aufgrund des Semmelweis-Reflexes wollen wir nicht wahrhaben, was uns förmlich ins Gesicht springt. Wir können es nicht begreifen, weil es allem widerspricht, was wir für die offenkundige Wahrheit halten.

Jemand hat unsere Instrumententafel zerstört. Jetzt geht es im Blindflug weiter.

Doch selbst wenn wir unsere Fähigkeit verlieren, die Zukunft vorherzusagen, ist eines so gut wie sicher: Die nächsten fünfzig Jahre werden wenig bis gar keine Ähnlichkeit mit den letzten fünfzig Jahren haben. Und diese schlichte Tatsache bringt unsere Maßstäbe durcheinander.

Zukunftspropheten aus dem Silicon Valley wie Peter Diamandis und Ray Kurzweil schreiben unsere Verwirrung dem rasanten exponentiellen Wachstum zu, das uns bevorsteht – Retina-Displays, Quantencomputer, Genom-Editing und Cyborgs. Wir könnten die Zukunft nicht vorhersagen, argumentieren sie, weil sie sich von der Vergangenheit »exponentiell« unterscheiden werde. Und mag sich das auch bewahrheiten, und zwar auf eine Weise, die wahrscheinlich sogar die gläubigsten Futuristen überraschen wird, gibt es doch eine andere, einfachere Erklärung.

Es ist ja nicht nur so, dass das kommende halbe Jahrhundert wenig Ähnlichkeit mit dem vergangenen haben wird. Was uns verwirrt, ist, dass auch das letzte halbe Jahrhundert selbst wenig Ähnlichkeit mit jeder anderen Zeit in der Menschheitsgeschichte hatte. Die fünfzig Jahre, die auf den Zweiten Weltkrieg folgten, waren eine Besonderheit für sich. Drei Generationen von Amerikanern haben in einer Blase gelebt. Wenn Sie also Babyboomer, Gen-Xer oder Millennial sind und nach Bezugspunkten und Präzedenzfällen suchen, um Orientierung zu finden, sollten wir uns zunächst einmal ansehen, was an der Zeit, in der wir aufgewachsen sind, eigentlich so ungewöhnlich war.

Diese glückliche Zeit war so einzigartig, dass Historiker ihr den Namen »Pax Americana« (»amerikanischer Friede«) gegeben haben. Sie begann in den Trümmern Europas und Japans der Nachkriegszeit und erlebte den Aufstieg der Vereinigten Staaten zur politischen, wirtschaftlichen und kulturellen Führungsmacht. Die Vereinigten Staaten hatten das Glück, alle ihre Kriege in Übersee zu führen. Die Länder von Freund und Feind waren zerbombt. Als es Zeit wurde, die Fabriken, die B-17-Bomber produziert hatten, in Fertigungsanlagen zur Herstellung von Heckflossen-Cadillacs umzurüsten, war die amerikanische Industrie bereit. Und als Farmen, die Rindfleisch für die GIs produziert hatten, auf die Erzeugung von Billigfleisch für die Drive-in-Hamburgerbuden umstellen, war McDonald's geboren.

Der Großverleger Henry Luce brachte es schon früh auf den Punkt, als er 1941 in einem Artikel für sein Magazin *Life* prophezeite, dass ein amerikanisches Jahrhundert bevorstehe: »Die Griechen, die Römer, die Engländer und die Franzosen hatten ihr Ära«, schrieb er, »und jetzt ist unsere angebrochen.«

Die Kubakrise war der einzige Konflikt, der gewissermaßen im Hinterhof der Vereinigten Staaten ausgetragen wurde. Sonst haben sich die Amerikaner bis auf eine kurze Phase nach 9/11 auf heimischem Boden stets sicher gefühlt. Die Militäreinsätze in Afghanistan und im Irak, die sechs Billionen Dollar verschlangen und fünfzehn Jahre dauerten, fanden ausschließlich »da drüben« statt. Die meisten US-Bürger sind vom Krieg heute nur insofern tangiert, als sie bei der Sicherheitskontrolle am Flughafen die Schuhe ausziehen müssen.

Die ganze Welt, in der Babyboomer, Gen-Xer und Millennials aufgewachsen sind (besonders in den Vereinigten Staaten, aber auch in anderen entwickelten Ländern), könnte ebenso als Zufallsprodukt angesehen werden wie jedes unabwendbare Schicksal. Wären wir in der ehemaligen Sowjetunion aufgewachsen und hätten den Fall des Eisernen Vorhangs miterlebt, in Südafrika und hätten den Ausstieg aus der Apartheid mitgemacht oder im kosmopolitischen Kabul und hätten dann mit ansehen müssen, wie die Stadt in jahrzehntelanger Gewalt versank, dann hätten wir keine Mühe, uns das Unvorstellbare vorzustellen. So ist das Leben nun mal, und es ist eine verstörende Erfahrung, vom breiten Strom der Geschichte mitgerissen zu werden. »Die wohl überlegtesten Pläne von Mäusen und Menschen«, erinnert uns der Dichter Robert Burns, »schlagen oft fehl.«

Spielen wir das amerikanische Experiment tausendmal in der Computersimulation durch, und wir werden feststellen, dass viele Wahrheiten, die wir für selbstverständlich halten, wenig mehr sind als das Resultat von Glück und günstigen Zeitumständen. Wie Shelleys optimistischer König Ozymandias könnten wir uns Illusionen darüber hingeben, wie aus unserer ehemaligen Dominanz künftige Prominenz wird. Es könnte sich nämlich herausstellen, dass unser Zauberreich des disneyfizierten Überflusses auf Sand gebaut ist.

Improvisationsspiel

Das bedeutet nicht, dass wir aufhören müssten, Vorhersagen irgendwelcher Art zu machen. Wir sollten nur logisch vorgehen, wenn wir über die Zukunft nachdenken, und uns fragen, wie einige mehr oder weniger wahrscheinliche Szenarien aussehen könnten.

Wenn Farmer, Förster und Bauingenieure entscheiden müssen, wann gepflanzt, was gefällt oder wo gebaut wird, dann schätzen sie die Wahrscheinlichkeit von Dürren, Überschwemmungen und Bränden ein, die sich nur einmal alle zehn, hundert oder tausend Jahre ereignen. Die Wahrscheinlichkeit, dass es in einem bestimmten Jahr beispielweise zu einer Jahrhundertflut oder einem Jahrhundertbrand kommt, liegt also bei 1 Prozent.

Dann überlegen sie, was sie tun sollen, wägen ab, inwieweit sie das Risiko einer Katastrophe in Kauf zu nehmen bereit sind. Solche Wetterereignisse hinterlassen Spuren. Extreme Trockenperioden, Hochwassermarken und Brandrückstände sind nachweisbar. Sie vermitteln uns ein Gefühl der Vorhersehbarkeit, wo wir sonst auf das beschränkt wären, was wir aus dem Hier und Jetzt ableiten können. Dies schützt uns vor kognitiven Verzerrungen, die uns dazu verleiten könnten, nur die Gegenwart zu sehen.

In letzter Zeit sind Jahrhundertereignisse mehrmals innerhalb eines Jahrzehnts eingetreten. Wir müssen unsere Vorhersagen also aktualisieren. Doch auch wenn unsere bisherigen Maßstäbe nicht mehr ihre frühere Gültigkeit besitzen, ist der Prozess der Aktualisierung unerlässlich. »Pläne sind nichts«, sagte Winston Churchill, »Planung ist alles.«

Wir werden zwar nicht genau vorhersagen können, was geschehen wird, doch anhand unserer aktuellsten Daten können wir grob einschätzen, welcher Art die mit großer Wahrscheinlichkeit zu erwartenden Ereignisse sein werden, welche Intensität und welches Ausmaß sie annehmen. Wenn wir etwa einen Blick in die vor uns liegende Zukunft werfen, glauben wir, dass sie in sozialer, politischer und wirtschaftlicher Hinsicht große Ähnlichkeit mit der jüngsten Vergangenheit haben wird – mit den letzten ein, zwei Jahrzehnten? Oder vielleicht mit dem letzten Jahrhundert? Oder Jahrtausend? Oder gar mit dem letzten Erdzeitalter?

Sollten wir glauben, dass das kommende Jahrzehnt den beiden vergangenen sehr ähnlich sein wird, dann müssten wir konsequenterweise mit Ereignissen rechnen, die vergleichbar sind mit der Wirtschaftskrise von 2008, mit Naturkatastrophen wie den Hurrikans Katrina und Sandy oder dem Konflikt zwischen Staaten und nichtstaatlichen Akteuren wie dem IS und al-Qaida. Wenn wir weiter zurückblicken und 9/11 ins Kalkül mit einbeziehen, müssten wir uns auch auf einen schweren Terroranschlag auf amerikanischem Boden gefasst machen. All diese Ereignisse waren nicht unbedeutend. Wir haben sie einigermaßen gut durchgestanden, aber eine neuerliche Konfrontation würde Mut, Koordination und Glück erfordern. Dies würde bedeuten, dass wir den Glücksfall der Pax Americana berücksichtigt haben, aber nicht glauben, dass er schon zu Ende ist.

Wenn wir denken, das derzeitige Tempo der Veränderung und Ausmaß der Ungewissheit überstiegen das, was wir zuletzt durchlebten, dann könnten uns Verwerfungen bevorstehen, wie sie nur einmal in hundert Jahren vorkommen. Unsere Notfallplanung muss beträchtlich erweitert werden. Zwei Weltkriege und der Holocaust. Grabenkriege. Gaskammern und Hiroshima. Die Grippe- und Aids-Epidemien (die zusammen annähernd einhundert Millionen Todesopfer forderten). Die Weltwirtschaftskrise. Die Kulturrevolution in China und der Stalinismus in der Sowjetunion. Bürgerrechte und die Ermordung populärer Spitzenpolitiker. Es gibt jede Menge zu tun.

Nachrichtenmoderator Tom Brokaw nannte die Jahrgänge, die diese Verwerfungen durchlebten, die »großartigste Generation« – zu der auch viele unserer Eltern und Großeltern gehörten. Mein Vater erzählte häufig, wie sie sich während der Luftangriffe auf London unter einem stabilen Küchentisch zusammenkauerten, bevor er für den Rest des Krieges auf ein Internat nach Schottland geschickt wurde. Andere Familien leben mit der Erinnerung an die Normandie, Nagasaki oder Buchenwald. All das mag einem wie verstaubte Geschichte vorkommen, doch für viele liegt es nur ein oder zwei Generationen zurück.

Wer zwischen den Weltkriegen und während der Weltwirtschaftskrise aufwuchs wie unsere Vorfahren, der hatte eine Vorstellung davon, wie schlimm alles werden kann, wie widerstandsfähig Gesellschaften und Länder werden müssen und welch wichtige Rolle Ideale in Krisenzeiten spielen können. Und so mögen wir unsere Großmutter aufziehen, weil sie nichts wegwerfen kann und in der Küchenschublade Gummibänder und Einwickelpapier hortet, doch die Verhältnisse, die sie zur Sparsamkeit zwangen und stark machten, waren real und liegen gar nicht so weit zurück. Und wenn unsere Großeltern es schafften, dann schaffen wir es auch.

Wem der Hundert-Jahre-Rahmen nicht genügt, der kann ihn auf tausend Jahre erweitern. So rückt alles in den Blick, was wir im 20. Jahrhundert erlebten, außerdem der Amerikanische Bürgerkrieg, alle Kriege und Verwerfungen der europäischen Kolonialexpansion, die Pestepidemien des Mittelalters, die Inquisition und sogar das

Mongolenreich des Dschingis Khan. Damit verlassen wir die Neuzeit, und jede Art von Wissen, das von Generation zu Generation vererbt wird, fällt weg.

Diese Ereignisse geschahen in einer Welt, die unseren zeitgenössischen Befindlichkeiten so fremd sind, dass es äußerst verwirrend wäre, heute den Alltag von damals zu erleben. Wir würden uns wie im Mittelalter vorkommen. Und mag diese Aussicht auch weit hergeholt und dystopisch erscheinen, liefert ein kurzer Blick auf die Drogenstaaten in Amerika und die feudalen Warlords in Afrika und Asien den ernüchternden Beleg, wie zählebig solche Formen sozialer Organisation sind. Ersetzen wir Schlachtrösser durch Toyota-Pickups, Breitschwerter und Langbogen durch Macheten und Kalaschnikows, und wir sind praktisch schon da. In einem gescheiterten Staat in unserer Nähe.

Wenn Sie unsere Zukunftsaussichten zutiefst pessimistisch beurteilen und glauben, dass wir vor einem Zivilisationskollaps oder der völligen Auslöschung stehen – es gilt, immer auch den epochalen Zeitrahmen mitzudenken. Extinction Rebellion ist eine weltweite Bewegung, die auf dieser Annahme ebenso gründet wie das Dark Mountain Project von Künstlern und Schriftstellern. Die düsteren Berichte der jüngsten Zeit, in denen UNO und Denkfabriken die Risiken einschätzen, die unsere Existenz gefährden, weisen regelmäßig auf diese nahezu unvorstellbare Möglichkeit hin.

Je nachdem, wen man fragt und wie man datiert, befinden wir uns im Anthropozän – jenem Zeitalter, in dem der Einfluss des Menschen (gr. *ánthrōpos*) auf unsere Welt den der langsameren geologischen und ökologischen Prozesse in den Hintergrund gedrängt hat. Richtet man Zukunftsprognosen an diesem Maßstab aus, ist alles möglich. Im Grunde sagt man dann: »Das ist das Ende der Welt, wie wir sie kennen.« Und ob wir den Weg der Dinosaurier oder den von »Star Trek« gehen, bleibt abzuwarten. Während die Science-Fiction – von »Mad Max« bis zu der Fernsehserie »The Walking Dead« – dieses Szenario mit Freuden durchspielt, wären wir buchstäblich am Ende der Geschichte angelangt. Es gäbe kein Vorbild mehr, auf das wir uns stützen könnten. Bei diesem Szenario lag Francis Fukuyama nicht falsch, als er *Das Ende der Geschichte* schrieb. Er war nur früh dran.

Es lohnt sich also, einen Moment innezuhalten und sich zu fragen, wie es eigentlich ist, darüber nachzudenken. Rauchen uns die Köpfe, wenn wir versuchen, die widerstreitenden Stellungnahmen, Forschungsergebnisse und Meinungsäußerungen in den sozialen Medien zu versöhnen? Reagieren wir selbst gereizt oder gelangweilt, wenn wir das alles lesen, und schielen wir nach unserem Telefon?

Oder klammern wir uns an bequeme Wahrheiten, die wir für selbstverständlich halten, wie den triumphalen Aufstieg der Nationalstaaten, der Demokratie und der kapitalistischen Marktwirtschaft? Drücken wir die Daumen und hoffen darauf, dass uns exponentielle Technologien wie Kernfusion, Quantencomputing oder Geo-Engineering aus unserer Ungewissheit erlösen werden? Glauben wir insgeheim, dass uns irgendeine bahnbrechende Veränderung, sei es eine blockchainbefeuerte neue Welt oder ein durch Psychedelika oder Neuroimplantate erzeugtes Aufblühen des menschlichen Bewusstseins, im letzten Augenblick retten wird? Oder wie wäre es mit einem großen Endzeit-Drama – der Aufdeckung einer außerirdischen Präsenz auf der Erde oder dem Zweiten Kommen, um all die düsteren Voraussagen Lügen zu strafen und uns in letzter Minute vor dem Bösen zu erretten?

Schlachtet eure heiligen Kühe

Bei all diesen existenziellen Fragen gibt es drei Schlüsselfaktoren, die unsere Fähigkeit, die Zukunft zu gestalten, beeinflussen: unsere kognitive Komplexität, unsere »heiligen Kühe« und unsere Fähigkeit zu trauern. Wenn wir nicht bereit sind, alle drei offensiv anzugehen, werden wir nicht weiterkommen.

Bekommen wir alle drei in den Griff, können wir anfangen, Umfang und Tragweite der Veränderungen zu begreifen, vor denen wir stehen.

Zunächst müssen wir sicherstellen, dass wir über die nötige geistige Komplexität verfügen, um für eine unvorhersehbare Zukunft zu planen. Seit dem jüngsten Verlust der wohlwollenden Autorität haben wir weniger vertrauenswürdige Führungspersönlichkeiten und Institutionen, an die wir uns halten können. Walter Cronkite und BBC Radio bestimmen nicht mehr die Regeln der gepflegten Debatte und lassen uns nicht mehr in beruhigendem Ton wissen, dass, selbst wenn auf der Welt so einiges im Argen liege, das Richtige immer noch den Ton angebe.

Einstige Leitmedien wie das *Wall Street Journal* und die *New York Times* haben verstärkt um parteiische Gastkommentare und Leser geworben. Nichttraditionelle Newsfeeds wie Reddit, 4chan und Parler umgehen fröhlich die Türwächter und bringen ein Publikum zusammen, das vormals an den Rändern angesiedelt war. Selbst Faktencheck-Seiten, die man besuchen sollte, wenn man zwischen Fiktion und Wirklichkeit unterscheiden will, sind hoffnungslos politisiert worden. Extreme Meinungen, ob von neomarxistischen Sozialrevolutionären, rechtsradikalen Identitären oder Meta-Verschwörungstheoretikern, sind zunehmend zum Mainstream geworden.

Wir stehen also vor der Herkulesaufgabe, uns selbst durch miteinander konkurrierende und einander widersprechende Quellen zu arbeiten. Das macht es nötig, vom einfachen, binären Entweder-oder-Denken zum Sowohl-als-auch- und Weder-noch-Denken überzugehen. Dazu gehört nicht nur ein außergewöhnlich hohes Maß an Ambiguitätstoleranz, sondern auch die Herausbildung eines – um mit Roger Martin, Dekan der Rotman School of Management, zu sprechen – »opponierbaren Verstandes«, der sich aus dem Schlachtengetümmel herauszuhalten vermag. Das erfordert Übung. Und Zeit. Weder vom einen noch vom anderen glauben wir genug zu haben.

Wir müssen in der Lage sein, einige dieser konkurrierenden und widerstreitenden Szenarien im Kopf zu behalten, ohne unseren mentalen Browser zum Absturz zu bringen. Dann können wir uns fragen, welche unserer A-priori-Annahmen – jener Überzeugungen, die maßgebend dafür sind, wie nach unserer Auffassung das Leben, die Welt und überhaupt alles funktioniert – möglicherweise unvereinbar sind mit einigen der Zukunftsszenarien, auf die wir uns vermehrt einstellen müssen.

Anders ausgedrückt: Welche heiligen Kühe müssen wir schlachten, wenn einer dieser Jahrtausendbrände die Stadt heimsucht?

Im vorigen Kapitel sprachen wir über den Vertrauensschwund in religiöse und weltliche Institutionen, doch unsere heiligen Kühe blieben davon unberührt. Sie spiegeln unsere Ideale, unsere Träume und unsere liebgewonnenen Überzeugungen wider. Wenn wir im wirklichen Leben Enttäuschungen und Widersprüche erfahren, sind es unsere heiligen Kühe, die uns auf neue Ideen bringen. Sie sind die Blaupause, nach der wir handeln und umbauen.

Ein paar Beispiele: Im letzten Jahrhundert war der Neoliberalismus eine verbreitete Grundhaltung in vielen Bereichen von Politik und Wirtschaft. Nationalstaaten verpflichteten sich zu offenen Grenzen, freiem Handel und Bürgerrechten, zum Wohle aller, wie es hieß. Freie Marktwirtschaft und repräsentative Demokratie vertrügen sich bestens und schafften die optimalen Mechanismen, um der Menschheit zu einem immer höheren Lebensstandard zu verhelfen. Bemühungen, den Reichtum umzuverteilen, den Wettbewerb einzuschränken und öffentlichen Unmut einzudämmen, galten dagegen als kontraproduktiv oder gar verhängnisvoll.

Der Zusammenbruch der Sowjetunion und der weltweite Anstieg des Lebensstandards lieferten eine machtvolle Rechtfertigung dieses Paradigmas. Märkte funktionieren, der Kommunismus nicht. Die Demokratie funktioniert, Diktaturen nicht. Für das kurze Jahrzehnt zwischen dem Fall der Berliner Mauer und dem Einsturz der Twin Towers 2001 erschien dieses Modell konkurrenzlos und nicht mehr zu bremsen.

Doch schon bald hatte der Neoliberalismus keine Rechtfertigung mehr für all das, was geschah. Als die zweite Bush-Administration glaubte, der Mittlere Osten werfe das Joch der Tyrannei ab und beschreite den Weg der Demokratie, ging der Schuss nach hinten los. Das Scheitern des Regimewechsels nach dem Arabischen Frühling in Syrien, Libyen und im Irak destabilisierte die Region noch mehr und schuf günstige Bedingungen für den IS.

Dasselbe Umdenken erfolgte nach dem Eintritt Chinas in den Weltmarkt. Entgegen dem amerikanischen Modell schränkte das Land die Grundfreiheiten weiter ein, statt sie auszuweiten, und prosperierte trotzdem. Demokratie und Kapitalismus, bislang als Gesamtpaket gehandelt, waren scharf voneinander getrennt worden. »Wir übernehmen eure vertikal integrierten Lieferketten, eure räuberische Kreditvergabe und eure Gewinnspannen«, erklärte die Kommunistische Partei Chinas. »Eure aufsässigen Bürger, eure Menschenrechte und eure Wahlen könnt ihr behalten.«

Sogar das Schmelztiegel-Ideal der multikulturellen Integration hat gelitten. Kaum hatte sich die Identität der Attentäter von 9/11 herumgesprochen, geriet dieses Konzept unter Druck. Die Täter waren keine verzweifelten Ziegenhirten und grollenden Eiferer, die nichts mehr zu verlieren hatten. Sie hatten ziemlich lange in Europa und Amerika gelebt und strebten trotzdem deren Zerstörung an. Dass Menschen die Toleranz freiheitlicher Gesellschaften in vollem Umfang nutzten und dann als Waffe gegen diese verwendeten, war eine ernste Herausforderung für das westliche Verständnis von allgemeiner Menschenliebe und Integration.

Ein Jahrzehnt später stellten eine Million Flüchtlinge aus Syrien die Europäische Union vor eine Zerreißprobe, strapazierten die Toleranz der Bevölkerung in Deutschland und den skandinavischen Ländern und legten die Saat für den Brexit und das Auseinanderbrechen Großbritanniens.

In der westlichen Hemisphäre führte ein stetiger Strom von Migranten aus Lateinamerika und Mexiko zu einer neuen Vision für die als »Land From Sea to Shining Sea« besungenen Vereinigten Staaten – der Vision von einer schönen, großen Mauer von Küste zu Küste, die ihre südlichen Nachbarn, die eine andere Sprache sprachen, fernhielt. Die eine Milliarde Klimaflüchtlinge, die aller

Voraussicht nach bis 2050 noch hinzukommen, werden den Druck weiter verstärken.

Lassen Sie uns nun die globale Ebene verlassen und an die individuelle heranzoomen. Auch in unserem eigenen Leben gibt es einige lieb gewonnene Annahmen, von denen wir uns möglicherweise verabschieden müssen. Zeitarbeit und Gig Economy haben für viele die Karriereleiter umgeworfen. Studienschulden auf der einen und sich in Luft auflösende Pensionspläne auf der anderen Seite verbauten soziale Aufstiegsmöglichkeiten. Die Sicherheit der Arbeitsplätze schwindet zusehends. Babyboomer, die mit 65 in Rente gehen, stellen fest, dass sie stundenweise Aushilfsjobs annehmen müssen, um sich ein Taschengeld zu verdienen und sogar die laufenden Kosten bezahlen zu können.

Auch Millennials müssen ihre Vorstellungen korrigieren und umdenken, was es bedeutet, nach der Rezession von 2008 und den Quarantäne-Lockdowns erwachsen zu werden. Wohneigentum, einst als Sprungbrett in den gesicherten Mittelstand gepriesen, hat Airbnb und Couchsurfing Platz gemacht. Das eigene Auto ist durch Fahrgemeinschaften und Elektroroller ersetzt worden, die Ehe durch Dating-Apps, das 401k-Pensionskonto durch ein Bitcoin-Wallet, der sichere Arbeitsplatz durch zusammengeschusterte Personenmarken und lückenhafte Influencer-Verträge. Jeder dritte Millennial braucht einen Nebenjob, um über die Runden zu kommen.

Die Aufwärtsentwicklung zu immer größeren Autos und immer größeren Häusern, zu immer höherer Bildung mit entsprechenden Berufsaussichten und Verdienstmöglichkeiten, der Wunsch, mehr zu besitzen und mehr zu unternehmen als unsere Eltern vor uns und deren Eltern vor ihnen – dieser ganze Traum, wie kurz er auch war, löst sich vor unseren Augen in Luft auf.

Die jüngsten Verwerfungen der Corona-Pandemie haben den Niedergang beschleunigt und einen regelrechten Kollaps ausgelöst. Begehrte Luxusmarken wie Rolex und Chanel gehen unter. Privatuniversitäten, die stets mit ihrer Exklusivität und ihrem Nimbus warben, haben Mühe, Studiengebühren in Höhe von 50 000 Dollar für einen Online-Unterricht zu rechtfertigen, der nur einen Klick entfernt ist. An diesem Punkt steht nicht nur der Kaiser ohne Kleider da – der ganze kaiserliche Hof ist nackt. Es ist kein schöner Anblick, aber wegsehen geht auch nicht.

Wenn 26 Leute, die alle bequem in einem Bus Platz finden könnten (nicht, dass sie jemals mit einem fahren würden), ebenso viel besitzen wie die ärmere Hälfte der Erdbevölkerung (annähernd vier Milliarden Menschen), dann wird klar, dass wir in einer merkwürdigen Welt leben. Eine solch asymmetrische Ressourcenakkumulation hat es in der gesamten Menschheitsgeschichte nie gegeben, übrigens auch nirgendwo in der Natur. Und sie vollzog sich in einer Zeit, in der demokratische, technokratische Trickle-down-Theorien, wonach der Wohlstand der Reichen mit der Zeit in die unteren Gesellschaftsschichten durchsickert, das beherrschende Narrativ waren.

Kein Wunder, dass wir den Durchblick verlieren.

Wenn wir die bittere Pille schlucken und unsere heiligen Kühe schlachten, um die Bühne frei zu machen für einen nüchternen Blick auf das, was momentan geschieht und was wir dagegen tun können, dann müssen wir, um die anstehenden Aufgaben anpacken zu können, an einer letzten Stellschraube drehen und unsere Fähigkeit zu trauern verbessern.

Denn wenn die letzten Seiten Sie nicht ernüchtert haben, wenn Sie der Umstand nicht aufgerüttelt hat, dass es Ihnen möglicherweise nicht vergönnt sein wird, Ihren Kindern oder Enkeln Korallenriffe zu zeigen, die von »Findet-Nemo«-Fischen wimmeln, den Glacier-Nationalpark zu besuchen und seine Gletscher zu bewundern oder auch künftig an freien und fairen Wahlen teilzunehmen, sich am Frieden in den Straßen zu erfreuen oder einen sorgenfreien Ruhestand mit einer vernünftigen Gesundheitsfürsorge zu verleben, wenn dies alles Sie nicht zu nüchternem Handeln angestachelt hat, dann verschließen Sie sich entweder der Realität, oder Sie sind verzweifelt, und beides wird auf dem Weg in die Zukunft nicht sonderlich hilfreich sein.

Wenn einem alles zu viel wird, scheint Negieren eine solide Option zu sein. Wenn wir nicht in der Lage sind, die nötige kognitive Komplexität zu entwickeln, um uns mit alldem zu befassen, und wenn wir an unseren heiligen Kühen festhalten, weil wir nicht schlachten können, was uns lieb und teuer ist, dann bleibt uns nur die Möglichkeit der Verweigerung. Spotten, die Dinge auf die lange Bank schieben, ablenken. Die Überbringer der schlechten Nachricht bestrafen. Alles, nur nicht das Undenkbare denken. Und angesichts der allgegenwärtigen Ablenkung durch unsere algorithmisch optimierten Smartphones kann unser Negieren noch banaler ausfallen. »*And as things fell apart*«, sangen die Talking Heads weitsichtig, »*nobody paid much attention.*« Und als alles zerfiel, achtete niemand groß darauf.

Wenn wir andererseits aufhören, auf die idealisierte Zukunft zu warten, von der wir immer geträumt haben, wird sich Verzweiflung breitmachen. Das Ausmaß der Probleme, die Bedrohung von Naturschönheit und Menschenwürde. Die Vergeblichkeit aller Bemühungen, etwas zu ändern. Es wird uns das Herz brechen oder um den Verstand bringen. Aber Verzweiflung bringt ebenso wenig wie glatte Verweigerung.

Wie Wendell Holmes, Richter am Obersten Gerichtshof der Vereinigten Staaten, einst riet: »Ich würde keinen roten Heller für die Einfachheit auf dieser Seite der Komplexität geben, aber ich würde mein Leben für die Einfachheit auf der anderen Seite der Komplexität geben.« Und ein anderer Wendell, nämlich Wendell Berry, Fellow der MacArthur-Stiftung, schrieb: »Sei glücklich, obwohl du alle Fakten berücksichtigt hast.«

Bringen wir die Aussagen der beiden Wendells zusammen, könnten sie uns einen Weg weisen. Wir sollten keinen »roten Heller« für das Glück auf dieser Seite der Komplexität geben, sondern sollten bereit sein, unser Leben für das Glück auf der anderen Seite zu geben. Und Voraussetzung dafür ist, dass wir den Tatsachen ins Auge sehen.

Identitätspolitik und das unendliche Spiel

Die erste Tatsache, der wir ins Auge sehen müssen, ist, dass wir uns der Herausforderung nicht wirklich stellen. Wenn wir die Situation einschätzen und zu dem Schluss kommen, dass uns eine biblische Flut ins Haus steht, sollten wir doch eigentlich damit anfangen, Sandsäcke zu füllen und Eimerketten zu bilden. Aber nichts dergleichen geschieht. Gar nichts. Das schiere Ausmaß der Probleme – Klima, Geopolitik, soziale Unruhe und Pandemien auf der einen, Sinnverlust auf der anderen Seite – legen unsere Wahrnehmung wie auch unsere Gefühle lahm.

Dies ist eine fatale Kombination, die in Wut ausarten kann. Gerade wenn wir uns von unserer besten Seite zeigen sollten, zeigen wir uns von unserer schlechtesten. Willkommen im Kulturkrieg um 2021.

Kultur, so bemerkte der konservative Publizist Andrew Breitbart, gehe der Politik voraus. Allerdings versäumte er zu erwähnen, dass die Biologie wiederum beiden vorausgeht. Aus diesem Grund richten wir unabhängig davon, welches Gesellschaftsmodell wir heute vertreten wollen, unseren Blick auf die Evolution der Arten und versunkene Zivilisationen und suchen dort nach dem eindeutigen Beweis dafür, dass die Gesetze des Dschungels und die Gesetze der Menschen aus denselben Naturwahrheiten bestehen. Dann bereiten wir die Vergangenheit so auf, dass sie unsere Gegenwart rechtfertigt und erklärt. Das hat immer politische Auswirkungen.

Die extreme Linke und die Alt-Right-Bewegung haben intuitiv erfasst, dass die Kontrolle über das Narrativ rund um das westliche Erbe und die Evolutionsbiologie für die von ihnen angestrebten gesellschaftlichen Veränderungen strategisch von großer Bedeutung ist. Erzähle, wie es schon immer gewesen ist, und du erwirbst das Recht, auch zu formulieren, wie (und warum) die Dinge jetzt so sind, wie sie sind, und was wir als Nächstes tun sollten.

Die Linke will den westlichen Wertekanon zerstören, denn sie sieht in ihm den Nährboden für die historische und gegenwärtige

Unterdrückung. Sie will die Biologie zensieren, wenn moderne Erkenntnisse über ethnische Herkunft oder Geschlecht als Waffe benutzt werden.

(Wie fairerweise gesagt werden muss, haben die letzten vier Jahrhunderte eine betrübliche Liste »wissenschaftlicher« Argumente hervorgebracht, mit denen alles Mögliche gerechtfertigt wurde, von der Sklaverei über die chemische Kastration Homosexueller bis zum Lohngefälle zwischen Männern und Frauen. Sozialaktivisten liegen also durchaus richtig mit ihrem Verdacht, dass die Wissenschaft nicht immer das reine Streben nach ideologiefreiem Wissen war.)

Die Anhänger der Alt-Right-Bewegung gehen damit einig. Doch statt solche Rechtfertigungen traditionalistischer Macht zu fürchten, bejubeln sie diese. Sie trollen die Liberalen, kochen die Hirne der Generation Snowflake (eine abfällige Bezeichnung für die sogenannten Millennials) weich und polieren ihre wahnhaften Träume von arischer Männerherrschaft in halb-ironischen Reddit-Posts auf.

Bei diesem Wettlauf nach unten könnte beiden Seiten die wichtigste Einsicht von allen versagt bleiben: dass nämlich ein sorgfältiges Studium der Biologie zeigt, wie fragil, ungewöhnlich und kostbar das humanistische Experiment tatsächlich ist.

Der Evolutionsbiologe Bret Weinstein, selbst vom Kulturkrieg nicht unbeleckt, stellt fest, »dass es zwei Möglichkeiten gibt, wie Kooperation entsteht. Die erste ist sehr alt und beruht auf genetischer Verwandtschaft … Die andere Art der Kooperation beruht auf verschiedenen Arten der Gegenseitigkeit und *ist viel neuer und viel fragiler* [sie begann vor 10 000 Jahren]. Wenn auf Gegenseitigkeit beruhende Kooperation zusammenbricht, verlegen wir uns automatisch auf genbasierte Kooperation … Menschen in die Enge zu treiben, die eine genetische Basis für Kooperation haben, ist sehr gefährlich, denn wie die Geschichte uns lehrt, könnten sie zu einer genozidalen Bedrohung werden«.

Das ist es, was der White-Power-Bewegung Macht verleiht. Sehr häufig triumphiert die Biologie über die Psychologie. Wenn wir also für mehr Inklusion oder die Korrektur gesellschaftlicher Ungerechtigkeiten eintreten, dürfen wir nicht aus den Augen verlieren, was das Fundament unseres Lebens ist.

Ein guter Ausgangspunkt wären die Neurochemie von Beziehungen und die Frage, was damit in Krisenzeiten geschieht. Während die Evolutionsbiologie untersucht, wie sich diese Dynamik über Hunderte von Generationen hinweg entwickelt, erkundet die Neurochemie das Fundament unserer konkreten Alltagserfahrung.

Wenn Menschen aufgrund von sozialem Abstieg, wirtschaftlicher Not und allgemeinen Verwerfungen (die weltweit immer häufiger sind) chronischem Dauerstress unterliegen, sackt ihr Serotoninspiegel in den Keller. Und ihr Hang zu rachsüchtigem Verhalten steigt. »Unsere Experimente haben gezeigt«, berichtete Molly Crockett, Neurowissenschaftlerin von der Universität Oxford, beim Weltwirtschaftsforum, »dass Menschen bei einem niedrigen Serotoninspiegel – ein Neurotransmitter, der hilft, die Selbstkontrolle zu behalten – stärker auf kurzfristige Belohnungen ausgerichtet sind und impulsiver und aggressiver werden.«

Während die meisten Menschen, die heute in Kulturkämpfen engagiert sind, darauf beharren dürften, dass sie für Gerechtigkeit, Ethik und irgendwelche anderen moralischen Grundsätze eintreten, fand Crockett heraus, dass Testpersonen mit einem geringen Neurotransmitter-Spiegel selbst dann an anderen Rache übten, wenn ihnen selbst daraus Nachteile entstanden. Und ihre Rachsucht hielt sogar an, wenn die andere Person gar nicht wusste, dass sie bestraft wurde. Es tut wirklich gut, Schläge auszuteilen, selbst wenn es unseren eigenen Interessen zuwiderläuft.

Wenn große Menschenmengen zusammenkommen wie bei politischen Kundgebungen, Demonstrationen oder Sportveranstaltungen, geschieht etwas anderes – die Werte von Serotonin und Dopamin steigen an. Wir fühlen uns besser. Das macht einen Großteil der Macht von Menschenmengen aus. Doch dieser Dopaminanstieg schaltet unseren »Hyperaltruismus« aus – unsere Freundlichkeit gegenüber Fremden. Wenn Sie jemals bei einer Party einen mit Kokain zugedröhnten Menschen ertragen mussten, haben Sie diesen Effekt in Extremform erlebt. Voll gepumpt mit Dopamin fühlen wir uns besser, benehmen uns aber schlechter.

Es gibt noch eine letzte Schicht Neurochemie, die für die Gruppenbindung verantwortlich ist – Oxytocin. Oxytocin wurde als »Kuscheldroge«, »Liebeshormon« und sogar als »moralisches Molekül« gepriesen, weil es die Großzügigkeit erhöht und die Bindung zwischen Mutter und Kind oder Liebenden stärkt. Doch wie bei den meisten biologischen Erklärungen psychischer Phänomene liegt der Fall nicht ganz so einfach.

»Nun sind diese Studien [welche die positiven Wirkungen von Oxytocin belegen] wissenschaftlich gültig, und sie wurden reproduziert, aber sie sind nicht die ganze Geschichte. Andere Studien haben gezeigt, dass eine Erhöhung des Oxytocinspiegels Neid verstärkt. Und sie verstärkt Häme. Oxytocin kann Menschen dazu bewegen, ihre eigene Gruppe auf Kosten anderer Gruppen zu bevorzugen. Und in manchen Fällen kann Oxytocin sogar die Zusammenarbeit bremsen. Daher könnte ich auf der Grundlage dieser Studien sagen, dass Oxytocin ein unmoralisches Molekül ist.«

Katherine Wu, Immunologin in Harvard, geht noch einen Schritt weiter. »Oxytocin spielt auch eine Rolle beim Ethnozentrismus, indem es unsere Liebe zu Menschen in unserer bereits bestehenden, kulturellen Gruppe verstärkt und diejenigen, die anders sind als wir, fremder erscheinen lässt. Daher kann Oxytocin, wie Dopamin, ein wenig wie ein zweischneidiges Schwert sein.«

Aus alldem ergibt sich ein wichtiger Aspekt, den wir im Auge behalten müssen: Tribalismus ist die letzte Ebene sozialer Identifikation und Zugehörigkeit, und wir sind darauf programmiert, ihn zu unterstützen. Wenn Gene und Oxytocin uns an diejenigen binden, die wir lieben, und unsere Bereitschaft verstärken, uns von den anderen zu distanzieren, dann ist alles andere, was wir anstreben, elektiv und keineswegs garantiert.

Auf uns allein gestellt, regredieren wir unter Stress. Einfach ausgedrückt: Tribalismus ist Schicksal, Humanismus ist optional.

Schwarzmaler

Das ist die Gefahr von Identitätspolitik überhaupt. Der evolutionäre Instinkt, sich mit denen zusammenzutun und die zu schützen, die so aussehen, riechen und sprechen wie wir, ist genetisch kodiert – er ist grundlegend für unser Überleben als Stammesprimaten. Gegenseitige Kooperation, die auf beiderseitigem Interesse beruht und über unsere Großfamilie hinausgeht, ist historisch gesehen unglaublich neu und fragil.

Diese Fragilität wird häufig ausgenutzt. Es ist ein altes Klischee, dass die Politik merkwürdige Bettgenossen macht, doch Identitätspolitik macht noch merkwürdigere. Alle, die versuchen, das System zu zerschlagen, zu ihrem Recht zu kommen und es ihren Gegnern zu zeigen – ganz gleich, ob zu Recht oder zu Unrecht –, ziehen, auf einer sehr bedeutsamen, strukturellen Ebene, am selben Strang. Tatsächlich haben Neonazis der Alt-Right-Bewegung und Linksextreme mehr gemeinsam, als beide Seiten zuzugeben bereit wären.

Eine jüngere Studie an der Queensland University of Technology hat gezeigt, dass die beiden Lager nicht nur eine tribalistische Ideologie, sondern auch eine beunruhigende psychische Disposition verbindet. Die Wissenschaftler verglichen über 500 ausgewählte US-Bürger, die nach Alter, ethnischer Zugehörigkeit, Beruf usw. repräsentativ für die Gesamtbevölkerung waren, deren Meinungen jedoch vom Mainstream abwichen. Sie unterteilten sie in drei Kategorien: linksradikal, progressiv liberal und weiß-identitär. Dann beurteilten sie, wie stark jede Gruppe autoritären Tendenzen und jenen Persönlichkeitsmerkmalen zuneigte, die Psychiater »die dunkle Triade« nennen: Machiavellismus, Narzissmus und Psychopathie.

Interessanterweise zeigten die Gemäßigten – diejenigen, die prosoziale Werte vertraten, aber auch die Entscheidungen anderer respektierten – keinerlei Übereinstimmung mit der autoritaristischen dunklen Triade. Die radikalen Linken und die Alt-Right-Anhänger dagegen sehr wohl. Das ist der grundlegende Gegensatz. Rücksichtsvolles Win-win- gegen egoistisches Win-lose-Denken.

Obwohl die beiden Gruppen »angeblich entgegengesetzte Enden des politischen Spektrums widerspiegeln«, schrieben die Autoren in der Zeitschrift *Heliyon,* wiesen sie bemerkenswert ähnliche Persönlichkeitsmerkmale auf: »Unsere Studie deutet darauf hin, dass eine Reihe in den Mainstream aufsteigender politischer Einstellungen [vor allem linksradikale und weiß-identitäre] weitgehend von Personen mit einem hohen Anteil an Zügen der dunklen Triade und einer Anspruchshaltung übernommen werden. Individuen mit einem hohen Maß an Autoritarismus – unabhängig davon, ob sie politisch korrekt oder rechtsgerichtet denken – tendieren dazu, bei der dunklen Triade und der Anspruchshaltung hoch zu punkten. Daher ist es statistisch gesehen wahrscheinlicher, dass solche Personen bei Psychopathie, Narzissmus, Machiavellismus und Anspruch höher als der Durchschnitt abschneiden.«

Diese Studie macht deutlich, was für uns alle auf dem Spiel steht. Sie gleicht einem Update von Yeats' Beobachtung: »Die Besten zweifeln bloß, derweil die Schlechtesten voll leidenschaftlichem Erleben sind.« Menschen mit einem kalten Willen zur Macht können gut gemeinte Bewegungen unterwandern und kapern. Selbst die nobelsten Philosophien lassen sich von Soziopathen vereinnahmen. Vorreiter der dunklen Triade ist Robespierre, der die Ideale der Französischen Revolution durch die Schreckensherrschaft pervertierte.

Durch die Verbreitung von Endzeitideologien in der verhüllenden Sprache von Identität und Zusammengehörigkeit können Schwarzmaler Unzufriedenheit dazu benutzen, ihre eigene Agenda voranzubringen. Und zwar dadurch, dass sie sich in unsere Stammesphysiologie einhacken.

So befreiend es sich anfühlen mag, nicht nur recht zu haben, sondern auch redlich zu sein, und so berechtigt Wut und Enttäuschung auch sein mögen, wenn wir diesen Weg einschlagen, wird er uns ins Verderben führen. Blockchain-Futuristen, Anhänger der Seasteading-Bewegung, rechtsextreme Akzelerationisten und Verfechter sozialer Gerechtigkeit träumen oft davon, unser gegenwärtiges System zu zerschlagen und auf seinen Trümmern ihr Utopia zu errichten. Doch das ist ein naiver und gefährlicher Wahn. Lassen wir die Kriegshunde von der Kette, werden sie mit großer Wahrscheinlichkeit zurückkommen und uns beißen.

Nur um zu veranschaulichen, was auf dem Spiel steht: Nach der Plünderung des alten Roms durch die Vandalen dauerte es bis zur Unabhängigkeitserklärung, ehe wir wieder denselben Lebensstandard erlangten. Es ist viel einfacher, ein paar Eier aufzuschlagen, als sie hinterher wieder zusammenzusetzen.

Um den derzeit tobenden Kulturkrieg besser beurteilen zu können, müssen wir ein paar Jahrzehnte zurückgehen. 1987 veröffentlichte der Theologe James Carse ein kleines Buch mit dem Titel *Endliche und unendliche Spiele: Die Chancen des Lebens*. Darin schreibt er, dass nahezu die gesamte Menschheitsgeschichte aus endlichen Spielen bestehe, das heißt aus einzelnen Wettbewerben mit klaren Siegern und Verlierern. Dazu gehören Kriege und Eroberungen, aber auch Transaktionsgeschäfte, Beischlafverhandlungen und nationale Politik. Alles, bei dem es am Ende einen Verlierer und einen Gewinner gibt.

Nach Carse gibt es noch ein anderes Spiel, das unendliche Spiel, das weder Gewinner noch Verlierer kennt und nicht gespielt wird, um gewonnen zu werden. Ziel ist es, das Spiel so zu gestalten, dass es von allen auf unbestimmte Zeit weitergespielt werden kann.

Wir alle haben als Kinder eine Version dieses unendlichen Spiels kennengelernt – wenn etwa ein großer Bruder oder ein Nachbar, der beim Kicken oder Versteckspielen den anderen überlegen war, sich zu einer Regeländerung bereit fand, weil die Jüngeren die Lust verloren und meuterten. Er gab den anderen einen Vorsprung oder ließ ihnen bei der Wahl der Mitspieler den Vortritt, damit das Ganze mehr einem fairen Wettbewerb glich. Die größeren Kids gewannen zwar immer noch gern, kamen den Unterlegenen aber so weit entgegen, dass sie weiterspielten, statt komplett auszusteigen. Das ist das unendliche Spiel im Kleinen.

Carse veröffentlichte sein Buch erst in den letzten Jahrzehnten des 20. Jahrhunderts, doch eine umfassendere Version des darin beschriebenen unendlichen Spiels wurde damals schon seit mindestens 300 Jahren gespielt. Es begann mit der französischen Aufklärung und einem radikalen Bekenntnis zu den unveräußerlichen Menschenrechten *liberté, égalité* und *fraternité* (Freiheit, Gleichheit und Brüderlichkeit) für alle, ungeachtet der Rasse, Hautfarbe und Religion.

Es erhielt Aufwind beim großen amerikanischen Experiment und seiner schlingernden Entwicklung hin zu einer offenen, inklusiven Gesellschaft. Dieses chaotische, widersprüchliche Erbe – das den verkopften Idealismus der Aufklärung ebenso impliziert wie die blutigen und tragischen Kämpfe um Macht, Unterdrückung und Versöhnung – ist die Geschichte unserer tastenden Bemühungen, die tribalistische Prägung durch Evolution und Biologie zu überwinden.

Aber machen wir uns nichts vor: Wer den Heimvorteil hatte, griff oft zu allen erdenklichen Tricks, um die Oberhand zu behalten. Veränderungen müssen hart erkämpft werden. Gegner der Sklaverei, Suffragetten, Gewerkschafter, Black Panthers, Stonewall-Demonstranten, die Arbeitsmigranten unter Führung von Cesar Chávez, pazifistische Kriegsgegner, protestierende Bauern, Sagebrush-Rebellen, Abtreibungsgegner, Abtreibungsbefürworter, Tea-Party-Aktivisten, Demonstranten von Occupy Wall Street und Black Lives Matter – sie alle mussten ihre Unzufriedenheit auf die Straße tragen, um Gehör zu finden.

Eine Bilanz des unendlichen Spiels muss, und darin liegt der Unterschied zur Verteidigung der westlichen Zivilisation von konservativer Seite, auch Frantz Fanons vernichtende Kritik am europäischen Kolonialismus enthalten. Ebenso die Verurteilung der amerikanischen Hegemonie durch Noam Chomsky, damals ordentlicher Professor am MIT. Oder die Anprangerung des in der amerikanischen Kultur verankerten Rassismus durch Cornel West, der in Harvard, Princeton und Yale lehrt. Oder die im Kongress vorgebrachte Forderung nach Reparationen für Sklaverei durch Ta-Nehisi Coates, der mit dem National Book Award und einer MacArthur Fellowship ausgezeichnet wurde.

Das unendliche Spiel umfasst alle Sichtweisen, traditionelle, progressive und radikale, vorausgesetzt, sie verpflichten sich dazu, das Spiel weiter auszubauen und alle mit einzubinden, ob ihre Seite nun gewinnt oder verliert. Wenn wir diesem Gedanken den Rücken kehren, machen wir nicht nur die toten weißen Männer schlecht, die in der Geschichte zufällig zur richtigen Zeit am richtigen Platz waren und die ihn als Erste in Worte gefasst und in die Tat umgesetzt haben, wir zerreißen dann auch den besten, uns zur Verfügung stehenden Fahrplan in eine Zukunft, die allen zugutekommt.

»Denn seien wir ehrlich«, schrieb Pulitzer-Preisträger und MIT-Professor Junot Díaz im *New Yorker.* »Wir wussten immer, dass dieser Scheiß nicht einfach wird. Koloniale Macht, patriarchale Macht und kapitalistische Macht müssen immer und überall bekämpft werden, denn sie geben niemals auf. Wir müssen weiterkämpfen, denn sonst wird es keine Zukunft geben – alles wird aufgebraucht sein … Das ist die erfreuliche Bestimmung unseres Volkes – den Bogen des moralischen Universums so tief in der Gerechtigkeit zu versenken, dass es niemals rückgängig gemacht werden kann.«

Was uns mehr oder weniger wieder in die Gegenwart zurückbringt. Der Zynismus ist auf allen Seiten so groß, dass man einen Zusammenbruch des ganzen Systems für unabwendbar halten könnte. Um aus dieser festgefahrenen Situation herauszukommen, könnten wir gezwungen sein, die Suche nach einer gemeinsamen Basis aufzugeben und uns auf einer höheren Ebene zu begegnen.

»Der Traum des 18. Jahrhunderts war, mit einem einzigen, kohärenten, in der Rationalität verankerten Wertekanon den Himmel auf Erden zu schaffen«, schreibt Alison Gropnik, Professorin für Psychologie an der University of California, Berkeley. »Doch modernere Philosophen haben, ernüchtert von den gescheiterten Utopien des 20. Jahrhunderts, für einen bescheideneren liberalen Pluralismus plädiert, der Raum schafft für eine Vielfalt wahrhaft widersprüchlicher Güter. Familie und Arbeit, Solidarität und Eigenverantwortung, Tradition und Innovation sind wirklich wichtig und stehen durchaus miteinander im Konflikt, im Leben des Einzelnen wie auch im Leben einer Nation. Eine Herausforderung für die Aufklärung ist es nun, gesellschaftliche Institutionen zu errichten, die Brücken zwischen diesen Werten schlagen und sie in ein Gleichgewicht bringen.«

Diese Art von Kompromiss, bei der man sich auf halbem Weg entgegenkommt, mag bei Revolutionären auf Verachtung stoßen, und doch steckt in der garantierten beiderseitigen Unzufriedenheit etwas Geniales. Schlimmstenfalls mündet solch ein strategisches Patt in Stagnation und Frust. Im günstigsten Fall führt agonistischer Liberalismus dieser Art zu jenen hart erkämpften Kompromissen, die praktisch niemanden beglücken, fast alle enttäuschen und wundersamerweise doch die Möglichkeit offenhalten, das unendliche Spiel mit immer mehr Spielern fortzusetzen, und zwar besser als jede andere Option, die wir gefunden haben.

Was ist besser – nachfrageorientierte Wirtschaftspolitik à la John Keynes oder angebotsorientierte Wirtschaftspolitik à la Milton Friedman? Ein soziales Sicherheitsnetz oder der Aufbau einer gerechten Gesellschaft? Zuckerbrot oder Peitsche zur Aufrechterhaltung der internationalen Ordnung? Investitionen in Bildung oder in Beschäftigung, wenn man eine Bürgerschaft stärken will? Trennung oder Integration von Kirche und Staat? Multikultureller Schmelztiegel oder nationale Identität? Revolution oder Evolution?

Die einzige ehrliche Antwort darauf lautet: »Das kommt darauf an.« Und dass wir uns nicht ganz sicher sind.

Würde man die gesamte Geschichte des Lebens auf der Erde in einen 24-Stunden-Tag packen, erschiene der anatomisch moderne Mensch erst vier Sekunden vor Mitternacht auf der Bildfläche. Höhlenmalereien eine Sekunde vor dem Ende. Zivilisation spielen wir erst seit einem Sekundenbruchteil. Um ins rechte Bild zu rücken, wie wenig wir wissen: Wir haben uns noch immer nicht geeinigt ob Eier, Butter und Kaffee das Beste überhaupt sind oder ob sie uns im Schlaf umbringen werden.

Unsere größte Herausforderung bleibt im Moment also: Können wir Alison Gopniks Rat beherzigen und das ins Stocken geratene

Experiment der Aufklärung vom Staub befreien, den Rückfall in den Tribalismus stoppen, der heute von beiden Seiten des politischen Spektrums droht, unsere Win-lose-Mentalität überwinden und in das unendliche Win-win-Spiel einsteigen?

Denn jedes Mal, wenn wir Unterdrückung mit Unterdrückung vergolten haben, hat es in Blutvergießen und noch mehr Leid geendet. Die wenigen Male, bei denen unsere bessere Seite auf Unterdrückung mit Mitgefühl antwortete, haben wir die Welt verändert.

Am 2. Juli 1776 standen alle Delegierten beim zweiten Kontinentalkongress in Philadelphia wie erstarrt vor Angst da. Sie hatten soeben die Unabhängigkeitserklärung von England aufgesetzt, aber keiner wollte sie als Erster unterzeichnen.

Schließlich ergriff Benjamin Franklin aus Pennsylvania das Wort: »Gentlemen, ich verstehe Ihre Bedenken, diese Erklärung zu unterzeichnen … Aber eines weiß ich, wir müssen alle gemeinsam zusammenstehen, sonst werden wir mit größter Sicherheit einzeln hängen.«

Dieser Gedanke – gemeinsam untergehen oder gemeinsam überleben – hat bis heute nichts von seiner Gültigkeit verloren. In der öffentlichen Diskussion der letzten dreißig Jahre hat Identitätspolitik aller Couleur einen breiten Raum eingenommen – die Vorstellung, dass deine ethnische Zugehörigkeit, dein Geschlecht oder deine Ideologie eine bestimmte, irreduzible Essenz deines Seins und deiner Erfahrung ausmachen und dass der einzige Weg, Gerechtigkeit zu erlangen, darin besteht, von denen Wiedergutmachung zu verlangen, die dir verweigert haben, was dir zusteht. Doch diese Prämisse wird hinfällig, wenn auch etwas anderes zutrifft: nämlich dass das nächste Jahrhundert uns allen mehr Instabilität und mögliche Entbehrungen bringen wird als die ausstehenden Forderungen jeder speziellen Gruppe.

Wenn wir uns jetzt spalten lassen, obwohl wir dringend zusammenstehen müssten, wenn wir jetzt bocken und sagen: »Ich weigere mich, zu kooperieren oder die gemeinsame Menschlichkeit jener anzuerkennen, die nicht so sind wie ich, bis ich bekomme, was mir zusteht«, dann erhöhen wir die Wahrscheinlichkeit, dass wir alle Schaden nehmen. Und zwar heftigen.

Wenn wir zu dem Schluss gelangen, dass ein Rückfall in gewalttätigen Win-lose-Tribalismus verheerend wäre auf einem Planeten, der Mühe hat, seine acht Milliarden Bewohner zu ernähren, dann müssen wir auch beherzigen, was Mohammed sagte: »Der Feind meines Feindes ist mein Freund.« Zumindest fürs Erste. Vielleicht für immer.

Wir müssen die Kriegsbeile begraben und uns zähneknirschend dazu bereitfinden, gemeinsam gegen die Bedrohung der Zivilisation, ja unserer Spezies vorzugehen. Das erfordert keinen allgemeinen Konsens und sollte es auch nicht, noch duldet es einen Aufschub. Wir müssen nur unsere Anliegen auf den größtmöglichen gemeinsamen Nenner bringen und uns dann an die Arbeit machen.

3

Wir sind die Welt

ES GIBT KEIN ENTRINNEN

Im Sommer 2018 reiste ich mit meiner Familie an die Grenze zwischen den Vereinigten Staaten und British Columbia. Wir fuhren nach Norden, um alte Freunde in den Bergen zu besuchen. Abgesehen davon, dass unsere Kinder sich gut verstanden, hatte der Ausflug auch einen ganz praktischen Grund. Wir wollten sehen, ob die Gegend für einen Umzug infrage kam. Seit über zehn Jahren suchten wir nach dem »letzten besten Platz« in Nordamerika, an dem wir gerne zu Hause wären. Mit einer wilden Landschaft, die zu Abenteuern einlud, und einer Gemeinschaft, in der unsere Kinder aufwachsen konnten.

Doch an der Grenze erhielten wir eine Voicemail von unseren Freunden: »Ihr braucht nicht raufzukommen«, sagte eine heisere Stimme. »Zu viel Rauch im Tal. Wir verschwinden, bis man hier wieder atmen kann.«

Waldbrände sind mittlerweile ein fester Bestandteil des amerikanischen Westens, und auch die kühleren Breiten British Columbias bieten nur bedingt Schutz vor Dürresommern, achtlosen Campern und Blitzeinschlägen. Aber diesmal war es anders. Diesmal brannte es nicht in unserem kanadischen Paradies, sondern in Schweden. »Dieses Jahr gibt es unglaublich viele Brände«, sagte Liz Hoy, Wissenschaftlerin am Space Flight Center der NASA, »und der Rauch beeinträchtigt die Luftqualität Tausende Kilometer von der Arktis entfernt.«

Unser vermeintlicher Zufluchtsort brachte es einfach nicht. Selbst die Vorreiter, die an diesem idealen Fleckchen Erde Gärten angelegt,

Scheunen gebaut und Gemeinschaften gebildet hatten, flüchteten plötzlich vor Ereignissen, die auf der anderen Seite des Globus stattfanden.

Es gibt wirklich kein Entrinnen.

Für Prepper, die Benjamin Franklins Aufruf zum Zusammenhalt ablehnen und lieber ihren eigenen Weg gehen, dürfte die Wildnis British Columbias noch zu leicht zu erreichen sein. Sie halten ihr eigenes unberührtes Refugium, Neuseeland oder Hawaii, für eine geeignetere Zuflucht vor den Problemen der Welt. Aber sehen wir uns die extremsten und entlegensten Orte auf dem Planeten an, wie zum Beispiel den Nord- und den Südpol.

Ein Forscherteam hat unlängst festgestellt, dass Mikroplastikpartikel – jene winzigen Teilchen, die beim Zerfall von Plastikmüll entstehen – annähernd im gleichen Umfang, wie sie in europäischen Städten auftreten, in die arktischen Eiskerne gelangt sind. Wir alle nehmen dieses Zeug über die Nahrung und die Atemluft auf. Auch der Weihnachtsmann und seine Elfen. Sogar die süßen Pinguine, die durch die Antarktis watscheln.

Auf dem höchsten und am tiefsten Punkt der Erde – dem Mount Everest und dem Marianengraben – sind die Verhältnisse nicht viel besser. Von Kletterexpeditionen hinterlassener Müll – leere Sauerstofflaschen, weggeworfene Ausrüstungsteile – gehören seit Jahrzehnten zum traurigen Bild eines Basislagers im Himalaya. Doch nicht nur Bergsteiger hinterlassen auf diesem mächtigen Gipfel Spuren.

John All von der Western Washington University berichtete, dass sein Team im nepalesischen Everest-Basislager tief in der Schneedecke Schadstoffe gefunden hat. Die Proben, die sie in improvisierten Laboren vor Ort analysierten, waren überraschenderweise dunkel von Verunreinigungen.

»Es gibt kleine Schmutzpartikel, um die herum sich der Schnee bildet, sodass der Schnee den Schmutz regelrecht einfängt und nach unten zieht«, berichtete Dr. All aus Kathmandu. Winde, die über den höchsten Gipfel der Welt peitschen, bringen den Smog aus Mumbai und Shanghai mit. So viel zum Thema »frische Bergluft«.

Ein Jahr nachdem Waldbrände in Schweden zu besagter Evakuierung in British Columbia führten, veröffentlichte *National Geographic* die Ergebnisse von Tiefsee-Expeditionen in den Marianengraben, den tiefsten Punkt der Erde. Und dort, etwa 11 000 Meter unter dem Meeresspiegel, wo so extreme Bedingungen herrschen, dass praktisch kein Leben möglich ist, fotografierte eine Hightech-Tauchsonde eine Einkaufstüte aus Plastik.

So fesselnd dieses Foto auch war, ein Zufallstreffer war es nicht. »Letzten Februar«, berichtete *National Geographic*, »zeigte eine separate Studie, dass der Marianengraben an bestimmten Stellen einen höheren Verschmutzungsgrad aufweist als einige der verschmutztesten Flüsse in China … Die chemischen Schadstoffe im Graben dürften zum Teil auf den Zerfall von Kunststoff in der Wassersäule zurückzuführen sein.«

Wir können diesen beiden Beispiele – Waldbrandrauch und industrielle Umweltverschmutzung an unglaublich abgelegenen Orten – zwei Kräften zuschreiben, dem Jetstream und dem Golfstrom. Wir leben auf einem rotierenden Planeten, und Luft und Wasser zirkulieren in starken, vorsehbaren Strömungen. Was an einer Stelle anfängt, endet fast immer irgendwo anders. Doch andere Elemente unserer Hypervernetzung sind neu und lassen unsere Welt schrumpfen, ob uns das gefällt oder nicht.

Nehmen wir als Beispiele den Flugverkehr und das Internet. Sowohl Krankheitserreger als auch Memes verbreiten sich rasend schnell.

Schon bei der Schwarzen Pest im Mittelalter zeichneten Wissenschaftler das wellenartige Ausbreitungsmuster einer Epidemie nach. Der Erreger tritt an einem bestimmten Ort zuerst auf und verbreitet sich in einem vorhersagbaren Tempo, dem nur die durchschnittliche Reisegeschwindigkeit Grenzen setzt. Im 14. Jahrhundert reiste die Beulenpest über die Seidenstraße zu den Seehäfen der Krim und des Schwarzen Meers. Anschließend nahm sie im Tempo von rund 2 Kilometern am Tag ganz Europa in Beschlag.

Mit dem Aufkommen von Flugzeugen, Eisenbahnen und Automobilen hat dieses vertraute Wellenmuster an Gültigkeit verloren. Wir steigen in Peking in einen Flieger und können (zusammen mit dem Virus, das wir uns irgendwo unterwegs eingefangen haben) vierzehn Stunden später in New York sein. Wir besuchen eine Konferenz in Boston oder eine politische Kundgebung in London, und wenn wir schließlich nach Hause kommen und erste Symptome spüren, können Tausende von Teilnehmern die Krankheit praktisch überall hingetragen haben.

Diese Art fast verzögerungsfreier Teleportation überforderte herkömmliche Modelle der Krankheitsverfolgung. Doch sobald Netzwerktheoretiker in der Lage waren, die erhöhten Reisegeschwindigkeiten zu berücksichtigen, zeigten die Algorithmen wieder das vertraute Wellenmuster der Ausbreitung.

Es gibt aber noch eine neuere Form von ansteckender Krankheit, die virtueller und nicht physischer Natur ist. Und möglich wird sie durch den Transport von Gedanken durch Glasfaserkabel und WLAN-Netzwerke.

Um zu verstehen, wie sich virale Ideen verbreiten und mutieren, müssen wir uns das grausige Beispiel einer Pandemie ansehen, gegen die sich die anderen harmlos ausnehmen: die Verbreitung des K-Pop-Songs »Gangnam Style« 2012 auf YouTube. In dem Jahr erlebte dieses merkwürdig unmelodische und hirnerweichend monotone Lied einen beispiellosen Boom und erreichte als erstes Video auf YouTube eine Milliarde Aufrufe.

Wissenschaftler vermuteten schon lange, dass digitale Memes – Lieder, Tweets, Videos oder Witze – sich nach demselben Muster verbreiten wie biologische Krankheiten. Doch bis vor Kurzem hatten sie keine Möglichkeit, es zu beweisen. Es war nahezu unmöglich, die viralen Infektionsketten nachzuverfolgen.

Wenn sie versuchten, der geografischen Spur zu folgen, wie sie es bei der Schwarzen Pest getan hatten, schien sich »Gangnam Style« zufällig von Südkorea aus über die Welt verbreitet zu haben. Die alten Modelle förderten kein Muster zutage.

»Geografische Entfernung ist nicht der entscheidende Faktor bei der Verbreitung von Informationen über soziale Netzwerke«, schrieben die Forscher in der Zeitschrift *Technology Review* des Massachusetts Institute of Technology (MIT). »Ausschlaggebend ist vielmehr die Stärke der Links von einer Region zur anderen – Regionen, die viele soziale Beziehungen pflegen, erhalten Informationen wahrscheinlich schneller als solche mit schwachen Bindungen.«

Sobald sie in der Lage waren, physische Distanz durch soziale Distanz zu ersetzen, stellten sie fest, dass der Weg, auf dem »Gangnam Style« zum Welterfolg wurde, exakt dem alten Wellenmuster entsprach. Nach dem ersten Hochladen hüpfte er von Südkorea zu den benachbarten Philippinen hinüber und von dort in die Vereinigten Staaten und die übrige englischsprachige Welt. Erwähnungen des Songs in den Google Trends und auf Twitter deckten sich mit dem Welleneffekt, der erstmals beim Schwarzen Tod beobachtet wurde: vom Reisetempo des Reiters über das Reisetempo von Flugzeugen bis in die Gegenwart, in der nur die Geschwindigkeit unserer Internet-Server die Übertragungsrate limitiert.

»Moderne Memes verbreiten sie auf dieselbe Weise wie früher Seuchen«, befand das Team. »So erfolgte auch die pandemische Ausbreitung des ›Gangnam-Style‹-Videos auf genau dieselbe Art wie die der Beulenpest. Das ist eigentlich keine Überraschung. Doch es bestätigt die außergewöhnlich tiefe Verknüpfung zwischen der physischen Welt und der Welt der reinen Information.«

Die Dominoeffekte einer durch Reiseverkehr, Satelliten und Internetkabel geschrumpften Welt machen es nahezu unmöglich, den Herausforderungen der Gegenwart zu entkommen, nicht einmal am tiefsten, höchsten und entlegensten Punkt der Welt. Umweltverschmutzung, Krankheiten und eingängige Tanz-Memes sind nur einen Klick entfernt. Und wie sich zeigt, auch Endzeitideologien. Selbst am Ende der Welt holt uns das Ende der Tage ein.

Die Frage lautet immer weniger, wohin wir fliehen können, sondern wo wir ausharren müssen.

Ground Control to Major Tom

Unsere Loyalität muss über unsere Rasse, unseren Stamm, unsere Klasse und unsere Nation hinausgehen, und das bedeutet, wir müssen eine Weltperspektive entwickeln … wir müssen entweder lernen, als Brüder zusammenzuleben, oder wir werden alle als Narren zusammen zugrunde gehen.[6]

Martin Luther King

Wie es scheint, sitzen wir alle im selben Boot. Die schwierigen Herausforderungen, vor denen wir stehen, erfordern koordinierte Antworten. Irgendwie müssen wir anfangen, globaler zu denken, zu fühlen und zu handeln. Aber dieser Schritt hin zu einer Perspektive, welche die ganze Welt in den Blick nimmt, ist schwierig.

Tatsächlich wurde er nie wirklich gemacht. Nach dem oxytocininduzierten Tribalismus ist alles Umfassendere und Integrativere noch zu haben. Ist es immer gewesen. Von Zeit zu Zeit, in den Gefechtspausen und glücklichen Momenten, machten sich kleine Gruppen von Idealisten für Ideen wie Gleichheit und Gegenseitigkeit stark, doch das hielt selten lange an. Und es wurde nie als umfassendes Projekt versucht, das alle mit einbezog, überall und zur gleichen Zeit.

Zum jetzigen Zeitpunkt ist ein solches Projekt keine idealistische oder romantische Idee, sondern ein rationales Gebot der Selbsterhaltung. Wie Elon Musk neulich antwortete, als er gefragt wurde, warum er die seinen Batterie-Patenten zugrundeliegende Technologie verschenken würde: »Es hat keinen Sinn, als Einziger im Rettungsboot zu sitzen.« Selbst Machiavelli und Sun Tsu hätten ihm zugestimmt.

Wollen wir versuchen, unsere kollektiven Problemlösungs- und Entscheidungsprozesse auf das erforderliche Niveau zu heben, müssen wir zunächst einmal erwachsen werden, und zwar schnell. Doch dazu müssen wir verstehen, was die Forschung zum Thema »Erwachsenwerden« sagt. Denn wie wir von einer Entwicklungsstufe zur nächsten gelangen, liefert einen wichtigen Hinweis, der uns sonst verborgen bleiben könnte.

Eine der simplen Tatsachen des Lebens ist der Begriff der »rekursiven Entwicklung« – nämlich dass wir beim Erwachsenwerden immer zwei Schritte vorwärts und einen Schritt zurück machen.

Eines der bekanntesten Beispiele ist das Entwicklungsstadium, das alle Eltern fürchten – die Trotzphase. Wenn ein Baby auf die Welt kommt, kann es nur schwer auseinanderhalten, wo die Mutter endet und das Ich beginnt. Alles ist eine embryonale Verschmelzung von Nahrung, Wärme und Herzschlägen. Doch irgendwann zwischen dem achtzehnten und zwanzigsten Monat ändert sich etwas. Das Baby macht eine tiefgreifende Entdeckung. Das bin ich, und das ist Nicht-Ich. Und alle Nicht-Ichs (angefangen bei der Mutter) sind meinem Willen unterworfen. Ich weine, und sie kommen gelaufen. Ich hebe die Hände, und ich werde gefüttert. Ich gluckse, und ich werde geherzt. Ich sehe ihnen in die Augen, werfe die Rassel auf den Boden und schau, was passiert! Und durch dieses Verhalten festigt das Kind, das sich der Existenz des anderen bewusst wird, die Identifikation mit sich selbst.

Dasselbe geschieht, wenn wir den nächsten Schritt von der egozentrischen zur ethnozentrischen Identität machen. Um uns wirklich an unsere Familie oder unseren Stamm zu binden, müssen wir über »uns« hinausgehen und »sie« definieren. Das »Wir«, als Arbeitsbegriff, kann nur im Kontrast zu »ihnen«, den anderen, existieren. Die Leute jenseits des Flusses, die merkwürdig aussehen, riechen und reden, die andere Nahrung zu sich nehmen, sich seltsam kleiden und merkwürdige Götter anbeten, die ganz anders sind als unsere. Und je schlimmer wir sie finden, desto besser finden wir uns, desto besser fühlen wir uns. Das ist Tribalismus – »wir« gegen »sie«.

Wie also können wir von einer ethnozentrischen zu einer weltzentrischen Sichtweise gelangen, die uns befähigt, all die anderen in ein noch größeres Zelt einzuladen – zu einem »Wir«, das alle überall mit einschließt?

Der sicherste Weg, zu einer globalen Sichtweise zu gelangen, besteht darin, einen ganzen Schritt weiter zu gehen und eine universelle Perspektive einzunehmen. Wir müssen, genau wie Zweijährige in der Trotzphase, über den eigenen Tellerrand hinausblicken. In diesem Fall hieße das, dass wir über die irdische Welt hinaus ins Weltall schauen müssten.

In der Vergangenheit war das unglaublich selten der Fall. Die Heiligen und Weisen der Achsenzeit – Jesus, Plato, Zarathustra, Buddha, Laotse – hatten alle gewisse universelle Einsichten, die über Stamm und Stammeszugehörigkeit hinausgingen. Doch so gut wie niemand griff wirklich auf, was sie dargelegt hatten, und viele ihre tiefen Einsichten wurden zweckentfremdet. »Im Grunde«, bemerkte Nietzsche trocken, »gab es nur einen Christen, und der starb am Kreuz.«

Die besten zeitgenössischen Beispiele für die weltzentrische Sichtweise, von der wir sprechen, liefern heute jene, die die Welt buchstäblich hinter sich gelassen haben – die Astronauten. Erst die bemannten Raumflüge des Apollo-Programms in den späten Sechzigerjahren machten es möglich, dass jemand unseren Heimatplaneten tatsächlich verließ und nach seiner Rückkehr erzählte, was er erlebt hatte.

Am 20. Juli 2019 brachte die *Washington Post* einen Artikel zum fünfzigsten Jahrestag der Mondlandung von Apollo 11. Die Zeitung hatte 50 der 570 Astronauten interviewt, die jemals ins All geflogen waren. Shuttle-Piloten der NASA. Russische Kosmonauten. Afghanen, Malaysier und zahlungskräftige Weltraumtouristen.

Selbst der bekanntermaßen wortkarge Neil Armstrong geriet ins Schwärmen, als er auf seinen Flug zurückblickte. »Plötzlich wurde mir klar, dass diese schöne, kleine, blaue Erbse die Erde war«, sagte er. »Ich hielt den Daumen hoch und schloss ein Auge, und mein Daumen verdeckte den Planeten Erde. Ich fühlte mich nicht wie ein Riese. Ich fühlte mich sehr, sehr klein.«

1988, als die Sowjetunion noch in Afghanistan Krieg führte, flog Abdul Ahad Mohmand als erster und einziger afghanischer Kosmonaut mit zwei Russen zur Raumstation Mir. In der Umlaufbahn angekommen und die ganze Szenerie vor Augen, telefonierte er mit dem Präsidenten seines Landes. »Ich sagte, dass der Krieg aufhören müsse und dass wir uns alle zusammentun müssten. Dass die Menschen diesen Krieg nicht brauchten, am wenigsten die Afghanen.« Durch die kosmische Sicht zur strategischen Einsicht.

2013 musste der kanadische Astronaut Chris Hadfield in der Internationalen Raumstation etwas Zeit totschlagen. Also schnappte er sich die Gitarre, die da herumschwebte, warf die Videokamera an und sang ein altes Stück von David Bowie. Fünfzig Millionen Downloads später hatte sein Cover von Bowies »Space Oddity« mit der kultigen Zeile »ground control to Major Tom« die Herzen der Menschen erobert. Allein im All sang er ein Lied, dessen Text wir alle kannten. Hadfield hatte die Welt etwas näher zusammengebracht.

So begeistert und begeisternd all diese Erfahrungsberichte sind, die Sache hat einen Haken: Astronaut werden, um ein Gefühl für das Einssein der Welt zu bekommen, ist eine Schmalspurlösung für ein großes Problem. Kaum jemand übersteht den aufreibenden Auswahl- und Trainingsmarathon der NASA, und so gut wie niemand hat eine Viertelmillion Dollar für einen Mondflug in petto (so viel kostet ein Virgin-Galactic-Ticket im Vorverkauf).

Trotzdem braucht der Rest von uns einen Blick auf den Planeten, wie er diesen Astronauten zuteilwurde. Und zwar bald.

Manchmal genügt ein Hinweis auf die Existenz außerirdischen Lebens, um uns einander näherzubringen. Im Rahmen einer neueren Studie über rassistische Vorurteile untersuchten Wissenschaftler, wie weiße Hausbesitzer auf People of Color reagierten, die an ihrer Haustür klingelten. In konservativen Gegenden bedienten sich die Hausbesitzer gegenüber farbigen Kundenwerbern deutlich häufiger einer neutralen bis negativen Wortwahl als gegenüber weißen Besuchern. Außerdem brachen sie das Gespräch schneller ab und schlossen die Tür. Traurig, das zu lesen, aber nicht sonderlich überraschend.

Doch dann änderte das Team die Versuchsanordnung. Es informierte die Hausbesitzer darüber, dass unlängst außerirdisches Leben entdeckt worden sei. An der Geschichte war nichts Kompliziertes – kein Szenario wie in »Independent Day«, nichts von einer Landung Außerirdischer auf der Erde. Nur die schlichte Tatsache, dass wir nicht alleine sind.

Dieser Anstoß, uns als Menschen zu sehen, die gemeinsam etwas Merkwürdigerem und noch Fremderem gegenüberstehen, genügte, um Offenheit und Aufgeschlossenheit gegenüber den Besuchern signifikant zu steigern. Weiße empfingen schwarze und braune Menschen herzlicher. Rassismus ist offenbar ein schwächeres Band als Speziesismus. Wenn es heißt, wir Menschen gegen kleine grüne Männchen, scheint unsere Hautfarbe eine weniger wichtige Rolle zu spielen.

Darauf zu hoffen, dass Kontakt mit Außerirdischen die Welt zusammenbringen wird, ist allerdings keine geeignete Strategie, einfach weil die Wahrscheinlichkeit verschwindend gering ist. Sollte es tatsächlich dazu kommen, wäre es natürlich das unwahrscheinlichste aller möglichen Ereignisse. Aber darauf zu warten erscheint trotz all der merkwürdigen Fingerzeige aus Pentagon und Vatikan immer noch sehr viel weniger erfolgversprechend, als die Probleme anzugehen, vor denen wir stehen. Solange wir selbst keine Begegnung der dritten Art haben, müssen wir nach anderen Möglichkeiten suchen, unseren kosmischen Horizont zu erweitern.

Zu diesem Zweck müssen wir das Fermi-Paradoxon knacken, so benannt nach dem berühmten Physiker Enrico Fermi, der fragte: Wenn es eine fast unendliche Zahl von Planeten und Galaxien gibt, wie kommt es dann, dass wir die Einzigen hier zu sein scheinen? Es gibt Dutzende miteinander konkurrierender Theorien, die diese unumstößliche Tatsache zu erklären versuchen – angefangen bei der Hypothese vom »Großen Filter«, wonach wir entweder als Einzige so weit gekommen sind oder jede fortgeschrittenere Zivilisation bereits wieder erloschen ist, bis zu der »Dunkler-Wald-Theorie«, die besagt, dass das Universum von intelligenten und wahrscheinlich feindlich gesinnten Lebensformen wimmelt und es daher das Beste ist, sich zu verstecken.

Doch in einem Interview mit der Singularity University wartet der Futurist John Smart mit wieder etwas anderem auf, nämlich der Idee, dass hochentwickeltes außerirdisches Leben sich wahrscheinlich gar nicht mehr in der dreidimensionalen Raumzeit tummelt.

Das Scheitern von Projekten wie Search for Extraterrestrial Intelligence (SETI), die Radio- und Mikrowellen ins All senden, hat nach Smarts Ansicht darin seinen Grund, dass sie einem naiven und reduktionistischen Denken verhaftet sind. Und in der Tat erinnern sie ein wenig an einen alten »Far-Side«-Cartoon von Gary Larson, bei dem Wissenschaftler erfolglos versuchen, mit Delfinen zu sprechen, und einer sagt: »Matthews, wir haben wieder eins von diesen seltsamen ›Ah-blah-es-panyol‹-Geräuschen empfangen.« Möglicherweise kommen wir mit unseren galaktischen Brüdern deshalb nicht ins Gespräch, weil wir darauf pochen, dass sie sich unseren beschränkten Kommunikationsformen anpassen.

»Fortgeschrittene Arten besiedeln nicht den Weltraum – eine Vorstellung, die sie für archaisch halten«, argumentiert Smart. »Sie besiedeln stattdessen den inneren Raum … Evolutionsprozesse in unserem Universum könnten alle fortgeschrittenen Zivilisationen zu demselben endgültigen Ziel führen, nämlich dass wir uns aus unserer aktuellen Raum-Zeit-Dimension in virtuelle Welten begeben, die wir selbst hervorgebracht haben.«

Der Gedanke, dass fortgeschrittene Zivilisationen immersive virtuelle Welten erschaffen, ist durch die Simulations-Hypothese des Oxforder Philosophen Nick Bostrum bekannt geworden. Sie besagt, dass die gesamte Menschheit in einer Simulation lebt, die von intelligenteren Wesen erzeugt wurde. Nach Smarts Ansicht geht die Simulationstheorie aber nicht weit genug. Es sei ja nicht so, dass wir in einem Videospiel gefangen seien, vielmehr hätten sich unsere kosmischen Brüder bereits vor langer Zeit aus der 3-D-Realität verabschiedet. Und bewegten sich nun frei durch das Multiversum.

Nach Smart haben wir einfach am falschen Ort nach der galaktischen Party gesucht.

Auf den ersten Blick erscheint es unmöglich, eine kühne und spekulative Theorie wie die »Transzensions«-Hypothese zu verifizieren. Wissenschaftler versuchen es trotzdem. Forscher am Imperial College in London und an der Johns Hopkins University in Baltimore beginnen, den »Hyperraum« zu kartieren – jenen Raum, in den sich Konsumenten des starken Psychedelikums DMT (Dimethyltryptamin) nach eigenen Aussagen begeben. Er ist einer der wahrscheinlichsten Tummelplätze all dieser transzendierten Zivilisationen. Bei einer frühen Studie in den Neunzigerjahren an der Universität New Mexico stellten der Wissenschaftler Rick Strassman und sein Team fest, dass über 50 Prozent der Versuchspersonen, denen sie DMT injizierten, von Begegnungen mit Außerirdischen und andersweltlichen Erfahrungen berichteten, die sich, »so real anfühlten wie die Alltagsrealität im Wachzustand oder noch realer«.

Dasselbe Forschungsteam von der Johns Hopkins University, das erst vor wenigen Jahren berichtet hat, dass 3 Gramm psilocybinhaltiger Pilze Patienten bei Problemen wie Raucherentwöhnung und Angstzuständen halfen, fragt nun Probanden direkt, ob sie bei ihrer Reise durch den Hyperraum Begegnungen mit fremden Entitäten hatten. Und wenn ja, was das für Wesenheiten waren. Engelwesen? Maschinen-Elfen? Graue Elfen? Oder vielleicht diese Riesen-Gottesanbeterinnen?

Was uns an Hunter Thompsons Halluzinationen unter Drogeneinfluss in *Angst und Schrecken in Las Vegas* erinnert. »Bringt nichts, die Fledermäuse zu erwähnen«, sagte er sich. »Das arme Schwein wird sie früh genug selber sehen.« Die vierte Wand zwischen objektiver, materialistischer Wissenschaft und multidimensionalen Möglichkeiten ist eingerissen worden. Die Kartierung des Geheimnisvollen hat begonnen.

Wenn diese Hopkins-Studie schon abwegig erscheint, so arbeitet das Team vom Imperial College an einem Projekt, das die Fantasie auf eine besonders harte Probe stellt. Ein »normaler« DMT-Rausch dauert in der Regel fünf bis fünfzehn Minuten, hinterlässt aber beim Konsumenten häufig das Gefühl, dass er, kaum in der Anderswelt angekommen, diese auch schon wieder verlassen hat. Ein solches Terrain zu kartieren ist wie der Versuch, beim Trampolinspringen ein Porträt zu malen. Daher hat das Team vom Imperial eine Methode entwickelt, bei der das DMT dem Probanden kontinuierlich intravenös verabreicht wird, sodass er mehrere Stunden ununterbrochen im Hyperraum verweilen kann. Solch ausgedehnte Sitzungen sollen eine systematischere Erkundung dieser Landschaft ermöglichen.

Außerdem hofft man, und das erinnert gespenstisch an MK-ULTRA (ein berüchtigtes Programm der CIA, das Möglichkeiten der Bewusstseinskontrolle erforschen und für die psychologische Kriegsführung nutzbar machen sollte), Phänomene wie Präkognition und Fernwahrnehmung zwischen Probanden untersuchen zu können. Da diese Psychonauten aus der normalen Zeit und dem normalen Bewusstseinszustand heraustreten, so die Hypothese der Wissenschaftler, könnten sie Zugang zu Informationen bekommen, die ortloser und ungewöhnlicher Natur sind. Mit anderen Worten, aus einer anderen Welt.

Seit Albert Einsteins berühmtem Gedankenexperiment, wonach Vergangenheit, Gegenwart und Zukunft in eins zusammenfallen, wissen wir zumindest verstandesmäßig, dass das, was zuvor passiert ist, und das, was danach kommt, subjektiver ist, als wir zugeben möchten. Das Team vom Imperial College hofft, dass seine Studie solche Erkundungen aus dem Bereich des Gedankenexperiments heraus und in die Welt des physischen Experiments holt.

Aber noch befremdlicher ist, dass sie versuchen, Kontakt zu Wesenheiten des Hyperraums herzustellen und mit ihnen in einen Dialog zu treten. Das erinnert an das abschreckende Beispiel des Doktor Faustus, der seine Seele gegen Wissen verkauft, und das Set-up zahlloser Science-Fiction-Horrorfilme, die im Keller irgendeiner medizinischen Fakultät ihren Anfang nehmen.

Könnte uns ein eindeutiger Kontakt mit den anderen genügen, um unsere tribalistischen Bindungen zu überwinden? Der trotzige Zweijährige muss erkennen, dass es Mama gibt, damit er sich seines Ichs voll bewusst werden kann. Der Stamm muss die anderen jenseits des Flusses definieren, um sich des Wirs zu vergewissern, das im eigenen Dorf lebt. Könnten wir tatsächlich in ein gemeinsames Menschsein hineinwachsen, wenn wir das jenseits von uns liegende große Unbekannte entdecken?

Trotz verlockender Hinweise und Ansätze ist unsere Suche nach einem E. T. in 3D immer wieder gescheitert. Da wir nicht alle Astronaut werden und ins All reisen, können wir vielleicht Psychonauten werden und nach innen in Richtung Multiversum vorstoßen. Und vielleicht, wie Smart sagen würde, »Ingenieure des inneren Raums« werden.

Könnten wir bei der Erkundung unseres Geistes und der Realität selbst geschickter werden, würden wir unsere Rolle im großen Weltenplan zwangsläufig neu überdenken. Einer Spezies, die ständig über das Gefühl der eigenen Wichtigkeit zu stolpern scheint, könnte eine Portion Ehrfurcht, Verwunderung und Bescheidenheit guttun.

Hamlet hatte recht. Es gibt mehr Dinge zwischen Himmel und Erde, als unsere Schulweisheit sich träumen lässt.

Das Prinzip der *intertwingularity*

Bedauerlicherweise ist diese »Schulweisheit« die Ursache für einen Großteil unserer Probleme.

Wir nähern uns dem, was viele Leute für das Ende der Geschichte halten, und es wird immer unwahrscheinlicher, dass wir auf eine gekonnt choreografierte Singularität zusteuern. Es wird kein Ray Kurzweil da sein, der uns durch die Himmelspforte ins Siliziumparadies führt. Wir werden die Sache selbst angehen müssen.

Man gewinnt immer mehr den Eindruck, dass alles irgendwie mit allem zusammenhängt und miteinander verzweigt ist (der Philosoph und Mathematiker Ted Nelson prägte dafür den Begriff der *intertwingularity*). Bei der Suche nach einer schlüssigen Erklärung für eine Welt in Aufruhr prallen die Lieblingsmythen aller aufeinander und verschmelzen miteinander. Es wird nahezu unmöglich, einzelne Signale aus dem allgemeinen Lärm herauszuhören.

Gewiss, es gibt Social-Media-Algorithmen, die unsere schlimmsten Instinkte verstärken, geopolitische Akteure, die Inhalte zu Waffen machen, und Pseudowissenschaftler, die heillose Verwirrung stiften, doch leider fällt diese Saat in unserem Kopf auf besonders fruchtbaren Boden – und ich sage Ihnen auch, warum.

Verantwortlich dafür sind unsere kleine Amygdala, Oxytocin und Dopamin.

In Anbetracht der Tatsache, dass wir in den letzten paar Jahren Schocks und destabilisierende Entwicklungen erlebt haben wie sonst nur in Jahrzehnten, kann man sagen, dass sich unsere Amygdala (Mandelkern) – im Gehirn für die Bedrohungserkennung zuständig – in permanentem Alarmzustand befand. Ob überraschende Wahlergebnisse, Naturkatastrophen oder globale Pandemien, alles war wichtig, was in anderen Regionen, anderen Staaten oder gleich nebenan passierte. Die Neigung, uns über jede Eilmeldung, jeden provokativen Kommentar und jede »Expertenmeinung« auf dem Laufenden zu halten, ist sprunghaft gestiegen.

Früher hätten wir dem Dorfklatsch und den Buschtrommeln gelauscht und nach Rauchzeichen Ausschau gehalten. Heute haben Facebook- und Instagram-Posts, YouTube-Videos und WhatsApp-Gruppen deren Platz eingenommen. Wir wollen unbedingt in den Griff kriegen, was uns retten oder umbringen könnte.

Jedes Mal, wenn wir auf diesen Amygdala-Alarm hören und etwas finden, das Robert Sapolsky von der Stanford University »hervorstechend« nennt – was bedeutet, dass es uns nützen oder schaden könnte –, bewirkt das einen starken Dopaminausstoß. Selbst wenn die Nachricht beschissen ist, gibt uns die Tatsche, dass wir sie entdeckt haben, ein gutes Gefühl. Wir füttern die Optimierungsalgorithmen der Big-Tech-Unternehmen mit einem »Gefällt mir« oder einem Kommentar, und los geht eine Fahrt, die eine enorme Eigendynamik entwickelt.

Doch wenn wir zu viel Dopamin ausschütten, geschieht etwas Merkwürdiges. Wir leiden unter Apophänie. Das ist die Neigung, Muster und Beziehungen zwischen Ereignissen und Tatsachen zu sehen, zwischen denen sonst keinerlei Verbindung besteht. Sie zeigt sich im Frühstadium von Schizophrenie und bei Verschwörungstheorien.

Und das ist noch nicht alles. Besonders wenn wir eingesperrt oder voneinander getrennt sind, wenn wir nicht küssen, umarmen oder mit Freunden oder Angehörigen abhängen können, sinkt unser Oxytocinspiegel. Das macht uns misstrauischer, argwöhnischer und anfällig für Paranoia.

In ihrem Aufsatz »Oxytocin, Dopamine and the Amygdala: A Neurofunctional Model of Social Cognitive Deficits in Schizophrenia« schreiben Andrew Rosenfeld, Psychiater an der Universität Vermont, und seine Kollegen Folgendes:

»Anormale Wechselwirkungen zwischen dopaminergen Belohnungssystemen, einer dysfunktionalen Amygdala und dem Neurohormon Oxytocin erzeugen ein neuronales Milieu, das Umweltreizen einen falschen emotionalen Stellenwert zuweist. Dieses Defizit führt wiederum zu einer gestörten sozialen Kognition, die letztlich zu unangebrachten sozialen Reaktionen führen kann, von Rückzug und Abkapselung bis hin zu Misstrauen und Paranoia.«

Einfacher ausgedrückt: Wir sind am Anschlag, übertaktet und verlieren den Verstand. Sogar vertraute und beruhigende Narrative scheitern. In dieses Vakuum stoßen alle möglichen wilden Geschichten und nehmen ihren Platz ein.

Wenn wir uns Endzeitideologien ansehen, stellen wir fest, dass der Unterschied zwischen alten Papyrusschriften, Zelluloid und Comic-Heften gar nicht so groß ist, wie wir gedacht haben. Alle unsere Mythen, moderne wie historische, sind Produkte menschlicher Fantasie, ausgedrückt in Sprache und Bild – nur das Format hat sich im Lauf der Jahre verändert.

Betrachten wir zwei der populärsten epischen Geschichten der jüngeren Zeit – »Star Wars« und »Matrix« –, und wir können feststellen, wie zunächst heroische und verbindende Geschichten im Spannungsfeld der *intertwingularity* einen Keil zwischen uns treiben.

Als »Stars Wars« 1977 in die Kinos kam, erzählte der Film die mitreißende Geschichte von Luke Skywalker, Prinzessin Leia und dem Rest der Rebellenallianz, die gegen das Imperium des Bösen kämpfen. Kurz vor Toresschluss feuert Luke mit unwahrscheinlich viel Glück einen Torpedo direkt in einen Lüftungsschacht des Todessterns und beschert dem Team der Guten den Sieg. Der Film brachte bei Millionen von Fans tiefe Saiten zum Schwingen. Er war die *Odyssee* und *Der Zauberer von Oz*, umgemodelt fürs Weltraumzeitalter.

Doch spulen wir vierzig Jahre vor zur achten Episode der Stars-Wars-Reihe »Die letzten Jedi«, liegen die Dinge nicht mehr ganz so einfach. Das vertraute Handlungsmuster Gut gegen Böse wird durchbrochen. Eine Geschichte, die das Publikum einst geeint hat, spaltet es jetzt.

Die junge Frau Rey, die Luke als Hauptfigur ersetzt und eng mit einem schwarzen Sturmtruppler befreundet ist, ein Latino-Pilot, der den Sprücheklopfer Han Solo ablöst, und eine Asiatin bilden die Hauptprotagonisten. Damit wird die traditionelle Hollywood-Besetzung auf den Kopf gestellt.

Viele eingefleischte Fans, oft weiße Durchschnittsamerikaner, hatten das Gefühl, buchstäblich aus den Hauptrollen geschrieben worden zu sein. Sie waren darüber nicht glücklich. Auf der Bewertungsplattform Rotten Tomatoes wurde der Film in den ersten Wochen von 90 Prozent der Kritiker und nur 42 Prozent der Fans positiv bewertet – die größere Kluft in der Geschichte der »Stars-Wars«-Reihe.

»Gut und Böse sind nicht mehr so klar zu trennen«, schreibt der Filmkritiker Dave Schilling über »Star Wars: Die letzten Jedi«. »Auf die eine oder andere Weise macht sich jeder die Hände schmutzig. Habsucht, Machtgier und eigennütziger Zynismus haben sich durchgesetzt. Welche neuen Hoffnungen ›Star Wars‹ 1977 auch immer verkörpert haben mag, sie sind im Schwinden begriffen. Wie kann man ein kathartisches Action-Getümmel über Weltraum-Nazis drehen in einer Zeit, in der sich echte Nazis in der politischen Diskussion wieder behaupten? Ganz einfach: Man macht einen Film darüber, wie die Hoffnung stirbt.«

Das einst einende Narrativ, das Ronald Reagen dazu anregte, sein Raketenabwehrsystem »Star Wars« zu taufen und die Sowjetunion »das Reich des Bösen« zu nennen, hat sich ins Gegenteil verkehrt. Steve Bannon, der ehemalige Berater des Weißen Hauses, erklärte: »Finsternis ist gut … Dick Cheney. Darth Vader. Satan. Das ist Macht.« Unterdessen feierten Strategen der republikanischen Partei Trumps Wahlkampfzentrale 2020 als »Todesstern«, mit dem sie die sozialen Medien kapern und die Wahl zu ihren Gunsten drehen würden.

Ja, es hat sich einiges geändert seit »Es war einmal vor langer Zeit in einer weit, weit entfernten Galaxis«, als wir fasziniert dasaßen, miteinander verbunden durch die Geschichte, die sich auf der Leinwand vor uns entfaltete.

Nicht nur »Star Wars« ist in jüngerer Zeit aus dem Ruder gelaufen. Auch der Film »Matrix« – eine Parabel auf die Illusion der konventionellen Welt und den dahinter tobenden finsteren, aber heroischeren Kampf – ist von konkurrierenden Interpretationen, was denn das alles zu bedeuten habe, vereinnahmt worden.

Der Film bringt bekanntlich die Kluft zwischen Eingeweihten und Unwissenden zum Ausdruck. Neo, der Hauptprotagonist, wird aus seinem langweiligen Bürojob als Software-Entwickler herausgerissen und findet sich in einer alternativen Realität voller Gefahren wieder.

Der Protagonist Morpheus (eine Anspielung auf Ovids Gott des Schlafes) bietet Neo zwei Pillen an und stellt ihn vor die Wahl: die blaue oder die rote. »Dies ist deine letzte Chance«, sagt er zu Neo.

»Danach gibt es kein Zurück! Schluckst du die blaue Kapsel, ist alles aus. Du wachst in deinem Bett auf und glaubst an das, was du glauben willst. Schluckst du die rote Kapsel, bleibst du im Wunderland, und ich führe dich in die tiefsten Tiefen des Kaninchenbaus [eine Anspielung auf *Alice im Wunderland* von Lewis Caroll]! Bedenke! Alles, was ich dir anbiete, ist die Wahrheit. Nicht mehr.«

Dies waren die Worte, die den Anstoß zu tausend Memes gaben. Seit der Premiere des Films 1999 stehen rote Pillen für Meditation, Männerarbeit, Psychedelika, Führungsexpertise, Cybersicherheit und so ziemlich für jedes Produkt und jede Dienstleistung von Leuten, die glauben, andere schonungslos darüber aufklären zu müssen, dass das, was sie für wahr halten, falsch ist. Gut zwanzig Jahre lang hat das angehalten. Herdenmenschen, Muggel, Normalos – das war die Sorte von Langweilern oder Feiglingen, die den bequemen Weg wählten und die blaue Pille nahmen. Und die Tapferen, die Heldenhaften und Mutigen, die überzeugt waren, dass es mehr im Leben geben muss? Die »Verrückten«, die Apples »Think-different«-Kampagne mit ihren Freunden teilten? Sie schlucken die rote Pille der Wahrheit, jeder Einzelne von ihnen.

Das war das große Matrix-Zelt, das Freidenkern und Rebellen aller Couleur genug Platz bot. Bis 2016, als eine wachsende Männerbewegung im Internet auf Reddit- und 4Chan-Foren das Zelt beträchtlich schrumpfen ließ. Auf einmal waren die »Red Piller« weiße Männer, die aufwachten und erkannten, dass sie in dieser Welt schlechte Karten hatten und sich zusammentun mussten, um gegen die Kräfte des Globalismus, des Feminismus und des umgekehrten, gegen sie gerichteten Rassismus anzukämpfen.

2019 schrieb Emma Ellis in der Zeitschrift *Weird:* »Diese Lesart von Neos Wahl ist so weit verbreitet, dass sie auch an den unwahrscheinlichsten Orten auftaucht – wie etwa auf Kanye Wests Twitter-Account.« Ihre Mitautorin Emily Dreyfus ergänzte: »Ihr Sinn ist völlig entstellt worden … Es ist schwer, über das aristotelische Ideal von blauer oder roter Pille zu sprechen, als das es gemeint war. Jetzt ist es etwas anderes.«

Darth Vader – heimlicher Held des Weißen Hauses. Die Rebellen-Allianz als totalitäre Gedankenpolizei. Schwarze Sturmtruppler, weiße Masken. Red-Piller als Freiheitskämpfer gegen die Maschine. Red-Piller als »verblendete, frauenfeindliche Trolle«. Heutzutage ist es besser, niemals das Haus zu verlassen, als uns darum zu bemühen, den Weg zum Happy End zu finden.

Ein Löwe in Zion

Angesichts dessen, was auf dem Spiel steht, und der steigenden Wahrscheinlichkeit von Missverständnissen wird sich alles nur weiter zuspitzen. Das Schlimmste, was passieren kann, wenn Filmfans unterschiedlicher Meinung sind, ist eine Schlammschlacht auf Rotten Tomatoes oder Reddit. Aber was ist mit den anderen, älteren, noch heiligeren Geschichten? Manche Menschen sind bereit, für sie zu sterben.

Am 14. Mai 2018 geschah in Israel etwas Bedeutsames, aber auch irgendwie Seltsames. Nach jahrelangen Diskussionen verlegten die Vereinigten Staaten ihre Botschaft von Tel Aviv in die historische Hauptstadt Jerusalem.

Das ist der bedeutsame Teil. Der seltsame bedarf einer näheren Erläuterung.

Seit Jahrzehnten hatten amerikanische Präsidentschaftskandidaten im Wahlkampf versprochen, diesen Umzug offiziell zu machen, doch keiner hatte dem Versprechen Taten folgen lassen, als er im Amt war. Bill Clinton machte die Frage 1992 zum Teil seiner Kampagne gegen George H. W. Bush, indem er diesen dafür kritisierte, dass er »Israels Souveränität über ein vereintes Jerusalem wiederholt infrage gestellt« habe. Barack Obama ging im Wahlkampf 2008 noch weiter: »Jerusalem wird die Hauptstadt von Israel bleiben, und es muss ungeteilt bleiben.« Zumindest in diesem Punkt schienen Republikaner und Demokraten einer Meinung zu sein.

Doch kaum war Obama im Amt, mauerten alle. Die Sache war brisant. Zu viel stand auf dem Spiel. Mit dem Abzug der Botschaft aus Tel Aviv hätten die Vereinigten Staaten an Israel, einen ihrer stärksten und treuesten Verbündeten, ein deutliches Signal gesandt, dass sie sich seiner Vergangenheit wie auch seiner Zukunft verpflichtet fühlten. Doch wenn sie den Anspruch der Palästinenser auf wenigstens einen Teil der heiligen Stadt zurückwiesen, verloren sie ihre Rolle als glaubwürdiger Friedensvermittler zwischen Arabern und Israelis. Das war allen Seiten zu heikel.

So war es wirklich ein bedeutsames Ereignis, als sich Mitte Mai 2018 eine US-Delegation im Jerusalemer Konsulat einfand. In den 24 Stunden vor der Zeremonie brachen an der Grenze zwischen Israel und dem Gazastreifen Unruhen aus, bei denen sich Zehntausende Demonstranten mit israelischen Soldaten Auseinandersetzungen lieferten. 2700 Menschen wurden verletzt, 56 starben. Der israelische Ministerpräsident Netanjahu und Palästinenserpräsident Abbas schalteten sich ein, ebenso der Generalsekretär der Vereinten Nationen.

An diesem Punkt nahm die Angelegenheit eine seltsame Wendung. Während am Gaza-Grenzzaun Autoreifen brannten und Tränengas verfeuert wurde, erklomm ein unscheinbarer Baptistenpastor aus Dallas bei der Botschaftseröffnung in Jerusalem die Bühne. Der 62-Jährige trat ans Rednerpult, stellte das Mikrofon ein und sprach für die offiziellen Gäste ein Gebet: »Wir treten vor dich, den Gott Abrahams, Isaaks und Jakobs, und danken dir, dass du uns zu diesem bedeutsamen Ereignis im Leben unseres Volkes und in der Geschichte unserer Welt geführt hast.« Er lobte beide Regierungen und die Botschaftsverlegung als kühnen Schritt, »der auf der richtigen Seite der Geschichte angesiedelt ist, und was noch wichtiger ist, gleich neben dir, o Gott, wenn es um Israel geht«.

Aus dem Mund eines normalen Predigers hätten diese Worte harmlos erscheinen können. Doch Robert Jeffress ist kein normaler Prediger. Als leitender Pastor der First Baptist Church in Dallas, Texas, managt er ein Multimillionen schweres Unternehmen, das

Radio- und Fernsehsender betreibt, allerlei Freizeitaktivitäten anbietet und Gottesdienste abhält (und 2013 für 130 Millionen Dollar eine Megakirche baute). Jeffress gilt als einer der kulturell und politisch einflussreichsten evangelikalen Prediger des vergangenen Jahrzehnts. Und er hat ebenso viel Kritik wie Lob geerntet.

In den Wochen vor der Eröffnungszeremonie übte der ehemalige republikanische Gouverneur, Präsidentschaftskandidat und Senator Mitt Romney in einem Tweet scharfe Kritik an Jeffress' Teilnahme. »Einem solchen religiösen Fanatiker sollte nicht das Gebet zur Eröffnung der US-Botschaft in Jerusalem überantwortet werden … Jeffress sagt: ›Als Jude kannst du nicht erlöst werden‹, und er bezeichnet den mormonischen Glauben als ›Häresie aus der Höllengrube‹.«

Diese Zitate waren beileibe keine ungeschickten, aus dem Zusammenhang gerissenen O-Töne. Jeffress bekräftigte seine Haltung, indem er per Tweet entgegnete: »Das historische Christentum hat 2000 Jahre lang gelehrt, dass die Erlösung durch den Glauben an Christus allein erfolgt. Die Tatsache, dass ich, zusammen mit zig Millionen evangelikaler Christen in der Welt, nach wie vor für diesen Glauben eintrete, ist weder bigott noch berichtenswert.«

Doch an jenem Tag in Jerusalem war es berichtenswert. Wenn Jeffress glaubt, dass Juden, Mormonen und Muslime in die Hölle kommen, warum wurde dann ausgerechnet ihm das Schlussgebet bei der Einweihung der Botschaft angetragen? Was für eine Rolle konnten all die in Jerusalem versammelten Ungläubigen in Jeffress' weitergehenden Bestrebungen spielen?

Die Antwort liefert der Christliche Zionismus: die Vorstellung, dass Jesus Christus auf die Erde zurückkehren wird, sobald Israel wieder ein souveräner Staat ist. Deshalb war Jeffress so angetan vom Anlass der Feier. Die Verlegung der US-Botschaft brachte uns alle der Erfüllung der Schrift und dem Ende der Tage einen Schritt näher.

Die Wurzeln des Christlichen Zionismus reichen Jahrhunderte zurück. Zu seinen Anhängern zählten US-Präsidenten ebenso wie Martin Luther King. Doch im vergangenen halben Jahrhundert erreichte er einen Kipppunkt, was zum großen Teil auf Tim LaHayes christliche *Left-Behind*-Romane (dt. *Finale – Die letzten Tage der Erde*) zurückzuführen ist. Diese Bestseller-Serie schildert die Ereignisse der Endzeit – in der alle gläubigen Christen direkt in den Himmel »entrückt« werden und der Rest zusehen muss, wo er bleibt. Ihre Gesamtauflage von weit über einhundert Millionen Exemplaren veranlasste den Teleevangelisten Jerry Falwell zu der Bemerkung, dass *Left Behind* »hinsichtlich seiner Wirkung auf die Christenheit wahrscheinlich jedes andere Buch in der Neuzeit übertrifft, abgesehen von der Bibel«.

Gemäß dem Christlichen Zionismus hat Gott den Staat Israel im Jahr 1948 den Juden zurückgegeben (nicht zufällig auf den Tag genau siebzig Jahre vor der Botschaftseinweihung). Damit wurde das Königreich Israel wiederhergestellt und ein klarer Weg gewiesen zur Endzeit, die in den Büchern Offenbarung, Daniel, Jesaja und Ezechiel prophezeit wird. Diesen Berichten zufolge wird Jesus nach der Entscheidungsschlacht gegen den Antichristen wiederkehren und ein tausendjähriges Friedensreich errichten. Und die Juden? Sie werden begreifen, wovon Jeffress gesprochen hat, und sich geschlossen zum Christentum bekehren.

Doch bevor sich diese Prophezeiung vollständig erfüllen kann, muss Israel über ein ungeteiltes Jerusalem herrschen und der gesamte Nahe Osten in dem Krieg versinken, »der alle Kriege beendet«. Was es, denkt man an die Krawalle rund um die Botschaftseinweihung im Mai 2018, aus diplomatischer Sicht zu einer höchst merkwürdigen Entscheidung macht, ausgerechnet einen christlich-zionistischen Prediger auf die Bühne zu holen. Fast jeder andere der dort Versammelten arbeitete darauf hin, einen regionalen Super-GAU zu verhindern. Für Jeffress hingegen kann er gar nicht früh genug kommen.

Mit dieser Haltung ist Jeffress keineswegs allein. Nach der Pew Research Foundation glauben 58 Prozent der amerikanischen Evangelikalen, dass das Zweite Kommen noch vor 2050 stattfinden wird. Denken wir einen Augenblick darüber nach. Vorsorgen fürs Alter?

Sinnlos. Weg von den fossilen Brennstoffen? Wozu die Mühe? Vom Aussterben bedrohte Tierarten retten und das Hungerproblem auf der Welt lösen? Das hieße Gott spielen, wo er doch ohnehin sehr bald wiederkommt.

Damit wir uns nicht missverstehen: Die Bürger der Vereinigten Staaten haben stets eine bemerkenswerte Glaubensfreiheit genossen und konnten anbeten, wen und was sie wollten, wann und wie sie wollten. Diese lange und tief verwurzelte Tradition der Trennung von Kirche und Staat ist immer eine der größten Stärken dieses Landes gewesen.

Doch wenn Kirche und Staat unter den Einfluss mächtiger religiöser Gruppen geraten, deren Glaube auf der extremen Auslegung von Texten beruht, die vor Jahrtausenden geschrieben wurden, in Zeiten und an Orten, die wenig Ähnlichkeit mit unserer modernen Welt haben, sollten wir auf der Hut sein. Bei den großen Themen unserer Zeit reden wir nicht mehr nur aneinander vorbei, wir sprechen nicht mehr die gleiche Sprache.

Und Christliche Zionisten sind nicht die Einzigen, die auf einen letzten Showdown in Jerusalem setzen. Auch andere haben die geschichtsträchtige Stadt für das Ende der Tage gebucht.

Auch der sogenannte Islamische Staat (IS), das jüngste und barbarischste Gesicht des islamischen Extremismus, hat eine Endzeitgeschichte, die auf einem der Hadithe oder Aussprüche beruht, die dem Propheten Mohammed zugeschrieben werden. Gemäß seiner eigenen Deutung rechnet der IS mit einer Reihe großer Schlachten gegen die »Armee Roms« (die entweder als die Türkei, Israel oder die Vereinigten Staaten gedeutet werden), bei denen seine Kämpfer bis auf die letzten 5000 Mann niedergemetzelt werden. »Nach dieser Theorie sind selbst Rückschläge für den IS ohne Bedeutung«, schreibt Graeme Woodin in der Zeitschrift *Atlantic,* »weil die Beinahevernichtung seiner Leute ohnehin von Gott vorherbestimmt ist. Der Islamische Staat hat seine besten und schlimmsten Tage noch vor sich.«

Was ziemlich bizarr und schwer zu verstehen ist. Unser militärisches Denken kreist normalerweise um Begriffe aus dem 20. Jahrhundert wie »Realpolitik«, »Entspannung« und »Gleichgewicht des Schreckens«. Doch die Logik dieser Kombination aus Anreizen und Abschreckung bricht zusammen, wenn dein Gegner derart verquere Vorstellungen hat.

Wenn du IS-Kämpfer tötest, verleihst du ihnen neue Kraft, denn du bringst sie der prophezeiten Dezimierung (und damit dem Endsieg) näher. Schalte ihre Anführer mit Drohnenangriffen aus, und du bringst sie dem Tag ein Stück näher, an dem sie das Erscheinen des Mahdi, des zwölften (letzten und triumphierenden) Kalifen, feiern können. Wie nervenaufreibend der Kalte Krieg auch gewesen sein mag, wenigstens handelten seine Hauptakteure nach dem spieltheoretisch-rationalen Prinzip der Selbsterhaltung.

Und wie geht das IS-Endspiel aus? Darauf muss man erst mal kommen. Laut ihrem Drehbuch wird ihre Beinahevernichtung zwei Retter ins Spiel bringen: den Mahdi – den von Gott gesalbten Kalifen, der alle Völker des Islam wiedervereinen wird – und einen zweiten Propheten, der den Antichristen besiegen wird.

Aber dieser Prophet ist nicht Mohammed, wie man vielleicht meinen könnte – nein, Jesus selbst, im Koran als der Messias und das lebendige »Wort Gottes« gepriesen, wird vom Himmel herabsteigen. Beim Morgengebet am festgesetzten Tag wird Jesus den Anti-Messias mit einem Speer töten. Dann wird er »das Kreuz zerbrechen«, eine symbolische Handlung, die den Christen zu Bewusstsein bringt, dass ihre Lehre von Tod und Auferstehung falsch und Jesus in Wahrheit nie gestorben ist. Spiegelbildlich zur Prophezeiung der Christlichen Zionisten, wonach alle Juden in letzter Minute konvertieren, glaubt der IS, dass alle Christen dann ihren Irrglauben erkennen und sich auf der Stelle zum Islam bekehren.

Was uns ebenso ratlos zurücklässt wie die andere Version. Denn so diametral entgegengesetzt die Spielpläne für Christliche Zionisten und IS-Kämpfer auch sind, so merkwürdig deckungsgleich ihre Handlungskulisse Jerusalem und ihr Figurenpersonal in Teilen auch sein mögen, beiden liegt eine gemeinsame Struktur oder Endzeitideologie zugrunde. Und das ist es, was jeden beunruhigen muss, dem daran gelegen ist, dass wir glücklichen Tagen entgegengehen, unabhängig davon, wo wir leben und woran wir glauben.

Das Prinzip der *intertwingularity* hat eine riesige, trübe Meme-Suppe entstehen lassen, losgelöst von jeder wie auch immer gearteten narrativen Kontinuität. Wir können dieselben Dinge betrachten, uns darauf einigen, dass sie real und wichtig sind, und trotzdem zu völlig gegensätzlichen Schlüssen darüber gelangen, was sie zu bedeuten haben und was wir als Nächstes tun sollten.

Ob milliardenschwere Philanthropen, die die Menschheit retten oder heimlich nach der Weltherrschaft greifen, Deep-State-Verschwörungen, die die Demokratie untergraben oder bewahren, oder Antichristen, die sich als Messias tarnen – es wird nahezu unmöglich, da noch durchzufinden und verlässliche Schlussfolgerungen zu ziehen.

Wahrscheinlich wird sich nichts genau so abspielen, wie es in den Geschichten vorausgesagt wird. Und es ist durchaus möglich, dass sich der große Sprechende Hut am Ende der Tage keinen Deut darum scheren wird, welcher Seite wir uns zugerechnet haben – Rebellen oder Sturmtrupplern, Red- oder Blue-Pillern –, sondern nur um unsere Absichten. Welche Fahne wir geschwenkt und welche Uniform wir getragen haben, wird etwas viel Simplerem Platz machen. Sind wir aus Angst oder Liebe gekommen? Haben wir uns für alle eingesetzt oder nur für ein paar wenige von uns? Haben wir das endliche oder das unendliche Spiel gespielt?

4

Sinnstiftung 3.0

Da wären wir also: mitten in einer Sinnkrise am Ende der Tage. Der Kollaps von Sinn 1.0 – organisierte Religion – hat ein Vakuum in unserem bürgerlichen Leben hinterlassen. Dazu kam es in dem Moment, als das Tempo des exponentiellen Wandels in allen Bereichen durch die Decke ging.

Doch auch Sinn 2.0, den wir »die Religion des klassischen Liberalismus« nennen könnten – der Glaube, dass freie Marktwirtschaft und Demokratie uns alle in eine Ära von Gleichheit und Wohlstand führen würden –, ist gescheitert. Wenn Nobelpreisträger für Wirtschaftswissenschaften wie Joseph Stiglitz dem ganzen Schwindel die rote Karte zeigen, kann man mit Fug und Recht sagen, dass der Spätkapitalismus seinen Glanz verloren hat. Die gegenwärtige Spaltung durch Identitätspolitik lässt vermuten, dass Menschen, wenn ihre Bedürfnisse durch die globale Trickle-down-Ökonomie nicht befriedigt werden, heute ohne Weiteres bereit sind, das System zu zerschlagen und sich das zu nehmen, was ihnen, wie sie glauben, vorenthalten wird.

Wenn sich bei Sinn 1.0 alles um die Erlösung der Gläubigen drehte, so ging es bei Sinn 2.0 um die Einbeziehung der breiten Masse. Religion hat immer Erleuchtung, Heilung und Verbundenheit versprochen, doch sie unterschied dabei zwischen den Auserwählten, die solche Annehmlichkeiten verdienten, und den Nichtgläubigen, die sie nicht verdienten.

Sinn 2.0 – mit seiner Ausweitung unveräußerlicher Rechte auf alle Menschen ungeachtet ihres Glaubens und ihrer Herkunft – versprach Inklusion, allerdings auf Kosten der Erlösung. Das meinte

Nietzsche, als er Gott für tot erklärte. Wir bekamen das Wahlrecht, den Kühlschrank und das Smartphone, aber wir vergaßen, wozu das alles gut war. Dies spielte bei der sprunghaften Zunahme sogenannter »Verzweiflungskrankheiten« eine große Rolle.

Fundamentalismus auf der einen und Nihilismus auf der anderen Seite. Keiner von beiden ist besonders hilfreich.

Also stellt sich uns die Frage, wie Sinn 3.0 aussehen könnte. Können wir eine Kultur fördern, die den Erlösungsgedanken der traditionellen Religion mit der Inklusion des Liberalismus in Einklang bringt? Gelingt uns das mithilfe einer Mobilisierung, die nicht von oben nach unten, sondern von unten nach oben erfolgt?

Und ist wahrhaft inklusive Erlösung überhaupt etwas, worauf wir hoffen können?

Wundermittel und magische Bleistifte

September 1989, Johnson Space Center der NASA, Texas. Ein Mitglied der sowjetischen Delegation wollte ein Stück »echtes Amerika« erleben. Und so bat er seine Betreuer, für ihn einen Besuch in einem Lebensmittelgeschäft in Houston zu arrangieren.

Laut einem Artikel im *Houston Chronicle* aus der Zeit »wanderte der Russe durch die Gänge des Supermarkts Randall's und schüttelte verwundert den Kopf«. Besonders angetan schien er von den offenen Kühltruhen, die vollgestopft waren mit Fertiggerichten und Pudding-Pops. Er sagte zu seiner Delegation, wenn die Moskauer, die für Dinge des täglichen Bedarfs in langen Schlangen anstehen müssten, wüssten, wie es in einem amerikanischen Supermarkt aussehe, »gäbe es eine Revolution«.

»Nicht einmal die Mitglieder des Politbüros haben diese Auswahl«, sagte er. »Nicht einmal Genosse Gorbatschow.«

Es war nicht die Nachbildung der Raumstation oder das Kontrollzentrum der NASA, was ihn nachhaltig faszinierte. Es war dieser Lebensmittelladen. »Als ich die Regale sah, randvoll mit Hunderten,

Tausenden von Dosen, Kartons und Waren jeder erdenklichen Art«, schrieb er später in seiner Biografie, »überkam mich offen gestanden zum ersten Mal Verzweiflung, wenn ich an das sowjetische Volk dachte.«

Zwei Jahre später spielte dieser neugierige Delegierte, ein gewisser Boris Jelzin, eine Schlüsselrolle bei der Abwicklung der Sowjetunion. Später wurde er Russlands erster postkommunistischer Präsident. Und was ihm in Houston zu denken gab, sollte auch uns zu denken geben, denn es ist für den Weg, den wir vor uns haben, von unmittelbarer Bedeutung.

Über den schieren Überfluss hinaus, den Jelzin zu sehen bekam, konnte er nicht begreifen, wie das alles bewerkstelligt wurde. Tausende von Produkten und Anbietern, und irgendwie traf alles frisch, pünktlich und in erstaunlicher Fülle an seinem Bestimmungsort ein.

Worauf Adam Smith geantwortet hätte, dass die »unsichtbare Hand« dafür gesorgt habe – jene unsichtbare Hand, die im freien Markt ihr Wunderwerk vollbringt. Tausend kleine Entscheidungen, die von tausend selbstständigen Akteuren in einem reibungsfreien Umfeld getroffen werden und in einem sublimen Zusammenspiel von kaufmännischer Größe (und Pudding-Pops) resultiert.

1958 veröffentlichte der konservative Ökonom Leonard Read eine Kurzgeschichte mit dem Titel »I Pencil« (dt. »Ich, der Bleistift«). Darin beschreibt er aus der Sicht eines einfachen Bleistifts, wie viele Menschen und Entscheidungen zusammenkommen mussten, damit er entstehen konnte: »Ich, der Bleistift«, schrieb Read, »bin eine komplexe Kombination von Wundern: ein Baum, Zink, Kupfer, Graphit usw. Aber zu diesen Wundern, die sich in der Natur offenbaren, kommt ein noch außerordentlicheres Wunder hinzu: der Aspekt menschlicher schöpferischer Energien – Millionen winziger Wissenselemente, Fähigkeiten, die sich natürlich und spontan als Antwort auf menschliche Bedürfnisse und Wünsche ergeben, ohne jede menschliche Reglementierung!«

Reads libertäre Parabel mag heute etwas altmodisch anmuten. Doch sie birgt eine wichtige Wahrheit: Wir alle treffen, frei in unserer Wahl, gehaltvollere, vielfältigere und angemessenere Entscheidungen als die klügsten Bürokraten. Bei unserer Suche nach kollektiven Lösungen würden wir gut daran tun, uns auf das Beispiel des magischen Bleistifts zu besinnen.

Denn der Sowjetstaat, den Jelzin zu zerschlagen half, verkörperte nicht die einzige Form der Zentralisierung von oben nach unten, vor der wir auf der Hut sein sollten. Wir leben in der Zeit des Philanthrokapitalismus, in der Bill Gates, Eric Schmidt, Marc Zuckerberg, Jeff Bezos und andere, nachdem sie rücksichtslos Konkurrenten plattgemacht und Steueroasen genutzt haben, nun mit ihren Rekordvermögen versuchen, viele der Probleme zu lösen, die sie mit verursacht haben (und auch ein paar, wie fairerweise gesagt werden muss, die sie nicht mitzuverantworten haben).

So groß die Versuchung ist, sich zurückzulehnen, insgeheim erleichtert, dass unsere Supergenies à la Iron Man einspringen, um uns zu retten – eine solche Strategie wäre verkehrt. Es gibt mehrere Gründe, warum der Philanthrokapitalismus nicht so gut funktioniert, wie es nötig wäre.

Erstens entbindet er uns von der Aufgabe, nichtfunktionierende demokratische Prozesse wiederzubeleben. Unsere Systeme zur Regelung gesellschaftlicher Bedürfnisse sind zusammengebrochen, doch die Lösung besteht nicht darin, sie einfach links liegen zu lassen, sondern ihnen auf lokaler Ebene wieder auf die Beine zu helfen.

Zweitens stellt er eine außerordentlich ineffiziente Umverteilung von Kapital dar. Es gibt eine Unmenge von humanitären Organisationen, die überhaupt nicht sexy sind und vielleicht nie einem Großspender ins Auge fallen. Auf zweckgebundene Almosen von den digitalen Raubrittern zu warten ist ein völlig falscher Weg, ein breites Spektrum gesellschaftlicher Bedürfnisse anzugehen.

Drittens – und es lohnt sich, darauf näher einzugehen – widerspricht er dem, was uns Jelzins Supermarkt und der magische Bleistift gelehrt haben. Zentralisierte Entscheidungsfindung kann tausend kleine, vor Ort getroffene Entscheidungen nicht ersetzen. Niemand ist so klug, auch nicht Gates oder Bezos. Erfolg in einem bestimmten

Bereich wie der Tech-Branche ist kein Garant für Erfolg in einem anderen. Entferne dich einen Schritt von dem, was dich reich und berühmt gemacht hat, schreibt Chris Zook von Bain & Company in *Profit from the Core,* und deine Erfolgschancen liegen bei 33 Prozent. Entfernst du dich vier weitere Schritte, sacken sie auf 6 Prozent ab.

Was ist also davon zu halten, wenn ein Tech-Nerd wie Bill Gates, der in den Achtzigern und Neunzigern zur richtigen Zeit am richtigen Ort war, um seine Vision »Ein Computer auf jedem Schreibtisch und in jedem Haushalt« zu verwirklichen, jetzt danach trachtet, globale Gesundheitsschutzmaßnahmen für die Milliarde der ärmsten Menschen auf dem Planeten zu koordinieren? Das soll nicht heißen, dass er nicht helfen kann, sehr wohl aber, dass dazu mehr gehört, als Lobeshymnen in Zeitschriften wie *Forbes* und *Bloomberg Businessweek* vielleicht vermuten lassen.

Auch diesbezüglich wächst das Unbehagen in der Öffentlichkeit. 2020 blühten die Verschwörungstheorien um Bill Gates und sein Engagement für Impfkampagnen gegen die Corona-Pandemie. Dies warf die grundsätzliche Frage auf, ob eine nichtgewählte Einzelperson einen so enormen Einfluss auf die globale Gesundheitspolitik ausüben darf.

Doch es gibt ein noch einfacheres Beispiel für die unbeabsichtigten Folgen des Philanthrokapitalismus – Gates' Bemühungen, die Welt von der Malaria zu befreien. Clevere Leute aus seiner Stiftung stellten umfangreiche Berechnungen an und kamen zu folgendem Schluss: Wenn man möglichst viele Leben in den Entwicklungsländern retten will, muss man die Malaria ausrotten. Und am meisten bekommst du für dein Geld, wenn du möglichst viele Moskitonetze verteilst.

Einfach. Elegant. Effizient.

Doch vor Ort stellte sich die Sache anders dar. »Das Narrativ lautete immer: ›Gib zehn Dollar für ein Netz aus und rette ein Leben‹«, sagte Amy Lehman, Gründerin der Lake Tanganyika Floating Health Clinic, gegenüber der *New York Times.* »Aber was, wenn Sie dieses Netz in einem Gebiet verteilen, das an einem See liegt und ohne gesicherte Nahrungsmittelversorgung ist? Und wenn Sie, statt die Malariarate zu senken, die Umwelt schädigen?« Analytiker fanden heraus, dass 87,2 Prozent der Dorfbewohner rund um den Tanganjikasee ihre Moskitonetze zum Fischen verwendeten. »Das«, so Lehmann, »erzählt man dann nicht so gern.«

Paul Farmer, MacArthur-Fellow und Gründer von Partners in Health, stößt ins gleiche Horn. »Es überrascht mich nicht, dass jemand wie Bill Gates, der sein Vermögen mit der Entwicklung einer neuen Technologie gemacht hat, nach dem Wundermittel unter den Medikamenten und Impfstoffen sucht. Aber wenn wir kein solides Verteilungssystem haben, wird diese Arbeit zunichte gemacht. Die großen Stiftungen werden es schwer haben ... Sie bekämpfen die Tuberkulose. Sie bekämpfen nicht die Armut.«

Nicht dass die Initiative mit den Moskitonetzen schlecht durchdacht oder mangelhaft umgesetzt worden wäre. Nur ist die Lösung solch komplizierter und vertrackter Probleme unglaublich schwer. Und sie wird umso schwerer, je weiter man sich von den Gegebenheiten vor Ort entfernt. Wir müssen den globalen Herausforderungen stärker mit Lösungen auf lokaler Ebene begegnen. Wir müssen »Ich, der Bleistift« mit seiner Betonung der unsichtbaren Hand des Marktes aktualisieren und durch »Wir Menschen« und unser kollektives Wissen sowie unseren Einfallsreichtum ersetzen.

Vielleicht ist es an der Zeit, die Moskitonetze wegzulegen und Menschenfischer zu werden.

Ein heißes Eisen

Während die Neuen Atheisten wie Christopher Hitchens und Richard Dawkins anfänglich den Zusammenbruch der Religion feierten, haben wir viele prosoziale Elemente verloren, die der Glaube befördert hat. Wir leiden unter ihrem Verlust. Schließlich hätte die Religion nicht Jahrtausende überdauert, wenn sie nicht einen adaptiven Vorteil mit sich brächte.

Und das tut sie. Abgesehen von der Funktion der Religion als Opium des Volkes sind Gläubige im Allgemeinen gesünder, wohlhabender und glücklicher als Nichtgläubige. In ihrem Bericht *Religion's Relationship to Happiness, Civic Engagement and Health Around the World* stellte die Pew Research Foundation fest, dass »Menschen, die in religiösen Gemeinden aktiv sind, tendenziell glücklicher und gesellschaftlich engagierter sind als konfessionell ungebundene Erwachsene oder inaktive Mitglieder von Religionsgemeinschaften«.

Es geht nicht um Vishnu, Jesus oder Buddha. *Was* wir glauben, ist offenbar weniger wichtig, als *dass* wir glauben.

Das von Blaise Pascal betrauerte »gottgeformte Loch im Herzen eines jeden Menschen« gibt es wirklich. Wenn wir es nicht füllen, tut es der Nihilismus. Aber über Glauben, über Religion, über Sinn zu sprechen, das hieße für weltliche Progressive, ein politisch heißes Eisen anzufassen.

Was mich noch einmal auf diese Exponential-Konferenz in Johannesburg bringt. Wir plauderten darüber, am menschlichen Genom herumzubasteln, dem Sensenmann mit Projekten zur Lebensverlängerung ein Schnippchen zu schlagen und unser Bewusstsein auf Mikrochips zu laden. Mit anderen Worten: Wir spielten fröhlich Gott. Aber niemand – jedenfalls nicht in diesen Kreisen – wollte sich die Finger verbrennen und über Sinn oder Gott sprechen, geschweige denn darüber nachdenken, wie man mit Gott sprechen kann.

Oberflächlich betrachtet ist diese Zurückhaltung aller Ehren wert. Wir alle wissen um das Gewaltpotenzial heiliger Kriege. Protestanten gegen Katholiken. Schiiten gegen Sunniten. Buddhisten gegen Muslime. Religion war eines der ersten Werkzeuge zur Entfesselung tribalistischer Kräfte, die nicht nur Hunderte oder Tausende, sondern Millionen einten. Die Folgen waren grauenvoll. Und ein Hauptgrund für den Aufstieg des Rationalismus der Aufklärung.

Doch kratzt man an der Oberfläche dieser »Hände-weg«-Haltung, kommt auch etwas von der Arroganz der Neuen Atheisten zum Vorschein. »Lasst den Einheimischen ihre abergläubischen Bräuche«, könnte ein Gespräch in Davos lauten. »Sobald sie elektrisches Licht, Supermärkte und Klimaanlagen haben, werden sie ihren altmodischen Vorstellungen entwachsen und mit uns das Bankett der Moderne feiern.«

Nur dass genau das eben nicht geschieht. Nicht alle wandeln fröhlich auf den Pfaden des Fortschritts. Einige laufen in die entgegengesetzte Richtung, zurück in die Sicherheit tribalistischer Zugehörigkeit. Andere streuen Sand ins Getriebe und würden am liebsten das gesamte Projekt der Aufklärung in die Tonne treten.

»Wenn es Gott nicht gäbe«, schrieb Voltaire, »so müsste man ihn erfinden.«

Mehr denn je sollten wir heute auf ihn hören.

Es ist an der Zeit, dass wir das heiße Eisen anpacken und über Sinn sprechen. Wir müssen Religion neu erfinden.

Was würde IDEO tun?

Ein Professor von der Stanford University namens David Kelley tat sich 1991 im kalifornischen Palo Alto mit ein paar Kollegen zusammen und gründete die Designfirma IDEO. Anfänglich auf Konsumartikel wie die erste Computermaus von Apple oder Steelcase-Büromöbel fokussiert, nutzten Kelley und die nachfolgenden CEOs Tim Brown und Sandy Speicher die kreativen Prozesse des Unternehmens für immer breitere Anwendungen.

2011 schufen sie IDEO.org und dehnten ihren Wirkungskreis auf arme und gefährdete Bevölkerungsgruppen aus. So entwickelten sie einen Guide to Human-Centered Design (Anleitung zur menschzentrierten Gestaltung). Bei dem menschenzentrierten Design-Toolkit dreht sich alles darum, »tiefe Empathie zu den Menschen aufzubauen, für die Sie gestalten«, erklärt die Firma, »jede Menge Ideen zu entwickeln, einen Haufen Prototypen zu bauen, den Menschen, für die Sie designen, zu berichten, was Sie gemacht haben, und schließlich Ihre innovative neue Lösung in die Welt hinauszutragen«. Sie können Hunderte von Erfolgsmodellen vorweisen, angefangen bei Innentoiletten für Arme in Ghana bis hin zu digitalen Finanzassistenten für städtische Migranten. Alles von Menschen für Menschen entwickelt, die Lösungen brauchten.

Die Methode von IDEO basiert auf drei Prinzipien: Inspiration, Ideenfindung und Realisierung. In der ersten Phase (Inspiration) »lernen Sie direkt von den Menschen, für die Sie designen, und entwickeln ein tiefgehendes Verständnis ihrer Bedürfnisse«. In der zweiten Phase (Ideenfindung) »erstellen Sie Prototypen für mögliche Lösungen«. Und in der letzten Phase (Realisierung) »erwecken Sie Ihre Lösung zum Leben und bringen sie schließlich auf den Markt«.

Genau darum geht es in diesem Buch – dem Sinnverlust mit einem menschenzentrierten Gestaltungsprozess zu begegnen. Wenn sich Teil 1 darum drehte, ein tieferes Verständnis für unser Bedürfnis nach exponentiellem Sinn zu erlangen, so geht es in Teil 2 darum, mögliche innovative Lösungen zu entwickeln. Teil 3 greift diese Ideen auf und untersucht, auf welche Weise sie draußen in der Welt umgesetzt werden können.

Wollen wir eine Lösung für ein Problem finden, das so groß ist wie der globale Sinnverlust, müssen wir sowohl systemisch wie auch lokal denken. Maßgeschneiderte Antworten auf drängende Fragen – zu Themen wie »Bildung«, »Suchterkrankungen« oder »Nachhaltigkeit« – gibt es zuhauf. Oft sind sie jedoch zu teuer, zu speziell oder zu personengesteuert, um über das Mikroklima hinauszuwachsen, das sie hervorgebracht hat. Die Brüder Wright erfanden das erste Flugzeug, aber es brauchte Fluggesellschaften wie KLM oder Qantas, um die Welt durch den Luftverkehr zu verbinden.

Wenn uns Sinn 3.0 in den gegenwärtigen Krisen helfen soll, muss er von allgemeiner Relevanz und zugleich lokal adaptiv sein. Um dies zu erreichen und um ihn so inklusiv wie möglich zu machen, müssen wir vom wissenschaftlichen Modernismus (Sinn 2.0) drei Gestaltungskriterien übernehmen, nämlich Open Source, Skalierbarkeit und Antifragilität:

- **Open Source:** Statt auf Einheitslösungen zu bestehen, sollte er die breite Vielfalt von Werten und Überzeugungen über Community- und Kulturgrenzen hinweg respektieren und sich regionalen Verhältnissen anpassen können. Er sollte inhaltsneutral sein, das heißt undogmatisch und undoktrinär, damit jeder die Lücken selbst ausfüllen kann. Anstelle von Microsoft Windows – einer urheberrechtlich geschützten Plattform, die Nutzer nicht modifizieren können – würden wir lieber etwas bauen, was einer Linux-Software nahekommt. Also eine Software, die jedem, der sie nutzen möchte, zur freien Verfügung steht und sich unbegrenzt von jedem modifizieren lässt, der ein konkretes Problem hat, das er lösen möchte. Nützliche Lösungen werden geteilt und von anderen aufgegriffen, die ihrerseits Funktionalitätsschichten hinzufügen. Der gesamte Basiscode entsteht aus Initiativen der Nutzer und wird nicht von oben nach unten implementiert.
- **Skalierbarkeit:** Die Möglichkeit, jeden in den Orbit zu schicken, damit er den Planeten von oben sehen kann, haben wir bereits ausgeschlossen. Auf diese Weise globale Einheit zu fördern wäre zu langwierig und zu kostspielig. Dasselbe gilt nahezu für alle hypermodernen Lösungen. Was an Mäusen oder in Laboren erprobt wird oder einen hohen Aufmerksamkeitsgrad verlangt, bleibt dem einen Prozent der Reichsten vorbehalten und ist nichts für die Milliarde der Ärmsten. Damit etwas wirklich skalierbar ist, muss es billig oder völlig kostenlos sein, außerdem so nutzerfreundlich und technisch so einfach wie möglich.
- **Antifragilität:** Nassim Taleb, Professor an der New York University und Autor von *Der Schwarze Schwan*, hat diesen Begriff für Lösungen geprägt, welche die Eigenschaft haben, besser zu werden, während die Lage sich verschlimmert. Da in den kommenden hundert Jahren mit wachsender Instabilität zu rechnen ist, müssen wir kulturelle Lösungen entwickeln, die robust genug sind, um zu bestehen. Die Komplexität, mit der wir konfrontiert sind, der Verlust beruhigender Narrative und unser

> Leiden am zunehmenden Ernst der Lage, dies alles droht unsere Bemühungen zu untergraben. »Wir stehen möglicherweise am Beginn einer Ära«, sagte unlängst der in Harvard ausgebildete Theoretiker Zak Stein, »in der Milliarden dabei zusehen, wie Millionen sterben.« Das wird mehr Resilienz erfordern, als wir jemals besessen haben.

Jenseits unserer aktuellen Existenznöte gibt es eine weitere Ebene von Antifragilität, die es zu klären gilt: nämlich, dass im Allgemeinen jede kulturelle Bewegung, die für den herrschenden Status quo zur Gefahr wird, von denen, die an einem »Weiter so« festhalten wollen, unterdrückt wird.

Die Geschichte ist voll von Geschichten über hoffnungsvolle Experimente, die von der Obrigkeit gewaltsam beendet wurden. Denken wir sie uns als einen immerwährenden Kampf zwischen Priestern und Prometheanern. Gesetz und Ordnung gegen Freiheitskämpfer. Wer einen direkten Weg zur Befreiung entdeckt und die etablierten Vermittler überflüssig macht, wird selten mit offenen Armen empfangen. Der Versuch, den Himmel zu stürmen, muss fast immer teuer bezahlt werden.

Die Inquisition rottete die Katharer aus, eine geheimnisvolle Sekte, die im mittelalterlichen Frankreich und Italien großen Zulauf erhielt. Die tanzenden Derwische des Sufismus wurden wegen ihrer Weigerung, sich äußeren Autoritäten zu beugen, in der Türkei, im Iran und in Pakistan jahrhundertelang verfolgt. Tantrisch-shivaitische Sekten in Indien gerieten regelmäßig mit konservativen Führern traditioneller Glaubensgemeinschaften in Konflikt. Shaker, Quäker und Mormonen mussten aus ihren Heimatländern flüchten, damit sie ihren »direkteren«, erfahrungsmäßigen Glauben leben konnten.

Doch nicht nur religiöse Gemeinschaften waren Repressionen ausgesetzt. In den späten Sechziger- und frühen Siebzigerjahren unterdrückte die Administration Richard Nixons gezielt die damalige Bewegung für mehr soziale Gerechtigkeit, indem sie Drogen kriminalisierte, deren Konsum die Aktivisten befürworteten.

Gegen Ende seines Lebens gestand der Watergate-Mitverschwörer John Ehrlichman gegenüber einem Journalisten von *Harper's Magazine:* »Wir wussten, dass wir es nicht verbieten konnten, gegen den Krieg oder schwarz zu sein, aber dadurch, dass wir die Öffentlichkeit dazu brachten, die Hippies mit Marihuana [und Psychedelika] und die Schwarzen mit Heroin in Verbindung zu bringen, und beides schwer bestraften, konnten wir diese Gruppen diskreditieren. Wir konnten ihre Anführer verhaften, ihre Wohnungen durchsuchen, ihre Versammlungen auflösen und sie so Abend für Abend in den Nachrichten verunglimpfen. Ob wir wussten, dass wir in Bezug auf die Drogen logen? Natürlich wussten wir das!«

Die Antwort auf diese vorhersehbare Unterdrückung transformativer Bewegungen ist einfach. Man muss Handlungskonzepte unter die Leute bringen, die die individuelle und gemeinschaftliche Souveränität stärken, und zwar unter Verwendung von Zutaten, die leicht zugänglich sind. Man muss für eine weite Verbreitung des menschenzentrierten Design-Toolkits sorgen, damit es weder zensiert noch unterdrückt werden kann. Mit anderen Worten, macht diese Werkzeuge frei zugänglich und skalierbar. Macht sie zum festen Allgemeingut. Teilt die preiswerten Codes für das unendliche Spiel. Demokratisiert Transzendenz. *Sät* eine Revolution, statt eine anzuführen.

Sobald wir die Gestaltungskriterien für Sinn 3.0 (Open Source, Skalierbarkeit und Antifragilität, alle inklusionsfördernd) beisammen haben, sollten wir uns überlegen, welche heilbringende Funktion wir von der traditionellen Religion (Sinn 1.0) übernehmen müssen.

Er gibt viele Möglichkeiten, die Funktionen des Glaubens zu beschreiben, doch das Sacred Design Lab am Fachbereich Theologie der Universität Harvard hat sie zu drei Kernelementen zusammengefasst: Aus-sich-Heraustreten, Werden und Zugehören. Drei wichtige Nährstoffe, die für das menschliche Gedeihen unverzichtbar sind. Oder anders ausgedrückt: Inspiration, Heilung und Bindung. In griechischer beziehungsweise lateinischer Begrifflichkeit lauten die drei

»Ekstasis«, »Katharsis« und »Communitas«. Wie auch immer wir sie bezeichnen wollen, sie haben maßgeblichen Einfluss auf die menschliche Entwicklung. Sie entscheiden darüber, wie wir erwachen, wie wir wachsen und wie wir innerlich frei werden. Immer und immer wieder, so lange, wie es dauert. Sehen wir sie uns nacheinander an.

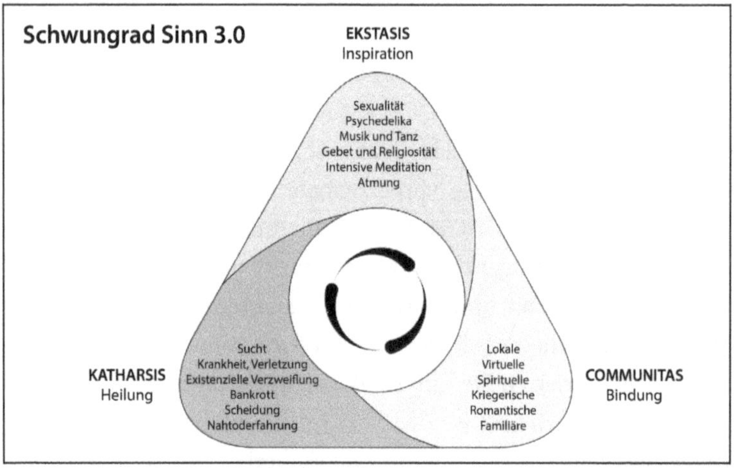

- **Inspiration** dient als wichtiges Gegengewicht zu der erdrückenden Eintönigkeit des Daseins von wegen »das Leben ist scheiße, und dann stirbst du«.
  »Es gibt nur ein wirklich ernstes philosophisches Problem: den Selbstmord«, schrieb Albert Camus launig in *Der Mythos des Sisyphos*.[6] Wenn die tägliche Plackerei unseren Willen zum Weitermachen zu brechen droht, kann uns Inspiration zu einem Augenblick verhelfen, in dem alles einen Sinn ergibt, zu einer Chance, unsere Bürde abzuwerfen und den Kopf zu heben. Wir haben, und sei es nur für einen Moment, einen Grund zu leben. Wie Studien zeigen, können beeindruckende Erlebnisse Stress abbauen, die Lebenszufriedenheit verbessern sowie körperliche Schmerzen und Depressionen lindern. Sie sind so ent-

scheidend für unser Wohlbefinden, dass selbst unsere Primatenvettern mit von der Partie sind. Man hat Gruppen von Makaken dabei beobachtet, wie sie vorübergehend das Fressen, Raufen und Kopulieren einstellten, um einen besonders schönen Sonnenuntergang über der Savanne zu beobachten. Glaubt man den Aussagen von Menschen, die sich zuverlässig Peak-Zustände verschaffen können, sind sie mit ihrem Leben insgesamt zufriedener als andere, die es nicht können. Und es sind nicht nur flüchtige Inspirationen, die sich mit solch beeindruckenden Gipfelerlebnissen einstellen. Manchmal ist die Information, die dabei in den Fokus rückt, wirklich wertvoll. Die Fähigkeit, Dinge zu verstehen, Muster zu erkennen und Verknüpfungen herzustellen, nimmt zu, wenn die Neurophysiologie solcher Erlebnisse mit ins Spiel kommt. Unser innerer Kritiker verstummt; Norepinephrin, Dopamin und Endocannabinoide schärfen unsere Konzentration und helfen uns, Schlüsse zu ziehen, auf die wir sonst vielleicht nie gekommen wären. Hirnströme fahren von erregten Betawellen auf ruhigere, besinnlichere Alpha-, Theta- und Delta-Wellen herunter und umgehen die üblichen Torwächter unseres Bewusstseins. Wir erleben uns in diesem Zustand weniger zerstreut, aufmerksamer und ideenreicher.

Peak-Zustände sind so intensive Erfahrungen, dass jeder vom Mystiker bis zum Extremsportler größte Mühen auf sich nimmt, um sich in den Genuss weiterer zu bringen. Die einen suchen sie in der Stille auf einem Meditationskissen oder im beschaulichen Rotieren einer Töpferscheibe, andere finden sie im Getümmel auf einer Tanzfläche oder wenn sie einen Berg runterbrettern. Doch das innere Erleben ist ähnlich. »Es gibt Augenblicke, die aus der Hektik des Alltags herausragen wie strahlende Leuchttürme«, schreibt der emeritierte Professor für Psychologie Mihály Csíkszentmihályi. »In vielerlei Hinsicht könnte man sagen, dass das ganze Bestreben der Menschheit durch die Jahrtausende der Geschichte hindurch darauf ausgerichtet war, diese flüchtigen Augenblicke der Erfüllung festzuhalten und zu einem Teil des täglichen Lebens zu machen.« Peak-Erfahrungen durchbrechen den Lärm und die Ablenkungen des Alltags und erinnern uns an das Wesentliche.

- **Heilung:** der zweite Grundnährstoff, den wir alle benötigen. »Die Welt bricht jeden«, schreibt Hemingway, »und viele sind nachher stark an den gebrochenen Stellen. Aber die nicht brechen wollen, tötet sie.« Es ist ein hartes Los, den Affen im Anzug zu spielen. Auf der einen Seite sind wir mit einem komplexen, abstrakten Bewusstsein gesegnet, das in der Lage ist, die Umlaufbahnen ferner Planeten vorauszusagen und Sonette zu verfassen, die uns zu Tränen rühren. Auf der anderen ist das Leben nicht viel wert, voller Gewalt und Grausamkeit, und herzlich wenig von dieser kurzen Erfahrung, am Leben zu sein, ergibt viel Sinn. »Der Mensch ist buchstäblich zwiegespalten«, bemerkte der Anthropologe und Pulitzer-Preisträger Ernest Becker. »Er ist sich seiner großartigen Einzigartigkeit bewusst, mit der er aus der Natur majestätisch herausragt. Und doch kehrt er in die Natur zurück, vermodert einen Meter unter der Erde und verschwindet für immer.« Es gibt keine Garantie, dass wir dieses grausame Gesetz des Dschungels mit unseren flüchtigen Eindrücken des Erhabenen in Einklang bringen. Ein Großteil unseres Leidens rührt daher, dass wir zwischen diesen beiden Wahrheiten hin- und hergerissen sind. Bei nahezu jedem Zehnten von uns wird irgendwann im Leben eine posttraumatische Belastungsstörung (PTBS) diagnostiziert. Der Rest leidet fast ständig unter Mikrotraumata. Wir brauchen unbedingt eine Möglichkeit, unsere Trauer zu verarbeiten, da wir sonst an ihr ersticken. Unser Körper, so schreibt Bessel van der Kolk, zeigt an, wie es um uns steht. Unsere Nervensysteme akkumulieren die auf sie einwirkenden Belastungen, bis wir Schwierigkeiten bekommen. Im gestressten Zustand sind wir weniger einfühlsam, belastbar und einfallsreich. Die Wahrscheinlichkeit steigt, dass wir Fehler begehen und alles noch schlimmer machen. Wie ein Sprichwort sagt: Verletzte Menschen verletzen Menschen.

Sei es die Absolution der katholischen Beichte, das Vergebungsritual am jüdischen Versöhnungstag Yom Kippur oder das reinigende Leiden bei einer Sonnentanz-Zeremonie der Lakota, Religion hatte uns immer die Möglichkeit gegeben, uns zu läutern und zu sühnen. Alles wieder auf null zu stellen. Der Mensch erfährt zu viel Unglück, um ohne Hilfe damit fertigzuwerden. Ohne eine Möglichkeit, reinen Tisch zu machen, treten wir im Leben auf der Stelle. Wenn wir über kulturelle Prozesse verfügen, die uns aufrecht halten, wenn wir leiden, können wir dieses Leiden in etwas Tiefgründiges verwandeln. »Trauer ist Lobpreis«, erklärt der Poet und Maya-Älteste Martin Prechtel, »denn sie ist die natürliche Art, wie die Liebe verehrt, was sie vermisst.«

- **Bindung:** der dritte wichtige Vorteil, den der Glaube den Gläubigen seit jeher bietet, ist die Verbundenheit mit einer Gemeinschaft. Soziale Bande, Zusammengehörigkeitsgefühl und Beistand sind für Stammesprimaten wie uns lebenswichtig. Die Forschung von Jahrzehnten hat gezeigt, dass sich ein großes persönliches Umfeld positiv auf Lebensdauer und Wohlbefinden auswirkt. Wir leben heute in einem Paradoxon. Obwohl wir vernetzter sind als jemals zuvor (denken Sie nur an Leute in Ihrem Bekanntenkreis, die die 5000-Freunde-Marke in den sozialen Medien geknackt haben), sind wir so isoliert wie noch nie. Von unseren Familien, unseren Nachbarn und uns selbst. »Die Technologie verspricht zwar, uns zu verbinden, kann aber auch isolieren«, schreibt Vivek Murthy, der ehemalige Leiter der US-Gesundheitsbehörde in *Together: The Healing Power of Connection in a Sometimes Lonely World.* »Während wir zunehmend die Möglichkeit haben, unserer individuellen Bestimmung zu folgen, können wir die selbstgesteckten Ziele über unsere Beziehungen und unsere Gemeinschaft stellen, und trotz aller Fortschritte, die wir darin gemacht haben, wie wir über psychische Gesundheit sprechen, schämen wir uns immer noch, uns einsam zu fühlen.« Murthy wollte unserer gegenwärtigen Krise auf den Grund gehen, und so reiste er durchs Land und befragte Menschen. Isola-

> tion, so folgerte er, »ist eine Hauptursache für die vielen Epidemien, die über die Welt hinwegrollen, angefangen bei Alkohol- und Drogensucht über Gewalt bis hin zu Depressionen und Angststörungen ... Doch im Zentrum unserer Einsamkeit steht unser angeborenes Bedürfnis nach Verbundenheit. Wir haben uns dazu entwickelt, an der Gemeinschaft teilzuhaben, dauerhafte Bande mit anderen zu schmieden, uns gegenseitig zu helfen und unsere Lebenserfahrungen zu teilen. Zusammen sind wir einfach besser.« Der Fachausdruck, den der Anthropologe Victor Tuner von der University of Chicago für diese Form des Miteinanders – die tiefgehende und heilende – verwendet, lautet *communitas.* Damit gemeint ist ein Verschmelzen mit dem Kollektiv, das unsere individuelle Separation aufhebt. Quäker sprechen von einem *gathered meeting* – einer Versammlung von Seelen, die im Geist verbunden sind. Keith Sawyer von der University of North Carolina in Chapel Hill nennt es »Gruppen-Flow«, eine Erfahrung, die Sportteams ebenso wie Jazzbands machen und bei der individuelle Entscheidungsfindung mit einer Schwarmintelligenz verschmilzt. Diese Erfahrung, so Sawyer, gehe so tief, dass sie bis zu dreimal so befriedigend sei wie eine einzelne Peak-Erfahrung.

Und das ist das Entscheidende bei den drei Schlüsselelementen Inspiration, Heilung und Bindung: Sie funktionieren eher wie die Speichen eines Rads als die Sprossen einer Leiter. Sie kennen keine feste Reihenfolge. Aber sobald man ein Element bewegt, folgen die beiden anderen. Sie bilden den Kreislauf unseres Lebens.

Unabhängig davon, wo wir einsteigen – bei tiefer Heilung, starker Inspiration oder fester Bindung –, dieser dreigliedrige Prozess ist es mehr oder weniger, der uns das Leben bewältigen hilft. Das Leben ist unabänderlich tragisch, so viel wissen wir. Deswegen ist Heilung so wichtig – sie gibt uns die Möglichkeit, unsere Knochen zu flicken und weiter unseren Weg zu gehen. Doch manchmal ist es auch unbestreitbar magisch – und das gerät leichter in Vergessenheit. Dagegen hilft Inspiration: Sie erinnert uns daran, dass wir von Schönheit und Vollkommenheit umgeben sind, sofern wir uns nur daran erinnern, wo wir hinsehen müssen. Wenn wir zwischen diesen beiden Polen in Bedrängnis geraten, müssen wir gemeinsam über die ganze Katastrophe lachen, die unser sterbliches Leben ist. Dann wird es auch komisch. Das bewirkt Bindung: Sie gibt uns die Möglichkeit, die Last und Absurdität des Lebens mit anderen zu teilen.

Könnten wir nicht weinen, beten und lachen, wären wir nicht imstande, diesen Wahnsinn mitzumachen. Denn das ist es, wonach wir streben: Wir wollen aufwachen, wachsen und innerlich frei werden. Gerade noch rechtzeitig.

Er wird Zeit, dass wir unseren von IDEO inspirierten Gestaltungsprozess mit einem praktischen Konzept kombinieren.

Zur Erinnerung: Ein möglicher Kandidat für Sinn 3.0 muss die prosozialen Funktionen des traditionellen 3.0-Glaubens erfüllen – Inspiration, Heilung und Bindung. Und er muss, damit er der Welt überhaupt eine Hilfe sein kann, das Inklusionsversprechen des 2.0-Modernismus einlösen und frei zugänglich, skalierbar und antifragil sein.

Doch es ist nicht leicht, beiden Anforderungen gerecht zu werden. Wäre es das, würden wir nicht so stark unter Existenzängsten, Traumata und Einsamkeit leiden. Es gibt verlässliche Instrumente, mit denen sich all diese Punkte überprüfen lassen, nur leider haben wir sie vergessen.

So wie die Kultur der Politik vorausgeht, so geht die Biologie der Psychologie voraus. Das bedeutet für den Kampf um die Herzen und Köpfe, dass wir unseren Körpern und Gehirnen viel mehr Beachtung schenken sollten.

Je näher wir an unseren angeborenen Überlebensschaltkreisen arbeiten, desto einfacher, wirkungsvoller und zuverlässiger können diese Interventionen sein. »Gebt mir einen Hebel, der lang genug ist«, lautet der berühmte Ausspruch des Archimedes, »und ich bewege die Welt.« Die evolutionären Imperative unseres Körpers sind der längste Hebel, den wir haben, um die Welt zu bewegen.

Vier der potentesten und zugänglichsten physischen Antriebskräfte, die das Bewusstsein prägen, Kultur gestalten und uns dabei helfen, Sinn 3.0 zu entwickeln, sind:

- **Atmung:** Wir sind darauf programmiert, unsere Sauerstoffversorgung konstant zu halten, daher ist Atemregulation einer der sichersten Wege, physische und psychische Zustände zu verändern.
- **Embodiment:** Die Kernregulatoren unseres parasympathischen und sympathischen Nervensystems haben einen enormen Einfluss auf unsere Gesundheit, unser Wohlbefinden und unsere Stressresistenz. Sie sind das Metronom unserer Physiologie, das unserer gelebten Erfahrung den Takt vorgibt.
- **Sexualität:** Wenn wir uns nicht fortpflanzen, sterben wir aus. Daher verfügt unser Organismus über eine Vielzahl neurochemischer Treiber, die dafür sorgen, dass wir es tun. Sie zu verstehen ermöglicht eine stärkere Neuausrichtung auf diese zentrale, lebenspendende Aktivität.
- **Substanzen:** Menschen, und die meisten anderen Tiere, versuchen routinemäßig, durch Lernen, Wachsen und Heilen Zustände zu verändern. Ron Siegel von der University of California, Los Angeles, geht sogar so weit und nennt den bewussten Drang nach Berauschung eine »vierte Kraft – ein Bedürfnis, sich anders zu fühlen, eine rasche Veränderung des eigenen Zustands herbeizuführen«. Dies sei »ebenso ein Teil des Menschseins wie Sex, Hunger und Durst«.
- **Musik:** Zu diesen vier können wir die älteste und wirkungsvollste Erlebnisverstärkerin hinzufügen – Musik. Von alten Lagerfeuergesängen über Choräle und Chain-Gang-Chants bis zu Konzerten hat Musik den Menschen auf seiner zivilisatorischen Reise stets begleitet. Sie besänftigt nicht nur »die wilde Bestie«; sie ist auch mitprägend für unsere Physiologie, unser Verbundenheitsgefühl und unsere Fähigkeit zur Ehrfurcht.

Weil jeder dieser Großen Fünf sehr wichtig ist für unsere Biologie und unser Bewusstsein, lassen sich selbst mit kleinen Optimierungen große Gewinne erzielen. Wenn wir uns auf unseren Körper statt auf immer komplexere oder teurere Technologien fokussieren, haben wir bessere Chancen, unsere Gestaltungskriterien für Sinn 3.0 zu erfüllen: Jeder kann mitgestalten, denn teure medizinische Geräte oder VR-Headsets sind nicht erforderlich (Open Source); nichts ist billiger oder zugänglicher als unsere eigenen Körperfunktionen (Skalierbarkeit); sobald wir die Werkzeuge beherrschen, erweitern wir unsere Resilienz, und niemand kann sie uns wegnehmen (Antifragilität).

Atmung, Embodiment, Sexualität, Substanzen und Musik fördern Inspiration, Heilung und Bindung.

Es ist ein simpler Zusammenhang, der seit Jahrtausenden auf der ganzen Welt bekannt ist. Nehmen Sie eine x-beliebige traditionelle Religion, und Sie werden Belege dafür finden, dass diese Antriebskräfte am Werk waren. Die neue Disziplin der Neuroanthropologie, die nicht nur Bräuche und Rituale untersucht, sondern auch die funktionelle Physiologie dahinter, verhilft uns zu einem neuen Verständnis alter Praktiken. Und wenn wir diese Beispiele rückentwickeln, können wir das, was wir gelernt haben, dazu benutzen, noch effektivere Versionen zu entwickeln. Das ist aktive Kulturarchitektur. Wir können uns der Mythen, die uns nicht mehr dienlich sind, entledigen, aber die Techniken behalten, die es noch sind.

Krypro-Puritaner, Straight-Edger und Lizard-Brain-F*ck-Monkeys

Schon ein kurzer Blick auf diese Roadmap könnte Skepsis, Zustimmung oder unangemessene Begeisterung auslösen. Schließlich gibt es zahlreiche kulturelle Tabus und Gepflogenheiten, die unser Verhältnis zu diesen Themen prägen – besonders unsere Beziehung zu unserem Körper, unserer Sexualität und zu Substanzen (auf den ersten Blick scheinen die Themen »Atmung« und »Musik« weniger brisant zu sein, doch auch sie werfen Fragen auf).

Statt vor diesen Themen zurückzuschrecken, weil sie brisant sind, sollten wir gerade darin eine Bestätigung sehen, dass wir an etwas Wichtigem dran sind. Tabus entstehen nur, wenn es um etwas Bedeutsames geht. Praktisch alle Gesellschaften lenken den Zugang zu »Ekstasetechniken«, um einen denkwürdigen Ausdruck Mircea Eliades zu verwenden, in streng geregelten Bahnen. Sex dient der Fortpflanzung, nicht der Entspannung. Das Sichberauschen dem Stressabbau, nicht der Erleuchtung. Musik soll die apollinische Ordnung stärken (wie Marschmusik und Kirchenlieder) und nicht dionysische Ausgelassenheit befördern (wie Elvis und Grateful Dead).

Alle Zivilisationen, die diese Bezeichnung verdienen, haben den Zugang zu diesen fünf Kräften streng geregelt. Sonst hätten sie nie etwas auch nur annähernd »Zivilisiertes« zustande gebracht. In alttestamentlicher Zeit kletterte Moses auf den Berg Sinai und überließ sein Volk vierzig Tage und vierzig Nächte sich selbst. Als er wieder herunterkam, musste er feststellen, dass seine Stammesgenossen eine wüste Orgie feierten. Moses warf buchstäblich mit dem Buch nach ihnen – und zerschmetterte die Steintafeln mit den zehn »Du-sollst-nicht«-Geboten am Boden. Damit begann die Verwandlung einer Horde heidnischer Wüstenbewohner in tragende Säulen der westlichen Zivilisation. Der Prozess ist noch heute im Gange.

Wie sonst hätte es die mormonische Kirche im 19. Jahrhundert schaffen können, die Wüste von Utah zu besiedeln und zu bewässern? Zechen und tanzen, Unzucht treiben und »rocken und rollen« – dies alles war den Heiligen der Letzten Tage streng untersagt. Durch die Umlenkung aller aufgestauten Energien in den Wassergrabenbau schafften es die Mormonen-Ältesten, eine Wüste in den Garten Eden zu verwandeln.

Kehren wir also zu unserer Ausgangsfrage zurück: Was würde IDEO tun? Wie sähe Sinn 3.0 aus, wenn er nach den Design-Prinzipien von IDEO gestaltet würde? Auch wenn wir uns damit möglicherweise auf vermintes Terrain begeben, wäre es nachlässig von uns, die

Kraft und das Potenzial unserer evolutionären Triebkräfte außer Acht zu lassen. Wir werden uns alle unterschiedlich wohl dabei fühlen, wenn wir uns näher mit diesem Punkt befassen. Doch im Allgemeinen lassen sich unsere Reaktionen grob einem der folgenden Persönlichkeitstypen zuordnen: dem Hedonisten, dem Konformisten und dem Puristen. Die Stärken und Schwächen jeder Grunddisposition zu begreifen sollte uns dabei helfen, unseren Weg zu finden.

Ekstatische Persönlichkeiten

	HEDONIST	KONFORMIST	PURIST
Kernidentität	Sensationssucher	Regelbefolger	Identitätsschützer
Motto	Wenn es sich gut anfühlt, tu es	Wenn es der Arzt verordnet	Mein Körper ist mein Tempel
Missing Link	Bremsen	Lenkung	Gaspedal
Bevorzugte Substanzen	Kokain, Champagner und Marihuana	Schlaftabletten, Amphetamine und Alkohol	Weizengrassaft, Elixiere und Kakao
Achillesferse	Sucht	Fügsamkeit	Stolz
Widerstand	Sie sind nicht mein Chef	Aber wer wäre ich, wenn ich das täte?	Ich brauche diese Krücken nicht
Grundwert	Das volle Erfahrungsspektrum	Expertenrat	Heiligkeit von Geist und Körper

Hedonistische Techniken

- Der **Hedonist** ist in der Regel voll dabei, wenn sich die Chance bietet, ekstatische Erfahrung zu optimieren. Ihm fehlt es nicht an der Bereitschaft, neue und potenziell lustvolle Dinge auszuprobieren. Sein Problem ist, dass er nicht weiß, wann er aufhören muss. Man solle sich vor Weisheit hüten, die man sich noch nicht verdient habe, warnte C. G. Jung einmal. Für Hedonisten gilt das besonders. Sie folgen der Maxime »Wenn es sich gut anfühlt, tu es«. Sex, Drugs and Rock 'n' Roll stehen bei ihnen hoch im Kurs, und oft übertreiben sie. Untreue und Sucht sind ihre Achillesferse, Bremsen (zur Zügelung ihrer Aktivitäten) ihr Missing Link. Wir können ihnen den Spitznamen »Lizard-Brain-[Reptiliengehirn-]F*ck-Monkeys« geben.

- Der **Purist** macht oft dicht, wenn er mit neuen Ekstasetechniken konfrontiert wird, besonders wenn sie mit wilder Hemmungslosigkeit einhergehen. Tendenziell zieht er »Weisheit«, die man sich mit Meditation, Yoga und Gebet »verdient«, dem Unbekümmerten und Ausschweifenden vor. Volatilere Veränderungsansätze betrachtet er mit Argwohn, hält sie für Mogelei oder eine bequeme Abkürzung. Weizengrassaft und Elixiere sind seine bevorzugten Substanzen. Seine Devise lautet: »Mein Körper ist mein Tempel.« Seine Achillesferse ist der Stolz, sein Missing Link das Gaspedal (zur Beschleunigung seines Wachstums.) »Krypto-Puritaner« könnte sein Spitzname lauten.
- Der **Konformist** weiß, wenn er die Liste der Großen Fünf durchgeht, nicht unbedingt, was er davon halten soll. Er lässt sich gern von anerkannten Autoritäten aus Medizin, Justiz und Religion sagen, was erlaubt ist und was nicht. Er würde nichts dabei finden, jeden Abend drei Cocktails zu trinken und eine Schlaftablette zu nehmen, aber erbleichen, wenn bei einer Party ein Joint herumgeht. Er könnte seinem Kind bedenkenlos ein Metamphetamin gegen ADHS oder seinem Ehepartner ein Benzodiazepin gegen Angstzustände verabreichen, würde beim Gedanken an eine psychedelische Therapie aber einen Schreck bekommen. »Wenn es der Arzt verordnet hat«, könnte sein Motto lauten. Seine Achillesferse ist Regelkonformität, sein Missing Link die Lenkung (zum Ausscheren aus der Konsens-Meinung). Sein Spitzname ist »Straight-Edger«.

Wenn Sie die Beschreibung dieser Persönlichkeitstypen lesen, fragen Sie sich, welcher Ihnen am nächsten kommt. Überlegen Sie, wie er Ihnen geholfen und geschadet hat bei Ihren eigenen Versuchen, Ekstasis (Peak-Erfahrungen und Ehrfurcht), Katharsis (tiefe Heilung und Integration) und Communitas (enge Bindung zu anderen) zu erfahren.

Wir dürfen bei der Suche nach Sensationen nicht auf Abwege geraten, wie es einem Hedonisten möglicherweise passiert. Wir dürfen über Ansätze, die von unserem idealisierten Selbstbild abweichen, nicht die Nase rümpfen, was eine potenzielle Reaktion des Puristen wäre. Und wir dürfen neue Lösungen, die großen Nutzen bringen könnten, nicht ignorieren, wie es vielfach Usus bei Konformisten ist.

Jede dieser Haltungen hat blinde Flecken, aber jede enthält auch einen Grundwert, den zu übernehmen die anderen gut beraten wären. Der Hedonist saugt gern das Mark des Lebens in sich auf und kostet das volle Erfahrungsspektrum aus. Der Purist schätzt die Heiligkeit von Geist und Körper. Der Konformist schätzt Expertenrat und Sachverständigenbeweis.

Wenn es uns gelingt, diese drei Haltungen zu vereinen, werden wir stärker und effizienter. Wir können etwas mehr werden als jeder von ihnen – hedonistische Ingenieure, Techniker des Heiligen. Durch sublime Peak-Erfahrungen können wir uns in Erinnerung rufen, wer wir sind, durch kathartische Heilung können wir gesunden, wo wir Schaden genommen haben, und wir können uns dafür entscheiden, uns zusammenzutun – als Paare, Gemeinschaften und Bürger.

Das ist die vor uns liegende Aufgabe: *Ekstasis* ermöglichen ohne Gier (Sucht nach anderen veränderten Zuständen), *Katharsis* bewirken ohne peinlich-übertriebene Selbsthilfe und *Communitas* schaffen ohne Kult (um unzuverlässige Anführer und Anhänger). Das ist ein Sinn 3.0, für den zu leben sich lohnt. Er kann nicht die tausend individuellen und kollektiven Entscheidungen und Maßnahmen ersetzen, die wir alle auf unserem Weg treffen müssen. Aber er kann uns eine Chance geben, unsere Zukunft rechtzeitig wieder selbst in die Hand zu nehmen und das, was getan werden muss, zusammen mit Courage und Überzeugung zu tun.

TEIL 2

Das Alchemisten-Kochbuch

Ich ging in den süßen Garten der Liebe,
Und sah, was nie zuvor ich hatte gesehn:
Eine Kapelle war errichtet in seiner Mitte,
Während ich ins Grüne spielen wollt' gehn.

Das Tor zur Kapelle war fest verschlossen,
»Du sollst nicht« darüber geschrieben stand,
So wandt' ich mich in den Garten der Liebe,
Wo ich so viele der süßen Blumen fand.

Und ich sah ein Grab nach dem andern stehn,
Und Grabsteine, wo Blumen sollten prangen:
Und Priester in schwarzen Talaren gehen,
Und fesseln mit Dornen mein Verlangen.[8]

William Blake, Der Garten der Liebe

Im Jahr 1971 durchforstete der Highschool-Absolvent William Powell die öffentlichen Bibliotheken New Yorks und grub dabei unter anderem Anleitungen zur Herstellung von Sprengstoffen, Bomben und Drogen wie LSD aus. Er fasste sie zu einem schmalen, 160 Seiten langen Band mit dem Titel *The Anarchist Cookbook* zusammen und veröffentlichte sie bei dem einzigen Verlag, der dazu bereit war.

Das »Anarchisten-Kochbuch« las sich wie das, was es war, eine Mischung aus Pfadfinderfibel, Spionagehandbuch und Che-Guevara-Fan-Fiction. Powell wollte mit dem Buch »die schweigende Mehrheit« stärken, die seine Anleitungen im Kampf für Freiheit und Gerechtigkeit gegen die gesichtslosen Kräfte der Tyrannei nutzen sollte. Es kam anders als geplant.

Das Buch geriet umgehend ins Visier von FBI, CIA und anderen Geheimdiensten. Der junge Powell bekam kalte Füße und distanzierte sich von seinem Werk, was dessen Verbreitung allerdings nicht stoppen konnte. Es verkaufte sich über zwei Millionen Mal in mehreren Auflagen und brachte es zum meistgestohlenen Bibliotheksband aller Zeiten.

Teil 2 unseres Buchs teilt keine der gewalttätigen und anarchistischen Neigungen seines Vorgängers. Vielmehr kehrt es seinen Ansatz bewusst um: Wir lernen, uns mit einfachen Mitteln größer zu machen (statt andere in die Luft zu sprengen). Nicht Revolution ist das Ziel, sondern Transformation. Es geht nicht darum, anderen zu schaden, sondern uns selbst zu helfen. Aber das Ziel – einer schweigenden Mehrheit den Weg zu ebnen, die bereit ist, gegen die gesichtslosen Kräfte schlechter Regierungen für Freiheit und Gerechtigkeit einzutreten – bleibt bestehen.

Wie auch der Warnhinweis: Das Anarchisten-Kochbuch war wie gemacht für Bösewichte. Es gelangte ebenso oft in die Hände von

Bombenlegern und einsamen Todesschützen wie von engagierten Aktivisten. Das Alchemisten-Kochbuch ist ähnlich volatil. Die folgenden Rezepte können von Regierungen und Soziopathen ebenso leicht genutzt werden wie von Heiligen und Weisen.

Unsere Aufgabe ist es, die in diesem alchemistischen Kochbuch steckenden Möglichkeiten zu verstehen. Wie werden sie uns der Reihe nach ansehen. Beginnen werden wir mit einem der am wenigsten umstrittenen, aber mächtigsten Werkzeuge, das uns zur Verfügung steht – der Atmung. Die Optimierung von Atemfrequenz und Atemtiefe und sogar die Veränderung des Gasgemischs, das wir atmen, können tiefgreifende Auswirkungen auf unser Bewusstsein haben.

Anschließend werden wir unsere Untersuchung transformativer Techniken auf der physiologischen Ebene fortsetzen. Lust und Schmerz können kurzgeschlossen werden und Befindlichkeiten beträchtlich verändern. Dopamin und Endorphine sorgen für Glücksgefühle und lindern unseren Schmerz. Der Vagusnerv und das Endocannabinoidsystem scheinen bei der Steuerung unseres autonomen Nervensystems eine miteinander verwobene Rolle zu spielen, deren Wirkungsweise wir erst zu verstehen beginnen.

Anschließend werden wir uns der Musik zuwenden, die, wenn bewusst eingesetzt, Stimmungen erzeugt, die uns entrücken und verbinden. Mehr als fast jede andere Intervention kann sie unserer Umgebung und unserem Erleben Farbe verleihen. Musik ist die Tapete unseres Gemüts.

Dann werden wir die Rolle von Drogen in sakralen Kontexten untersuchen. Für manche ist das ein heikles Thema, doch wie wir sehen werden, gibt es viele Beispiele in Vergangenheit und Gegenwart, die zeigen, wie wir über Placebos hinausgehen und in Mysterien eintauchen können, die wirklich funktionieren.

Schließlich werden wir uns mit der Sexualität und ihrer Rolle für die Kultur und das Bewusstsein beschäftigen. Die Neurochemie von Lust, Anziehung und Bindung spielt bei unserer Bewusstseinsbildung eine wichtige Rolle. Der Orgasmus hat eine Vielfalt heilsamer

Wirkungen auf unser Herz, unsere Psyche und unsere Beziehungen. Dieses Thema ist so brisant, dass wir ihm zwei Kapitel widmen werden, verbunden mit der Hoffnung, dass unsere Argumente vollauf überzeugen werden.

Alchemie, häufig nur als der Versuch verstanden, Blei in Gold zu verwandeln, hat eine weitere, weniger geläufige Bedeutung. Jahrtausendelang haben Eingeweihte versucht, das Blei unseres sterblichen Lebens in das Gold der Erkenntnis zu verwandeln. In der griechischen und jüdisch-christlichen Tradition erhielt das Ziel dieser Bemühungen den Namen »Anthropos« (gr. *ánthrōpos*: [der ganzheitliche, ausgeglichene, vitruvianische] Mensch).

Heute brauchen wir es nicht mehr so mysteriös oder außergewöhnlich klingen zu lassen. Betrachten wir dieses Alchemisten-Kochbuch als eine Sammlung von Rezepten, die dazu dienen, die Schlacke unserer halbfertigen Existenz in das Gold selbstbestimmter Menschen zu verwandeln. Menschen, die für diesen Planeten, diese Körper und diese Lebenszeit eintreten. Wir alle oder keiner.

5

Atmung

Alles im Himmel wie auf Erden atmet. Atem ist der Faden, der die Schöpfung zusammenhält.

Morihei Ueshiba, Begründer des Aikido

In die Mystik

Vor langer, langer Zeit setzte sich ein Dorfältester vom Anangu-Volk neben einen riesigen Sandsteinfelsen. Er führte das Mundstück eines Holzrohrs an die Lippen und begann zu blasen. Frühe europäische Siedler nannten sein Instrument »Ulbura-Trompete«. Heute ist es allgemein unter dem Namen »Didgeridoo« bekannt, so benannt nach den sirrenden, brummenden Tönen, die es hervorbringt.

Damals wie heute erzeugte es einen fast überirdisch anmutenden, schnarrenden Klang, überlagert von akustischen Schnörkeln und rhythmischem Pochen. Das Spiel war ein akustisches Gebet an Uluru (kurzzeitig als »Ayers Rock« bekannt), den riesigen Steinmonolithen, der hinter dem Älteren aufragte. Es hörte nicht auf, ging immer weiter, vibrierte hinaus in die Milchstraße, zu den Sternen dahinter und, ohne je zu verstummen, zu den Ahnenwesen. Schließlich fiel der Musiker in eine Trance, die ihn mit den Geistern seiner Vorfahren verband. Nun spielte nicht mehr er das Didgeridoo, sondern er wurde von dem Instrument gespielt und tauchte in die Traumzeit ein.

»Ahnengeist … steht für intensives Engagement, das Sichverbinden mit einem zeitlosen Bewusstseinszustand oder ›Alphawellen-Zustand‹, einem optimalen neuronalen Zustand zum Lernen«, schreibt Tyson Yunkaporta, Angehöriger der Apalech-Clans und Professor für indigenes Wissen an der Deakin University in Melbourne. »Er ist gekennzeichnet durch volle Konzentration, Engagement und Verlust des linearen Zeitgefühls. Er kann immersive Visualisierung und extrakognitives Lernen implizieren wie zum Beispiel das in Träumen offenbarte oder das im Zellgedächtnis ererbte Wissen.«

Der Älteste hielt sein »Lied« ununterbrochen in Gang, indem er sich einer speziellen Technik, der sogenannten Zirkularatmung, bediente. Dabei speichert man im Mundraum einen Luftvorrat, und während man durch die Nase neue Luft einatmet, drückt man die gespeicherte Luft in das Instrument. Das Ergebnis ist ein durchgehender Grundton, der nie abreißt, obwohl man fast ständig aus- und einatmet. Trompeter und sonstige Bläser wenden diese Technik gelegentlich an, doch keiner hat es darin zu einer solchen Meisterschaft gebracht wie die Ureinwohner des nördlichen Australiens.

Obwohl das Didgeridoo zu den ältesten bekannten und einfachsten Instrumenten zählt, ist seine Rolle als tranceinduzierendes Musikgerät erstaunlich komplex. Didgeridoos haben normalerweise eine Grundtonfrequenz von etwa 60 bis 100 Hertz. »Diese durch Lippenvibration modulierte Tonerzeugung«, erklärt Krzysztof Izdebski, Professor am Musikkonservatorium San Francisco, »wird durch Zirkularatmung unterstützt, die das Spielen durchgehender Töne von unbestimmter Dauer ermöglicht. Durch das Einatmen entsteht ein klangliches Pulsieren, darunter auch bewusst erzeugte Vibrationen, die dazu benutzt werden, den Klang wie auch den künstlerischen Ausdruck der gespielten Sequenz zu bereichern.«

Diese »bewusst erzeugten Vibrationen« bewirken noch etwas anderes. Sie setzen einen Neurotransmitter frei, der Stress lindert, physiologische Zustände verändert und den Zugang zum Trancebewusstsein erleichtert. Wissenschaftler vom Karolinska Institutet in Schweden fanden heraus, dass beim Atmen durch die Nase 15 bis

30 Prozent mehr Sauerstoff aufgenommen werden als bei Mundatmung. Und wird dabei die Nasenhöhle in Schwingungen versetzt, wie es bei einem Didgeridoo-Spieler der Fall ist, kann der Stickstoffmonoxid-Anteil um das Fünfzehnfache steigen.

Stickstoffmonoxid ist ein wichtiges Molekül, das die Blut-Hirn-Schranke überwindet und uns von hoch wachsamen Spannungszuständen in ruhigere, kreativere Zustände versetzt. Nach dem Harvard-Kardiologen Herbert Benson »haben Molekularstudien gezeigt, dass bei der Entspannungsreaktion kleine ›Stöße‹ von Stickstoffmonoxid freigesetzt werden, einem Gas, das mit der Produktion von Botenstoffen wie Endorphinen und Dopamin in Verbindung gebracht wird«. Wie Benson feststellte, wird der Übergang vom Wachbewusstsein in Peak-Zustände dadurch ausgelöst, dass Stickstoffmonoxid das Nervensystem flutet. Es fungiert als Signalmolekül, das zwischen Teilen des Gehirns, die normalerweise nicht miteinander kommunizieren, Informationen hin und her schickt, Stressreaktionen dämpft und Entspannung und Bindung befördert. Er bezeichnet Stickstoffmonoxid als den »Spirit« oder Katalysator der Peak-Erfahrung.

Der Stickstoffmonoxid-Schub, der beim Didgeridoo-Spieler ausgelöst wird, hat auch alle möglichen gesundheitsfördernden Wirkungen, kann Atembeschwerden wie Asthma und Schlafapnoe lindern und psychischen Stress abbauen. Eine Studie ist zu dem Ergebnis gelangt, dass »Didgeridoo-Klangmeditation bei selbst wahrgenommener negativer Erregung und Müdigkeit ebenso wirksam ist wie stille Meditation und bei akutem Stress entspannender als stille Meditation«.

Wie das schwedische Institut für die Kontrolle von Infektionskrankheiten unlängst herausfand, könnte das, was das Didgeridoo-Spielen so gesund macht, auch gegen Atemwegsviren wie Covid-19 helfen. »Unsere Ergebnisse belegen, dass Stickstoffmonoxid insbesondere den Reproduktionszyklus von SARS-CoV blockiert, und zwar höchstwahrscheinlich im Frühstadium der Infektion, was vermuten lässt, dass die Produktion von Stickstoffmonoxid für eine antivirale Wirkung sorgt.«

Wenn die Aborigine-Ältesten am Fuß eines heiligen Ortes wie dem Uluru saßen, konnten sie sich in Trance spielen und in die Traumzeit eintauchen. In diesem mythischen Raum jenseits der normalen Zeit wandelten die Ältesten auf den heiligen Traumpfaden ihres Geschlechts und kommunizierten mit ihren Ahnen, »den aus ihrer eigenen Ewigkeit Geborenen«. Und obwohl natürlich mentale Verfassung und Umgebung, Kultur und Kontext einen starken Einfluss hatten, wurde ihr Eintauchen in die Traumzeit von so simplen Dingen wie einem ausgefallenen zirkularen Atemmuster, Vibrationen in der Stirnhöhle und der Überproduktion eines wichtigen Botenstoffes unterstützt.

All dies macht deutlich, dass ein simpler, wichtiger und weitgehend unbewusster Akt wie das Atmen tiefgreifende Auswirkungen auf unseren Körper und unser Gehirn haben kann. Durch die Regulierung von Frequenz, Volumen und Rhythmus des Atems können wir spürbar beeinflussen, wie wir uns fühlen, wie wir gesunden und was wir sehen.

Das Evangelium des Atmens

Atemarbeit hat derzeit Hochkonjunktur. In Yoga-Studios, spartanischen Trainings-Camps und Podcasts ist ständig die Rede von Atemarbeit und Biohacking. Spitzenlehrer pendeln zwischen Tulum und Bali, zwischen Brooklyn und London und bringen Transzendenz vor Ort. Es wird immer schicker, seinen Freitagabend damit zu verbringen.

Aber sehen Sie sich die Szene genauer an, und Sie werden feststellen, dass keine Methode wie die andere ist. Manche Anleitungen sind schlechterdings verwirrend. Andere werden feierlich dargeboten wie eine heilige Schrift – wie ein Evangelium des Atmens. Doch in seiner einfachsten Form ist Atmen etwas, was wir alle tun. Wir haben es immer getan. Wir fangen damit an, wenn wir auf die Welt kommen, und hören damit auf, wenn wir sie wieder verlassen.

Atemtraining lässt sich, ob es nun in spiritueller, martialischer oder sportiver Sprache verpackt daherkommt, auf drei Dinge herunterbrechen: Sauerstoff, Stickstoff und Kohlendioxid. Wenn wir Frequenz, Volumen und Rhythmus unseres Atems variieren, verändern wir auch die Anteile der drei Gase, aus denen unsere Atmosphäre im Wesentlichen besteht. Dies wiederum hat Einfluss auf die Leistungsfähigkeit unserer Körper und Gehirne und auf unser körperliches und seelisches Befinden. Das ist es so ziemlich.

Nehmen Sie jetzt einen tiefen Atemzug. Halten Sie die Luft so lange an, wie Sie können. Spüren Sie erste Krämpfe im Bauchraum oder Schluckreflexe im Hals? Halten Sie weiter die Luft an, bis Sie nicht mehr können. Die meisten Untrainierten bringen es auf 30 bis 90 Sekunden. Das wäre ihre gestoppte Zeit im »statischen Apnoetauchen« – wie die sportliche Disziplin des Luftanhaltens kurioserweise genannt wird. Am Ende dieses Kapitels sollten Sie Ihre Zeit verdoppelt haben.

Jetzt fragen Sie sich, warum Sie irgendwann ausatmen mussten – warum konnten Sie es nicht länger aushalten? Die meisten Leute dürften antworten: »Mir ist die Luft ausgegangen«, und damit wahrscheinlich meinen, dass ihnen der Sauerstoff ausgegangen sei. Nur war genau das eben nicht der Fall. Sie hatten durchaus noch genug Sauerstoff. Was diesen drängenden und zunehmend unangenehmen »Lufthunger« bewirkte, war in Wahrheit eine steigende Konzentration von Kohlendioxid (CO_2) im Blut. Wir können darin eine Art Frühwarnsystem der Natur sehen, das uns davor bewahrt, es bei der Sauerstoffversorgung des Gehirns auf den letzten Drücker ankommen zu lassen.

Jetzt atmen Sie noch einmal tief ein und gleich wieder tief aus. Halten Sie sich mit Zeigefinger und Daumen die Nase zu, und stellen Sie fest, wie lange Sie mit leerer Lunge ausharren können. Auf diese Weise ermitteln Sie Ihre CO_2-Toleranz. Erzwingen Sie nichts, geben Sie der ersten unwillkürlichen Atembewegung nach. Notieren Sie sich Ihre Zeit. Wahrscheinlich ist sie diesmal kürzer. Anfängerwerte liegen bei 20 bis 40 Sekunden. Ein Spitzensportler bringt es locker auf 60 bis 90 Sekunden und mehr. Der Test ist ein guter Indikator für die maximale Sauerstoffaufnahme VO_2max und die aerobe Fitness.

Das kann man trainieren. Und die Navy Seals tun es. Weil der durch den CO_2-Anstieg verursachte »Lufthunger« eine panikerzeugende Erfahrung ist und sie viel unter Wasser zugange sind, wo Panik tödliche Folgen hätte, trainieren sie mit einer Technik namens »Box-Atmung«, ebenso als »Vier-Quadrat-Atmung« bekannt. Wenn keine gesundheitlichen Gründe dagegen sprechen, können auch wir das. Man beginnt damit, dass man 5 Sekunden lang einatmet. Dann hält man die Luft 5 Sekunden lang an, atmet 5 Sekunden lang aus und hält 5 Sekunden lang inne. Das ist die Box. Wenn man den Bogen raushat, dehnt man die Intervalle auf 10 oder 15 Sekunden aus. Das ist schon schwieriger. Und am schwierigsten wird normalerweise der vierte Schritt, wenn man vollständig ausgeatmet hat und testet, wie lange man der steigenden CO_2-Konzentration trotzen kann. Je vertrauter man sich mit den Randzonen seiner Physiologie macht, desto mehr Kontrolle gewinnt man über die Randzonen seiner Psychologie.

Nun, da man den Umgang mit einem Kohlendioxidüberschuss im Körper und dem damit verbundenen Unbehagen geübt hat, kann man das System ein wenig austricksen. Wenn man den CO_2-Spiegel im Blut künstlich senkt, dauert es länger, bis man die erste unwillkürliche Atembewegung spürt. Man atmet ganz tief ein und dann kräftig wieder aus, als wollte man die Kerzen auf einer Geburtstagstorte ausblasen. Man wiederholt das fünfzigmal. Man pumpt seine Lunge voll und atmet dann energisch durch gespitzte Lippen aus. Irgendwann spürt man möglicherweise ein Kribbeln im Gesicht oder in den Fingern. Macht man weiter, spürt man eventuell sogar Zuckungen in der Hand. Das liegt daran, dass der pH-Wert des Bluts durch das Hyperventilieren ins Basische gedriftet ist. Außerdem hat man viel Kohlendioxid ausgeatmet, was einen befähigt, länger auszuharren, ehe sich wieder der Atemdrang meldet.

Solange die Kribbel-Alkalose andauert, testet man, wie lange man jetzt die Luft anhalten kann. Man atmet langsam aus, dann tief ein und hält den Atem an. Jetzt, da man weiß, dass der erste Atemdrang noch in der Komfortzone verortet ist und man lediglich durch Hyperventilation seinen CO_2-Wert gesenkt hat, sollte man imstande sein, den Atem deutlich länger anzuhalten. Man entspannt sich, kommt zur Ruhe und sitzt im Zentrum seiner Aufmerksamkeit. Man hält den Atem an, bis man wirklich nicht mehr kann. Viele Leute berichten von einer Verbesserung ihres Ausgangswerts um 25 bis 30 Prozent.

(Wichtig: Obwohl Freitaucher diese Technik benutzen, um ihre Unterwasserzeit zu maximieren, kann es zum Ertrinken durch einen so genannten Schwimmbad-Blackout kommen, weil sie das natürliche Sicherheitssystem ihres Körpers außer Kraft gesetzt haben. Diese Übungen sollte man im Wasser nie ohne fachliche Aufsicht und Absicherungsmaßnahmen machen!)

Wahrscheinlich fühlt man sich nun wohler, da man seinen CO_2-Spiegel besser im Griff hat. Als Nächstes drosselt man seine Sauerstoffverbrennung. Das kann man bewerkstelligen, indem man seine Herzfrequenz senkt. Ein schnellerer Herzschlag verbraucht mehr Gas. Die Vagal-Atmung, bei der man doppelt so lange ausatmet wie einatmet, signalisiert dem Körper, dass alles in Ordnung ist, und aktiviert das parasympathische System. 10 Sekunden lang ausatmen, 2 Sekunden lang innehalten und 4 Sekunden lang einatmen, das funktioniert gut.

Andrew Huberman, Neurowissenschaftler an der Stanford University, hat Folgendes festgestellt: Wenn man seinen Blick entspannt und am Rand seines Gesichtsfelds zur Ruhe kommen lässt (ihn auf dem vorgestellten Ziffernblatt nach 10 und 2 Uhr wandern lässt), dabei durch die Nase atmet und summt, kann man die Entspannungsreaktion noch vertiefen. Und wenn man in der letzten Phase des Einatmens kräftig zusätzliche Luft einsaugt, kann das die Lungenbläschen für eine Extraportion Sauerstoff »aufpoppen« lassen. Man übt die Vagal-Atmung 5 Minuten lang und misst dann seinen Puls. Der Wert sollte 10 bis 30 Prozent unter dem normalen Ruhepuls liegen.

Diese Technik haben Freitaucher entwickelt, um beim Tauchen möglichst wenig Sauerstoff zu verbrauchen, doch sie leistet auch im

Straßenverkehr, vor einer öffentlichen Rede oder unter lärmenden Kindern gute Dienste. Das alte Hausmittel gegen Wutanfälle, nämlich ein paarmal tief durchzuatmen, beruht auf demselben Prinzip. Nasenatmung, Summen und ein entspannter Blick steuern nur eine wissenschaftliche Komponente bei.

Holotropes Atmen

Nun, da wir die Chemie des Atmens in Grundzügen kennengelernt haben, wollen wir uns kurz einen Überblick verschaffen, wie man mit den beteiligten Gasen arbeiten kann. Durch Modulation von Atemfrequenz, Atemtiefe und Atemzugsvolumen kann man das Verhältnis zwischen Sauerstoff, Kohlendioxid und Stickstoff verändern und dadurch tiefgreifende Effekte erzielen. Das subjektive Erleben kann von Entspannung über geistige Wachheit bis zu Transzendenzgefühlen reichen.

Trotz einer Fülle komplizierter Namen und spezieller Techniken lassen sich alle diese Atemtechniken grob in drei Kategorien zusammenfassen:

- **Beschleunigende:** Darunter fallen alle Techniken, mit denen versucht wird, unser Nervensystem zu aktivieren oder »hochzuregulieren«. Stellen wir uns einen Schwimmer vor, der keucht und schnauft und mit den Armen rudert, wenn er bei Olympia den Startblock erklimmt, oder einen Hochalpinisten, der bei der Besteigung des Everest den Mund spitzt, um den Gasaustausch in der Lunge zu verbessern.
- **Entschleunigende:** Mit diesen Techniken können wir unser Nervensystem entspannen, verlangsamen und »herunterregulieren«. Denken wir an einen nervösen Künstler, der langsam und tief durchatmet, bevor er auf die Bühne geht, oder an einen Freitaucher und seine vagale Atemtechnik, von der wir gesprochen haben.

- **Steuernde:** Diese Techniken zielen darauf ab, einen Bewusstseinswandel vom normalen Wachzustand zu einer meditativeren, kontemplativen und schamanischen Erfahrung herbeizuführen. Stellen wir uns einen Kriya-Jogi vor, der abwechselnd durch jedes Nasenloch ausatmet und dabei ein Mantra aufsagt, oder eine transzendente Atemarbeitssession.

Auf beschleunigende und entschleunigende Techniken sind wir bereits kurz eingegangen. Darum wollen wir uns nun die steuernden genauer ansehen und überlegen, wie wir alle drei Techniken miteinander kombinieren kann, um eine möglichst große Bandbreite von Erfahrungen zu erzielen.

Der tschechische Psychiater Stanislav Grof ist einer der modernen Pioniere transzendenter Atemarbeit, auch wenn er nicht aus freien Stücken, sondern aus beruflicher Notwendigkeit dazu gekommen ist. Als die US-Regierung 1968 die Verwendung von LSD in der medizinischen Forschung verbot, war der Wissenschaftler von der Johns Hopkins University gezwungen, nach einem legalen Ersatz zu suchen, der dieselbe potente Kombination aus heilenden und zustandsverändernden Erfahrungen ermöglichte. Nach einigem Experimentieren entdeckte er, was er später »holotrope [wörtlich ›auf Ganzheit ausgerichtet‹] Atemarbeit« nannte – eine schnelle Atemtechnik, die auf Hyperventilation (Stichwort »Kerzen ausblasen«) basiert, wie wir sie weiter oben ausprobiert haben, und von ihm auf volle 3 Stunden ausgedehnt wird.

Diese Technik ergänzte Grof mit stimulierender Musik, die das Tempo der Erfahrung steuern soll. Wird das Gehirn dieser ausgedehnten, gewollten Hyperventilation ausgesetzt, erfährt es chemische Veränderungen in Regionen, die für visuelle Verarbeitung, Propriozeption und das Gedächtnis zuständig sind. Manche Menschen verlieren die Verbindung zum Default Mode Network (Ruhezustandsnetzwerk), was zu Ego-Tod-Erfahrungen führen kann, in deren Folge sie in außergewöhnliche kathartische Bewusstseinszustände eintreten. Untersuchungen haben gezeigt, dass damit bei diversen behandlungsresistenten Störungen wie Schizophrenie und manischer Depression bessere Ergebnisse erzielt werden können.

Wenn Sie eine einfache Form zustandsverändernder Atemarbeit ausprobieren möchten und bei Ihnen keine medizinischen oder psychologischen Gegenindikationen vorliegen, suchen Sie sich einen Partner, der Sie im Auge behält. Dann legen Sie sich an einem ruhigen, bequemen Plätzchen auf den Boden. Stellen Sie sich einen Timer auf 1 Stunde. Setzen Sie hochwertige Kopfhörer und eine Augenbinde auf, um die Erfahrung zu intensivieren, und wählen Sie gezielt eine Playlist mit mitreißender, ausdrucksvoller Musik aus. Drehen Sie die Lautstärke so weit auf, wie es Ihnen angenehm ist. Dann atmen Sie: so schnell wie möglich, so tief wie möglich und so lange wie möglich. Und warten Sie ab, was geschieht.

Sie dürften das Kribbeln und Prickeln verspüren, das wir im Zusammenhang mit dem Auftreten einer Alkalose erwähnten. Sie werden vermutlich das Gefühl haben, in einen tagtraumähnlichen Zustand zu gleiten oder auch in etwas Intensiveres oder Bedeutsameres. Was auch immer geschieht, lassen Sie es kommen und wieder gehen.

Wenn nicht genug geschieht, können Sie Gas geben, indem Sie schneller und tiefer atmen. Falls zu viel geschieht, können Sie auf die Bremse treten, indem Sie das Atemtempo drosseln. Ändern Sie Musikauswahl und Lautstärke, um Ihre subjektiven Erfahrungen zu steuern. Wenn die Sitzung beendet ist, machen Sie einen Bodyscan, und stellen Sie fest, wie Sie sich fühlen und was Sie fühlen. Sie können die Gedanken oder Erkenntnisse, die Sie hatten, ruhig zu Papier bringen oder auf einem Voice-Recorder festhalten – oder auch mit Ihrem Beobachter über die Erfahrung sprechen.

Jahrzehntelang protokollierte Grof die Berichte von Sitzungsteilnehmern und machte dabei eine interessante Entdeckung. Im Unterschied zu dem berühmten Karfreitagsexperiment, bei dem Theologiestudenten unter dem Einfluss von Psilocybin Erfahrungen machten, die von mystischen Zuständen nicht zu unterscheiden waren, berichteten Teilnehmer an der holotropen Atemarbeit häufig von Erfahrungen, die ebenso tief waren wie jene, die Grof bei der LSD-Therapie verzeichnet hatte. Transzendenz ganz ohne Drogen.

Patanjali, der Begründer des modernen Yoga, sagte: »Der Atem ist die Nabelschnur zum Universum!« Sobald wir die Grundprinzipien von Beschleunigung, Entschleunigung und Steuerung verstanden haben, kann uns Atmung überall hintragen, wohin wir wollen. In die Unendlichkeit und vielleicht sogar darüber hinaus.

(Stan Grof ist Berater bei einer Studie, die das Flow Genome Project an der Johns Hopkins University durchführt, um den Nutzen von holotropem Atmen bei Veteranen mit behandlungsresistenten posttraumatischen Belastungsstörungen zu beurteilen. Dabei werden Methoden befolgt, die Wissenschaftler der Multidisziplinären Vereinigung für Psychedelische Studien bei derselben Personengruppe anwenden, jedoch Atemtechniken anstelle von MDMA benutzt. Wer sich für die Studie interessiert, findet nähere Information unter www.recapturetherapture.com/PTSD.)

Atmungsformen

TECHNIK	MECHANISMUS	ANWENDUNG
Langsam Tief, gleichmäßig und symmetrisch	Voller Luftaustausch Verbesserte Sauerstoffzufuhr Herunterregulierung	Stressbewältigung Achtsamkeitstraining Allgemeiner Gesundheitszustand
Hyperventilation Schnell, tief und anhaltend	Alkalose CO_2-Reduktion	Vorbereitung auf Freitauchgang Psychologische Introspektion Trauma-Arbeit
Vagal-Atmung 10 : 4 Ausatmen : Einatmen	Herunterregulierung des Nervensystems Verringerte Herzfrequenz Erhöhter vagaler Tonus	Vorbereitung auf Freitauchgang Stressbewältigung
Box-Atmung Einatmen, Ausatmen und Halten gleich lang	CO2-Toleranz Herunterregulierung von Kampf/Freeze-Reaktion	Stressbewältigung Achtsamkeitstraining
Pressatmung Ausatmen mit gespitzten Lippen	Erhöhter kardiovagaler Tonus Sauerstoffsättigung	Bergsteigen COPD (chronisch obstruktive Lungen-erkrankung), Anaerober Sport
Nasenatmung Mit Vibration	Verstärkte Sauerstoffzufuhr Stickstoffmonoxid-Produktion Herunterregulierung	Ausdauersporttraining Zirkularatmung Auslösung des Flow-Zustands

Die Pneumonauten

Vor ein paar Jahren war ich mit dem Tauchtrainer Kirk Krack auf einem Boot in den Gewässern der Bahamas unterwegs. Krack trainiert nicht nur die Weltmeister im Freitauchen Mandy-Rae Cruickshank und Martin Stepanek, er hat auch Tom Cruise auf die Unterwasser-Stunts in »Mission: Impossible« vorbereitet, dem Golfer Tiger Woods Tipps zur Leistungssteigerung gegeben und den Zauberkünstler David Blaine bei seinem Weltrekordversuch im Luftanhalten in der »Oprah Winfrey Show« gecoacht.

An jenem Tag auf dem Boot brachte er uns bei, wie man sich auf einen Freitauchgang vorbereitet – bei dem man ohne Atemgerät und nur mit einem Atemzug so lange wie möglich unter Wasser bleibt. Mit einem Tauchanzug bekleidet und einem Partner an unserer Seite bereiteten wir uns mithilfe vagaler Atmungssteuerung vor: 10 Sekunden ausatmen, 2 Sekunden halten, 4 Sekunden einatmen, gefolgt von fünfzig Hyperventilationen. Dann ließen wir uns mit angehaltenem Atem und dem Gesicht nach unten entspannt im Wasser treiben. In bestimmen Abständen sollten wir unserem Partner durch ein Zeichen signalisieren, dass wir noch klar im Kopf waren, während er auf einer Uhr die Zeit nahm.

Es war unglaublich ruhig in diesem »Raum«. Wenn man mit untergetauchtem Gesicht im kalten Wasser treibt, wird der Säugetier-Tauchreflex ausgelöst, der die Herzfrequenz weiter senkt (und damit auch den Sauerstoffverbrauch) und den Blutkreislauf zentralisiert. Ich fühlte mich wie im Mutterleib. Keine Gedanken, nur Gefühl. Die Minuten tickten herunter: 2, 3, 4.

Jede Muskelanspannung verbrenne mehr Sauerstoff, hatte uns Krack erklärt, und so entspannten wir uns und dann noch mehr. Leichter Atemdrang, locker überwunden. 5 Minuten. 5½ Minuten. 6 Minuten. Länger.

Als wir auftauchten, war mir, als ob überhaupt keine Zeit vergangen wäre. Ich war mir ziemlich sicher, dass ich nie zuvor eine Erfahrung gemacht hatte, die einer Ganzkörpermeditation so nahekam.

Auf einem Kissen zu sitzen und zu versuchen, an nichts zu denken, hat bei mir nie funktioniert. Ich brauche ein Paddel, das ich ins Wasser tauchen, Skistöcke, mit denen ich mich abstoßen, oder Fahrradpedale, in die ich treten kann, dann stehen meine Chancen weitaus besser, in einen Zustand von Gedankenlosigkeit bei voller Achtsamkeit zu gelangen. Ich muss immer in meinen Körper eintauchen, um aus meinem Kopf herauszukommen.

Doch das Atemanhalten beim Freitauchen erfüllte alle Voraussetzungen, die für Flow-Zustände erforderlich sind – tiefes körperliches Empfinden, Aufgehen in einer Aktivität und vielfältige Umgebung. Es war eine optimale Methode, Körper und Geist in einen unangestrengten Leerlauf zu versetzen.

Während wir abwechselnd übten, die Luft anzuhalten, gab Krack Geschichten zum Besten – von sagenhaften Tauchrekorden und Trainingseinheiten mit berühmten Tauchern. Zunächst erzählte er uns, wie sich der Zauberkünstler David Blaines auf seinen Weltrekordversuch in der »Oprah Winfrey Show« vorbereitete. »Der Rekord im statischen Zeittauchen ohne vorherige Sauerstoffinhalation«, sagte er, »lag bei 8 Minuten und 58 Sekunden. Doch wenn man vorher inhaliert, kann man es auf mehr als das Doppelte bringen.«

Blaine hatte monatelang an seiner Luftanhaltetechnik gefeilt, unmittelbar vor dem Rekordversuch gefastet, sodass sein Magen leer war, und das sogenannte »Lungen-Packing« praktiziert, das heißt in seine bereits vollen Lungen einen zusätzlichen Liter Luft gepresst. Doch das eigentliche ausschlaggebende Moment war, dass er vor dem Abtauchen 23 Minuten lang reinen Sauerstoff geatmet hatte. So konnte er, als er in den großen Plexiglaskasten in Manhattans Lincoln Center stieg und untertauchte, von seinen übersättigten roten Blutkörperchen zehren und mit 17 Minuten und 4 Sekunden eine neue Bestmarke setzen.

Als Krack wie nebenbei von »vorheriger Sauerstoffinhalation« sprach, war ich hellhörig geworden. Wenn meine einfache Freitaucherfahrung von wenigen Minuten mich schon so leicht, wie ich es noch nie erlebt hatte, in einen mentalen Ruhezustand versetzen konnte, wie würde es sich dann anfühlen, falls ich diesen Zustand ausdehnte? Die Zeitspanne in der Leere des Nichtdenkens verdoppelte oder sogar verdreifachte?

Ich habe einen Riesenrespekt vor den Freitauchern, doch ihre Form der Meditation ist ein Extremsport, der keine Fehler verzeiht. Selbst die Besten sterben. Aber was, wenn es eine Variante gäbe, die auch andere praktizieren könnten? Wäre es möglich, dass wir die Grundbausteine des Freitauchens – die Fähigkeit, die Herzfrequenz zu senken, Kohlendioxid abzuatmen, das Blut mit Sauerstoff anzureichern und zusätzliche Luft in die Lungen zu pressen – auch an Land nutzen?

Gleich nach meiner Rückkehr von dieser Reise begann ich zu recherchieren. Wir wiesen bereits darauf hin, dass alle Veränderungen im Atemzustand daher rühren, dass sich das Verhältnis der drei atmosphärischen Gase verschiebt. Das Beispiel David Blaines zeigt, was eine zeitweilige Übersättigung von Lunge und roten Blutkörperchen mit reinem Sauerstoff bewirken kann. Aber was ist mit den beiden anderen – Stickstoff und Kohlendioxid? Würde es etwas bringen, ihren Anteil zu optimieren?

Wenn Freitaucher minimalistische Pulmonauten (wörtlich »Reisende des Atems«) sind, die sich mit Flossen und Masken begnügen, dann sind ihre Vettern, die Gerätetaucher, Maximalisten, die je nach Gelegenheit unterschiedliche Gasgemische benutzen. Die beiden größten Gefahren bei besonders langen oder tiefen Gerätetauchgängen sind die Stickstoffnarkose – ein rauschartiger Zustand, der durch den zunehmenden Teildruck dieses Gases hervorgerufen wird – und die Dekompressionskrankheit, die bei zu schnellem Aufsteigen auftreten kann.

Erhöhen Sie den Sauerstoffanteil in Ihrer Gasflasche, und Sie können schneller auftauchen, ohne einen Dekompressionsunfall zu riskieren. Eine solche Mischung nennt man »Nitrox«. Verringern Sie den Anteil an Stickstoff, indem Sie ihn durch ein anderes Inertgas wie Helium oder Wasserstoff ersetzen, vermindern Sie die Wahrscheinlichkeit einer Stickstoffnarkose bei einem tiefen Tauchgang.

Die Stickstoffnarkose – bekannter unter dem Namen »Tiefenrausch« – ist ein gefährlicher Feind. Er schleicht sich in Gestalt von Gefühlen wie Ruhe, Selbstvertrauen, ja sogar Euphorie an Sie ran. Wer gern unter Wasser ist, auf den kann das wie eine positive Bestätigung der Gründe wirken, warum er taucht. Bis er tot ist. Taucher sprechen vom »Martini-Effekt«, und eine Faustregel besagt, dass alle weiteren 10 Meter unterhalb der 20-Meter-Marke in ihrer Wirkung einem starken Cocktail entsprechen, den man herunterkippt. Tauchen wir noch tiefer, fühlen wir uns betrunken. Wir vergessen alle Vorsicht und riskieren einen Unfall oder Schlimmeres. Wenn wir die Symptome bemerken, können wir darauf reagieren und in seichtere Tiefen zurückkehren, wo sie naturgemäß nachlassen.

Das ist der Grund, warum Taucher manchmal beim Training an Land Stickstoff durch Distickstoffoxid (Lachgas) ersetzen. Wenn sie ein Gemisch von Sauerstoff und Lachgas einatmen, können sie den Umgang mit dem Rauschzustand und desorientierenden Effekten üben. Mit diesem Verwandten aus der Stickstofffamilie können sie Rauscherfahrungen sammeln, ohne sich in gefährliche Tiefen wagen zu müssen. Die besondere neurochemische Seite dieses Effekts ist so interessant, dass wir später in diesem Kapitel noch einmal darauf zurückkommen werden.

Gerätetaucher haben Lösungen für die Nebeneffekte gefunden, die beim Einatmen von Sauerstoff und Stickstoff unter Druck auftreten, indem sie das Gemisch in ihren Flaschen veränderten. Aber was ist mit Kohlendioxid? Ich hatte immer angenommen, CO_2 sei ein Abgas, das es zu minimieren gelte, damit man mit einer Lungenfüllung Luft mehr anfangen könne. Dann erfuhr ich von der Arbeit des sowjetischen Mediziners Konstantin Buteyko, wonach eine Erhöhung des CO_2-Spiegels auch die Menge des verfügbaren Sauerstoffs im Blut erhöht. Voraussetzung für optimale Gesundheit und Leistungsfähigkeit war nach Buteyko, die goldene Mitte zwischen zu viel und zu wenig CO_2 zu finden. Das ist auch der Grund, warum man einem Menschen, der eine Panikattacke hat und hyperventiliert, eine Papiertüte gibt, in die er hineinatmen soll. Das hilft ihm, die CO_2-Konzentration im Blut anzuheben und sich wieder ins Gleichgewicht zu bringen. Aus demselben Grund kann tiefe Yoga-Bauchatmung kontraproduktiv sein, denn sie birgt die Gefahr der Überatmung, bei der man zu viel CO_2 ausstößt und dadurch paradoxerweise den verfügbaren Sauerstoffgehalt senkt.

Aber was passiert, wenn wir weit über die goldene Mitte hinausgehen? Wir wissen, dass beim Hyperventilieren CO_2 ausgestoßen wird und der pH-Wert im Blut steigt, was möglicherweise mit Bewusstseinsveränderungen einhergeht. Doch wie sieht es in der anderen Richtung aus? Was geschieht, wenn wir den CO_2-Gehalt drastisch anheben?

Zunächst kam bei meinen Nachforschungen wenig heraus, dann aber stieß ich auf etwas Interessantes. Roger Walsh, Professor für Psychiatrie, Philosophie und Anthropologie an der University of California, Irvine, und Mitbegründer der Transpersonalen Psychologie, hatte mir sein Buch *Higher Wisdom* geschickt. Dafür interviewte er viele Pioniere der psychedelischen Forschung in den späten Fünfziger- und frühen Sechzigerjahren und erhielt ihre Geschichten für die kommenden Generationen. Dies war eine Zeit, in der bei allen möglichen Studien, die man sich heute kaum vorstellen kann, feinstes LSD-25 der Firma Sandoz zum Einsatz kam – von der Behandlung schizophrener Kinder an der University of California in Los Angeles bis hin zur Schmerzbehandlung in onkologischen Kliniken. Im Vergleich zu Stanislav Grofs Forschungsarbeiten in Ungarn, bei denen er die Wirkung heroischer LSD-Dosen mit dem Effekt starker Stroboskoplampen kombinierte und Messungen von EEG und Hautleitwerten vornahm, nimmt sich unsere heutige psychedelische »Renaissance« geradezu harmlos aus. Diese Wissenschaftler waren neugierig, furchtlos und wollten es wissen.

Doch was wirklich meine Aufmerksamkeit erregte, war die wiederholte Erwähnung von Carbogen, einem Gasgemisch aus Kohlendioxid und Sauerstoff, das nach seinem Erfinder, einem ungarischen Neuropathologen und Kollegen Grofs, auch »Medunas Mischung« genannt wird. Die Zusammensetzung variiert, doch in seiner verbreitetsten Form besteht der Mix zu 70 Prozent aus Sauerstoff und zu 30 Prozent aus Kohlendioxid.

Ladislas Meduna, Mitbegründer der Krampftherapie, hatte das Gas bei seinen Experimenten zunächst Schizophreniepatienten verabreicht, um festzustellen, ob es Grand-Mal-Anfälle auslöste, die gegen ihre Erkrankung helfen konnten. Das war ein Art beatmungstherapeutisches Äquivalent zur Elektroschocktherapie. Verabreicht man einem Patienten Carbogen im Mischungsverhältnis 70 : 30, geschieht etwas Interessantes. Er bekommt zwar das Dreieinhalbfache des in normaler Luft enthaltenen Sauerstoffs, doch seine Ausatemluft enthält die siebeneinhalbfache Menge Kohlendioxid. Obwohl ihm also mehr lebenspendender Sauerstoff zugeführt wird, als er verbrauchen kann, gaukelt ihm sein Gehirn akute Atemnot vor und das alles andere als vergnügliche Gefühl zu ersticken – das dann häufig in einen veränderten Bewusstseinszustand der Entkörperlichung übergeht.

Für den Krampftherapeuten Maduna zahlte sich die Beschäftigung mit Carbogen nie wirklich aus. Dagegen fanden es Grof und andere psychedelische Therapeuten hilfreich, LSD-Patienten auf »Überreaktionen« hin zu untersuchen – oder auf die Reaktivierung früherer Traumata. Mehrere Patienten, die sich dem Meduna-Versuch unterzogen, bevor sie den Acid-Test machten, berichteten, dass ihnen die Carbogen-Erfahrung zu tieferen Durchbrüchen und Einsichten verholfen habe als die anschließende psychedelische Sitzung.

Das gab mir zu denken. LSD gehört zu den stärksten bewusstseinsverändernden Substanzen, die je entdeckt wurden, und wenn eine veränderte Zusammensetzung der Luft, die wir atmen, vergleichbare Erfahrungen ermöglichen konnte, dann erschien es lohnend, sich damit genauer zu beschäftigen. Einen Krisenzustand einzuleiten, wie ihn Carbogen auslöst, auf den dann ein Gefühl verzückter Erlösung folgt, wie es ein Sauerstoff-Lachgas-Gemisch hervorruft, könnte einen bedeutsamen Mind-Body-Reset anstoßen.

Nun, da wir eine Vorstellung davon haben, was der optimierte Einsatz von Sauerstoff und Kohlendioxid bewirken kann, wird es

Zeit, die Möglichkeiten von Stickstoff und einigen seiner Derivate zu untersuchen.

Wie lustig der Westen war

Distickstoffmonoxid ist eine anorganische Verbindung, die seit Urzeiten von der Atmosphäre, dem Boden und den Ozeanen freigesetzt wird, und gehört zu den interessantesten Mitgliedern der Stickstofffamilie. Obwohl nur geringfügig anders als der inerte Stickstoff, der rund 80 Prozent unserer Atemluft ausmacht, hat dieses Oxid eine grundlegend andere Wirkung auf unser Nervensystem. Distickstoffmonoxid beruhigt die Nerven und lindert Schmerzen, ermöglicht aber auch Erfahrungen, die seltsamer – und therapeutisch möglicherweise von größerem Nutzen – sind als die, die von den meisten Substanzen der »Schedule I« (Liste der »ungefährlichsten« Suchtstoffe) bekannt sind.

Heute haben wir aus dem Bereich der Neurowissenschaften neue Erkenntnisse darüber, warum es so wirkt, wie es wirkt. Daher wäre es nachlässig von uns, würden wir bei unserer Untersuchung der Atmung und der enormen Wirkung, die sie auf Körper und Gehirn haben kann, nicht genauer unter die Lupe nehmen, was geschieht, wenn wir zwei Stickstoffatome hernehmen, sie mit einem Sauerstoffatom verbinden und dann tief einatmen.

Am 14. Oktober 1833 veröffentlichte der *Albany Argus*, eine Kleinstadtzeitung aus dem Bundesstaat New York, im Auftrag des örtlichen Museums eine kuriose viertelseitige Anzeige. Darin wurden die treuen Förderer zu einer Vorführung eines gewissen »Dr. Coult aus New York, London und Kalkutta« eingeladen, welche die Wirkungen von »Lachgas« zum Gegenstand habe. Diese Substanz, so die Anzeige, habe »die erstaunlichsten Effekte auf das Nervensystem«, animiere zum Lachen und Tanzen, Ringen und Boxen. Den potenziellen Besuchern wurde versichert, dass Dr. C. ein »erfahrener Chemiker« sei, sodass »niemand die Befürchtung hegen muss, verunreinigtes Gas einzuatmen«, und dass Damen und Herren »von höchster Respektabilität« bereits verschiedentlich »seine höchst vergnüglichen Effekte ohne ein Schwinden der Kräfte genossen« hätten. Die Anzeige schloss mit der geistreichen Bemerkung: »Diejenigen Personen, die das Gas inhalieren, werden durch ein Netz vom Publikum getrennt, sodass für die Zuschauer *nicht die geringste Gefahr bestehen wird.*« Der Eintritt betrug nur 25 Cent.

Zwei Wochen später präsentierte sich Dr. Coult einem voll besetzten Haus. Nervöse Freiwillige beiderlei Geschlechts traten vor, inhalierten aus seinem Gerät, balgten miteinander, brüllten hinaus, was sie an Eingebungen hatten, und kicherten. Doch wie sich herausstellte, war »Dr. Coult aus New York, London und Kalkutta« gar kein erfahrener Chemiker – was allerdings niemanden wirklich interessierte. Er war ein neunzehnjähriger junger Mann aus dem benachbarten Massachusetts. Und Coult war auch nicht sein richtiger Name. In Wahrheit hieß er Colt. Samuel Colt. Ein Mann, der es zum berühmtesten und reichsten Unternehmer seiner Zeit bringen sollte.

Ein paar Jahre vor seinem Besuch in Albany war Colt von der Amherst Academy verwiesen worden. In der Hoffnung, dass dem schwierigen Jungen eine »praxisnahe« Ausbildung guttun würde, steckte ihn sein Vater als Schiffsjunge auf ein Segelschiff, das auf seiner langen Seereise Zwischenstopps in London und Kalkutta einlegte. Laut seinen späteren Memoiren war Colt fasziniert von dem großen Schiffssteuerrad, »dessen Spaken unabhängig davon, in welche Richtung man es drehte, immer wieder in direkte Linie mit einer Sperrklinke kamen, mit der sie arretiert werden konnten«. Das brachte ihn auf die Idee, den Mechanismus auf eine Pistole zu übertragen und eine rotierende Trommel zu entwickeln, die mehrere Geschosse auf einmal aufnehmen konnte. Noch auf See schnitzte er zwei Modelle aus Holz. Doch als er wieder nach Hause kam, zeigte sich sein Vater von der Idee wenig beeindruckt. Da begriff Samuel: Wenn er seine Erfindung auf den Markt bringen wollte, musste er die dafür nötigen Geldmittel selbst beschaffen.

Und so erfand der geschäftstüchtige junge Erfinder sein Alter Ego »Dr. Coult« und gab Vorführungen vor ausverkauftem Haus wie in Albany. In weniger als zwei Jahren hatte er das Startkapital zusammen, um das Patent auf eine Handfeuerwaffe anzumelden, die als .45er Colt zur Legende werden sollte. Im Kampf gegen die Comanchen wendete der Colt das Blatt zugunsten der Texas Rangers, und bald saß er an der Hüfte jedes Sheriffs, Revolverhelden und Kavalleristen von Deadwood bis Little Bighorn. Lachgas, ein simples Gemisch aus zwei häufigen Elementen, das bei Menschen, die es einatmeten, kuriose Effekte hervorrief, hatte die »Waffe, die den Wilden Westen eroberte«, finanziert.

Und wie wir noch sehen werden, ist Colts Geschichte durchaus nicht die merkwürdigste in den Annalen des Distickstoffmonoxids.

Distickstoffmonoxid war Experimentatoren schon geraume Zeit bekannt, bevor Colt darauf stieß. 1771 wurde das Gas von dem englischen Chemiker Joseph Priestley erstmals synthetisiert. Ein paar Jahrzehnte später erfand James Watt, der durch seine Dampfmaschine Berühmtheit erlangen sollte, eine Maschine zur Herstellung »künstlicher Gase«. Im Jahr 1800 veröffentlichte Humphrey Davy sein bahnbrechendes Werk *Researches, Chemical and Philosophical*, in dem er korrekt die schmerzstillende Wirkung des Gases beschrieb, seine Anwendung in der Chirurgie empfahl und den Namen prägte, der haften blieb: Lachgas.

In der ersten Hälfte des 19. Jahrhunderts erfreuten sich »Lachgas-Partys« in der britischen Oberschicht großer Beliebtheit. Man versammelte sich auf Landgütern und in Londoner Stadthäusern, inhalierte abwechselnd das Gemisch und amüsierte sich über die Reaktionen. Die Dichter Samuel Taylor Coleridge und Robert Southey nahmen an solchen Gesellschaften ebenso teil wie der Lexikograf Peter Roget und Thomas Wedgwood, der Sohn des berühmten Keramikherstellers Josiah Wedgwood.

Als diese Mode über den Atlantik schwappte, schlug Samuel Colt daraus Kapital. Doch erst vierzig Jahre nach seiner Demonstration in Albany wurde ein Mann auf das Lachgas aufmerksam, der mehr darin sah als einen amüsanten Zeitvertreib und sein Potenzial als ernsthaftes Erkenntnisinstrument erkannte.

Der Harvard-Psychologe William James beschäftigte sich erstmals in den 1870er-Jahren mit dem Gas und war sofort Feuer und Flamme. Zu der Zeit erholte er sich gerade von einer schweren Depression, die ihn fast seine Karriere und sein Leben gekostet hätte. Von Haus aus Mediziner, aber zunehmend der Philosophie und der Religion zugetan, verschrieb er sich einer Denkschule, die unter dem Namen »Pragmatismus« bekannt wurde. Diese Weltsicht beruht auf dem Gedanken, dass es keine universellen Wahrheiten oder Konstanten gibt, sondern nur mehr oder weniger praktische Arbeitshypothesen. Seine ersten Erfahrungen mit Distickstoffoxid befreiten ihn von seinem recht düsteren Materialismus und seiner seelischen Verzweiflung. Er wurde ein, wie er es selbst ausdrückte, rationaler Mystiker.

»Ich empfehle anderen dringend, dieses Experiment zu wiederholen … Bei mir und bei vielen anderen, mir bekannten Personen besteht das Kernerlebnis in dem unwiderstehlichen Bewusstsein einer intensiven metaphysischen Illumination. Tief und unergründlich liegt die Wahrheit mit nahezu blendender Evidenz offen. Der Geist sieht alle logischen Zusammenhänge des Seins in einer offenkundigen Subtilität und Unmittelbarkeit, zu der sein normales Bewusstsein keine Parallele bietet.«[9]

Diese Erkenntnisse machten einen solchen Eindruck, dass Wissenschaftler James' Schriften in die Kategorien »vor« und »nach dem Lachgas« trennen. Er selbst bekannte 1902 in *Die Vielfalt religiöser Erfahrung*, dass sein Eindruck von der Wahrheit seit den Lachgas-Experimenten nicht erschüttert worden sei. »Es ist der Eindruck, dass unser normales Wachbewusstsein … nur ein besonderer Typ von Bewusstsein ist, während um ihn herum, von ihm durch den dünnsten Schirm getrennt, mögliche Bewusstseinsformen liegen, die ganz andersartig sind.«[10]

Diese Überzeugung befeuerte seine Arbeit als vermutlich bedeutendster philosophischer Denker Amerikas. Aus seinen Experimenten mit Lachgas erwuchsen zwei seiner wichtigsten Beiträge zur Wissenschaft: erstens, dass unmittelbare Erfahrung wertvoller ist als eine Glaubensdoktrin oder ein religiöses Dogma, und zweitens, dass es keine einzige und absolute Wahrheit gibt, nur eine Vielzahl von Perspektiven.

Dieser mystische Pluralismus nimmt viel von dem vorweg, was uns über ein Jahrhundert später immer noch beschäftigt, und liefert uns einen spannenden Hinweis darauf, wonach wir in diesem Buch suchen: nach einem Weg, entrückende Peak-Erfahrungen nutzbar zu machen, ohne in Richtung Gewissheit und Dogma umzuschwenken. James ist uns nur zuvorgekommen.

Trotz der inspirierenden Erkenntnisse, die James bei seinen Lachgasversuchen gewann, hatte er ein anhaltendes Problem – es wollte ihm nicht gelingen, die gemachten Erfahrungen festzuhalten. »Nur wenn die Nüchternheit zurückkehrt«, klagte er, »verblasst das Gefühl der Einsicht, und man bleibt zurück, leer auf einige unverbundene Worte und Sätze starrend, so wie man auf einen toten, fahlen Schneegipfel schaut, von dem das Glühen des Sonnenuntergangs gerade geflohen ist, oder aber auf die schwarze von einem verloschenen Feuer zurückgelassene Schlacke.«[11]

Wegen dieser anhaltenden Kluft zwischen dem, was er zu sehen bekam, und dem, was er festhalten konnte, und der Befürchtung, dass die Kollegen seine geistigen Höhenflüge als »unwissenschaftlich« abtun könnten, stellte James den Gebrauch der Substanz ein. Den Rest seines Berufslebens widmete er dem Versuch, das in der Sphäre der Offenbarung Entdeckte vernünftig zu kartieren.

James war nicht der einzige prominente Forscher, der Mühe damit hatte, die gemachten Erfahrungen festzuhalten. Auch Winston Churchill erging es so. Als er 1931 auf einer Vortragsreise in New York weilte, wurde er auf der Fifth Avenue angefahren. Er hatte vergessen, dass in den Vereinigten Staaten Rechtsverkehr herrschte, und lief beim Aussteigen aus seinem Taxi direkt in ein entgegenkommendes Auto. Er wurde eilends ins Lenox Hill Hospital gebracht, in dem ein gewisser Dr. Charles Sanford, in den frühen 1930er-Jahren einer der ganz wenigen auf Anästhesie spezialisierten Ärzte, Dienst hatte. Und so kam es, dass Churchill bei seiner möglicherweise ersten, aber mit Sicherheit nicht letzten Begegnung mit dem Gas erstaunlich ähnliche Erfahrungen machte wie vor ihm James.

»Bei mir«, erzählte Churchill später der *Daily Mail*, »nimmt die Distickstoffoxid-Trance gewöhnlich die Form an, dass das Sanktum von fremden Mächten besetzt ist. Ich sehe die absolute Wahrheit und Erklärung der Dinge, aber … das ist jenseits von allem, was der menschliche Geist zu meistern bestimmt war.« Mit dem ihm eigenen schwarzen Humor setzte er hinzu: »Abgründe *unerträglicher* Wahrheiten tun sich auf. Für mich hat die Distickstoffoxid-Trance daher nur körperlichen durch geistigen Schmerz ersetzt.«

Trotz der öffentlichen Enthüllungen von Wissenschaftlern und Staatsmännern wie James und Churchill blieben die Geheimnisse um Distickstoffoxid weitgehend verborgen. Die Vorstellung, dass der Genius des Gases bei der Rückkehr in die Nüchternheit stets wieder verschwand, veranlasste die meisten Beobachter, es als Werkzeug ernsthafter Forschung zu verwerfen.

Gegen Ende des Zweiten Weltkriegs hatte sich Lachgas als bewährtes Narkosemittel etabliert. In Zahnarztstühlen, Arztpraxen und Entbindungsräumen wurde es angewendet, um die Nerven von Kindern zu beruhigen, die eine Zahnfüllung bekamen, die Schmerzen gebärender Frauen zu lindern und Patienten auf eine Operation vorzubereiten. Die Weltgesundheitsorganisation fand es so nützlich, dass sie es auf die Liste der unentbehrlichen Arzneimittel setzte. »Es handelt sich um ein zerebrales Beruhigungsmittel, das eine leicht betäubende Wirkung hat, ohne nachweislich das Atemzentrum oder das vasomotorische Zentrum zu schwächen«, erklärte die WHO und fügte recht unverbindlich hinzu: »Die Wirkung tritt schnell ein und ist nicht unangenehm, allerdings *kann eine vorübergehende Erregung auftreten.*«

Seit damals spielte Distickstoffoxid eine leicht schizoide Rolle als harmloses Sedativum, das Fachleute in weißen Kitteln verabreichten, und als Rauschmittel für diejenigen, die »eine vorübergehende

Erregung« suchten – und die ihm häufig so stark zusprachen, dass es an Missbrauch grenzte. Laut dem Global Drug Survey, der weltweit größten Umfrage zum Drogenkonsum, verzeichnete Großbritannien von allen neunzehn Ländern, in denen Befragungen durchgeführt wurden, die höchste Konsumrate. Global betrachtet liegt Lachgas in der Beliebtheitsskala der Freizeitdrogen mittlerweile an siebter Stelle.

In den Vereinigten Staaten stellte die Wochenzeitung *The Village Voice* Nachforschungen über die Lachgas-Mafia an – eine Bande brutaler Schwarzmarkthändler, die auf den Musikfestivals im Sommer riesige Luftballons mit »Hippie-Crack« an gierige Konzertbesucher verkaufen. »Man bekommt sofort einen Euphorie-Schub«, erzählte der Fan Justin Heller der Zeitung, »aber er dauert nur 30 Sekunden oder eine Minute, und dann willst du mehr.« Gefragt, warum er dabei mitmachte, antwortete ein anderer begeistert: »Weil Lachgas der beste Orgasmus ist, den ich je in meinem Leben hatte.«

Zwischen diesen beiden Polen – nützliches Anästhetikum und Mittel geistloser Zerstreuung – bleibt das Interessanteste an dieser Substanz weiter unbeachtet. Von Samuel Colt, der es zum »höchsten aller möglichen Himmel« erklärte, bis zu William James, der ihm »intensive metaphysische Illuminationen« zuschrieb, und Winston Churchill, der im Rausch »die absolute Wahrheit und Erklärung der Dinge« sah, haben wir es immer wieder versäumt, die naheliegendste Frage zu stellen.

Worüber haben all die gasberauschten Forscher gelacht?

Wohlgemerkt: Es geht hier nicht um das fistelstimmige Gekicher, das Helium auslöst. Auch nicht um das ausgelassene Geblödel nach Cannabis-Konsum oder gar um alberne Bierseligkeit. Wenn wir die Berichte der ersten Forscher für bare Münze nehmen, dann entsprang das Lachgas-Lachen nichts Geringerem als fassungslosem Staunen. Vielleicht die einzige vernünftige Reaktion auf eine nahezu augenblickliche Erleuchtung.

Der Wirkmechanismus eines Lachgas-Rausches unterscheidet sich grundlegend von der Enthemmung durch Alkohol oder anderen gängigen Rauschmitteln. Zunächst einmal setzt Distickstoffoxid drei der sechs neurochemischen Stoffe frei, die für fast alle außergewöhnlichen Bewusstseinszustände von zentraler Bedeutung sind – Noradrenalin, Dopamin, Endorphine (die anderen drei sind Anandamid, Serotonin und Oxytocin). Das ist mehr als genug, um es bei unserer Untersuchung zustandsverändernder Werkzeuge als »interessantes Molekül« einzustufen.

Seine anxiolytischen (angstlösenden) Eigenschaften beruhen hauptsächlich auf der Bindung an Dopamin- und Benzodiazepin-Rezeptoren (siehe Valium und Xanax); seine analgetischen oder schmerzlindernden Effekte rühren von den Endorphinen oder Opioiden her, die es freisetzt (siehe Morphin oder OxyContin). Wir sind unbeschwert und schmerzfrei und fühlen uns fantastisch. Diese Kombination reiht Distickstoffoxid unter die Wohlfühldrogen ein, erklärt aber nicht, wie es Samuel Taylor Coleridge zu seiner Dichtung, William James zu seiner Philosophie oder Winston Churchill zu seinen Visionen inspirierte.

Zum Glück haben wir in den letzten zehn Jahren mehr über die biologischen und chemischen Grundlagen der Lachgas-Erlebnisse erfahren als in den über zweihundert Jahren davor.

Die erstaunliche Stickstofffamilie

Um dem nachzuspüren, was die Weltgesundheitsorganisation so vage als »vorübergehende Erregung« beschrieb, müssen wir etwas weiter ausholen. Das führt uns zurück an William James' Wirkungsstätte an der Harvard Medical School. Dort wurde Herbert Benson, den wir bereits kennengelernt haben, zur führenden Autorität auf dem Gebiet der biologischen Reaktionen des Körpers auf Peak-Erfahrungen. Im Rahmen seiner Forschung beschäftigte er sich intensiv mit der Stickstofffamilie und dem kleinen Verwandten des Distickstoffmonoxids, dem Stickstoffmonoxid. Dieser Neurotransmitter entfernt Stresssubstanzen aus dem Gehirn und fungiert im

Körper als Vasodilator – Viagra, das direkt die Stickstoffmonoxid-Produktion anregt, macht sich diesen kleinen Nebeneffekt zunutze.

Stickstoffmonoxid (NO), bis auf ein Stickstoffatom mit Distickstoffmonoxid (N_2O) identisch, ist laut seinem führenden Erforscher »der Katalysator physischer, psychischer und sogar spiritueller Erfahrung«. Das kommt den subjektiven Berichten von Lachgas-Konsumenten aus mehreren Jahrhunderten vielversprechend nahe. Und hier wird es wirklich interessant: Sind die beiden Gase erst einmal in Lunge und Gehirn, verhalten sie sich ähnlich. Wenn ein Konsument Lachgas schnüffelt, wandelt es Enzyme im Gehirn in Stickstoffmonoxid um. Dann überwindet es die Blut-Hirn-Schranke und flitzt schneller als ein Gedanke unsere Wirbelsäule rauf und runter.

Unweit von Bensons Labor, am anderen Ende der Stadt, fanden Wissenschaftler vom MIT eine neuroelektrische Erklärung für einige einzigartige Wirkungen dieses Moleküls. Wie die Zeitschrift *Clinical Neurophysiology* berichtet, stellte Dr. Emery Brown Folgendes fest: Wenn er die Hirnströme von Probanden maß, während sie ein Gasgemisch aus jeweils 50 Prozent Stickstoff und Sauerstoff inhalierten, geschah etwas Faszinierendes: Ihre Hirnströme wechselten von hochfrequenten Beta-Wellen (12,5 bis 30 Hertz – normal in aktiven Wachphasen) zu extrem niederfrequenten Delta-Wellen (0,1 bis 4 Hertz – normalerweise mit tiefem, traumlosem Schlaf in Verbindung gebracht). Und das Elektroenzephalogramm zeigte noch eine Auffälligkeit: Die Amplitude dieser Delta-Wellen war doppelt so hoch, wie sie normalerweise ist, wenn wir schlafen.

»Wir trauten unseren Augen nicht und wunderten uns, denn damit hatten wir überhaupt nicht gerechnet«, berichtete Brown in *MIT News*. »Distickstoffoxid übt eine Kontrolle über das Gehirn aus wie keine andere Droge.« Das ist eine ziemlich kühne Aussage für einen Spitzenforscher, dessen Medizinschrank so ziemlich alles zu bieten hat.

Das Ergebnis war deshalb so überraschend, weil in der EEG-Forschung Delta-Wellen ziemlich stiefmütterlich behandelt wurden. Schlafforscher widmen ihnen ein wenig Aufmerksamkeit, aber nicht annähernd so viel wie den REM-Zyklen, jenen Schlafphasen, in denen die meisten Träume auftreten und die durch schnelle Augenbewegungen (*rapid eye movements* [REM]) charakterisiert sind. Wach-EEG-Studien konzentrieren sich in der Regel auf Beta-Wellen (die auftreten, wenn wir nachdenken und Probleme lösen) oder Alpha- und Theta-Frequenzen, bei denen wir, wenn wir Glück haben oder geschickt genug sind, Flow-Zustände erleben, hypnagoge (jene Augenblicke zwischen Wachen und Träumen) oder tiefe meditative Zustände. Aber Delta-Wellen im Wachzustand? Darüber wurde wenig berichtet. Dabei könnte hier der Schlüssel zu den Geheimnissen um das Distickstoffoxid liegen.

»Wenn Sie langsame EEG-Schwingungen sehen«, sagt Brown, »ist irgendwas mit dem Hirnstamm passiert.« Ohne diese exzitatorischen Signale von unserem Hirnstamm, die höhere Hirnfunktionen anzeigen, werden wir normalerweise bewusstlos und fallen in einen tiefen Delta-Wellen-Schlaf (oder eine Narkose). Nur dass wir nach dem Inhalieren von Lachgas eben *nicht* einschlafen. Wir bleiben wach und erleben die Erfahrung bewusst. Wir behalten sogar eine gewisse Steuerungsfähigkeit. Wir erleben eine Art Klartraum durch die Hintertür.

Browns Team entdeckte noch ein weiteres Detail, das erklärt, warum auf die Aha-Erlebnisse, die James und Churchill hatten, ein frustrierender Gedächtnisverlust folgte. Die Delta-Wellen halten nur ein paar Minuten an, danach schaltet das Gehirn wieder auf Normalbetrieb. »Diese niederfrequenten Delta-Schwingungen beginnen rund sechs Minuten nach der Umstellung [dem Inhalieren des 50/50-Gasgemischs] und dauern 3 bis 12 Minuten«, erklärte Brown, »bevor wieder Beta- und Gamma-Schwingungen ihren Platz einnehmen.« Selbst bei längerem Inhalieren des Gases hält der Delta-Wachzustand nur 3 bis 12 Minuten an, dann passt sich das Gehirn an und arbeitet wieder normal.

Brown vermutet, dass Distickstoffoxid-Moleküle diese bemerkenswerte Kontrolle dadurch ausüben, dass sie an Rezeptorenstellen im Thalamus und Kortex andocken. Auf diese Weise werden

Erregungssignale aus tieferen Hirnschichten ausgeschaltet und ein kompletter Neustart des Systems ermöglicht. Delta-Wellen-Aktivität wurde auch bei DMT- und Ketamin-Zuständen nachgewiesen – beide Substanzen sind dafür bekannt, dass sie zur Wahrnehmung anderer Realitäten führen und den Zugang zu beachtlichen Mengen herausragender Informationen eröffnen.

Eine neuere, in *Nature* veröffentlichte Stanford-Studie zeigte, dass die dissoziativen Effekte von Delta-Wellen-Aktivität im EEG direkt mit den antidepressiven Wirkungen der Ketamintherapie korrelieren. »Dieser Zustand äußert sich oft darin, dass man von außen in das Cockpit eines Flugzeugs hineinsieht, das der eigene Körper oder Geist ist – nur dass man das, was man sieht, nicht als das eigene Ich betrachtet«, sagte der Hauptautor Karl Deisseroth. Als dieses Team mithilfe elektrischer Impulse in den Gehirnen von Patienten Delta-Frequenzen erzeugte, hatten diese dieselben dissoziativen Erlebnisse, sogar ohne die Drogen. Und diese Erfahrung, sich selbst außerhalb des Cockpits zu fühlen und es nur zu beobachten, schien depressive Symptome zu lindern. Mit anderen Worten: mehr Delta, weniger »Blues«.

Eine andere Studie aus jüngerer Zeit zeigte einen weiteren positiven Aspekt der Delta-Wellen-Aktivität. Wie Schlafforscher herausfanden, ist nur bei niederfrequenten Delta-Wellen der Hirndruck (ICP) so gering, dass Rückenmarksflüssigkeit hineinfließen und das Gehirngewebe von Beta-Amyloid-Plaques »reinigen« kann. Wer schlecht schläft oder zu wenige Delta-Wellen-Schlafphasen aufweist, so zeigt die Studie, bei dem besteht ein höheres Risiko einer früh einsetzenden Alzheimer-Erkrankung oder anderer neurodegenerativer Störungen.

Unabhängig davon, auf welches Mittel wir zurückgreifen – Ketamin, Meditation, Hirnstimulation oder Lachgas –: Sind wir erst einmal in einem wachen Delta-Wellen-Zustand, erzielen wir oft tiefgreifende Erfolge. Delta-Wellen, das wird immer klarer, können unsere Gehirne heilen, unseren Geist befeuern und unsere Seelen trösten.

Die Studien, die am MIT, in Harvard und Stanford durchgeführt wurden, können weitgehend erklären, was William James vor so vielen Jahren in Erstaunen versetzte. Bis vor Kurzem hatten wir nur die unsicheren Berichte von Konsumenten, die zwar darauf beharrten, dass in den Sphären, die einem das Gas erschließt, etwas Tiefgreifendes geschehe, aber nie ganz genau wussten, was es war oder warum es immer wieder geschah. Wie James klagte: »Man starrt mit leerem Blick auf ein paar zusammenhanglose Worte und Sätze.«

Heute jedoch haben wir mehr Werkzeuge in unserem Baukasten. Die Disziplinen vergleichende Religionswissenschaft, Optimale Psychologie und Neuropharmakologie, zu denen James selbst anregte, bieten uns eine präzisere Sprache und ein klareres Gerüst, mit denen wir diese Erfahrungen interpretieren können. Sprachaufzeichnungen und medizinische Messungen ermöglichen uns, mehr von diesen flüchtigen und traumartigen Erkenntnissen festzuhalten, die ihm vor so langer Zeit immer wieder entglitten.

Lachgas legt die bewusste Verarbeitung lahm, beschleunigt Mustererkennung und verstärkt dramatisch das Signal, das anzeigt, wie schnell wir denken können. Und das geschieht bei jedem, der über die erforderlichen Mittel verfügt, um zu behalten, was er gelernt hat. Das heißt nicht, es wäre harmlos – so wenig wie der Wein, der beim Abendmahl gereicht wird, uns vor Alkoholismus und Organversagen schützt, wenn man zu viel davon trinkt. Doch es weist einen Weg, wenn man erwägt, einen Schritt über »Placebo-Sakramente« hinauszugehen zu solchen, die zuverlässiger zu Erkenntnissen und Inspiration verhelfen.

Als »Dr. Coult aus London und Kalkutta« beschloss, ein gelangweiltes Publikum mit Lachgas zu bespaßen und damit ein paar Dollar zu verdienen, konnte er nicht wissen, dass das, was er feilbot, viel mehr zu bieten hatte. Wenn wir den Stickstoff in der Luft, die wir atmen, gegen eine leichte Variante austauschen, können wir uns Welten der Information und Inspiration erschließen, die uns normalerweise verschlossen bleiben. Und das funktioniert bei Menschen, die unter Schmerzen, Ängsten und Traumata leiden, ebenso wie bei jenen, die die Tiefen der menschlichen Existenz ausloten wollen. »Kein Bericht über das Universum in seiner Totalität kann endgültig sein«, sinnierte William James, »der diese anderen Formen des Bewusstseins ganz unbeachtet lässt.«

Das ist eine Möglichkeit, die uns den Atem rauben sollte.

Der Lebensatem

Wie sieht es also aus, wenn man all die Atemtechniken und -praktiken, die wir gerade untersucht haben, zu einem integrierten Vital-Atmungs-Protokoll kombiniert? Aufwärmen mit Box-Atmung, um seine CO_2-Toleranz zu erhöhen und sein Zwerchfell zu trainieren. Die Vagal-Atmung der Freitaucher erlernen, um seine Herzfrequenz zu senken (man kann sich sogar eine Eismaske aufs Gesicht legen, wenn man den Säugetier-Tauchreflex auslösen will). Mithilfe von Grofs holotropem Hyperventilieren überschüssiges CO_2 ausatmen, seine roten Blutkörperchen durch vorausgehende Beatmung mit reinem Sauerstoff übersättigen und dann statisches Zeittauchen praktizieren, nachdem man zuvor ein 70/30-Gemisch aus Lachgas und Sauerstoff und ein 30/70-Gemisch aus Kohlendioxid und Sauerstoff inhaliert hat.

Hochleistungsatmung

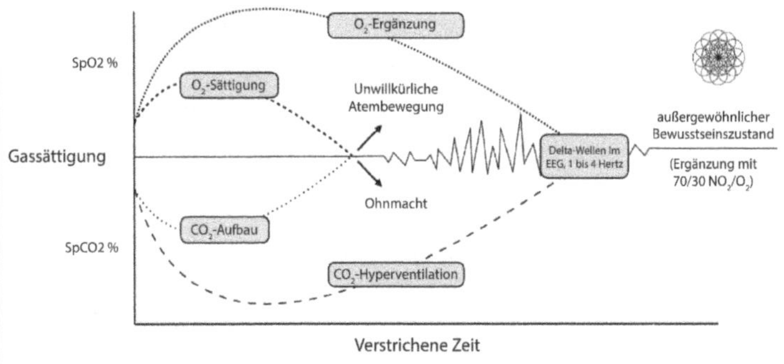

Wenn man kreativ sein will, kann man es den Patienten nachtun, die nach der Beatmung mit Medunas Mischung von tiefgehenden Erfahrungen berichteten, und dieser Praktik ein weiteres Gedankenexperiment hinzufügen: Man kann sich bei diesem letzten Inhalieren von reinem, lebenspendendem Sauerstoff und Distickstoffoxid vorstellen, es wäre der erste Atemzug als Säugling. Und anschließend hält man die Luft an, als wäre es für die Dauer eines ganzen Lebens, und atmet dann, wenn es nicht mehr anders geht, wieder aus, als wäre es das letzte Mal auf dieser Erde.

Wäre es durch die Kombination traditioneller und moderner Atemtechniken möglich, aus der normalen Zeit auszusteigen und wie jener alte Didgeridoo-Spieler in eine Art Traumzeit einzutauchen? Wie tiefgehend sind die Erfahrungen, die man machen kann, wenn man den gewohnheitsmäßigen und unbewussten Vorgang des Atmens in einen bewussten und zielgerichteten verwandelt?

Wie wir am Ende von Teil 2 sehen werden, kann dieses Vital-Atmungs-Protokoll als Grundlage für noch ambitioniertere Vorhaben dienen. Kombiniert man es mit Embodiment-Stimuli, treibender Musik, ausgewählten Substanzen und sogar gezielter Sexualität, hat man die nötigen Zutaten, um sich zu erleuchten.

»Sauerstoff: Alles braucht ihn«, schreibt die Dichterin Mary Oliver, »Knochen, Muskeln und sogar die Seele, auch wenn sie die Erde ihr Zuhause nennt.« Und sie hat recht. Doch nicht nur Sauerstoff ist grundlegend. Alle Elemente der Erdatmosphäre sind es, darunter auch Kohlendioxid und die ganze Stickstofffamilie. Durch Veränderung der Atmung können wir eine Feinjustierung unseres Wachbewusstseins vornehmen – so leicht und so wirkungsvoll wie mit keiner anderen Methode, die uns zur Verfügung steht. Unsere Knochen und Muskeln werden es uns danken. Und unsere Seelen möglicherweise auch.

6

Embodiment

Seit Aristoteles und Augustinus stellten wir in der abendländischen Geschichte die meiste Zeit den Kopf über das Herz, die Kognition über die Emotion. Unser Körper, voller Begierden und Verlangen, wie er war, galt als unzuverlässiger Diener im Vergleich zu dem Herrn unseres Geistes.

Diese Schieflage verstärkte sich mit der Zeit nur noch. Heute, in unserem zunehmend digitalen und immer abstrakteren Leben, wandern wir umher wie körperlose Köpfe auf Stöcken. Kein Wunder, dass sich das moderne Leben so zusammenhanglos und deprimierend anfühlen kann.

Doch das ändert sich neuerdings.

Die junge Disziplin des Embodiment beginnt, genau zu untersuchen, wie verflochten unser Fühlen und Denken wirklich sind und wie auch unser Fühlen und unser Genesen miteinander zusammenhängen. Der Psychiater Bessel van der Kolk, der an der Boston University und der Harvard University lehrte, war einer der Pioniere bei der Verknüpfung von Physiologie und Psychologie. In seinem Buch *Verkörperte Schrecken* erklärt er, dass Traumata eine »körperliche Signatur« haben, die freigelegt werden muss, wenn wir gesunden sollen.

Lisa Feldman Barrett, Psychologin an der Harvard Medical School und Autorin des Buchs *How Emotions Are Made. The Secret Life of the Brain*, entthront einen Großteil der Neuropsychologie mit ihrer Theorie der konstruierten Emotion. Darin legt sie dar, dass unter den bewussten Emotionen die Interozeption angesiedelt ist, die Wahrnehmung der eigenen inneren Zustände, aus der das Gehirn abzuleiten versucht, was als Nächstes passieren wird, damit es uns darauf vorbereiten kann. Wenn wir es schaffen, unsere Interozeption zu steuern, so Barrett, können wir auch mehr Verantwortung für unsere Emotionen übernehmen.

Die Arbeit dieser beiden Forscher und Hunderter anderer bestätigt uns, dass es sinnvoll ist, Körper und Gehirn wieder zu verbinden. Von der Atmung über Bewegung und Meditation bis hin zum Biofeedback verfügen wir über immer mehr Möglichkeiten der schonenden Trauma-Entlastung, und keine von ihnen macht es erforderlich, dass wir uns auf eine Couch legen und darüber sprechen.

Jenseits dieser wissenschaftlichen Arbeit gibt es auf dem Gebiet des Embodiments noch merkwürdigere Phänomene. Sie können uns eine Vorstellung davon vermitteln, wie stark wir von unserer Körperlichkeit geprägt sind und wie wir umgekehrt unsere Körperlichkeit prägen können. Statt zu versuchen, unseren Körper zu zähmen oder zu überwinden, wie uns Aristoteles und Augustinus vielleicht angeraten hätten, können wir lernen, ihn vollständig zu bewohnen – und zwar ohne uns dafür zu entschuldigen.

Schmerz, der guttut

Die Natur hat die Menschheit unter die Herrschaft zweier souveräner Gebieter – Leid und Freude – gestellt. Es ist an ihnen allein, aufzuzeigen, was wir tun sollen, wie auch zu bestimmen, was wir tun werden.[12]

Jeremy Bentham

Dies ist eine jener Geschichten aus dem wahren Leben, die zu viele überraschende Wendungen aufweisen, um glaubhaft zu wirken. Sie handelt von einer deutsch-bengalischen Adligen, die Agentin wurde, ihrem konservativen Ehemann und Geheimdienstmitarbeiter, echten Vampiren, Underground-Sexclubs und nicht zuletzt den traumatisierten Ersthelfern von 9/11. Und sie wird uns Einblick in die Macht des Körpers geben, die Wunden unserer Herzen zu heilen.

Die Geschichte begann letztes Jahr, als ich in den Harvard Club in New York eingeladen war, um dort über das Buch *Stealing Fire* zu sprechen, das ich gerade veröffentlicht hatte. Die imposante Steinfassade der 134 Jahre alten Clubs ist ein Monument der Exklusivität, selbst mitten in Manhattan. Es ist ein Hogwarts der Neuen Welt für die Kulturbegeisterten, komplett mit mottenzerfressenen Tierpräparaten, verstaubten Porträts und einem ausgestopften Elefanten im Treppenhaus.

Nach meinem Vortrag wurde ich zum Dinner mit dem Veranstaltungssponsor, einer Harvard-Absolventin namens Nermin Ahmad, einem ehemaligen Navy SEAL und der Witwe eines Sohns von Bernie Madoff eingeladen. Wir tranken Wein, und ein Gespräch kam in Gang. Und natürlich wurde ich irgendwann gefragt, woran ich als Nächstes arbeitete. Ich erklärte in groben Zügen, was es mit Atemarbeit auf sich hatte, und berichtete von dem Forschungsprojekt zu posttraumatischen Belastungsstörungen, an dem das Flow Genom Project in Kooperation mit der Johns Hopkins University arbeitete.

»Ah!«, rief Nermin mit einem verschmitzten Funkeln in den Augen. »Dann muss ich Ihnen unbedingt von der Zeit erzählen, als mein Mann und ich undercover in der Vampir-Community ermittelten.«

Damit war der Smalltalk an dem Abend beendet. Jemand füllte die Gläser nach, und wir lehnten uns zurück.

Nermin arbeitete, wie sie uns erzählte, kurz nach 9/11 für das Heimatschutz-Ministerium, zunächst in Washington, als in den Staaten die große Anthrax-Panik grassierte, dann in New York, wo sie einen zusätzlichen Auftrag als freie Mitarbeiterin annahm: Sie sollte den New Yorker Underground infiltrieren und heimische Terrorzellen aufspüren.

Die erste Zielgruppe? Vampire. Keine kostümierten Möchtegerns, die »True Blood« nachspielten, sondern Leute, die es so realistisch wie nur möglich machten, mit Fleisch und Blut (und richtigen Fangzähnen). »Mein Mann und ich waren fasziniert«, erklärte Nermin. »Was ist diese Vampir-Community? Was ist der Witz dabei? … Ist das wieder so ein Kult? Oder eine Masche, Kindern aus reichem Haus Geld aus der Tasche zu ziehen? Geht es darum, die Kontrolle über Menschen zu erlangen? Stecken politische Absichten dahinter?

Nach unserer Analyse gab es in New York zu der Zeit ungefähr 75 000 selbsterklärte Vampire … Wie sich herausstellte, verkehrten viele von ihnen in Bars und Restaurants, die bis spät in die Nacht geöffnet hatten. Sie boten einen interessanten Anblick. Eben noch hatten sie ein normales Gebiss und schon im nächsten Moment Fangzähne.«

Apropos Fangzähne.

Eine Schlüsselfigur dieser Bewegung war Father Sebastian, »ein Gentleman und Zahnarzt, der als Erfinder versenkbarer Fangzähne für die Vampir-Community viel Geld verdient hatte«. Anscheinend bestand lebhafte Nachfrage. Er verkaufte die begehrten Objekte an Vampire in den Vereinigten Staaten, in Deutschland, Schottland und England.

Doch Kostüme und falsche Zähne waren nicht alles. »Die Vampire tranken wirklich Blutplasma«, betonte Nermin. »Sie feiern jedes Jahr eine ›Wiedergeburt‹, bei der eine Vampir-Göttin in einer Badewanne voller Plasma untertaucht und jeder von dem Plasma in der Wanne trinkt. Wir waren nur als Gäste dabei«, stellte sie klar, als sie unsere entgeisterten Gesichter sah.

Fast zwei Jahre lang zogen Nermin und ihr Mann jeden Freitagabend ins Szeneviertel und besuchten schwül-erotische Cabaret-Clubs wie La Nouvelle Justine und Luck Cheng's. Obwohl ursprünglich beauftragt, verdächtige Terrorzellen oder mögliche Satanisten-Sekten zu unterwandern, ließen sich Nermin und ihr Mann von der unverfälschten Menschlichkeit dieser Subkultur beeindrucken.

»Nach zwei Jahren gelangten wir zu der Überzeugung, dass die Vampire für die Gesellschaft keine Bedrohung darstellten«, erklärte Nermin. Ihr Mann erstattete zwar Bericht über sie, stellte aber klar, dass keine Gefahr von ihnen ausgehe. »Tatsächlich haben wir diese Communities richtig liebgewonnen. Sie gehörten zu den freundlichsten, liebenswürdigsten Menschen, die ich je kennenlernte. Ich war wirklich ganz von ihnen eingenommen.«

Zwar konnten auch abenteuerlustige Touristen in diese Clubs spazieren, sich hinsetzen und von den bizarren Nummern anturnen lassen, doch dienen diese Lokale auch als diskrete Treffpunkte für Stammgäste mit ernsteren Anliegen. »Die meisten dieser Restaurants verfügten über Kellerverliese und geheime Tunnels, die sie miteinander verbanden. In der Nähe war auch der Hellfire Club [mit einer Hardcore-BDSM-Szene, früher ›Sado-Maso‹ oder ›SM‹ genannt]«, sagte Nermin. (Das mehrschichtige Akronym BDSM steht für »Bondage and Discipline, Dominance and Submission, Sadism and Masochism«.)

Irgendwann bemerkten sie und ihr Mann verwundert, dass sich das Publikum im Justine und Hellfire Club veränderte. Plötzlich tauchten in erstaunlich großer Zahl Feuerwehrleute und Rettungssanitäter auf, die unlängst die Tragödie der Twin Towers überlebt hatten. Waren bisher Leute gekommen, die von Blut anscheinend gar nicht genug bekommen konnten, waren es jetzt solche, die viel zu viel davon gesehen hatten. Die BDSM-Welt schien ein Bedürfnis zu bedienen, das über Erlebnishunger hinausging.

»Zu der Zeit, als ich unsere Nachforschungen in der Vampir-Community auslaufen ließ, stellten wir fest, dass eine wachsende Zahl von Ersthelfern offensichtlich das Überlebensschuld-Syndrom hatte«, sagte Nermin. »Professionelle Dominas, die bereit waren, mit ihnen zu arbeiten, wurden gebeten, ihnen ›konzertierte Schläge‹, wie ich es nannte, zu verabreichen. Dabei wird nicht geschlagen, bis der Geschlagene schreit. Er wird auf eine Weise geschlagen, die es ihm ermöglicht, seine Psyche zu entlasten.

Es ist eine Begegnung mit dem elementaren Ich. Und es gilt nicht als sadistisch, sondern als heilsam. Ich wurde neugierig. Erzählten die nur Scheiß? War das Ganze nur eine extreme Form von Sadismus, oder konnte es tatsächlich irgendwie nützlich sein?«

Nermin fragte einige dieser New Yorker Feuerwehrleute, was sie dazu trieb, diese intensive Erfahrung zu suchen. »Viele Ersthelfer litten unter Überlebensschuld, und ausgepeitscht zu werden verschaffte ihnen tatsächlich Erleichterung«, sagte sie. »Sie hatten sich das Recht verdient, glücklich zu sein und wieder zu leben.«

Nermin, die nie einen Unfall mit vielen Verletzten oder eine BDSM-Session miterlebt hatte, bemühte sich, diese Leute zu verstehen. Ihr Mann, im Zweiten Weltkrieg als Soldat in Europa, habe nachempfinden können, was sie durchgemacht hätten, sagte sie. »Er begriff, dass das, was sie da machten, weder schlecht noch verkehrt war. Es war eine Möglichkeit, mit ihrer posttraumatischen Belastungsstörung fertigzuwerden. In sich gehen, um die Schuldgefühle zu überwinden … *Wenn du allein nicht damit fertigwirst, gibt es hier ein besseres Mittel dagegen* [Hervorhebung hinzugefügt].«

Das Schlimmste an der Überlebensschuld, so sagte er zu seiner Frau, sei, dass man immer wieder über die Augenblicke nachdenke, in denen man etwas anderes hätte tun können. »Du hast gesehen, wie deine Freunde getötet wurden oder starben, und du fragst dich, ob du ihr Leben hättest retten können. Und du brauchst die Bestätigung, dass du ein Recht hast zu leben, obwohl sie tot sind. An einem sicheren Ort weinen, mehr brauchen die meisten von ihnen nicht.«

Da ich mich mit Peitschen, Leder und Kellerverliesen wenig auskannte, hatten BDSM-Praktiken für mich immer etwas Erotisches, fast Reißerisches gehabt. Doch davon konnte hier nicht die Rede sein. »Sex war dabei nie im Spiel«, erklärte Nermin. »Erstens ist expliziter Sex, orgastische Erleichterung für Frau oder Mann, in New York überall, wo Alkohol ausgeschenkt wird, gesetzlich verboten. Und zweitens wurden diese Männer von den Schlägen nicht erregt. Sie waren nackt, deshalb konnte man es sehen.«

Was also ging da vor? Wie war es möglich, dass das bewusste Zufügen weiterer Schmerzen eine so tiefgehende Heilungserfahrung herbeiführte und über traumatisches Leid hinweghalf? Es war mehr als bloße Sühne oder Bestrafung des Überlebenden. Und es war genau das Gegenteil der meisten Formen von Traumabearbeitung –

die sich normalerweise große Mühe geben, schmerzliche Gefühle auf dem Weg zur Heilung zu verringern, statt zu intensivieren.

Wenn es stimmte, was diese trauernden Ersthelfer sagten, dann ermöglichte BDSM »die Begegnung mit dem elementaren Ich« eine »seelische Befreiung«. Aber wie kam die zustande?

Ein Jahrzehnt nach den Vorgängen im New Yorker Underground führten Wissenschaftler von der Universität Tilburg in den Niederlanden empirische Studien durch, die Nermins Aussagen bestätigten. Die Forscher befragten tausend BDSM-Praktizierende, um festzustellen, ob sie psychisch gesünder oder ungesünder waren als der Bevölkerungsdurchschnitt. Die gängige Annahme war, dass Menschen mit einer Vorliebe für solche Communitys und Praktiken irgendwelche Störungen hätten und Zwangshandlungen wiederholten, die auf eine traumatische Erfahrung zurückgingen. Noch 2014 konnte einem Elternteil in einem Scheidungsverfahren das Sorgerecht für die eigenen Kinder verweigert werden, wenn herauskam, dass es BDSM praktizierte.

Die Tilburger Studie förderte einige interessante Resultate zutage. Gemessen an den Big Five (einem in der Psychologie beliebten Eigenschaftsmodell mit den Persönlichkeitsmerkmalen Offenheit, Gewissenhaftigkeit, Extraversion, Verträglichkeit und Neurotizismus), waren praktizierende BDSMler, wie die Forscher herausfanden, weniger neurotisch, offener für neue Erfahrungen, gewissenhafter und extravertierter als die Vergleichsgruppe. Außerdem reagierten sie weniger empfindlich auf Zurückweisung und berichteten von einem höheren Grad an Wohlbefinden. Nur in puncto Verträglichkeit (Rücksichtnahme, Empathie) fielen die Probanden gegenüber der Vergleichsgruppe ab.

Aber irgendwie schien die Erfahrung mit gezieltem Schmerz und freiwilligem Kontrollverzicht einen gesundheitsfördernden Effekt auf ihr seelisches Gleichgewicht zu haben. Die BDSMler waren keine gebrochenen Menschen – was immer sie taten, sie waren gesünder als der Durchschnitt.

Ein anderer Wissenschaftler, der Sozialpsychologe Brad Sagarin, wollte über die subjektiven Berichte der Beteiligten hinausgehen und die neurobiologische Seite dieser andersartigen Erfahrung untersuchen. Zunächst bestätigte Sagarin, was praktizierende BDSMler bereits wussten, nämlich dass gezieltes Schmerzzufügen in Verbindung mit dem Abtreten physischer und emotionaler Kontrolle zuverlässig zu einer Bewusstseinsveränderung führt. Für viele war dies das Hauptmotiv für die Ausübung dieser Praktik. »In den Beschreibungen, die wir erhalten, ist von einer Art träumerischem, wohltuendem Gefühl des Schwebens die Rede«, sagte Sagarin. »Die Menschen können nicht mehr zwischen sich und ihrem Partner unterscheiden, zwischen sich und der Welt … ihre exekutive Funktionsfähigkeit ist vorübergehend eingeschränkt, und einer der angenehmen Nebeneffekte davon ist der veränderte Zustand, in dem sich die Menschen wiederfinden.«

Sagarin vermutet, dass eine zeitweise Hypofrontalität, bei der die Aktivität im dorsolateralen Präfrontalkortex nachlässt (und damit auch die exekutive Funktion des bewussten Ichs), ein entscheidender Faktor bei der Erfahrung ist, die jene New Yorker Ersthelfer suchten. »Wenn dieses Hirnareal herunterreguliert wird«, sagte Sagarin der Zeitschrift *The Atlantic*, »können wir nicht mehr zwischen uns und der Welt unterscheiden.« Das ist die anatomische Erklärung – die komplexesten Teile unseres Gehirns machen dicht, und wir erleben es als Entlastung von quälenden Gedanken und Erinnerungen.

Doch es gibt auch einen chemischen Aspekt, der mit hereinspielt – eine Flutung mit Noradrenalin, Cortisol, Endorphinen, Dopamin und Anandamid. Dies, so Sagarin, decke sich weitgehend »mit den euphorischen und dissoziativen Erfahrungen von Langstreckenläufern, Bergsteigern, Meditierenden und Individuen unter Hypnose«.

Während die Ersthelfer in den Verliesen also Erleichterung suchten, streben alle vom Ultramarathon-Läufer über den CrossFitter (der ein mörderisches Training absolviert) bis zum Vipassana-Meditierenden (der sich einer quälenden neuntägigen Meditation im Sitzen unterzieht) nach demselben Effekt. »Mangelnde Durchblutung und fehlende neuronale Signale sind der Grund, warum sich Marathonläufer und BDSM-Anhänger in einem veränderten Bewusstseinszustand befinden«, sagt Sagarin, »einem Zustand, der gewöhnlich als ›träumerisch und genussvoll‹ beschrieben wird.«

Dass Schmerzen dazu benutzt werden, den mentalen Zustand zu verändern, ist in vielen religiösen Traditionen umfassend dokumentiert. Die Sonnentanz-Zeremonie der Lakota, ein qualvoller Initiationsritus, bei dem die Tänzer fasten und an Körper-Piercings aufgehängt werden, bis diese aus der Haut reißen, ist ein bekanntes, wenn auch verklärtes Beispiel. Der Film »Ein Mann, den sie Pferd nannten« von 1970 konfrontierte das öffentliche Bewusstsein mit dieser geheimnisvollen Praktik – in der Hauptrolle Richard Harris, der auch den König Artus in »Camelot« und Professor Albus Dumbledore in zwei »Harry-Potter«-Filmen spielte.

Vergleichbare Praktiken gibt es auf der ganzen Welt. Die Odin-Priester in Skandinavien erduldeten schreckliche Qualen in Nachahmung ihres Gottes, der sich neun Tage und neun Nächte am eigenen Speer an den Weltenbaum gehängt hatte. Die Anhänger des Mithraskults pflegten ein geheimes Mannbarkeitsritual, bei dem Trance, Geißelung, Schlafentzug und andere klassische Techniken zur Herbeiführung mentaler Zustände zur Anwendung kamen. Beim Geißelfest der Spartaner wurden Jungen vor dem Altar der Diana öffentlich bis aufs Blut ausgepeitscht (und die Familienehre verlangte, dass sie die Hiebe klaglos ertrugen).

Bis zum heutigen Tag spielen die Penitentes im Norden New Mexicos alljährlich die Passion des Jesus von Nazareth nach – schultern schwere Holzkreuze, tragen Dornenkronen und lassen sich mit salzwassergetränkten Peitschen geißeln. Einigen Auserwählten wird sogar die Ehre zuteil, am Karfreitag an Kreuze gefesselt, also symbolisch gekreuzigt zu werden.

Zwischen Entbehrungen, Schmerzen und Qualen und dem Heilen besteht eine uralte Beziehung, die auf den ersten Blick paradox anmutet. Lange bevor die New Yorker Feuerwehrleute in Underground-Clubs Erleichterung fanden, benutzten Gläubige solche Techniken gezielt dazu, um das, was sie körperlich fühlten, von dem abzukoppeln, was sie emotional erlebten.

Soweit wir wissen, ist der Mensch als einziges Tier so gepolt. Nur für ihn kann Schmerz ein Genuss sein. Scharfe Speisen, Achterbahnfahrten und Horrorfilme sind, oberflächlich betrachtet, kein Vergnügen. Perverserweise lieben wir sie gerade deshalb umso mehr. Wissenschaftler haben vergeblich versucht, Ratten scharfe Paprikaschoten schmackhaft zu machen. Tieren kann antrainiert werden, sich selbst zu verletzen, um eine Belohnung zu bekommen, aber nur mit einer positiven Verstärkung wie Futter. »Grundsätzlich meidet ein Tier alles, was es als negativ erlebt hat«, erklärt Paul Rozin von der University of Pennsylvania. »Würde ein Tier mit der Achterbahn fahren, würde es Angst bekommen und es nie wieder tun.«

Wir sind im Tierreich offenbar die Einzigen, die entdeckt haben, dass man Schmerz mit Lustempfinden und sogar mit Heilung kurzschließen kann.

Neben der neurophysiologischen Seite haben diese Erfahrungen noch eine weitere Gemeinsamkeit: Praktisch alle diese Communitys – von den Underground-Vampiren über die Sonnentänzer bis zu den Penitentes – wurden von den größeren Gesellschaften um sie herum missverstanden, gefürchtet und unterdrückt. Die seltsame Macht dieser Bräuche beunruhigte jene, die das Monopol auf schmerzhafte Bestrafung oder den direkten Zugang zu Spiritualität (oder beides) für sich behalten wollten.

Im 14. Jahrhundert verdammte die katholische Kirche eine Bruderschaft von Flagellanten in Spanien und Italien als Sekte. Die Brüder hatten die kirchliche Aufforderung, »ein Christus ähnliches Leben zu führen«, offenbar stärker beherzigt, als genehm war. Die US-Regierung verbot in den 1890er-Jahren die Ausübung des Sonnentanzes, da sie fürchtete, er könnte eine spirituelle Erweckungsbewegung anstoßen und einen Aufstand auslösen. Der einzige Grund, warum ich über die 9/11-Ersthelfer in New York berichten konnte, war, dass ihre Community im Krieg gegen den Terror von bezahlten Informanten infiltriert wurde.

Und es gibt noch etwas, was diese Praktiken und die Gemeinschaften, die sie ausüben, miteinander verbindet. Wir haben zwar keinen Einfluss darauf, wie viel Schmerz uns in diesem Leben erwartet, doch wenn wir beschließen, ihm bewusst und mit Absicht zu begegnen, kann er den Schlüssel zur Heilung bergen.

Am eindringlichsten kommt die Macht transformativen Leidens vielleicht im Tonglen zum Ausdruck, einer Praktik im tibetischen Buddhismus. In den meisten kontemplativen Disziplinen versucht das Subjekt entweder, positive Gefühle wie Ausgeglichenheit oder Anteilnahme zu entwickeln, oder es sucht Stille und Leere. Doch beim Tonglen praktiziert man genau das Gegenteil: Man verbindet sich gedanklich mit dem eigenen Leid und mit dem Leid der ganzen Welt.

Man visualisiert den eigenen Schmerz und Kummer als schwarzen, klebrigen Teer oder Rauch und stellt sich vor, wie man ihn mit dem Einatmen in den eigenen Körper aufnimmt. Dann, beim Ausatmen, verwandelt man ihn in weißes Licht und Liebe. Sobald man den eigenen Schmerz umzuwandeln vermag, erweitert man den Fokus auf Freunde und Angehörige, dann auf seine Gemeinde und sein Land und schließlich auf die ganze Welt. Man lernt buchstäblich, unser kollektives Leiden als Ausgangsstoff zu betrachten, um Liebe zu tanken.

Nach dem Welterfolg ihres Romans *Die Farbe Lila* erlebte Alice Walker den Tod ihrer Mutter. Es war ein zehrender Kampf gegen die Lyme-Borreliose und ein schwerer Rückschlag für ihre schonungslose Darstellung häuslicher Gewalt in den afroamerikanischen Südstaaten. In ihrer Leidenszeit freundete sie sich mit der buddhistischen Nonne und Schriftstellerin Pema Chödrön an. »Die Praxis des Tonglen besteht darin, das Leid der Menschen in sich aufzunehmen und alles Positive, das man hat, hinauszusenden«, sagte Walker. »Das hat mir durch diese schwere Zeit geholfen. Nach meiner Erfahrung ist Leid immerwährend, es wird immer gelitten … Früher dachte ich, das hätte keinen Sinn, aber jetzt glaube ich, dass es einen hat.«

Chödrön, mit persönlichem Kummer sehr vertraut, antwortete: »Wir können ebendiesen Augenblick nehmen und umdrehen. Genau das, was uns hart werden lässt und unser Leiden verstärkt, kann uns besänftigen und uns zu anständigeren und freundlicheren Menschen machen. Das erfordert viel Mut.«

Wir können also weiterkommen, ob wir es nun wie die Ersthelfer machen, die psychischen Schmerz umwandeln, indem sie körperlichen Schmerz kultivieren, wie die Sonnentänzer oder die Penitentes, die durch Qualen die Verbindung zum Göttlichen suchen, oder wie Walker und Chödrön, die über unser aller Leid meditieren, um ihrem persönlichen Kummer einen Sinn zu geben. Dadurch, dass wir unser Leiden annehmen, leiden wir am Ende paradoxerweise weniger.

Oder wie Walker es ausdrückt: »Mein Herz ist so oft gebrochen worden, dass es jetzt einfach weit aufklappt wie ein Koffer.«

Glück kommt von innen

Vor ein paar Jahren schrieb Jordan Peterson, Progressivenschreck und Schutzpatron der Alt-Right-Bewegung, ein Selbsthilfebuch mit dem Titel *12 Rules for Life*. Darin erzählte er von Hummern, Serotonin und der Notwendigkeit, sich durchzusetzen, da man sonst von denen beherrscht werde, die es tun. Schwächliche Hummer, so behauptete Peterson, litten unter einem Serotonin-Mangel, wenn ihnen in den Arsch getreten worden sei. Dies mache sie noch unterwürfiger, was noch mehr Arschtritte zur Folge habe. Die Lösung für unsere geknechteten Vettern aus dem Krustentierreich (und für Petersons männliche Anhänger von zwanzig aufwärts) sei es, den Kampf gegen die Welt aufzunehmen.

»Schau zur Inspiration auf den siegreichen Hummer mit seinen 350 Millionen Jahren an praktischer Weisheit«, ermunterte Peterson.

»Steh aufrecht, nimm deine Schultern zurück.« Das Hummer-Meme blieb hängen, tauchte in Social-Media-Posts auf und prangte auf Autoaufklebern und T-Shirts für die ihm ergebenen Fans. Meeresbiologen erschauderten ob seiner Vereinnahmung der Krustentiere und wiesen darauf hin, dass unsere letzten gemeinsamen Vorfahren Seewürmer gewesen seien und dass Serotonin seit damals ganz unterschiedlichen Einfluss auf tierisches Verhalten genommen habe.

Petersons Vergleich mag einer wissenschaftlichen Prüfung nicht standhalten, doch es war keineswegs verkehrt von ihm, den Meeresboden nach Antworten auf Fragen abzusuchen, die die menschliche Existenz betreffen. Nur schaute er unter den falschen Steinen nach. Und er war zweihundert Millionen Jahre zu spät dran.

Schwämme gehören zu den primitivsten und ältesten wirbellosen Tieren und tauchen erstmals in fossilführenden Gesteinen auf, die über 550 Millionen Jahre alt sind. Unlängst bestätigten Biologen, dass sie Rezeptoren für eine wenig bekannte Gruppe von Neurotransmittern namens »endogene Cannabinoide« besitzen. Rezeptoren für diese Signalmoleküle wurden auch bei allen komplexeren Wirbeltieren gefunden. Sie sind allgegenwärtig und von zentraler Bedeutung für das Nervensystem praktisch aller Lebewesen auf der Erde (und im Meer). Doch wir wüssten bis heute nichts über das Endocannabinoid-System des Schwammes oder seine zentrale Rolle für Gesundheit und Wohlbefinden des Menschen, wenn der kiffende Sohn eines berühmten US-Senators nicht gewesen wäre.

Aber der Reihe nach.

Im Jahr 1964 bemerkte Raphael Mechoulam, Biochemiker an der Hebräischen Universität Jerusalem, eine seltsame Lücke in der Geschichte der medizinischen Forschung. 1805 hatte der preußische Apotheker Friedrich Sertürner aus Opium Morphin isoliert. 1859 hatte eine anderer Deutscher, Albert Niemann, aus Kokablättern das Alkaloid Kokain isoliert. Die Entdeckung dieser beiden Verbindungen führte zu bedeutenden Fortschritten in unserem Verständnis des Endorphin- und Dopaminsystems, das unser Schmerz- und Lustempfinden reguliert.

Doch wie Mechoulam auffiel, kannte niemand die chemische Zusammensetzung eines der verbreitetsten und ältesten Arzneimittel der Welt – Cannabis. Angekokelte Hanfsamen tauchen in europäischen Höhlen der Jungsteinzeit auf, und Archäologen haben unlängst bestätigt, dass die Pflanze ursprünglich aus dem Hochland von Tibet stammt und 28 Millionen Jahre alt ist. Durch einen botanischen Zufall produziert dieses robuste Kraut Verbindungen, die zu den ältesten Teilen unseres Gehirns passen wie ein Schlüssel zum Schloss. Aus diesem Grund haben wir es sorgfältig gezüchtet und in alle Welt getragen. Oder wie Michael es ausdrückt: »Cannabis erfreut unser Gemüt, damit es unsere Füße benutzen kann.« Trotz der weltweiten Verbreitung der Pflanze und ihrer jahrhundertelangen Nutzung war sie ein weißer Fleck in der Forschung.

Doch 1964 wusste Mechoulam nicht einmal, wie er anfangen sollte. Cannabis war in Jerusalem schwer zu bekommen. Daher wandte sich Mechoulam an einen alten Armeekameraden, der inzwischen hochrangiger Polizeibeamter war. Der beschaffte ihm heimlich 5 Kilogramm beschlagnahmtes Haschisch – in schuhförmige 200-Gramm-Platten portioniert und mit dem Logo »Istanbul« versehen.

Mechoulam brachte es in sein Labor und isolierte unter Verwendung einer neuen Methode die Kernbestandteile. Er fand zwei: Tetrahydrocannabinol und Cannabidiol. Heute bekannter unter den Kürzeln THC und CBD. Ermutigt durch seine Ergebnisse beantragte er Fördergelder für seine Forschung.

Ohne Erfolg.

Der Direktor der pharmakologischen Abteilung der U.S. National Institutes of Health (NIH) erteilte ihm eine Abfuhr mit der Begründung: »Cannabis ist kein amerikanisches Problem. Es wird in Mexiko konsumiert und von ein paar Jazzmusikern in den USA, aber das ist auch schon alles.« Der Direktor empfahl Mechoulam, erst wieder um Fördergelder zu ersuchen, wenn er sich auf ein passenderes Forschungsfeld verlegt habe.

Mechoulam war verständlicherweise enttäuscht, doch dann kam ihm das Glück zu Hilfe. Kein Jahr später rief ihn derselbe NIH-Beamte, der seinen Antrag abgelehnt hatte, von jenseits des Atlantiks an, in dringender Sache. Ein prominenter US-Senator hatte seinen Sohn beim Haschischrauchen erwischt. Das war noch vor Nancy Reagans Anti-Drogen-Kampagne – bei der ein in der Pfanne brutzelndes Ei ein Gehirn auf Drogen versinnbildlichen sollte –, aber lange nach dem Anti-Cannabis-Film »Reefer Madness«. Der Politiker suchte den Rat des einzigen Wissenschaftlers auf der Welt, welcher der allgemeinen Hysterie möglicherweise mit einer wissenschaftlich fundierten Meinung begegnen konnte.

Tags darauf nahm der NIH-Beamte einen Direktflug von Washington nach Israel und traf sich zu einem vertraulichen Gespräch mit Mechoulam. 48 Stunden später war er wieder in den Staaten und schmuggelte 10 Gramm – fast die gesamte Weltproduktion – chemisch reines THC durch die Flughafenkontrolle. Die amerikanischen Zöllner konnten ihn nicht verhaften, denn sie hatten keine Ahnung, was sie gefunden hatten.

Seit jenem Tag im Jahr 1965 fördert die amerikanische Gesundheitsbehörde Mechoulams Labor diskret finanziell. Bis heute. Israel wurde zum führenden Zentrum der Cannabis-Forschung, und Mechoulam selbst veröffentlichte vier Bücher, verfasste über vierhundert wissenschaftliche Artikel und erwirkte 25 Patente.

Sein Team fand schließlich, was es suchte – das komplexe System in unserem Gehirn, das Cannabinoide verarbeitet. Ende der 1980er-Jahre isolierte es auch die Neurochemikalie, die sie »imitiert« – Anandamid (so benannt nach dem Sanskrit-Wort für »Glück«). Doch von einem »Glücksmolekül« zu sprechen würde zu kurz greifen.

»Endocannabinoid-System (ECS)« lautet der Name für dieses ganze physiologische Netzwerk. Es ist das größte Signalisierungssystem im Körper und spielt eine zentrale Rolle bei der Regulierung von Blutzucker, Hormonen, Schmerz, Herzfrequenz, Verdauung, Stoffwechsel und Knochenwachstum. Es schützt vor Entzündungen und dient als Kommunikationssystem zwischen dem Gehirn und allen lebenswichtigen Organen. Außerdem ist es offenbar wichtig für die gesunde Entwicklung, fördert das Saugen des Babys wie auch die Bindung zwischen Mutter und Kind und ermöglicht die Befreiung von schmerzlichen Erinnerungen. Es hilft sogar gegen Schädel-Hirn-Traumata.

Bei einer Studie mit Soldaten, die Hirnverletzungen nach stumpfer Gewalteinwirkung erlitten, fanden Forscher 1998 Folgendes heraus: Wenn es den Ärzten gelang, innerhalb von vier Stunden nach dem Unfall Cannabinoide in den Blutkreislauf einzubringen, konnten sie die »Glutamat-Schwemme«, die das Gehirn nach der Verletzung auslöst, entscheidend eindämmen. Dieser Überschuss an freigesetztem Glutamat ist die Ursache für Sprachstörungen, Zittern und kognitive Verwirrung und kann, wenn unbehandelt, zu bleibenden Schäden führen. Das ECS entschärft die Notfallreaktion des Gehirns, indem es die Glutamat-Eingreiftruppe zum Rückzug blasen lässt.

Aber diese Endocannabinoide bewirken noch etwas Interessanteres. Dr. Esther Shohami, führende Spezialistin für Cannabinoide und Schädel-Hirn-Traumata, fand heraus, dass Endocannabinoide »Stammzellen dazu anregen, sich zu Gehirnzellen zu entwickeln, und zur Genesung beitragen«. Bis vor einem Jahrzehnt glaubten die meisten Neurologen, Stammzellen seien nur während der pränatalen Entwicklung aktiv. Shohamis Arbeit hingegen zeigt, dass sie lebenslang Heilung und Wachstum unterstützen. Sie warten nur auf ein Signal vom ECS, um wieder in Aktion zu treten.

Die Tragweite dieser Forschungsergebnisse ist nicht unbemerkt geblieben. 2003 patentierte die US-Regierung Cannabinoide als Neuroprotektiva und Antioxidanzien. Gleichwohl blieb Cannabis eine Droge der »Schedule-I«-Liste und weiterhin dadurch gekennzeichnet, dass es »keinen therapeutischen Wert« besitze. Die Regierung unternahm also aufwendige Schritte, um die direkte therapeutische Anwendung einer Substanz zu patentieren, die offiziell gar nicht dafür taugte.

Richard Friedman, Psychopharmakologe an der Cornell University, bekräftigte, dass das ECS auch unsere Psyche und nicht nur unseren Körper heilt. Bei jedem von uns strömt Anandamid durch die

Systeme, doch bei einigen sorgt eine genetische Variante dafür, dass weniger von dem Enzym produziert wird, das es deaktiviert. Wie ein natürlich vorkommendes Beruhigungsmittel, das die Serotonin-Wiederaufnahme hemme, so Friedman, führe diese Mutation dazu, »dass mehr von diesen Anandamid-Glücksmolekülen das Gehirn fluten«.

Und wenn das geschieht, so stellte das Cornell-Team fest, erfahren Menschen mit dieser Mutation »Veränderungen in den neuronalen Schaltkreisen, die für Furcht- und Angstreaktionen zuständig sind. Insbesondere zeigen sie eine größere Konnektivität zwischen dem präfrontalen Kortex, dem Kontrollzentrum für Handlungssteuerung, und der Amygdala, der bei der Angstverarbeitung eine wichtige Rolle zukommt ... Eine stärkere Konnektivität zwischen diesen beiden Hirnarealen steht in der Regel für geringere Ängste und stärkere emotionale Kontrolle.« Mit anderen Worten: Diese Menschen waren glücklicher und weniger ängstlich. Außerdem war ihre Suchtanfälligkeit für Cannabis und Opioide um 50 Prozent geringer.

Da mehr Glücksmoleküle durch ihre Gehirne strömten, verspürten sie offenbar ein geringeres Bedürfnis, dem Körper von außen Drogen zuzuführen. Das ist wichtig. Es ist zwar verlockend, aus all diesen positiven Befunden über das ECS vorschnelle Schlüsse zu ziehen und Cannabis als eine Art Wundermittel zu empfehlen, doch die Dinge liegen selten so einfach. »Das Problem ist«, erklärt Friedman, »dass Cannabis das Cannabinoid-System des Gehirns überschwemmt und überwältigt. Zudem gibt es Hinweise darauf, dass chronischer Genuss nicht nur Angstzustände lindert, sondern auch Lernfähigkeit und Gedächtnis beeinträchtigt.« Der Unterschied zwischen Heilmittel und Gift liegt, wie schon der Renaissance-Arzt und -Alchemist Paracelsus wusste, allein in der Dosis.

Während die Israelis die schützende und heilende Rolle von Cannabinoiden bei Hirnverletzungen und physischen Traumata untersuchten und dabei Pionierarbeit leisteten, fand das Cornell-Team heraus, dass sie auch bei psychischen Traumata von Nutzen sind. »Die Resultate waren eindeutig ... *Menschen mit der Cannabinoid-*

Mutation zeigten eine bessere Angst-Extinktion – das heißt, sie lernten besser, Ängste zu überwinden [Hervorhebung hinzugefügt].«

Wer unter einer posttraumatischen Belastungsstörung leidet, kann das nicht. Feuerwerksgeknatter am 4. Juli kann bei Kriegsveteranen die Erinnerung an die Explosion einer am Straßenrand deponierten Bombe auslösen. Opfer von sexueller Gewalt spüren in einem überfüllten Club eine Hand auf der Schulter und werden in die Nacht zurückversetzt, in der sie vergewaltigt wurden. Aber unser Endocannabinoid-System kann bei der Überwindung solch quälender Erinnerungen helfen.

»Es lässt uns einen Großteil dessen, was normalerweise unsere Wahrnehmung befrachtet, vorübergehend vergessen«, erklärt Michael Pollan. »Es versetzt unsere Wahrnehmung der Welt in eine Art Unschuldsstand zurück ... Die Cannabinoide schaffen einen Freiraum für unmittelbarere Erfahrungen ... Es gibt ein anderes Wort für solch eine übersteigerte Wahrnehmung ... und das Wort lautet: Staunen.«[13]

Diese Moleküle leben in uns, und sie helfen uns. Das Netzwerk, das sie steuert, spielt bei der Regulierung unseres gesamten Nervensystems eine zentrale Rolle, und doch wissen 90 Prozent der amerikanischen Ärzte nichts von seiner Bedeutung für Gesundheit und Wohlbefinden. Nach Dr. Allyn Howlett, bekannt für ihre Entdeckung eines wichtigen Endocannabinoid-Rezeptors, sind Endocannabinoide »genau das, was sich Adam und Eva nach der Vertreibung aus dem Garten Eden nur wünschen konnten. Ein besseres Mittel, um Eva die Schmerzen der Geburt zu erleichtern oder Adam ein Leben in körperlicher Schwerstarbeit erträglicher zu machen, ist kaum vorstellbar.«

Endocannabinoide lassen uns Schmerzen vergessen und heilen Herz und Verstand. Dadurch helfen sie uns dabei, uns etwas Tieferes und Dauerhafteres in Erinnerung zu rufen. Wir mögen aus dem Paradies vertrieben worden sein, doch an dem einfachen Wunder, am Leben zu sein, können wir alle teilhaben.

Und das ist etwas, was uns die Schwämme vor langer Zeit hätten sagen können.

Der wandernde Nerv

Von einigen Jahren wandten sich die United States Navy SEALS diskret an Dr. Paul Bach-y-Rita, den »Vater der sensorischen Substitution«. Sie brauchten Hilfe für ihre Kampfschwimmer und hatten herausgefunden, dass dieser Neurophysiologe von der University of Wisconsin der richtige Mann für sie war. Seit Jahren forschte Bach-y-Rita für Menschen mit verschiedenen Behinderungen an Möglichkeiten, ihr Gehirn neu zu vernetzen. Brailleschrift und weiße Stöcke für Blinde, so hatte Bach-y-Rita erkannt, waren Low-Tech-Formen der sensorischen Substitution. Mit der Zeit lernen Menschen »sehen«, indem sie die Erhöhungen auf einem Blatt Papier oder das Klopfen eines Stocks übersetzen. Aber warum sich damit zufriedengeben?, dachte er. Wie könnte sensorische Substitution unter Verwendung digitaler Technologie aussehen?

Die SEALs hatten damals freilich ein anderes Problem. Ihre Taucher waren natürlich nicht blind. Sie suchten nach besseren Möglichkeiten der Orientierung, wenn sie sich bei Taucheinsätzen, bei denen Menschenleben auf dem Spiel standen, in einer stockfinsteren Unterwasserwelt bewegten.

Bach-y-Ritas Labor hatte einen elektrischen »Zungenspatel« entwickelt, der Niederspannungsimpulse in den Mund eines blinden Menschen schickt. Die Nervenenden auf unserer Zunge sind so empfindlich wie die an den Fingerspitzen, und Patienten können lernen, sich mithilfe der Signale des Spatels in einer dreidimensionalen Umgebung zu orientieren.

Die SEALs hofften, anhand des elektrischen Kribbelns auf verschiedenen Zungenpartien »sehen« zu lernen. Kribbelte es links im Mund, würden sie nach links schwimmen müssen. Kribbelte es an der Zungenspitze, hieße das, tiefer tauchen. Und hinten auf der Zunge, aufsteigen. Auf diese Weise könnte ein Einsatzleiter, der außerhalb der Gefahrenzone in einem Schlauchboot saß, seine Taucher viel präziser dirigieren. Die Zeit des blinden Vorantastens wäre vorbei.

Dann machten sie bei ihren Versuchen eine unerwartete Entdeckung. Wenn die Taucher nach längeren nächtlichen Tauchgängen an die Oberfläche kamen, waren sie oft verwirrt, litten unter Übelkeit und Schwindel und brauchten eine Weile, ehe sie die Orientierung wiederfanden. Doch ihren Kameraden, die Zungenspatel getragen hatten, ging es blendend. Irgendwie hatte ihnen die elektrische Stimulation geholfen, sich besser auf das sonderbare Gefühl eines blinden Tauchgangs einzustellen.

Ein paar Jahre später hatte ein Kollege Bach-y-Ritas in Madison einen Autounfall, der ihn fast in den Rollstuhl brachte. Intuitiv beschloss er, sich selbst mit Zungenstimulation zu behandeln. Und es klappte. Er konnte die von seinem orthopädischen Chirurgen prognostizierte Genesungszeit halbieren. Doch was Bach-y-Rita an diesen beiden Fällen interessierte, war die Frage nach dem Wie.

Heute, ein Jahrzehnt später, ist diese Technologie in Phase 3 der klinischen Erprobung. Dieselben Neuronen, die es uns ermöglichen, zu schmecken, zu kauen und zu schlucken (und uns unter Wasser zu steuern), wurzeln in Hirnnerven. Die zehn wichtigsten davon können über die Zunge stimuliert werden, auch jene, die Mimik, Nahrungsaufnahme und zahlreiche sensomotorische Funktionen steuern. Außerdem regulieren sie unser autonomes Nervensystem über den Vagusnerv (»den wandernden Nerv«), dessen Verzweigungen bis zum unteren Ende des Rückgrats reichen.

Von der Oberfläche der Zunge führt eine Direktverbindung in den Hirnstamm, der aus drei Teilen besteht – dem Mittelhirn, dem Pons (daher der Name des Geräts) und dem verlängerten Mark (mit dem wohlklingenden lateinischen Namen »Medulla oblongata«), in dem der Vagusnerv wurzelt. Der Hirnstamm ist gewissermaßen der Knotenpunkt unseres Nervensystems. Werden bestimmte Zungenregionen stimuliert, bekommen wir eine direkte Hotline zu Hirnnerven, die den Rest unseres Körpers steuern. Und im Unterschied zu handelsüblichen Headsets zur Gehirnstimulation führt Stimulation über die Zunge direkt zu den Nerven, die sie zu erreichen sucht, ohne von unseren dicken Schädeln abgelenkt zu werden.

Die positiven Effekte dieser Art von translingualer Neurostimulation (TLNS) gehen weit über Rehabilitation hinaus. In den letzten zwanzig Jahren haben zahlreiche Aufsätze gezeigt, dass TLNS unser Gehirn schützt, Beweglichkeit und Balance verbessert und die Vitalität im selben Maße steigert wie gezielte physische Reha oder körperliches Training. Was sie ermöglicht, ist eine »*Bottom-up-Neuromodulation der globalen Hirnfunktion* [Hervorhebung hinzugefügt]«.

Auf meine Frage, was da genau vor sich gehe, antwortete Dr. Ryan D'Arcy, einer der führenden Neurowissenschaftler im Bereich Schädel-Hirn-Traumata und Forschungsleiter bei den PoNS-Tests, mit folgendem Vergleich: »Was da geschieht, kommt fast einem Neustart des Nervensystems gleich ... das ist genauso, wie wenn Ihr Computer streikt, weil Sie ihn zu lange mit zu vielen geöffneten Programmen und Fenstern haben laufen lassen. Manchmal genügt es, wenn Sie ihn einfach ausschalten und dann wieder hochfahren. Selbst wenn wir nur ein paar Nervenstränge wie den des Trigeminus anvisieren, stellen wir fest, dass eine wahre Kaskade ausgelöst wird, *die eine Vielzahl anderer Nervenstränge und Körperfunktionen erfasst* [Hervorhebung hinzugefügt].«

D'Arcy und sein Team beginnen nun, die Auswirkungen von TLNS auf Spitzenleistungen zu untersuchen. »Besonders in Kombination mit Neuromodulation, das heißt der gezielten Stimulation von Nerven«, sagte D'Arcy, »erzielen wir langsam wirklich interessante Resultate.« Anlässlich eines Besuchs in ihrem Labor in Vancoucer durfte ich bei einem ihrer Off-Label-Versuche das Versuchskaninchen spielen.

Wir hatten einen zusätzlichen Tag dafür eingeplant, und D'Arcy, ein ehemaliger Moutainbiker und Skirennläufer, schlug vor, nach Whistler hinaufzufahren und die dortigen Mountainbike-Pisten auszuprobieren. Die Fahrräder sahen aus wie Motorräder ohne Motor. Und die Pisten hatten keine Ähnlichkeit mit denen, die ich kannte. Als wir mit der Seilbahn auf den Berg hinauffuhren, konnte ich sie unter mir sehen: riesige begrünte Trails mit 3 Meter hohen Steilkurven, mächtigen Schanzen und vielen kitzligen Abschnitten.

Sie sahen aus wie schlammige Achterbahnen, nur ohne Wagen. Wir absolvierten zwei Abfahrten zum Aufwärmen, und ich sagte mir immer wieder: »Dein einziges Ziel ist es, heil unten anzukommen.«

Doch als wir oben saßen und uns auf die dritte Fahrt vorbereiteten, sah Ryan mich grinsend an: »Bereit, in den Flow zu gehen?« Er reichte mir das PoNS-Gerät, ließ mich den Spatel in den Mund schieben und drehte den Saft auf. Mir war, als hätte ich eine Handvoll Knallbrause verschluckt. Meine Wangen zogen sich zusammen, meine Zunge klebte am Gaumen, und ich begann zu sabbern wie ein Bernhardiner. Ich senkte den behelmten Kopf und stürzte mich als Erster auf die Strecke.

Nur dass ich diesmal an nichts dachte. Ich lenkte nicht einmal. Ich versuchte nur, den Kurs zu halten, spürte die g-Kräfte und überließ mich der Logik der kurvenreichen Strecke. Unten angekommen drehte ich mich um, um den Rest des Teams abzuklatschen. Doch es war noch keiner da. Bei den ersten Fahrten hatten wir die gesamte Strecke im dichten Pulk zurückgelegt. Diesmal hatte ich irgendwie 100 Meter Vorsprung herausgefahren.

In der Woche danach kamen beim Einschlafen immer wieder die Gefühle in mir hoch, die ich bei der Fahrt empfunden hatte. So wie wir aus dem Schlaf hochschrecken, wenn wir uns einbilden, über eine Bordsteinkante zu stolpern oder in einen Fahrstuhlschacht zu stürzen, so fühlte ich das hypnotische Oszillieren zwischen engen Kurven und schwerelosen Sprüngen. Einen somatischen Katzenjammer dieser Art hatte ich bis dahin nur nach Tiefschneeabfahrten auf Skiern oder extremem Wellenreiten erlebt. Diesmal hatte ich ihn vom Mountainbiken – und einer Neun-Volt-Geraden mitten in meinen Hirnstamm.

Houston, Texas – 1995. Jiro Takashima hatte ein Riesenproblem. Seine Prostata. Sie funktionierte nicht mehr sonderlich gut. Sein Arzt hatte ihm Medikamente dagegen verschrieben, doch er musste trotzdem noch mehrmals in der Nacht zum Pinkeln aufstehen. Schlafstörungen. Einnässen. Nicht lustig.

Sein Arzt stellte ihn vor die Alternative: entweder ein operativer Eingriff (mit dem nicht unerheblichen Risiko einer Nervenschädigung und lebenslanger erektiler Dysfunktion) oder regelmäßige Fingermassage durch eine Pflegekraft. Takashima, ein versierter Maschinenbauingenieur mit mehreren Patenten und auf seine Würde bedacht, sagte sich: »He, wenn ich das selbst machen kann, wäre es mir lieber, ich müsste nicht jede Woche eine Praxis aufsuchen und mir von jemand Fremdes einen Finger in den Hintern stecken lassen.«

Unter Verwendung von Draht und medizinischem Plastisol (einer Modelliermasse aus Kunststoff) begann er mit dem Bau eines anatomisch geformten Prostata-Massagegeräts. In jahrelanger Erprobung entwickelte er ein Produkt und testete es an sich selbst. »Ich habe etwas geschaffen«, begriff er, »das tatsächlich funktioniert.« Er meldete es zum Patent an und verkaufte das Gerät über Kleinanzeigen im hinteren Teil einer Houstoner Zeitung.

Dann begann er, Kunden um Rückmeldungen zu bitten – nichts Aufwendiges, nur Fragebögen. Viele Nutzer berichteten von Erfahrungen wie der Verfasser folgender Zeilen: »Hallo, ich bin 67 Jahre alt und leide unter Prostatavergrößerung. Ich habe schon lange nach so etwas gesucht. Es hat tatsächlich mein Leben verändert.« Die Beschwerden der Patienten besserten sich um 85 bis 90 Prozent.

Zusammen mit den Fragebogen erhielt Takashimas junges Unternehmen Aneros auch Anfragen wie: »Ich weiß nicht, ob das normal ist, aber meine Prostataprobleme sind besser geworden, nur verspüre ich auch so ein Kribbeln.« Manche Männer schrieben: »Das Gerät hat mein Leben verändert. Ich bekomme so etwas wie weibliche Orgasmen, *multiple* Orgasmen.« Einige Patienten sprachen von euphorischen Gefühlen, andere gar von spirituellen Erfahrungen. Berichte über den »Super-O«, wie Nutzer ihn nannten, rissen nicht ab.

Die Bewegung wuchs, und bald zählte das Forum über 100 000 registrierte Mitglieder. Hatte Takashimas Kundschaft ursprünglich nur aus alten Männern bestanden, die an einer Prostatavergrößerung litten, so umfasste das Aneros-Forum jetzt alle Altersgruppen. Bis heute verkaufte die Firma 1,5 Millionen Massagegeräte. Aus der medizinischen Hilfe gegen ein peinliches Leiden entwickelte sich eine Bewegung für Männer, die ihre Sinnlichkeit und Körperlichkeit wiedergewannen.

Je mehr ich nachforschte und in den Foren las, desto neugieriger wurde ich. War es wirklich möglich, mithilfe eines merkwürdig gekrümmten Utensils, das dort geparkt wird, wo die Sonne nie hinscheint, die Gipfel psychosexueller Bewusstheit zu erklimmen? Der Super-O ist offenbar nicht das einzige Resultat der Prostatastimulation. Es geschieht noch etwas anderes. »Die Dehnung des Rektums … führt dazu, dass der Vagusnerv gereizt wird«, schreibt der Gastroenterologe Anish Sheth aus Princeton. »Das kann ein Gefühl tiefster Entspannung hervorrufen.« Blutdruck und Herzfrequenz sinken, außerdem stellen sich Gänsehaut und Hochgefühle ein.

»Der Vagusnerv ist zuständig für die Regulierung von Organfunktionen wie Verdauung, Herzschlag und Atemfrequenz«, schreibt die Psychiaterin Sigrid Breit von der Universität Bern in der Zeitschrift *Frontiers in Psychiatry*, »wie auch für vasomotorische Aktivität und bestimmte Reflexhandlungen wie Husten, Niesen, Schlucken und Erbrechen.«

Man muss sich das klarmachen. Würgen, sich erbrechen, niesen, kacken und einen Orgasmus haben – all diese Konvulsionen unseres Körpers, die wir mit der rohesten, unverhüllten, ja bemitleidenswerten Seite unseres Ichs gleichsetzen, können uns gelassener und euphorischer machen. Diese breite Palette von Reaktionen wird durch den Vagusnerv ausgelöst, der vom Hirnstamm aus unser Rückgrat hinuntermäandert.

Dieser Effekt ist keine reine Männersache. Wie Forschungen zeigten, können Frauen, die Rückenmarksverletzungen erlitten, ihre Erregungsschaltkreise neu »verdrahten« und lernen, durch den Vagusnerv, der von Uterus, Gebärmutterhals und Vagina zum Lustzentrum des Gehirns verläuft, Orgasmen zu bekommen. »Für manche mag es sich anfühlen wie eine religiöse Erfahrung«, sagt Sheth, »für andere wie ein Orgasmus – und für einige wenige Glückliche wie beides.«

Der rote Faden, dem wir in diesem Kapitel gefolgt sind, hat mit Schmerz zu tun und damit, wie wir ihn heilen können. Er hat uns zu den tiefsten Strukturen unseres Nervensystems geführt, insbesondere zum Hirnstamm und seiner Fähigkeit, einen »globalen Neustart des Nervensystems« einzuleiten, wie es der Neurowissenschaftler Ryan D'Arcy ausdrückte. Ferner zu Raphael Mechoulams Entdeckung des Endocannabinoid-Systems, das zahlreiche körperliche Prozesse reguliert, und zu dem vom Gehirn bis in den Magen-Darm-Trakt reichenden Vagusnerv, der Jiro Takashimas Erfindung zum Erfolg verhalf. Und er taucht sogar in der Vernetzung von Lust und Schmerz auf, die Nermin Ahmad bei den New Yorker Ersthelfern feststellte.

Wenn wir uns unserer Kleider entledigen und sogar unsere Arme und Beine abhacken, sind wir wenig mehr als präfrontale Kortexe, die über das Rückenmark mit erogenen Zonen verbunden sind. Noch unverblümter ausgedrückt: Wir sind Würmer mit Mündern, Genitalien und Arschlöchern. Das menschliche Erleben ist trotz aller Abstraktion, Komplexität und Selbstbewusstheit auf der biologischen Ebene von irritierender Einfachheit. Und wie dieser alte lineare Schaltkreis funktioniert, vermittelt wirkliche Einsichten, wie wir uns fühlen und wie wir gesunden.

Ernest Becker, für sein Buch *The Denial of Death* mit dem Pulitzer-Preis ausgezeichnet, stellt den höchsten Ahnungen unseres spirituellen Ichs die unausweichlichen Prozesse unseres tierischen Ichs gegenüber. »Das hehre Wunder des menschlichen Gesichts zu gestalten, das *Mysterium tremendum* … dies alles zu tun, und es dann mit einem Anus zu kombinieren, der scheißt! Das ist zu viel. Die Natur verspottet uns, und Dichter leben unter Qualen.«

Doch während Becker über die menschliche Existenz ins Schwärmen gerät, entgeht ihm eine vielleicht noch tiefere neurobiologische Wahrheit. Vom Hirnstamm bis runter in den Unterleib sind wir auf Ganzheit und sogar auf Transzendenz programmiert.

Wenn wir nach »dem hehren Wunder, dem *Mysterium tremendum*« suchen, nach dem sich Becker gesehnt hat, dann finden wir es in den primitivsten Zuckungen unseres Nervensystems. Wir mögen noch so sehr um den heißen Brei herumreden oder versuchen, unsere zentrale Körperlichkeit zu unterdrücken, sie ist ein wesentlicher und unvermeidlicher Teil der menschlichen Erfahrung. Unser tierisches Ich steht keineswegs im Widerspruch zu unserem engelhaften Ich. Unser tierisches Ich ist unsere Himmelsleiter.

Trotz seiner brillanten Erkenntnisse über viele Aspekte der menschlichen Existenz irrte Becker in diesem einen Punkt: Die Natur verspottet uns nicht. Sie öffnet uns.

7

Musik

Es gibt zehn Stufen des Gebets. Über allen steht das Lied.

Hasidisches Sprichwort

Das Stampfen, das die Welt hörte

Samstag, 13. Juli 1985. Wembley-Stadion, London. Bob Geldof hatte ein Riesenproblem. Er versuchte, ein Benefizkonzert über die Bühne zu bringen, das bis dahin größte der Geschichte. Anlass war eine Hungerkatastrophe in Äthiopien. Das Konzert sollte in 150 Ländern ausgestrahlt werden und Spendengelder in Millionenhöhe einbringen. Doch nichts lief wie geplant. Paul McCartneys Mikrofon streikte in den ersten zwei Minuten des Beatles-Klassikers »Let It Be«. U2 überzog und musste auf ihre Hymne »Pride (In the Name of Love)« verzichten. Bei The Who brannten Sicherungen durch. Led Zeppelin – erstmals seit dem Tod ihres durchgeknallten Drummers John Bonham wieder auf der Bühne vereint – waren betrunken und klangen verstimmt.

Und mit jeder Panne und jedem Wackler geriet der Spendenfluss mehr ins Stocken. Das Geld, das für Äthiopien benötigt wurde, blieb aus. Die Telefone standen still.

Dann kam eine Band auf die Bühne, die in letzter Minute zugesagt hatte. Queen. Auch für sie standen die Vorzeichen nicht gut. Freddie Mercury, der sprunghafte, aber charismatische Bandleader, hatte sich unlängst eine Auszeit von der Band genommen und führte ein wildes Leben mit Drogenexzessen. Außerdem war bei ihm gerade Aids diagnostiziert worden, was in jenen Tagen einem Todesurteil gleichkam. Die Zukunft der Band stand auf der Kippe.

Doch in den folgenden 21 Minuten spielte das alles keine Rolle.

Um 18.41 Uhr Londoner Zeit trat die Band auf. »Ich erinnere mich an einen gewaltigen Adrenalinschub, als ich auf die Bühne kam, und ein Wahnsinnsgebrüll der Menge«, berichtete »Queen«-Gitarrist Brian May. »Freddie war unsere Geheimwaffe. Er konnte mühelos jeden in diesem Stadion erreichen, und ich glaube, das war wirklich sein Abend.«

Mercury schmetterte laut: »Aye-oh!«, was eigentlich mehr wie ein Jodler klang, und das Publikum sang es nach – erstaunlich richtig. Das erinnerte an jene Szene in »Unheimliche Begegnung der dritten Art«, in der eine Menschenmenge am Fuß eines Hügels im Chor immer wieder dieselbe Melodie singt. Gänsehaut rund um die Welt.

Dann begannen sie mit »We Will Rock You«.

Bum, bum, tschack. Bum, bum, tschack. Bum, bum, tschack. Das Intro, das bis zum heutigen Tag Kids und Großeltern bei Football-Spielen und Schwimmwettkämpfen von den Stühlen reißt. Der Rhythmus, der Menschen bewegt.

Am Ende dieses Songs standen nahezu 80 000 Briten im Stadion und Milliarden in aller Welt, stampften und klatschten zum Beat der Queen. *40 Prozent der Weltbevölkerung* hörten zu, bewegten sich, tanzten und sangen – gemeinsam. Eine Umfrage der Musikindustrie 2005 ergab, dass »es das größte Rockkonzert aller Zeiten war«. Am Ende des Abends war das Spendenrinnsal zu einer Flut angeschwollen. Fast 150 Millionen Dollar kamen zusammen. Zumindest an diesem Tag schwangen Queen das Zepter.

Ein so simpler Beat. *Bum, bum, tschack.* Und so naheliegend. »Er gehört zu den Dingen«, überlegt May, »von denen die Leute glauben, dass sie schon immer da waren!« Aber er wäre beinahe gar nicht zustande gekommen.

Die ursprüngliche Aufnahme von »We Will Rock You« aus dem Jahr 1977 war schneller und bezog das Publikum noch nicht ein. Erst an einem besonders krawalligen Konzertabend in Birmingham erkannten May und Mercury, dass da etwas Ungewöhnliches vor sich ging. »Die Leute sangen bei allem mit, was wir spielten«, erinnert sich May. »Und ich sagte: ›Ganz klar, wir können nicht länger dagegen ankämpfen. Wir müssen es in unsere Show einbauen.‹«

Doch was May und Mercury wie eine neue Art der Interaktion vorkam, war in Wirklichkeit uralt – so alt wie Musik und universal. »Fast überall auf der Welt und fast die gesamte Menschheitsgeschichte hindurch war Musikmachen etwas so Natürliches wie Atmen und Gehen, und jeder machte mit«, erklärt Daniel Levitin, Professor für Neurowissenschaften an der McGill University und Autor von *This Is Your Brain on Music*. »Konzertsäle, die der Darbietung von Musik gewidmet waren, gibt es noch gar nicht so lange, sie entstanden erst in den letzten Jahrhunderten.«

Nach dem Auftritt in Birmingham wachte May morgens auf und hatte das *Bum, bum, tschack* im Kopf. »Ich habe mir überlegt: Was können wir einem Publikum bieten, was können die Leute machen, wenn sie da unten stehen?«, erzählte er Terry Gross vom Radiosender NPR. »Sie können stampfen, und sie können klatschen, und sie können auch singen. Für mich war das eins. Es war ein Ausdruck von Stärke.«

»Erst in den letzten rund hundert Jahren ist die Beziehung zwischen musikalischem Klang und menschlicher Bewegung schwächer geworden«, sagt John Blacking, Anthropologe und Autor von *How Musical Is Man?*. »Die Körperlichkeit von Musik, die Untrennbarkeit von Bewegung und Klang, kennzeichnet Musik quer durch alle Kulturen und Zeiten.«

Deswegen war Mays Idee, den Zuhörern eine der simpelsten verfügbaren Rhythmen anzubieten, den sie mit den einfachsten, verfügbaren Mitteln – ihren Händen und Füßen – umsetzen konnten, so genial. Es funktionierte. Beim ersten Mal. Jedes Mal. Bei jedem Publikum.

»Unsere Kultur, wie auch unsere Sprache selbst«, erklärt Levitin, »unterscheidet zwischen einer Gruppe von fachkundigen Künstlern, den Ella Fitzgeralds, Paul McCartneys [und Freddie Mercurys] und dem Rest von uns. Der Rest von uns bezahlt Geld, damit er den Experten zuhören und sich von ihnen unterhalten lassen kann.« Und nicht wenig. »Die Amerikaner geben für Musik mehr Geld aus als für Sex und verschreibungspflichtige Medikamente zusammen.«

Doch Queen erkannten intuitiv, dass die Menschen noch mehr geben würden, um Teil der Show zu sein. Der wechselseitige Prozess, den sie in Birmingham zum ersten Mal erlebten, war alles andere als neu – er war eine Rückkehr zu dem, was Musik immer gewesen war.

Nach dem Konzert in Birmingham ging die Band in ein Tonstudio, eine alte, umfunktionierte Kirche. Sie stapelten Bretter, die dort herumlagen, übereinander und stampften darauf herum, um das Klatschen einer großen Menge zu simulieren. Es klang stark, doch May, der Physik studiert hatte, bevor er Gitarrengott wurde, wollte mehr.

»Wenn wir die einzelnen Spuren aufnahmen, legten wir ein Delay mit einer bestimmten Verzögerung drüber«, erklärte er. »Und die Laufzeiten waren lauter Primzahlen. Die Delays wurden nicht aufeinander abgestimmt. Deshalb ist da überhaupt kein Echo drauf, nur das Klatschgeräusch, das sich in Stereo ausbreitet, aber irgendwie auch aus der Ferne auf dich zukommt, sodass du das Gefühl hast, mitten in einer großen Menge von Menschen zu stehen, die stampfen und klatschen.«

Und mit diesem Aufnahmetrick eines Physikfreaks schufen Queen etwas Magisches – sie imitierten die zeitlose Erfahrung, »mitten in einer großen Menge von Menschen zu stehen, die stampfen und klatschen«. Als sie später beim Live-Aid-Konzert auf die Bühne gingen, kannte jeder Zuhörer seinen Part bereits auswendig.

Das Gefühl der Verbundenheit, das Rhythmus und Gesang erzeugen können, ist nach Meinung von Musikethnologen sogar noch älter als die Sprache selbst. »Musikinstrumente gehören zu den ältesten von Menschen geschaffenen Artefakten, die wir gefunden haben, und tauchen in der Geschichte unserer Spezies vor dem Ackerbau auf«, schreibt Levitin. »*Wir können, vorsichtig ausgedrückt, sagen, dass es keinen handfesten Beweis dafür gibt, dass die Sprache der Musik vorausging* [Hervorhebung hinzugefügt]. Tatsächlich lassen die objektiven Beweise eher das Gegenteil vermuten. Musik ist ohne Zweifel älter als die fünfzigtausend Jahre alte Knochenflöte, denn Flöten waren wahrscheinlich nicht die ersten Instrumente.«

Denken wir darüber nach. In den meisten Kulturgeschichten gilt die Sprache neben der Werkzeugherstellung und dem Feuermachen als entscheidender Faktor bei unserem Entwicklungssprung vom haarigen Affen zum Menschen. Jahrmillionenlang hätten die Menschen wie die Tiere gelebt, schrieb der Physiker Stephen Hawking. Dann sei etwas passiert, was die Kraft unserer Vorstellung entfesselte: Wir lernten, zu sprechen und zuzuhören. Sprache habe den Austausch von Gedanken ermöglicht und die Menschen befähigt, zusammenzuarbeiten und das Unmögliche zu schaffen.

Aber wenn Levitin recht hat, lernten wir das Sprechen und Zuhören noch früher. Möglicherweise verständigten wir uns mit der Urkraft von Rhythmus, Melodie und Stimme, vernetzt und aufeinander abgestimmt, als wir noch grunzten, mit dem Finger zeigten und noch längst nicht die komplexe Syntax entwickelt hatten, die wir heute mit einer formalen Sprache verbinden.

»Menschen sind soziale Tiere«, erklärt Levitin, »und Musik könnte in der Vergangenheit dazu gedient haben, Gemeinschaftsgefühl und Zusammenhalt zu fördern, aber auch eine Übung für andere soziale Verhaltensweisen wie Turn-taking (Sprecherwechsel, Redeübernahme) gewesen sein. Das Singen am Lagerfeuer könnte ein Mittel gewesen sein, sich wach zu halten, Raubtiere abzuschrecken und soziale Koordination und Kooperation in der Gruppe zu entwickeln. Menschen brauchen soziale Anbindungen, damit die Gesellschaft funktioniert, und Musik ist eine.«

Robin Dunbar, Professor für evolutionäre Psychologie an der Universität Oxford, glaubt, dass die Menschen, als sie vor ein paar hunderttausend Jahren anfingen, Musik zu machen, zu tanzen und zu singen, dies nicht nur taten, um sich miteinander zu verbinden, sondern auch um sich zu entrücken. Wenn das synchronisierte Atmen, Singen, Trommeln und Tanzen einen Höhepunkt erreicht habe, seien die Individuen wahrscheinlich in einen Trancezustand verfallen.

In seinem Buch *Human Evolution* beschreibt Dunbar eine der ältesten bis heute existierenden Kulturen und wie sie mithilfe der Musik den sozialen Zusammenhalt stärkt. »Bei den San-Buschmännern im südlichen Afrika«, schreibt Dunbar, »finden Trancetänze vor allem dann statt, wenn Beziehungen innerhalb der erweiterten Gemeinschaft aus den Fugen geraten, weil Leute miteinander streiten. Ein Trancetanz stellt das Gleichgewicht wieder her, fast so, als lösche er die unguten Erinnerungen an die Ungerechtigkeiten und Kränkungen aus, die das Verhältnis vergiftet haben.«

Sehen wir darin eine Art archaisches Groove- und Versöhnungskomitee. Es wird vergeben und vergessen. Ganz ohne Redestab oder Therapeuten. Oder wie Alice Walker es im Titel einer ihrer Gedichtsammlungen ausdrückt: *Hard Times Call for Furious Dancing* (»Schwierige Zeiten verlangen nach wildem Tanzen«). In diesen Zeiten der Überempfindlichkeit, der Mikrotraumata und des permanenten Kulturkriegs sollten wir diesen Rat beherzigen.

Wenn sich besorgte Eltern in den Fünfziger- und Sechzigerjahren über den »verderblichen Einfluss« der Rockmusik auf ihre Kinder entrüsteten, wenn sie Klage darüber führten, dass Elvis, die Beatlemania und Woodstock den Untergang der Zivilisation einläuteten, dann hatten sie etwas falsch verstanden. »Sex, Drugs and Rock 'n' Roll« waren nicht das Ende der Zivilisation, sie waren ihr Anfang. Seit zigtausend Jahren dienen sie als Grundpfeiler der Kultur, stärken den Zusammenhalt der Gruppe, verbessern unsere Kommunikationsfähigkeit und verschaffen uns Eindrücke des Erhabenen. Ohne sie würden wir vielleicht noch grunzend und mit dem Finger zeigend in Höhlen hocken.

Bum, bum, tschack. Bum, bum, tschack.

Alt. Ursprünglich. Tiefgründig.

Beim Live-Aid-Konzert stand die Welt 21 Minuten lang vereint gegen Not und Leid, indem sie tat, was in ihrer Natur liegt. Sie feierte. Wenn Musik wirklich der Liebe Nahrung ist, dann sollten wir sie lauter aufdrehen.

An ihren Beats sollt ihr sie erkennen

Sie haben vermutlich noch nie *von* Will Henshall gehört. Doch die Wahrscheinlichkeit ist groß, dass Sie *ihn* gehört haben. Dass er ihre Schritte beschwingt, wenn Sie durch einen großen Baumarkt schlendern. Dass Sie mit den Fingern trommeln, wenn Sie über eine Landstraße fahren.

In den Neunzigerjahren Gründungsmitglied der englischen Popgruppe Londonbeat, hat Henshall für seine Label Warner Music über sechshundert Musiktitel geschrieben. Die Soundtracks für die ersten »Harry-Potter«- und »Herr-der-Ringe«-Filmen wurden ebenso mit seiner Technik produziert wie Alben von U2, Eric Clapton und Phil Collins.

»Als Komponist«, sagt Henshall, »habe ich frühzeitig erkannt, dass ich eine intuitive Fähigkeit besaß, das aus einer Melodie herauszukitzeln, was sie eingängig macht. Songs sind wie kleine Eselsbrücken, und wenn sie zu Ohrwürmern werden und ins Kollektivbewusstsein eingehen, werden sie in die Infrastruktur unserer Gesellschaft eingewoben.«

Levitin, der Neurowissenschaftler von der McGill University, erklärt, wie genau das geschieht: »Wenn wir ein Musikstück lieben, erinnert es uns an andere Musik, die wir gehört haben, und es aktiviert Erinnerungsspuren emotionaler Zeiten in unserem Leben. Beim Hören von Musik gibt es eine vorzügliche Orchestrierung von Hirnarealen, die sowohl die ältesten wie auch die neuesten Teile des menschlichen Gehirns einbezieht … Dazu gehört eine präzise Choreografie neurochemischer Freisetzungen … und emotionaler Belohnungssysteme.«

Henshalls Talent für die Stimulierung dieser emotionalen Belohnungssysteme trug Früchte. »Ich bin dankbar dafür, dass ich ein paar Breakout-Hits hatte«, sagt er. »Einige von meinen Songs waren die meistgespielten im Radio weltweit.«

1992 wurde er bei den BMI Awards als Songwriter des Jahres ausgezeichnet und saß als Ehrengast mit Paul McCartney an einem Tisch. Über den Tischgenossen begeisterter als über den Preis, fragte er den Meister-Songschreiber der Beatles: »Und wie schreiben Sie Ihre Songs, Paul?« Und der antwortete: »Ich weiß auch nicht. Ich kann da rübergucken und einfach bloß abwarten.«

Die Awards-Show weckte Henshalls Interesse an dem Verhältnis zwischen Kunst – dem intuitiven Teil des Prozesses, den McCartney so prägnant auf den Punkt gebracht hatte – und Wissenschaft. Die Analyse von Kreativität bestimmte die zweite Hälfte seines Berufslebens.

Levitin bestätigt Henshalls Vermutung, dass an der Musik mehr dran war, als McCartney hatte durchblicken lassen. »Beim Hören, Aufführen und Komponieren von Musik werden fast alle Hirnareale aktiviert, die wir bislang identifiziert haben … Ebenso involviert ist ein Netzwerk aus Regionen – das mesolimbische System –, das mit Erregung, Lustempfindungen, der Übermittlung von Opioiden und der Produktion von Dopamin in Verbindung gebracht wird.«

Der Neurowissenschaftler Oliver Sacks führt diesen Gedanken weiter aus: »Unser Gehör, unsere Nervensysteme sind nämlich ausgezeichnet auf Musik eingestellt. Allerdings wissen wir noch nicht, inwieweit das an den besonderen Merkmalen der Musik selbst liegt … ihren komplexen, in die Zeit eingebetteten Klangmustern … ihren eindringlichen Rhythmen und Wiederholungen … und inwieweit an dem ungeheuer komplexen, vielschichtigen neuronalen Schaltkreis, der der musikalischen Wahrnehmung und Wiedergabe zugrunde liegt.«

Aber Henshall wollte es wissen. Und er beschränkte seine Nachforschungen nicht auf Zwölftakter-Blues und Rock 'n' Roll. Seine Neugier führte ihn auch in die boomende Welt der elektronischen

Musik. Hier wurde er fündig zwischen DJs und ihren Mischpulten: »Wirklich gute DJs kennen auch das neurologische Element von Musik«, erklärt Henshall. »Sie regeln den Bassanteil auf der Tanzfläche. Sie steuern das Tempo in Echtzeit. Sie sehen den Leuten beim Tanzen zu und steuern in Echtzeit den neurowissenschaftlichen Teil ihres Gehirns.«

»Toningenieure und Musiker haben gelernt, mit speziellen Effekten zu arbeiten«, stimmt Neurowissenschaftler Levitin zu, »die unsere Gehirne reizen, indem sie neuronale Schaltkreise nutzen, die wir entwickelt haben, um wichtige Merkmale unserer akustischen Umgebung wahrnehmen zu können.«

»Ich hatte ein Aha-Erlebnis«, fuhr Henshall fort, »als ich mir [DJ-Superstar] Paul Oakenfold ein paarmal live ansah und dabei nur darauf achtete, was er machte. Ich hab mich gefragt: ›Was ist das für ein Tempo?‹ Techno-Trance. Moment mal. Ich habe doch so ein Tempodingens auf dem Handy. Ich sehe nach: ›128 BPM [*beats per minute*, Schläge pro Minute]. Nur leicht drüber.‹ Und dann macht der DJ einen großen Drop. Alle 2 Minuten gibt es einen kleinen Drop, bei dem er Bass rausnimmt, und die Spannung bei den Leuten steigt. Alle 2 Minuten macht er das, fährt den Bass runter, und der Dopamin-Stoß kommt, wenn er den Bass wieder hochfährt.

Aber etwa alle 20 Minuten macht der DJ was Großes, und er bringt dich dazu, dass du darauf wartest. Wenn er den Bass runterfährt, macht er den Track etwas schneller. Wenn er ihn wieder hochfährt, ist er bei 132 Schlägen pro Minute. Das machte er den ganzen Abend: Er ändert ständig das Entrainment, um die Leute in einem fokussierten Zustand zu halten.

Misst man die Zeitintervalle zwischen den Peaks des musikalischen Pulses, kommt man auf 8,2 Hertz. Und wenn man sich mit Gehirn-Entrainment etwas auskennt … mit 8 bis 14 Hertz kannst du jemanden in einen Alpha-Wellen-Zustand versetzen, und das ist ein fokussierter Zustand, ein Trance-Zustand [und häufig auch ein meditativer Zustand, ein Flow-Zustand und irgendein anderer außergewöhnlicher Peak-Zustand].

Das war der Moment, wo ich dachte: ›Wow. Diese Leute nutzen intuitiv bewährte, wiederholbare Wissenschaft.‹ Und dann machte ich mir eine Liste der fünfzig erfolgreichsten Trance-Techno-Tracks. Welches Tempo hatten sie? 128 BPM. Einer wie der andere.«

So wie Brian May beim Aufnehmen der Queen-Hymne mit Primzahlverhältnissen operierte, so hatte Henshall eine mathematische Struktur entdeckt, die sich gewissermaßen unter der Tanzfläche verbarg. Trance-DJs hatten intuitiv das *sonic driving* angewendet, eine Methode, die seit Jahrtausenden benutzt wird, um den Zustand von Hominiden zu verändern, und die in Verbindung mit Hightech-Soundsystemen und grellen Lightshows sogar noch besser funktioniert.

Ob ein paar dutzend Neandertaler am Lagerfeuer gemeinsam auf Tierhauttrommeln schlagen, ein paar tausend Gläubige in einer Kathedrale wie Notre-Dame ehrfürchtig einer mächtigen Pfeifenorgel lauschen oder ein paar hunderttausend Raver bei EDM-Festivals zusammenkommen – wir haben immer das Gemeinsame und Transzendente gesucht, das Musik vermittelt. Dazu Costas Karageorghis, Psychologe von der Londoner Brunel University: »Betrachten Sie Musik als eine Art legale, leistungssteigernde Droge.«

Die heutigen DJs waren nicht die Ersten, und sie werden mit Sicherheit nicht die Letzten sein, aber sie gehören zu den besten akustischen Chemikern, die der Planet je gesehen hat.

Jehovas Lieblings-Chor

Nach meinem zweiten Collegejahr jobbte ich den Sommer über als Bademeister. Jeden Morgen um Punkt 10.00 Uhr musste ich, egal, wie verkatert, den Hochsitz am Strand erklimmen, die große Rettungsboje auf dem Rücken und die bescheuerten roten Shorts um die Hüften. Es war die große Zeit von »Baywatch«, und David Hasselhoff und Pamela Anderson waren in aller Munde und auf allen Bildschirmen präsent. Bis zum heutigen Tag reagiere ich allergisch auf rote Kleidung.

Knapp einen Monat nach Sommerbeginn war ich hin- und hergerissen zwischen Liebe und Pflichtgefühl. Im letzten Semester hatte ich Julie kennengelernt, und seitdem verbrachten wir jede Minute zusammen. Nun aber wollte sie mit ein paar Freundinnen in einem alten rostigen VW-Bus einen Road-Trip nach Westen unternehmen. Wir schmiedeten einen Plan: Am Tag vor ihrer Abreise spielte in Washington eine Band, die wir beide noch nie live gesehen hatten – Grateful Dead. Wir vereinbarten, uns am Eingang zum Stadion zu treffen und uns das Konzert zusammen anzusehen.

Ich tischte meinem Teamleiter eine Lüge auf, von wegen ich müsste zu einer Hochzeit in der Familie und mir deshalb zwei Tage freinehmen. Dann tat ich etwas, was ich nur ungern zugebe. Ich nahm für Julie ein Mixtape auf und packte ihr ein Care-Paket, das heißt, ich stopfte Sachen in meinen Bademeisterrucksack, von denen ich annahm, sie könnte sie auf der Reise gebrauchen. Einen Poncho. Kaugummis. Beef Jerky. Malbücher. Ein paar Postkarten, falls sie unterwegs ein Mitteilungsdrang überkam (noch gab es weder Handys noch E-Mail).

Am Morgen vor dem Konzert fuhr ich mit meinem Zimmergenossen von der Küste nach Washington. Wir stellten den Wagen auf dem Parkplatz am RFK Stadium ab. Über Nacht war eine bunte Fangemeinde in die Stadt eingefallen und hatte sich explosionsartig vermehrt. Ein süßes Mädchen in einem Patchwork-Kleid à la Holly Hobbie kam auf uns zu und fragte nett: »Wollte ihr einen Humboldt-Triangle probieren?« – »Klar«, antworteten wir, »warum nicht?« (Humboldt County im nordkalifornischen Emerald Triangle gilt als Hochburg des Cannabisanbaus.) Wir begannen, an dem merkwürdig grünlichen, dreizackigen Brownie zu knabbern. Er schmeckte, als wäre er aus ranziger Butter und Grasschnitt gebacken.

Aber ich hatte noch was vor: Ich wollte mich mit Julie am Eingang treffen. Ich begann, außen um das Stadion herumzulaufen, und bekam einen Schreck: Das RFK Stadium war rund wie ein altes, römisches Kolosseum. Ungefähr alle hundert Meter führte ein Bogentor ins Innere. Es gab nicht *einen* Haupteingang, sondern sieben.

Drinnen rockte schon die Musik, und ich konnte die Menge brüllen hören. Ich suchte weiter, aber nach einer Stunde gab ich auf. Niedergeschlagen ging ich hinein. Ich fühlte mich komisch und leicht benommen. Dieser Humboldt-Keks hatte es in sich. Holly Hobbie hatte uns ganz schön was verpasst.

Ich schlappte zu meinem Platz hoch oben auf der Tribüne. Dann blickte ich in die Runde. Zigtausende tanzten auf ihren Sitzen im Takt der Musik, drängten sich unten im Stadion, sangen jedes Stück mit.

Ich fühlte mich nicht gut. Die Musik klang schwerfällig, schräg. Ständig geriet sie für einen Moment ins Stocken und ging dann wieder in undifferenziertes Geklimper über. Ich überlegte mir, zu gehen und im Wagen meines Kumpels zu schlafen, bis das Konzert vorbei war.

Dann spielte der dicke Grauhaarige an der Lead-Gitarre ein Riff. Eine Hammond-Orgel B3 stieg drauf ein, zwei Schlagzeuger legten mit einem geradlinigen Rock-'n'-Roll-Rhythmus los. Auf einmal passte alles. Die Beleuchtung auf der Bühne ging an, die Lautstärke schnellte in die Höhe, und plötzlich saßen wir alle auf einem Güterzug, der ungebremst und führerlos dahinraste.

»Going down the road feeling bad«, sang Jerry Garcia mit seiner weltverdrossenen Stimme.

Don't wanna be treated this a way,
Going where the climate suits my clothes.
Don't wanna be treated this a way,
Going where the water tastes like wine.
I don't wanna be treated this a way.

Und irgendwann mittendrin, mitten in diesem ersten Konzert meines Lebens, hörte ich, Opfer eines mir untergejubelten Haschischkekses und wegen des verpassten Treffens mit meiner Freundin leicht neben der Spur, wie jemand neben mir vor reiner, unbändiger Freude schrie und johlte.

Das klang so roh, dass es Walt Whitman möglicherweise als »barbarisches Gebrüll« bezeichnet hätte. Es erschreckte mich, und ich sah mich um, um festzustellen, wer es gewesen sein könnte.

Aber die beiden Plätze neben mir waren leer. Der Brüller war ich selbst. Ich selbst war die Straße runtergegangen und hatte mich schlecht gefühlt. Und ich selbst war es, der auf gar keinen Fall so behandelt werden wollte. Und wer wollte nicht dahin gehen, wo das Wasser wie Wein schmeckt und das Klima zu den eigenen Kleidern passt? Ich konnte nicht anders, ich musste meine Freude darüber hinausbrüllen. Die Hauptfigur in dem Stück war ich. Aber nicht nur ich. Jeder dort. Vereinzelt in unserer Verzweiflung, vereint in unserer Auflehnung.

Anderen mag die Vorstellung, dass ein junger Mann bei einem Rockkonzert jubelt, nicht ungewöhnlich vorgekommen. Doch für mich, einen verklemmten jungen Engländer, aufgewachsen in einer Soldatenfamilie, war dieser Gefühlsausbruch eine *Offenbarung*.

Mein Leben lang war das etwas gewesen, was »man einfach nicht tut«. Oder wie John Cleese von Monty Python einmal sagte: »Das Hauptziel im Leben eines Engländers ist es, sicher bis ins Grab zu kommen, ohne auf dem Weg dahin allzu großen Peinlichkeiten ausgesetzt gewesen zu sein.« Und ein spontanes, völlig ironiefreies Freudengebrüll – na ja, das war möglicherweise oberpeinlich. Aber dort, mit benebeltem Hirn und traurigem Herzen, hatte ich einen Weg gefunden, weg von all der Unterdrückung, hin zu etwas, das sich lebendig und gut anfühlte.

Ein paar Jahre zuvor hatte der Mythologe Joseph Campbell im Palace of Fine Arts in San Francisco an einer Diskussionsrunde der University of California, Berkeley, teilgenommen. Das Thema des Abends lautete »Ritual und Entrückung, von Dionysos bis zu den Grateful Dead«. Die Band liebte Campbells Buch *Der Heros in tausend Gestalten,* und erst kürzlich hatte der Wissenschaftler seine Aversion gegen Popkultur überwunden und eines ihrer Konzerte besucht.

»Rockmusik ist mir nie sonderlich interessant erschienen«, gab Campbell offen zu. »Sie ist sehr einfach, und der Rhythmus ist immer derselbe. Doch wenn man sieht, wie ein Saal voller junger Leute fünf Stunden lang mit dem Rhythmus dieser Jungs [der Grateful Dead] mitgeht … Das Erste, was mir dabei in den Sinn kam, waren natürlich die dionysischen Feste.

Das ist mehr als Musik. Es setzt etwas frei, hier drin, im Herzen. Und was es freisetzt, ist Lebensenergie. Es ist Dionysos, der aus diesen jungen Leuten spricht.«

Campbell, stets vergleichender Mythologe, sah auch Parallelen zu anderen Zusammenkünften. »Drüben in New York haben wir eine große russische Kathedrale. Am russischen Osterfest geht man um Mitternacht dorthin und hört sich das Lied *Kristos anesti* an. Christus ist auferstanden! Christus ist auferstanden! Das ist fast so gut wie ein Rockkonzert. Es ist dieselbe Art von Lebensgefühl.«

Habe man die tieferen Strukturen dieses Rituals von Tod und Wiedergeburt, dieser kollektiven Freisetzung von Lebensfreude einmal erkannt, so Campbell, könne man sie überall entdecken. »Als ich in Mexico City in der Basilika der Jungfrau von Guadalupe war, erlebte ich es wieder. Im Tempel des Jagannath – das bedeutet ›Herr der Welt‹ – im indischen Puri genau dasselbe. Es spielt keine Rolle, wie der Gott heißt oder ob vorn eine Rockgruppe oder ein Geistlicher steht. Irgendwie schlägt es jene Saite an, die besagt, dass die Einheit Gottes in euch allen ist, das ist eine großartige Sache und fegt alles andere beiseite.«

Campbell hatte es auf den Punkt gebracht und erklärt, in was ich da im RFK Stadium geraten war. In ein modernes, dionysisches Ritual, das »etwas im Herzen freisetzt … Lebensenergie … die Erkenntnis von Einheit«. Und auch wenn viele Wissenschaftler Campbells plakativen Universalismus seitdem kritisiert haben, lag er mit der Entdeckung, dass die postmodernen Bacchanalien der Grateful Dead etwas Zeitloses hatten, goldrichtig.

Das Konzert endete, und das Stadionflutlicht ging an. Dann trieben uns die Ordner zu den Ausgängen. Aber diesmal schwamm ich nicht in einem Strom von Freaks und Außenseitern, sondern in einem Meer des Glaubens. Ich fühlte mich nicht mehr wie ein Fremder in einem sehr fremden Land, ich fühlte mich zu Hause unter Schwestern und Brüdern. Am nächsten Morgen war es verblasst, doch es war ein neues und nicht unwillkommenes Gefühl.

Es war das, was Quäker ein *gathered meeting* genannt hätten, eine Versammlung von Seelen, die im Geist verbunden sind. Was Joseph Campbell als »modernes Dionysos-Ritual« bezeichnete. Was andere »Kirche« nennen könnten. Nicht das Gebäude mit dem Turm. Den Raum mit den Menschen darin.

Entweder das, oder der Humboldt-Triangle hatte mir einen Streich gespielt.

Deswegen liefen Kids von zu Hause weg und schlossen sich dem Wanderzirkus an, der die Band auf ihrer Tour begleitete. Das war es, was Zyniker nicht verstehen konnten, die sich rauschende Kassetten anhörten und die Musik dann als Murks abtaten. Das Ganze war gar keine Rock-'n'-Roll-Show. Es war eine elektrokinetische Liturgie. Nur dass der Hohepriester anstelle eines Bischofsstabs eine elektrische Gitarre hielt. An jenem Tag in Washington war ich in eine als Konzert getarnte gnostische Initiationszeremonie geraten.

Ich musste bis Ende des Sommers warten, ehe ich Julie endlich mein Care-Paket überreichen konnte. Sie gab mir einen mit einem Gummiband zusammengehaltenen Stapel Postkarten vom Grand Canyon, der Big-Sur-Küste und den Mammutbäumen im Sequoia-Nationalpark. Obwohl wir uns bei dem Konzert verpasst hatten, sind wir noch immer zusammen.

In jenem Herbst besuchte ich an einem Wochenende meine Eltern und hörte mir auf der Stereoanlage ein Konzert der Grateful Dead an. Als die Band »Going Down the Road Feeling Bad« spielte, lief mein Dad durchs Wohnzimmer und fing an mitzusingen. Er steuerte sogar ein paar Textvarianten bei.

»He, woher kennst du den Song?«, fragte ich ihn. Schließlich war das *meine* Musik, *ich* hatte sie entdeckt. Sie war ein Stück Gegenkultur, nur etwas für »Eingeweihte«.

»›Going Down the Road?‹«, fragte er. »Das ist ein altes Stück von Woody Guthrie und Pete Seeger. Sie nannten es ›Lonesome Road Blues‹. Warte mal kurz.« Er holte sein altes Mahagoni-Banjo, schraubte an den Stimmwirbeln herum und gab dann eine Fingerpicking-Version zum Besten.

Wie sich herausstellte, hatte mein Dad in den frühen Sechzigerjahren zwischen Einsätzen als Testpilot auf Flugzeugträgern in der Londoner Folkszene verkehrt. Das Banjo, auf dem er mir vorspielte, hatte er von Peggy Seeger, Pete Seegers kleiner Schwester, bekommen. (Es liegt neben mir, während ich diese Zeilen schreibe, doch leider kann ich nur halb so gut spielen.)

Mein Dad stand auf, stöberte eine Weile in seiner verstaubten Schallplattensammlung und zog dann ein Album mit dem Titel »Old and in the Way« hervor. Auf dem Cover prangte ein Cartoon einer Jug-Band – aber dort, mittendrin auf einem Hocker, saß ein bärtiger Typ mit einem Banjo. Seine Haare waren schwarz, nicht grau. Und er war nicht so füllig wie der psychedelische Nikolaus, den ich im RFK Stadium gesehen hatte. Doch es war eindeutig er – Jerry Garcia.

Mitte der Siebzigerjahre hatte sich Garcia mit dem Mandolinen-Virtuosen Dave Grisman und Geiger-Legende Vassar Clements zusammengetan und dieses Album aufgenommen. Es ist immer noch die meistverkaufte Bluegrass-Platte aller Zeiten und bei Gospel-, Bluegrass- und Country-Fans ebenso beliebt wie bei Deadheads (wie die Fans von Grateful Dead oft genannt werden). Meine ganze Kindheit hindurch hatte es in unserem Bücherregal gestanden und nur darauf gewartet, dass ich die Teile des Puzzles zusammensetzte.

Arcana Americana

Als ich damit begann, stellte ich fest, dass diese Puzzleteile auf ganz Amerika verstreut waren, von Neuschottland bis zu den Appalachen, von Kalifornien bis in den afroamerikanischen Süden, bevor sie an den seltsamsten Orten wieder auftauchten – wie zum Beispiel als Vollmond-Tribal-Tänze zu »polyethnischer Cajun-Slamgrass-Musik« in den Bergen Colorados und als schrille Headliner-Sets beim Coachella-Festival.

Doch wo diese Puzzleteile mich auch hinführten – zur Diskografie von Grateful Dead, zum Kaffeehaus-Folk eines Bob Dylan oder zu der bluesinspirierten Neuauflage der Brit-Rock-Invasion –, ich landete immer wieder bei einem sanftmütigen Mann namens Alan Lomax.

Lomax war ein Musik-Besessener, der im frühen 20. Jahrhundert in Austin, Texas, aufwuchs und in Harvard und an anderen Hochschulen studierte, ehe er seine Berufung fand. Zunächst half er seinem Vater, einem Folkloreforscher, der Aufnahmen von Cowboysongs machte und sammelte. Doch was er wirklich draufhatte, konnte er erst zeigen, als er 1937 die Leitung des Folksong-Archivs der Kongressbibliothek übernahm.

Mit einem Wachszylinder-Aufnahmegerät im Gepäck reiste Lomax kreuz und quer durchs Land, machte über zehntausend Tonaufnahmen und fing die Stimmen und Klänge eines Amerikas ein, von dessen Existenz die wenigsten wussten. Er war fasziniert von »der scheinbar zusammenhanglosen Vielfalt des amerikanischen Folksongs als Ausdruck seines demokratischen, interrassischen und internationalen Charakters«. Er interviewte den berühmten Folksänger Woody Guthrie, die Jazzlegenden Big Bill Broonzy und Jelly Roll Morton, die Chicago-Blues-Ikone Muddy Waters und Dutzende anderer.

Die überwiegende Zahl seiner Aufnahmen ist zwar der Kultur des afroamerikanischen Südens gewidmet, doch ist die Musik dieses Landes aus einem Mischmasch von Traditionen und Einflüssen hervorgegangen. Von den keltischen Liedern schottischer und irischer Prägung in den ärmlichen Appalachen, aus denen sich Bluegrass und Country entwickelten, bis hin zu den Fiddle-Klängen der französisch-katholisch geprägten akadischen Musik, aus der Cajun und Zydeco hervorgegangen sind, die auch beim Mardi Gras gespielt werden. Überall gaben entwurzelte oder vertriebene Menschen den

Ton an, die litten und denen Lieder eine Möglichkeit boten, ihrem Kampf Sinn und Richtung zu geben.

»Der Homo americanus ist teils findiger Yankee, teils Waldbewohner/Indianer oder Kampfhahn der Wildnis und teils Negro«, sagte Albert Murray, Initiator von Jazz at Lincoln Center, über den Grundcharakter des Landes.

»Die Blues-Tradition selbst«, schrieb er in *The Hero and the Blues*, »... ist die offene Anerkennung und nüchterne Akzeptanz von Not als unausweichliche Bedingung menschlicher Existenz – und daher möglicherweise eine affirmative Einstellung gegenüber allen Widrigkeiten ... seien sie politischer oder metaphysischer Art.«

Als der Blueser Furry Lewis in den 1920er-Jahren klagte: *»I been down so goddamn long it seems like up to me«* (Ich war so verdammt lange unten, dass es mir wie oben vorkommt), verkörperte er Murrays »affirmative Einstellung« gegenüber den Widrigkeiten des Lebens. Benennen, fordern, überwinden. Anscheinend hat er mit seiner Haltung einen Nerv getroffen – alle möglichen Leute von Nancy Sinatra über die Doors bis zum Hip-Hop-Superstar Drake haben seinen Song gecovert.

Murrays Schützling Stanley Crouch gab diesem Gleichgewicht von Not und Triumph einen Namen – *Swing*. »Es ist diese Kombination von Anmut und Intensität, die wir als Swing kennen. Im Jazz *verwandelt sich Trauer rhythmisch in Freude* [Hervorhebung hinzugefügt], was vielleicht das Wesentliche an der Musik ist: durch Leistung, durch Schöpfung verdiente oder erlangte Freude.«

Genau das ist es, was wir hier eigentlich klären wollen: ob irgendwo in diesem polyglotten Sammelsurium von Traditionen des American Songbook möglicherweise etwas Tiefgründiges verborgen liegt. Eine Philosophie, eine Seinsweise, eine geheime Botschaft – ein Arkanum, das nicht nur Aufschluss darüber gibt, wo wir herkommen, sondern uns allen auch einen Weg in die Zukunft weist.

Denn in all diesen Erlösungsliedern geht es nicht nur darum, die positiven Seiten einer lausigen Situation zu sehen. Sie sind ein machtvoller Ruf nach radikaler Veränderung. »Es geht nicht darum, Hoffnung zu haben«, betonte Cornel West in einer Vorlesung an der Harvard Divinity School. »Es geht darum, Hoffnung zu *sein.* Hoffnung zu haben ist noch zu distanziert, zu sehr aus der Zuschauerperspektive. Man muss Teilnehmer sein. Man muss Handelnder sein. ›Du darfst nicht lockerlassen‹, sagt Curtis Mayfield. ›Eine Kraft für das Gute sein‹, sagt Coltrane. ›Mississippi god damn‹, singt Nina Simone. Das ist nicht Hoffnung haben. Das ist Hoffnung *sein.* Couragiert Zeugnis ablegen, ungeachtet der Umstände, denn du entscheidest dich dafür, nach besten Kräften ein integrer Mensch zu sein, bevor die Würmer deinen Körper kriegen. Bum!, das ist es. Das ist Blues. Schöne Tradition.«

Couragiert Zeugnis ablegen, bevor die Würmer deinen Körper kriegen – und darüber singen –, ist ein spezifisch amerikanischer Weg zur Erlösung. Den Schmerz zu benennen, statt ihn kleinzureden, wirkt verändernd. Aber ihn aus einem Klagelied in ein triumphales Fest überführen? Das ist Alchemie.

»Spirituelle Wiedergeburt in der amerikanischen Religion … ist den Mustern der Hermetik sehr viel näher als dem dogmatischen europäischen Christentum«, schreibt der Yale-Historiker Harold Bloom in *Omens of the Millennium.* Bloom meint, dass amerikanische Spiritualität immer subversiver, mystischer und erfahrungsbezogener war, als die katholische Kirche oder die protestantischen Kirchen Europas zugelassen hätten. Aus denselben Gründen, die Quäker, Shaker, Puritaner, Mormonen, Adventisten und Dutzende anderer Sekten veranlassten, vor Verfolgung zu fliehen und in Amerika ihr gelobtes Land zu suchen, ist amerikanische Spiritualität ungebärdiger, bizarrer und letztlich subversiver als viele Traditionen, denen sie entstammt.

»Die amerikanische Form der Selbsterkenntnis ist im Wesentlichen hermetisch, nicht christlich«, erklärt Bloom. »Die Initiation in eine amerikanische, spirituelle Wiedergeburt stößt einen Prozess an, bei dem wir ›geheilter, ursprünglicher und reiner‹ Anthropos werden. Wiedergeburt ist ausdrücklich nicht eine Wiederholung der physischen Geburt, sondern ein Übergang in eine neue, bisher nicht erreichte Existenzebene.«

Diese heilige, mystische Initiation – der Schritt vom Leid zur Erlösung, vom sterblichen Menschen zum zweimal geborenen Anthropos – ist für die amerikanische Erfahrung von zentraler Bedeutung. Darauf wollte Joseph Campbell hinaus, als er die Rockkonzerte von Grateful Dead mit den dionysischen Ritualen der alten Griechen in Verbindung brachte.

Wie Zora Neale Hurston einmal sagte: »Du musst dort hingehen, um es dort zu wissen!« Das ist die geheime Botschaft, die alchemistische Bedienungsanleitung, die sich vor aller Augen in der amerikanischen Liedtradition verbirgt. *Hermetisch* abgeschlossen. Geheimnisvoll. Aber zugänglich, wenn man den Schlüssel dazu hat (der oft wenig mehr als ein Plattenalbum oder ein Konzertticket sein muss). Betrachten wir sie als die *Arcana Americana.* Wir brauchen keine neuen Verse zu schreiben oder neue Geschichten zu erfinden, die uns auf unserem Weg führen könnten. Die hatten wir schon die ganze Zeit.

Blooms Ansicht, dass man nur an der Oberfläche des amerikanischen Christentums kratzen muss, um einen magisch-mystischen Kern aus Initiationswissen zu entdecken, stößt auf wenig Gegenliebe. Dies liegt zum großen Teil daran, dass Religion in Amerika entweder von wahren Gläubigen, die sie komplett für bare Münze nehmen, vereinnahmt oder von Nichtgläubigen abgelehnt wird, die bestreiten, dass überhaupt etwas daran bemerkenswert ist.

»Gnosis [oder unmittelbare Erfahrung der Realität]«, sagt Bloom, »wird in Amerika jetzt seit zwei Jahrhunderten domestiziert, *was zu dem Paradox einer gnostischen Nation geführt hat, die nicht weiß, dass sie weiß!* [Hervorhebung hinzugefügt].«

Eine gnostische Nation, die nicht weiß, dass sie weiß. Wir haben die Werkzeuge vergessen, die wir schmiedeten, um uns das Erinnern zu erleichtern. Eine bittere Ironie, aber auch eine Chance, es wieder wettzumachen.

Wem dies alles zu trocken-historisch, ja praxisfremd erscheint, der richte seinen Blick auf die Gegenwart, und er wird überall Anzeichen dieser gnostischen Wiederbelebung entdecken. Zum Beispiel in Dolly Partons Darbietung ihres für Grammy, Oscar und Golden Globe nominierten Songs »Travelin' Thru«. Als Leadsingle aus dem Soundtrack zu dem Film »Transamerica« ausgekoppelt, verknüpfte das Lied den gegenwärtigen Kampf für die Rechte von Lesben, Schwulen (Gays), Bisexuellen, Transsexuellen und queeren Menschen (LGBTQ) mit der langen amerikanischen Folk-Tradition des suchenden Wanderers. Bei der Oscar-Verleihung war Dolly Parton der Star des Abends und erntete mit ihrem Lied stürmischen Applaus (jüngere Stars wie Amy Adams und Jake Gyllenhaal sieht man im Video höflich mitklatschen, doch den älteren, weiseren Jack Nicholson hält es kaum auf seinem Sitz.)

»Questions I have many, answers but a few«, sang Parton.

But we're her to learn, the spirit burns, to know the greater truth.
We've been crucified and they nailed Jesus to the tree.
And when I'm born again, you're gonna see a change in me.

Was wie eine Reminiszenz an Dolly Partons Auftritte in der legendären Radioshow Grand Ole Opry beginnt, endet ganz anders. Dolly steht allein in einem figurbetonten weißen Hosenanzug auf der Bühne der Academy Awards und singt. Der Song beginnt wie eine typische klagende Country-Ballade mit einer Aufzählung von Kümmernissen. Dann aber wird er heruntergefahren, und es folgt ein A-cappella-Teil in Form eines Call-and-Response mit einem Gospelchor im Hintergrund. Langsam entsteigt ihre Stimme dem Tal der Tränen und Verwirrung, die Band setzt wieder ein, und Dolly beginnt, den Refrain zu schmettern. Sie tigert über die Bühne, erhebt wie zum Lobpreis die Hände und fordert das festlich gewandete Publikum zum Mitsingen auf. Das ist nichts anderes als Soul Church.

»Diese Fähigkeit, die tragisch-komische Haltung zum Leben zu artikulieren, macht einen großen Teil der geheimnisvollen Kraft und

Attraktivität dieser künstlerischen Eigenart aus …, die als ›Soul‹ bekannt ist«, erklärte Ralph Ellison. Seine Worte hätten ebenso gut auf Dolly Partons Auftritt bei der Oscar-Verleihung wie auf Jerry Garcias wehmütige Balladen gemünzt sein können. »Als Ausdruck von amerikanischer Vielfalt in der Einheit, von Schwarz und Weiß, kündet Soul von der Präsenz eines kreativen Kampfes gegen die Gegebenheiten des Lebens … von Prüfungen, von Initiationszeremonien, von Wiedergeburt.«

Bei ihrem Gastspiel auf der Oscar-Bühne mag Parton ein sakrales Stück Hillbilly ins profane Hollywood geschmuggelt haben, doch neuerdings läuft es eher andersherum. Das moderne Säkulare hat das alte Sakrale wiederbelebt.

Im April 2018 mussten die rund fünfzig regelmäßigen Besucher des Wochengottesdienstes in der Grace Cathedral in San Francisco Platz machen für neue Gäste. Viel Platz. 850 neue Gesichter füllten die Kirchenbänke. Gesichter in allen Farben und Formen, manche auffallend, manche nicht. Doch alle waren gekommen, um die erste Beyoncé Mass mitzuerleben – einen christlichen Gottesdienst, der vom Leben und der Musik des Popstars Beyoncé Knowles inspiriert war.

»Schwarze Künstler haben immer eine zentrale Rolle im schwarzen Freiheitskampf gespielt, ob wir nun von Nina Simone reden, von Harry Belafonte oder … von Sweet Honey in the Rock«, sagte Reverend Dr. Kelly Brown Douglas, Dekan der Episcopal Divinity School am Union Theological Seminary, der *New York Times*. »Beyoncé ist Teil dieses Erbes. Es besteht eine natürliche Verbindung zwischen dem, was sie in ihrer Musik macht, und der schwarzen Kirche.«

Die von Reverend Yolanda Norton, Professorin für Black Church Studies am San Francisco Theological Seminary, initiierte Messe nimmt Beyoncés Lebensgeschichte und Musik zum Anlass, um schwarze Frauen und LGBTQ-Menschen aus der Perspektive der christlichen Evangelien zu betrachten und zu würdigen. Und natürlich laden viele mitreißende Beyoncé-Songs zum Mitsingen ein, um die Botschaft an den Mann und an die Frau zu bringen.

Videoaufnahmen von diesem ersten Gottesdienst machten im Netz die Runde, und bald riefen Gemeinden in ganz Amerika nach einer Wiederholung. »Ich habe mit der Kirche seit Jahren nichts mehr zu tun gehabt«, berichtete ein Besucher der ersten Messe in L.A., »aber wieder diesen Raum zu betreten war ein tolles Gefühl. Er war so warm und einladend, und als ich ging, fühlte ich mich geheilt. Die Menschen weinten nach dem Gottesdienst, waren fröhlich, umarmten sich gegenseitig.«

Was nun wirklich nicht sonderlich überrascht. Auf quäkende Interpretationen des »Ave Maria« oder gestelzte Rezitationen des nizänischen Glaubensbekenntnisses zu verzichten und einen Gottesdienst mit Beyoncés Hymne »I'm a Survivor« aufzulockern, das ist asymmetrische Kriegführung. Viele ihrer Lieder enthalten die Elemente, über die wir bereits sprachen– Soul, Blues, Swing, Jazz. Hoffnung sein, nicht Hoffnung haben. Wiedergeburt und Erlösung suchen.

»Hier geht es nicht darum, Popmusik in die Kirche zu holen«, sagte einer der Organisatoren der Messe der *New York Times.* »Es geht darum, Menschen einen neuen Blick auf das Christentum zu eröffnen und zu zeigen, dass es sich dabei nicht um einen Haufen alter Geschichten in einem alten Buch handelt.«

»Es hat auch Widerstand gegeben«, räumt Reverend Norton ein. »Nicht alle haben verstanden, was wir machen, sogar Leute aus der Kirche, aber hier geht das darum, Menschen zusammenzuführen und nicht auseinanderzubringen … Wenn Sie sich die Texte von Beyoncés Liedern in einem kirchlichen Kontext anhören, dann wird klar, dass sie auf eine sehr gläubige, ehrliche und ungeschminkte Weise eingestehen, wie unvollkommen unserer Beziehung zu Gott ist.«

Es ist keineswegs abwegig, wenn eine Kirche Beyoncé so herausstellt, denn für die Künstlerin schließt sich damit ein Kreis. Sie ist in Houston aufgewachsen und hat im Kirchenchor gesungen. Sie ist mit Gospels und Spirituals groß geworden. Ihr Vater ist Afroamerikaner, doch ihre Mutter (von der ihr französisch klingender

Name kommt) hat kreolische, jüdische, spanische, chinesische und indianische Wurzeln. Als sie ihre Karriere begann, schöpfte sie aus diesem reichhaltigen Fundus an Bezügen, Rhythmen und Überlieferungen und schuf etwas zutiefst und wahrhaft unverwechselbar Amerikanisches.

Aber natürlich sind die Arcana Americana viel mehr als Beyoncé.

Im Jahr 1996 feierte der bekannte iranische Filmemacher Abbas Kiarostami im Lincoln Center in New York die Uraufführung seines Films »Quer durch den Olivenbaum«. Bei der anschließenden Q&A-Session wurde er von einem Zuschauer gefragt, warum er einen Film, der in einem entlegenen Dorf im Nordiran spiele, mit klassischer Musik unterlegt habe. Kiarostami antwortete: »Klassische Musik gehört längst nicht mehr nur dem Westen. Sie gehört heute der ganzen Welt.«

Dasselbe kann man von Gospel, Blues, Jazz und Folk sagen – den Arcana Americana. Diese Erlösungslieder wurden in den Feuern unserer kollektiven Hoffnung und Verzweiflung geschmiedet. Sklaverei, Krieg, Exil, Heimkehr. Rassismus. Mischehen. Multikulturalismus. Nationalismus. Afrikanische Diaspora. Europäische Reformationen. Chinesische Eisenbahnarbeiter. Internierungslager für Japaner. Vietnamesische Boatpeople. Die große Hungersnot in Irland. Die Pfade der Tränen, Geistertänze und Reservate. Erweckungsbewegungen – große und kleine. Protestmärsche. Demonstrationen. Morde. Tragödien, Triumphe. Drangsal. Veränderung.

Die Arcana Americana gehören heute nicht mehr nur einem Land, vielleicht noch weniger als die klassische Musik. Sie gehören der Welt – als eine Ausdrucksform, die, geschmiedet in den Feuern von Leid und Überleben, einer tiefen und universalen Erfahrung entspricht. Immer wieder zu Boden gehen, aber jedes Mal wieder aufstehen und singen. Ein Soundtrack für das unendliche Spiel.

Als Alan Lomax auf die über zehntausend Tonaufnahmen zurückblickte, die in der Kongressbibliothek archiviert waren, staunte er über »die scheinbar zusammenhanglose Vielfalt des amerikanischen

Folksongs als Ausdruck seines demokratischen, interrassischen und internationalen Charakters … als das Resultat seiner turbulenten, mannigfaltigen Entwicklung«.

Sich aufraffen und alles wieder tun. Tanzen, um zu vergessen, singen, um zu erinnern. Zwar ist ein Großteil dieser Tradition vom Idiom der jüdisch-christlichen Tradition durchdrungen, wie Harold Bloom uns erinnert, doch es gibt auch ein Geheimnis, das in diesem Geheimnis verborgen ist. Die Arcana Americana sind eine lebendige hermetische *und ketzerische* Tradition. Sie lehnten die Lehre von der Erbsünde ab – nach der wir für immer aus dem Garten vertrieben wurden, um zu leiden und zu sühnen.

Statt sich schuldbewusst zu unterwerfen, fordern die Arcana Americana trotzig einen zweiten Akt, eine Transfiguration, die auf der angeborenen Vollkommenheit des Menschen beruht; Anthropos, wie auch Bloom ihn nennt – der selbstbestimmte Mensch, falls wir es verständlicher haben wollen.

Wenn wir versuchen, unsere Sinnkrise zu überwinden und die Brüche zu heilen, die uns auseinanderzureißen drohen, können uns unsere Erlösungslieder zusammenbringen. Uns die Hoffnung geben, *zu einer Hoffnung zu werden.* Können wir mit unseren Gesangbüchern und Tänzen den Weg leuchten.

8

Sakramente

Ein Paukenschlag

In den 1870er- und 1880er-Jahren breitete sich die Peyote-Religion von ihrem Stammland in Nordmexiko rasch in die Indianerreservate im Westen der Vereinigten Staaten aus. Zu ihren Zeremonien gehörten nächtelange Rituale, bei denen gesungen, getanzt, gebetet und wiederholt der psychoaktive Peyote-Kaktus konsumiert wurde. Angloamerikanische Politiker waren tief besorgt über die wachsende Popularität des Peyote-Kults und verboten aus Angst vor Indianeraufständen den Gebrauch von Peyote.

Zehn Jahre später stand der Comanchen-Häuptling Quanah Parker vor dem Parlament von Oklahoma und äußerte sich zu der Frage, ob das Verbot aufgehoben oder beibehalten werden sollte. Er versicherte den Senatoren, dass die Erfahrung mit der Peyote-Religion ihm und zahllosen anderen Heilung verschafft und sie dazu bewogen habe, ihre traditionelle Lebensweise aufzugeben. Zudem habe der eucharistische Genuss der sakralen Pflanze viele vor Alkoholismus und Verzweiflung bewahrt. »Der weiße Mann geht in sein Kirchenhaus und spricht *über* Jesus«, erklärte Parker, »doch der Indianer geht in sein Tipi und spricht *mit* Jesus.«

Die verdutzten Politiker hatten darauf keine Antwort parat. Parkers Aussage war einer der ersten in einer ganzen Reihe von Siegen im Kampf für den freien Gebrauch sakramentaler Pflanzen durch indigene Völker, der schließlich 1978 in der Verabschiedung des Indian Religious Freedom Act durch den Kongress gipfelte. Heute unter dem Namen »Native American Church« bekannt, hat die

Bewegung über eine Viertelmillion Mitglieder von Mexiko bis Kanada.

Parkers Differenzierung zwischen dem distanzierten Sprechen über das Heilige und dem kompletten Eintauchen in das Heilige ist wichtig. Wie Michael Pollan in *Verändere dein Bewusstsein* betont, bestehe ein großer Unterschied zwischen wirklich transformativen Entheogenen – wörtlich »Substanzen, die das Heilige bewirken« – wie Peyote und den »Placebo-Sakramenten der katholischen Eucharistie«.

Der Unterschied geht runter bis zu den Pronomen. Wenn wir »über Jesus« oder irgendeine andere Gottheit sprechen, reden wir über eine dritte Person: ihn/sie/es. *Wir* (das Subjekt) sprechen über *sie* (das Objekt). Distanz. Relativ abstrakt. Die akademische und scholastische Welt verzettelt sich in Nebensächlichkeiten.

Alternativ dazu gibt es ein Erleben des Göttlichen in der zweiten Person – was der Philosoph Martin Buber anschaulich als »Ich-Du-Beziehung« bezeichnet hat. Dies ist das von Quanah Parker favorisierte Sprechen *mit* Jesus und findet seinen typischsten Ausdruck im Bittgebet: *»Lieber Gott, bitte hilf mir/gib mir/verschone mich/errette mich.«* Das ist eindeutig intimer als das abstrakte Gespräch in der dritten Person.

Und wenn wir uns schließlich in die exklusive Welt von Mystikern begeben wie Franz von Assisi im Christentum, Maimonides im Judentum, Rumi im Islam, Padmasambhava im Buddhismus oder Ramakrishna im Hinduismus, stellen wir fest, dass die Grammatik nicht mehr Schritt halten kann. Aus der Ich-Du-Beziehung wird die Ich-Ich-Vereinigung der *Unio mystica*. Der Erste-Person-Mensch erkennt seine Erste-Person-Göttlichkeit.

Der für *National Geographic* tätige Wissenschaftler Wade Davis, der auf Haiti Besessenheitstrance im Voodoo untersuchte, erzählte mir von einem Houngan (Priester), der die von Quanah Parker getroffene Unterscheidung noch weiter differenzierte: »Wenn der weiße Mann in die Kirche geht, spricht er über Gott, wenn der Indianer in sein Tipi geht, spricht er *mit* Gott, wenn wir unsere Voodoo-Zeremonie durchführen, *werden* wir unsere Götter.« Mehr erste Person geht nicht.

Man könnte nun argumentieren, dass zwar alle drei Formen – dritte Person, zweite Person und erste Person – Ausdruck einer gesunden menschlichen Beziehung zum Sakralen sind, wir jedoch die Gewichte ungleich verteilt haben. Die meisten unserer heutigen Übergangsriten, vom Abschlussball und Aufnahmeritual auf der weltlichen Seite bis zu Bar Mitzwa, Kommunion und Hochzeit auf der religiösen Seite, sind Dritte-Person-Pantomimen, die nicht mehr einlösen, was sie versprechen. Placebo-Sakramente und wenig mehr. Heutzutage sprechen wir viel häufiger über die dritte Person, als dass wir in die erste und zweite eintauchen. Und deswegen leiden wir.

»Wie könnte Gott«, fragte der amerikanische Theologe Frederick Buechner, »sich so zu erkennen geben, dass er für Zweifel keinen Raum mehr ließe, ohne mich dabei auf die eine oder andere Weise zu vernichten? Wo kein Raum für Zweifel wäre, da wäre auch kein Raum für mich.«

Doch es gibt Erfahrungen, die eine direkte Verbindung zum Sublimen ermöglichen und das Ich und die Zweifel auslöschen. Wir müssen nur unsere Suchparameter erweitern.

»Jede Kultur hat chemische Wege zur Transzendenz gefunden, und irgendwann wurde der Konsum solcher Rauschmittel auf einer magischen oder sakramentalen Ebene institutionalisiert«, sagt der Neurowissenschaftler Oliver Sacks. »Die sakramentale Verwendung psychoaktiver pflanzlicher Stoffe hat eine lange Geschichte und ist noch heute in der ganzen Welt bei verschiedenen schamanischen und religiösen Riten zu beobachten … Einige Menschen können transzendente Zustände durch Meditation, durch ähnliche tranceinduzierende Techniken oder durch Gebete und spirituelle Übungen erreichen. Aber Drogen bieten eine Abkürzung; sie versprechen Transzendenz auf Abruf. Diese Abkürzungen sind möglich, weil bestimmte Substanzen viele komplexe Gehirnfunktionen direkt stimulieren können.« Diese neurologische Stimulation, die »Transzendenz auf Abruf«, reißt die Mauern der Spekulationen in der dritten

Person ein und hilft uns, in die Ich-Du-Beziehung und Ich-Ich-Vereinigung einzusteigen.

Wie Sacks richtig bemerkt, sind psychoaktive Sakramente so alt wie die menschliche Kultur, doch werden sie heute immer dringender benötigt. Da wir die Welt entmystifiziert haben, sind unser Ich und unsere Zweifel gewachsen. Um eine Chance zu haben, die Anziehungskraft von Zynismus, Neurotizismus und Verzweiflung zu überwinden, werden wir eine größere Rakete benötigen. Und viel bessere Leitsysteme.

Die Mönche von Carmel

Manchmal geht es nicht darum, alten Messwein in neue Schläuche zu füllen. Manchmal gilt es, den Wein wegzukippen und die Schläuche mit etwas ganz anderem zu füllen.

Wenn Sie Rick Doblin – promovierter Harvard-Abgänger und Gründer der Multidisziplinären Vereinigung für psychedelische Studien (MAPS) – heute begegnen, könnten Sie ihn für einen Gestaltwandler halten. Verhandelte er gestern noch in Anzug und Krawatte ernsthaft mit Beamten von der Drogenvollzugsbehörde DEA oder warb er im Kongress für die Vorzüge einer MDMA-Therapie bei Kriegsveteranen, kann er schon morgen in einer regenbogenfarbenen Flickenjacke bei einem Wüstenfestival einen Workshop über Schadensminderung beim Konsum von Psychedelika abhalten.

Drehen wir die Uhr jedoch um dreißig Jahre zurück, treffen wir ihn in einer ganz anderen Gestalt an – als einen verschmitzten Johnny Appleseed, der die Frucht vom Baum der Erkenntnis ausgerechnet zu jenen brachte, die ihr Leben dessen Hege und Pflege gewidmet hatten.

Damals, 1984, war MDMA eine völlig legale Forschungschemikalie, und Doblin formulierte noch an seiner Kernthese, wonach die Substanz Menschen helfen könne, gesünder und leistungsfähiger zu werden. Er traf sich mit Benediktinermönchen der Einsiedelei des

Unbefleckten Herzens an der kalifornischen Küste und schlug ihnen vor, als Ergänzung zu ihren normalen täglichen Gebeten eine Dosis MDMA einzunehmen. Die Mönche, skeptisch, aber aufgeschlossen, willigten ein. Doblin gab einigen die Droge.

An jenem Tag führten sie in gewohnter Stille ihre Sitzmeditation durch. Und während sie dies taten, sorgte das von Doblins Kapseln freigesetzte MDMA dafür, dass ihre Gehirne mit Serotonin, Oxytocin, Dopamin und Prolaktin geflutet wurden. Bruder David Steindl-Rast, vor seinem Klostereintritt gelernter Psychologe, beschrieb seine Erfahrung wie folgt: »Es ist, als ob man den ganzen Tag im Nebel einen Berg hinaufsteigt, und dann plötzlich sieht man zum ersten Mal kurz den Gipfel. Es gibt keine Abkürzungen zur Erleuchtung, sie erfordert tägliche Arbeit und Anstrengung. Aber die Droge verschafft dir eine Vision, einen Eindruck von dem, was du suchst.«

Ein anderer Mönch erklärte: »Seit dreißig Jahre meditiere ich über die Liebe Christi, doch heute habe ich seine Gegenwart in meinem Herzen stärker gespürt als jemals zuvor.«

Am nächsten Tag bestellte der Prior Doblin in sein Büro. Er sah besorgt aus. »Was haben meine Mönche mit Ihren Drogen gemacht?« Nach einem eindringlichen Gespräch, bei dem sich Doblin wie in einem Rigorosum vorkam, hatte er den Prior überzeugt. Die Mönche durften weitermachen.

Doblin hatte die »Placebo-Sakramente« Hostie und Wein ersetzt und den Mönchen, die ihr Leben der Dritte-Person-Beziehung zu Gott gewidmet hatten, zu einer unmittelbareren Erfahrung verholfen. Dank Ich-Du-Beziehung und Ich-Ich-Vereinigung bot sich ihnen eine Chance, dem Nebel pflichtschuldiger Routine zu entsteigen und »zum ersten Mal kurz den Gipfel« zu sehen.

Der Genuss von »ADAM«, wie die Droge damals passenderweise auch genannt wurde, in Verbindung mit jahrzehntelanger Selbstdisziplin und einem Klosterleben in landschaftlich reizvoller Umgebung eröffnete ihnen die Möglichkeit, *als* Adam zu leben – als erstgeborener, wiedergeborener, ursprünglicher Mensch. Und erfüllt von dem Frieden, »der alles Verstehen übersteigt«, konnten sie (wenn auch nur einen verträumten Nachmittag lang) von der Frucht kosten, der sie ihr Leben gewidmet hatten.

Nach diesen Gnadentagen 1984 ging es bergab. War der Gebrauch der Substanz bislang auf den therapeutischen und sakramentalen Bereich beschränkt geblieben, avancierte sie nun zu einer beliebten Partydroge in der Technoszene. Die ersten Konsumenten wurden in Notaufnahmen eingeliefert. Die Presse berichtete verstärkt, sprach von einer internationalen Epidemie. MDMA wurde als »Schedule-I«-Droge mit hohem Missbrauchspotenzial neu eingestuft. Damit waren die Weichen für Doblins Arbeit in den folgenden dreißig Jahren gestellt. Nach der Verbannung von ADAM (oder »Ecstasy«, wie sein weitaus verkaufsträchtigerer Name heute lautet) aus dem Garten Eden machte er es zu seiner Lebensaufgabe, die verbotene Frucht wieder an den Türwächtern vorbeizubringen.

Was ich über Drogen wissen musste, lernte ich im Kindergarten

Nicht lange nach der Geburt unseres Sohnes reisten meine Frau Julie und ich nach Osten und besuchten unsere Familien. Nachdem meine Mutter ausgiebig ihren neuen Enkel beschmust hatte, fragte sie Julie, ob sie Fotos von mir sehen wolle, als ich in dem Alter war. Sie brachte die peinlichsten Schnappschüsse zum Vorschein. Ich im Alter von achtzehn Monaten in einem weißen Taufkleid mit wallendem schulterlangem Haar (sie hatte sich eigentlich ein Mädchen gewünscht). Ich als Dreijähriger, wie ich stolz in einem Planschbecken stehe, nur mit einem gelben Südwester bekleidet. Und dann etwas, was ich seit 25 Jahren nicht mehr gesehen hatte – mein Kindergartenzeugnis.

Meine Mutter und meine Frau schlugen es auf, lasen und bekamen einen Lachanfall. Der Grund ihrer Heiterkeit war eine Bemerkung, die meine Kindergärtnerin Frau Fisher unten auf die Seite geschrieben hatte: »James könnte feststellen, dass er auf dem Spielplatz ein paar Freunde mehr findet, wenn er sie nicht immer darin korrigiert, wie man ein Spiel richtig spielt!«

Und das war so ziemlich die Geschichte meines Lebens. So bin ich gepolt, und so denke ich – nach den Kriterien von Logik und Konsistenz, Gefühle haben da keinen Platz. Anscheinend schon damals. Nur ist das eine fragwürdige Strategie, wenn man Freunde gewinnen und auf Menschen einwirken will.

Seit damals machte ich einige bedeutsame Erfahrungen mit psychedelischen Substanzen. Ich sammelte, um nur ein paar zu nennen, mit einem skrupellosen Biologieprofessor am College einen psilocybinhaltigen Pilz namens Spitzkegeliger Kahlkopf, der direkt aus Kuhfladen spross, mit einem kolumbianischen Schamanen schlürfte ich Ayahuasca und ließ mich von einem Anästhesisten bei einer Operation in ein Ketamin-Loch versenken (nicht zu empfehlen).

Die lebhaftesten Erfahrungen hinterließen bei mir stets das Gefühl: »Heute ist der erste Tag vom Rest meines Lebens.« Doch wenn ich jetzt, nach über dreißig Jahren, zurückblicke, glaube ich, dass ich damit falsch lag. Auf all diese Aha-Erlebnisse folgten weniger die ersten Tage eines neuen Lebens als vielmehr – wie kann es anders sein? – die *nächsten* Tage meines alten.

Was uns wieder zu meinem Kindergartenzeugnis zurückbringt. Frau Fishers Einschätzung, ich sei mehr oder weniger ein kleiner, fieser, autistischer Rechthaber, stammte aus der Zeit *vor* all den »negativen Kindheitserlebnissen«, die mir als mögliche Erklärung für meine Charakterfehler einfielen. Und sie passt auch noch *nach* all den psychedelischen Erkenntnissen, die ich seitdem gesammelt hatte. Das war der Grund, warum meine Mutter und meine Frau so lachten.

Trotz aller Bemühungen bin ich dem kleinen Kerl im Taufkleid, mit dem gelben Regenhut, dem Kindergartenzeugnis und allem noch erstaunlich ähnlich. Ich hatte meine Welt von innen nach außen gekehrt und auf den Kopf gestellt und war der Meinung, die entheogenen Erfahrungen hätten mich radikal verändert, doch ein großer Teil meiner Persönlichkeitsstruktur ist davon auf ernüchternde Weise unberührt geblieben.

Ich glaube nicht, dass ich der Einzige bin, der sein eigenes Wachstum erfolgreich sabotiert hat. Denn schließlich: Würde der Nutzen psychedelischer Substanzen, von dem wir in jüngerer Zeit in Studien gelesen haben, stetig wachsen, dann müssten alle Hippies der Babyboomer-Jahrgänge mittlerweile galaktische Time Lords sein. Wenn drei MDMA-Therapiesitzungen alles kurieren können von der Depression bis zur porttraumatischen Belastungsstörung, warum verwandeln dann nicht 33 Sitzungen jeden Raver in einen Bodhisattva?

Weil auch die bahnbrechende Forschung, die in den letzten zehn Jahren am Johns Hopkins, am Imperial College und andernorts geleistet wurde, ihre Kehrseiten hat. Neben den wirklich erstaunlichen Statistiken und Berichten über komplette Remissionen von Depressionen und PTBS-Symptomen nach nur wenigen Sitzungen gibt es die geräuschärmeren, mitunter verzweifelten Anfragen von Patienten sechs Monate später. Und dann abermals sechs Monate später. Sobald die nur allzu realen Beschränkungen ihrer fehlerbehafteten Welt und ihres Ichs sie wieder eingeholt haben. Sie sind wieder am unteren Ende der Rutsche angelangt, nur gibt es diesmal kein Zurück in die alten Verhaltensmuster.

Alte Mystiker nannten dies die »dunkle Nacht der Seele« – die Ernüchterung, die sich einstellt, nachdem wir das Licht gesehen haben und es dann kurzerhand wieder verschwunden ist. Kurz vor der Morgendämmerung ist es immer am dunkelsten (und kühlsten). Manchmal lässt der nächste Sonnenaufgang länger auf sich warten, als wir gehofft haben.

Was die allgemeine Frage aufwirft: Wie transformativ können Entheogene oder »sakrale Substanzen« wirklich sein? Und verwenden wir sie richtig?

Die Frage ist ernst gemeint. Wahrscheinlich ist es sogar *die* Frage, wenn es um den sinnvollen Gebrauch psychedelischer Substanzen geht. Können wir jemals, wie es der Religionswissenschaftler Huston Smith einmal ausdrückte, »unsere aufblitzende Erleuchtung in ein bleibendes Licht verwandeln«?

So maßlos positiv erste Erfahrungen ausfallen können (besonders in einem strukturierten, therapeutischen Rahmen), so unverhältnismäßig wenig Nutzen scheint den nachfolgenden Bemühungen beschieden zu sein.

Wenn wir einmal von der Neurochemie der Erfahrung absehen: Wie viel von der durchschlagenden Heilung ist auf ein neues, unmittelbares Gefühl zurückzuführen, dass es tatsächlich mehr im Leben gibt? Was zunächst erhellend und motivierend ist – zum Beispiel »Ich muss kein angepasstes, spießiges Vorstadtleben führen« oder »Ich bin es wert, geliebt zu werden« –, kann schnell zu einer existenziellen Überforderung werden. Sobald ich mein Aha-Erlebnis hatte, erkenne ich, dass auch all dieses Mehr den Bedingungen des Menschseins unterliegt.

Willkommen in der »Bruderschaft des schreienden Abgrunds« der psychedelischen Entdecker Dennis und Terence McKenna. Es hat einen guten Grund, warum die meisten nie über den Rand spähen. Nicht immer ist mehr auch besser. Es ist nur mehr. Viel mehr.

Super-Egos

Das sogenannte Pareto-Prinzip ist das eigentliche Problem: Wenn die ersten 20 Prozent der von mir erfahrenen kathartischen Heilungen 80 Prozent der großartigen Einsichten und Durchbrüche liefern, ziehe ich daraus den logischen Schluss: »Heilige Scheiße! Das ist ja die bahnbrechendste Sache aller Zeiten. Ich brauche nur reinen Tisch zu machen und mein Leben dieser transformativen Praktik zu widmen, und in null Komma nichts bin ich erleuchtet.«

Nur dass es selten so läuft. Das Pareto-Prinzip funkt uns dazwischen, und wir sehen uns mit der ernüchternden Tatsache konfrontiert, dass wir die verbliebenen 80 Prozent unserer Zeit, unseres Geldes und unserer Bemühungen aufwenden müssen, um nur 20 Prozent mehr Wachstum und Integration zu erzielen. Und dieser Erkenntnis geht oft eine langwierige, frustrierende Suche voraus.

Das Prinzip gilt für ekstatische Techniken jeder Art – Psychedelika, Gruppenarbeit, Atemarbeit, Körperarbeit, Tantra, Musik. Erliegen wir der Begeisterung über anfängliche Heilungserfolge, besteht die Gefahr, dass wir uns verlieren. Wir können nach diesen Zuständen süchtig werden, ohne wirklich einen Schritt voranzukommen.

Wir wissen, dass die übermäßige Verschreibung von Antibiotika zur Entstehung multiresistenter Erreger beiträgt. Ähnliches lässt sich vom übermäßigen und unstrukturierten Gebrauch von Psychedelika sagen. Wenn sie für alles Mögliche benutzt werden – zu therapeutischen Zwecken, als Biohacking oder zum Wochenendvergnügen –, können wir am Ende auch sie überdosieren. Nur dass wir in diesem Fall keine Super-Erreger züchten, sondern Super-Egos. Dieselbe Medizin, die uns eigentlich von Egoismen befreien sollte, kann noch virulentere Varianten unseres Ichs hervorbringen, das wir doch unbedingt überwinden wollten.

Der tibetische Buddhismus-Lehrer Chögyam Trungpa prägte dafür den Begriff »spiritueller Materialismus« – oft können unsere Praktiken Quelle eines Stolzes werden, der unser Ego noch mehr verhärtet. Instagram-Schamanen. »Zurate gezogene« Risikokapitalgeber, welche die psychedelische Therapielandschaft verschandeln. Herausgeputzte Yogis, denen es wichtiger ist, wie ihr Hintern in Leggings aussieht, als irgendeinem achtgliedrigen Pfad zu folgen. Selbst ernannte Mystiker, die davon überzeugt sind, dass ihre »Downloads« den Schlüssel zum alten Ägypten oder zu Atlantis enthalten.

Das ist die Kehrseite von Oliver Sacks' Bemerkung: »Drogen bieten eine Abkürzung; sie versprechen Transzendenz auf Abruf.« Es besteht keine Notwendigkeit, jahrelang Vipassana oder Pranayama zu üben. Vorher an einer Ethik und richtigen Lebensweise zu arbeiten ist keine Grundvoraussetzung.

»Kauf ein Ticket und fahr los«, wie Hunter Thompson sagte. Millionen von Menschen befolgen diesen Rat. Angesichts der mangelhaften Vorbereitung überrascht es nicht, dass einige Achterbahnwagen bei ihren wiederholten Besuchen im kosmischen Karneval aus den Gleisen springen.

Unser gegenwärtiges Verhältnis zu Entheogenen oder Substanzen, die in sakramentaler Absicht benutzt werden, ist unberechenbar und ohne Beispiel in der Geschichte. Wir können heute die stärksten Psychoaktiva, die je entdeckt wurden, online bestellen und innerhalb von zwei Tagen an unsere Haustür liefern lassen. Ayahuasca-Touristen strömen an den Amazonas. Junge Leute in den Zwanzigern schnupfen DMT (eine der stärksten halluzinogenen Drogen) bei EDM-Shows, und CEOs im Silicon Valley rauchen das Gift der Coloradokröte, als wäre es eine weitere Trophäe für den »Tech-Tycoon, der alles erlebt hat«.

Das ist nicht normal. Das ist so, als würde man den Leitstab einer Feuerwerksrakete abbrechen und trotzdem noch hoffen, dass sie in die gewünschte Richtung fliegt. Nie zuvor in der Menschheitsgeschichte hatten wir einen so unstrukturierten und freien Zugang zu so mächtigen Instrumenten, nirgendwo und zu keiner Zeit. Die Nutzungsmodelle im medizinischen und Freizeitbereich sind der Aufgabe nicht gewachsen, uns gefahrlos und ethisch unbedenklich durch dieses schwierige Terrain zu lotsen.

Zum Glück gibt es Beispiele dafür, wie wir den sakramentalen Gebrauch richtig in eine Kultur integrieren können – wir müssen nur ein wenig in der anthropologischen Literatur stöbern, um sie zu finden.

Offenbarung für alle

Die Mountain Ok People in Westneuguinea pflegen einen besonders eleganten Umgang mit der Rolle von Substanzen in ihrer Kultur. Sie kennen zwölf Initiationsstufen im Zusammenhang mit drei Hauptpflanzen – Ingwer, Tabak und Pilzen. Die ersten zehn stellen die normalen Initiationsstufen dar, die letzten beiden führen zur Erlangung des Ältestenstatus.

Die sakralen Substanzen sind in einer Hierarchie geordnet, die den Initiationsgrad und sozialen Status der Initiierten widerspiegelt.

Die ersten drei Rituale enthalten Ingwer, die mittleren sechs Tabak und die letzten drei verschiedene Arten psychoaktiver Pilze. Mit jeder Stufe steigt der Grad der Entbehrung – Schlaf-, Nahrungs- und Wasserentzug. Singen, Tanzen und Trommeln sollen die Erfahrung intensivieren.

Sobald man initiiert ist, darf man die Substanz gebrauchen. Doch es ist untersagt, eine vorzeitig oder außer der Reihe zu probieren. Dies erinnert an die Montessori-Pädagogik, die den Kindern erlaubt, frei zu wählen, mit welchem Material sie arbeiten möchten, vorausgesetzt, der Erzieher hat sie in dessen richtigen Gebrauch eingeführt. Dasselbe Konzept – Freiheit im Rahmen einer Ordnung. Verschiedene Materialien.

»Der gesamte Zyklus wird von Ältesten organisiert, die den höchsten Rängen angehören«, schreibt der Oxford-Anthropologe Richard Rudgley. »Sie haben die niederen Ränge durchlaufen und ein tiefes, umfassendes Verständnis des ganzen Systems rituellen Wissens erlangt.«

Auf den letzten beiden Stufen wird es interessant. Der Initiierte zieht sich in die höchsten Berge zurück, durchlebt dort äußerst strapaziöse, entbehrungsreiche Tage und Nächte und konsumiert dann große Mengen hochgiftiger (und psychoaktiver) Pilze. Pflanzen, die, werden sie außerhalb dieses rituellen Rahmens eingenommen, wahrscheinlich zum Tod führen würden. Doch sobald sie den Zugang zum Sakralen erlangt und sich den Ältestenstatus verdient haben, lassen sie ihre Erkenntnisse in die lebendige Tradition des Stammes einfließen. »Sie verfügen über die Autorität und das Wissen«, erklärt Rudgley, »um ihre individuellen, subjektiven Vorstellungen dem vorhandenen Wissen einzuverleiben.«

Die meisten religiösen Traditionen sind von Haus aus konservativ. Irgendwann in einer fernen Vergangenheit hatte ein Begründer oder auch eine Gruppe von Auserwählten eine Erleuchtung. Danach senkte sich der Schleier wieder, das Blatt der Geschichte wendete sich, eine Priesterkaste entstand, und der Rest von uns musste sich mit Überliefertem und unüberprüfbaren Geschichten zufriedengeben.

Sicher, es gibt Bemühungen, in der dritten Person über das Göttliche zu sprechen, erläuternde Kommentare wie die hebräischen Midraschim oder die Schriften des Augustinus. Aber direkte Ich-Du- oder Ich-Ich-Begegnungen mit dem Numinosen? Die werden im Allgemeinen missbilligt oder gar als Ketzerei verfolgt. Erleuchtete Gewissheit und orthodoxe Autorität standen oft miteinander im Konflikt. Kaum ein mächtiger Priester wollte sich von enragierten Mystikern die Show stehlen lassen.

Und die Neuguineer, die ihre Überlieferung permanent aktualisieren und auf diese Weise lebendig halten? Das hat etwas subtil Geniales und erstaunlich Modernes. Denn selbst der wildeste Gebirgsbach wird zum stehenden Gewässer, wenn man ihn aufstaut. Lange vor Linux, Wikipedia und Blockchains haben die Mountain Ok People einen Weg zur Open-Source-Erleuchtung eröffnet und dem Strom der Inspiration freien Lauf gelassen.

Freiheit innerhalb von Grenzen. Innovation, die auf Tradition aufbaut. Daraus können wir Lehren ziehen, wenn wir Open-Source-Sakramente für Sinn 3.0 unter die Lupe nehmen.

Hedonistischer Kalender

Nun, da wir den Nutzen des sakramentalen Gebrauchs untersucht haben, wenden wir uns der Frage zu, wie oft diese Sakramente verwendet werden sollten. Beginnen wir mit dem Naheliegenden. Nicht jeder sollte planlos Entheogene konsumieren. Möglicherweise lassen 10 Prozent der Bevölkerung grundsätzlich die Finger besser davon, insbesondere Menschen mit einer ungünstigen Kranken- oder Familiengeschichte (sowie Narzissten, Machiavellisten und Psychopathen, die Persönlichkeitstypen der dunklen Triade).

Und wahrscheinlich sollten nur 10 Prozent der Bevölkerung sie häufiger als ein paarmal probieren. Dies würde der Aufteilung entsprechen, die wir in Neuguinea gesehen haben, wo die Initiation in den Ältestenstatus und die intensivsten Zeremonien nur wenigen

Auserwählten vorbehalten bleiben. Nicht jeder will – und sollte – Ältester werden. Wie würde für die restlichen 80 Prozent in der Mitte der Glockenkurve ein Lebenskalender geeigneter Initiationen aussehen? Die drei Wegmarken Adoleszenz, Heirat und Tod sind naheliegende Kandidaten, die dafür infrage kommen.

Im ersten Kapitel von Alex Haleys bahnbrechendem Roman *Roots* über die afrikanische Diaspora hebt ein gambischer Vater seinen neugeborenen Sohn dem funkelnden Sternenhimmel entgegen und sagt: »Siehe, Kunta Kinte – einzig dieser ist größer als du!« Wie viel weniger Angst und Depression müssten wir ertragen, würde jedes Kind so im großen Weltgefüge willkommen geheißen?

Ein Initiationsritus beim Übergang ins Erwachsenenleben mit 3 Gramm Psilocybin im Kreis von Älteren, Betreuern und Gleichaltrigen könnte hier angebracht sein. Das ist die vom Johns Hopkins ermittelte Dosis, die Einsichten und Heilung ermöglicht, ohne übermäßig zu destabilisieren. Wenn sich positive Effekte von der Art, wie sie das Johns-Hopkins-Team bei seinen Studien festgestellt hat, bei diesen Coming-of-Age-Zeremonien erzielen ließen, könnten sie einem Heranwachsenden den Weg weisen zu einem ethischen und engagierten Leben in der Gesellschaft und auf dieser Erde.

Wem diese Art von Initiation angesichts von Drogenkriegen und jugendlichem Drogenmissbrauch etwas verwegen erscheint, der rufe sich in Erinnerung, dass wir unsere Kinder bereitwillig mit hoch dosierten Amphetaminen, Antidepressiva und Neuroleptika traktieren, häufig mit katastrophalen Folgen. Die klar strukturierte, von der Gemeinschaft getragene Einführung in den periodischen Gebrauch sakraler Substanzen wird seit Jahrtausenden auf der ganzen Welt praktiziert und stellt eine ganz andere Kategorie von Anwendung dar.

Das nächste »Placebo-Sakrament«, das wir zu erdulden haben, ist natürlich die Hochzeit. Heutzutage ist sie häufig kaum mehr als ein Fototermin, ein Zurschaustellen von Moral und sozialem Status. Die Einführung des Paares in den *hierós gámos* – die göttliche Vereinigung – kommt dabei zu kurz. Wie wäre es, wenn die Brautleute bei der Trauung im Beisein eines Therapeuten, Geistlichen oder geschätzter Hochzeitsgäste 150 Milligramm MDMA (die therapeutische Dosis der MAPS) zu sich nähmen und ihre innigsten Wünsche, tiefsten Ängste und Selbstverpflichtungen gegenüber dem Leben miteinander teilten, das sie gemeinsam aufzubauen gedenken?

Wie wäre es, wenn sie das Ritual an jedem Hochzeitstag wiederholten? Nach zwölf Monaten zwischen Hoffnung und Ernüchterung könnten sie ihren Bund bekräftigen und ihre Selbstverpflichtung für das bevorstehende Jahr erneuern. So könnte man verhindern, dass – was häufig geschieht – angestauter Frust, Schmerz und Groll einen Keil in die Lebenspartnerschaft treiben. Es könnte wesentlich dazu beitragen, auch in schweren Zeiten tiefe Verbundenheit und gute Vorsätze lebendig zu erhalten.

Wie schließlich könnten wir Menschen in kulturell angemessener Form auf ihr Ableben vorbereiten? Viele Nahtod-Erfahrene berichten, dass sich ihre Einstellung zum Leben durch ihr Erlebnis radikal verändert habe, da sie nun wüssten, was sie erwarte, und sich nicht mehr davor fürchteten. Probanden der Psilocybin-Versuche mit Todkranken an der Johns Hopkins University berichteten Ähnliches – von einer deutlichen Verringerung »existenzieller Ängste«.

Ob nun der physische Tod bei einer Nahtod-Erfahrung oder der Ego-Tod bei einer psychedelischen Therapie, wie es scheint, kann eine Trockenübung im Sterben dabei helfen, dem Ernstfall mit deutlich mehr Gelassenheit und Haltung entgegenzusehen. Nach allem, was man so hört, ermöglicht die Einnahme der chemischen Verbindung 5-MeO-DMT Erfahrungen, die den zahlreichen Berichten von Menschen, die bei ihrem Nahtod-Erlebnis ein helles, weißes Licht wahrgenommen haben, am nächsten kommen. Eine bis drei Sitzungen damit könnten Älteren oder Todkranken dabei helfen, Antworten auf quälende existenzielle Fragen zu finden, aus der ihnen noch bleibenden Zeit das Beste zu machen und sich darauf vorzubereiten, nach ihren eigenen Vorstellungen Abschied zu nehmen. Das wäre deutlich besser, als ruhiggestellt dahinzusiechen, umgeben von stundenweise bezahlten Pflegekräften, angeschlossen an Monitore und Infusionen.

Diese drei naheliegenden Beispiele zeigen, wie wir existierende »Placebo-Sakramente« der dritten Person durch unmittelbarere und transformative Ich-Du- und Ich-Ich-Begegnungen mit dem Sublimen ergänzen können. Durch Erfahrungen, bei denen wir nicht über das Mysterium sprechen oder andere uns sagen, was darunter zu verstehen sei. Stattdessen sprechen wir *mit* dem Mysterium oder haben an dem Mysterium teil. Unmittelbar sakramentale, kulturell eingebettete und feierlich begangene Gelegenheiten, um Verbundenheit herzustellen. Unterstützt von unseren Lieben. Ausgerichtet an unserem eigenen Verständnis. Geführt von einer lebendigen Tradition. Vermittler überflüssig.

Wichtige Substanzen

Wenn wir unserer IDEO-Design-Anleitung folgen wollen, müssen wir uns der Frage zuwenden, wie es um die Gestaltungskriterien »Open Source« und »Antifragilität« bestellt ist. Sakrale Substanzen sind traditionell rar und werden sorgsam gehütet – sind also alles andere als frei zugänglich. Bis heute kennen wir nicht die genaue Zusammensetzung des hinduistischen Soma-Tranks, des griechischen Kykeons und Dutzender anderer klassischer Gebräue. Oft wurde die Weitergabe der Rezeptur mit dem Tode geahndet. Ähnliches gilt noch heute für Substanzen der Schedule-I- und Schedule-II-Liste, insbesondere für Gruppen wie Psychedelika, deren Besitz und Gebrauch mit lebenslangen Freiheitsstrafen geahndet werden kann. Der Übergangsritenkalender fürs Leben, den wir oben besprochen haben, mag vielversprechend oder sogar tiefgründig erscheinen, doch zum jetzigen Zeitpunkt ist er nicht einmal erlaubt.

Wie die ältere und jüngere Geschichte zeigen, können selbst vorsichtige Schritte in Richtung Legalisierung dieser Drogen mit einem Federstrich rückgängig gemacht werden. Prometheaner laufen stets Gefahr, dass ihre Streichhölzer von den Priestern konfisziert werden, natürlich im Interesse der öffentlichen Sicherheit. Ein Justizminister mit staatsanwältlichem Argwohn gegenüber dem Abweichenden und Revolutionären genügt, und die Arbeit von Jahrzehnten kann über Nacht zunichte gemacht werden.

Frei zugänglich bedeutet, dass wir Rezepte teilen, deren Zutaten allgemein zugänglich sind und somit Gemeinschaften in aller Welt zur Verfügung stehen. Verrückte Chemiker oder exotische Tiere und Pflanzen kommen als Lieferanten für unsere Rohstoffe nicht infrage. Antifragil bedeutet in diesem Fall »gegen Verfolgung gefeit«. Besonders wenn Menschen anfangen, diese befreienden Erfahrungen ernst zu nehmen, und mit wachsender Ungeduld auf bedeutende soziale Veränderungen warten.

Die Frage ist dann, wie wir eine übermäßige Abhängigkeit von Substanzen der Kategorien Schedule I und Schedule II vermeiden können, die, obwohl vielversprechend, jederzeit von Marginalisierung und Lieferengpässen bedroht sind. Wenn diese seltenen oder Beschränkungen unterliegenden Substanzen zur Verfügung stehen, können Therapeuten, Wissenschaftler und Geistliche diese wirksameren Instrumente in ihre aktuelle Arbeit einbeziehen, so wie ein Farm-to-table-Koch nur das auf die Speisekarte setzt, was gerade Saison hat. Wenn nicht, können wir auf brauchbare Kandidaten aus unserer Hausapotheke, die keiner Kontrolle unterliegen, und Substanzen der Kategorien Schedule III und Schedule IV zurückgreifen (das heißt solche, die man über Rezept bekommt – wie Cannabinoide, Lachgas und Stickoxide, Carbogen, Oxytocin und Ketamin).

Mit anderen Worten: Wir müssen eine Liste erstellen mit allgemein verfügbaren »essenziellen Substanzen«, die Inspiration, Heilung und Bindung fördern. Und Erfahrungen ermöglichen, die uns dem Sublimen näherbringen, ohne dass wir dafür mehr benötigen als einen Führerschein oder ein ärztliches Attest.

Kirche könnte dann etwas ganz anderes werden. Der selbst organisierte, zeitgleiche Konsum verschreibungspflichtiger Arzneimittel in einem erbaulichen, feierlichen Rahmen. Bring deine eigenen Entheogene mit. Präsentiert vom lokalen Groove- und Versöhnungskomitee.

9

Sex, Teil I

DIE EVOLUTION IST UNMORALISCH

Im Sommer 1980 feierte der Film »Die blaue Lagune« in den amerikanischen Kinos Premiere. Hauptdarstellerin war die vierzehnjährige Brooke Shields, die durch die Rolle Berühmtheit erlangen, sich mit Michael Jackson anfreunden und den Tennisstar Andre Agassi heiraten sollte. Der Film, der es unter die zehn besten Kassenschlager schaffte, empörte Teile des Publikums. Auf dem Filmplakat stand:

> *Randal Kleiser, der Regisseur von Grease, bringt die sinnliche Geschichte einer natürlichen Liebe auf die Leinwand. Zwei Kinder stranden nach einem Schiffbruch allein auf einer tropischen Insel. Die Natur meint es gut mit ihnen. Sie leben von den reichhaltigen Gaben des Dschungels und der Lagune. Der Junge wächst heran. Das Mädchen wird schön. Als ihre Liebe erblüht, ist sie so natürlich wie das Meer, und ebenso machtvoll.*

»Die blaue Lagune« aktualisierte Rousseaus Vorstellung vom edlen Wilden, der im Paradies lebt. Der Film fragt verschämt: »Was ist in einem Idyll à la *Der schweizerische Robinson* unsere wahre Natur? Sind wir für die unschuldige Liebe und Leidenschaft geschaffen, oder werden wir von unseren Trieben beherrscht?«

Zunächst leben Emmeline und Richard glücklich und unbeschwert. Doch als der Junge groß wird und das Mädchen schön, geschehen Dinge: Emmeline bekommt ihre Periode, und beide befürchten, dass sie sich irgendwie verletzt hat. Richard bemerkt ihre knospenden Brüste und neckt sie damit, dass sie wie die Pin-ups aussehe, welche die Seeleute auf dem Schiff hatten. Emmeline kontert damit, dass sie Richard nachspioniert habe. »Ich habe gesehen, wie du damit spielst … Ich habe alles gesehen, und was geschieht, wenn du lange damit gespielt hast.«

Dann, eines Tages, als sie nackt in der Lagune gebadet haben und zusammen eine Mango essen, küssen sie sich.

»Mir ist ganz komisch im Bauch«, sagt Richard. – »Mir auch«, gibt Emmeline zu.

»Mein Herz klopft auch so schnell«, sagt Emmeline. – »Meins auch«, bestätigt Richard.

Mit einem herrlichen Wasserfall im Hintergrund und begleitet von anschwellender Orchestermusik treiben sie es miteinander.

Ein paar tropische Softporno-Szenen folgen. Sie lieben sich an diversen malerischen Plätzen auf der Insel. Aber dann wird Emmeline dicker, will keinen Sex mehr und reagiert gereizt auf Richard. Kurzum, sie ist schwanger. Neun Monate nach ihren ersten Liebeswonnen bekommt sie ein Kind. Alles ändert sich. Das Himmelstor fällt krachend zu.

Der Film war sehr vorhersehbar und wurde von der Kritik zerrissen. (Auf der Bewertungsplattform Rotten Tomatoes wurde er mit 8 Prozent positiven Kritiken als »rotten« oder »verfault« eingestuft, und Shields gewann die erstmals vergebene Goldene Himbeere für die schlechteste Schauspielerin des Jahres). Doch das Publikum konnte nicht genug von ihm bekommen. Nur »Das Imperium schlägt zurück«, »Die unglaubliche Reise in einem verrückten Flugzeug« und »Das ausgekochte Schlitzohr ist wieder da« spielten in jenem Sommer an den Kinokassen mehr ein.

Doch auf die ihm eigene dümmliche Art beleuchtet der Film auch eine simple Tatsache des Lebens: Menschen finden immer heraus, wie sie sich fortpflanzen können, egal, wie unbedarft oder unwissend sie sind. Seit Jahrmillionen schaffen sie das ohne Gebrauchsanweisung. Neben dem Atmen und Essen ist es ihr effektivster biologischer Impuls. Er muss es sein, sonst wären annähernd acht

Milliarden von uns jetzt nicht hier. Dieser überwältigende Imperativ steht hinter einigen unserer größten Schmerzen und Potenziale.

Irgendwann und aus Gründen, die ihnen selbst nicht ganz klar sind, beginnen Mädchen und Jungen, gegenseitig ihre Körper zu erkunden, so wie es Richard und Emmeline in der Lagune tun. Das komische Gefühl im Bauch und das Herzklopfen? Noradrenalin, Dopamin und Testosteron fluten ihre Systeme und belohnen sie für ihre Bemühungen. »Macht weiter, ihr seid fast am Ziel!«, flüstert Mutter Natur.

Das erregte Glied des Jungen, voll gepackt mit über siebentausend einzelnen Nervenenden – das sind mehr als irgendwo sonst an seinem Körper –, drängt gegen den Unterleib des Mädchens. Dort, versteckt zwischen ihren Schenkeln, ist eine geheime Stelle, einladender als jeder Ort, an dem er jemals gewesen ist.

Auch der Körper des Mädchens reagiert auf die visuellen und olfaktorischen Erregungssignale. Er setzt vasoaktives, intestinales Polypeptid (VIP) frei, das den Blutfluss zur Vagina erhöht. Plasma sickert in Form kleiner Tröpfchen durch die Scheidenwände und macht sie feucht. Zwei erbsengroße Drüsen auf beiden Seiten von Introitus und Muttermund sondern Schleim ab. Das Ergebnis ist ein Schmierstoff, der glitschiger ist als Nasensekret – nicht einmal die Synovialflüssigkeit, die unsere knirschenden Knie schmiert, ist so schlüpfrig. Die Natur hat ihre beste Chemie für diesen anspruchsvollen Hotspot aufgehoben.

Wenn die beiden jungen Liebenden also fummelnd erkunden, wie sie ihre Teile zusammenbringen, fühlt sich das toll an. Aber es ist nicht vollauf befriedigend. Sie suchen immer weiter. Erst wenn er dahintergekommen ist, wo was reinmuss, folgt der Junge einem tiefen Impuls und legt den Rückwärtsgang ein. Dann wieder vor und zurück, immer wieder, bis in seinem Hirnstamm ein sinnlicher Blitz explodiert und seinen Körper durchzuckt. Das fühlt sich an wie der beste Nieser seines Lebens, versüßt mit einer Riesenportion Eiscreme. Supersatte Zufriedenheit (und der dösige Wunsch, es wieder zu tun).

Doch neun Monate später, scheinbar ohne jeden Zusammenhang mit den vorausgegangenen Liebesspielen, kommt ein Baby heraus! Derselbe faszinierende Intimbereich wird für einen ganz anderen Zweck genutzt – das Gebären. Es gibt nichts, was diese beiden – Sex und Geburt – thematisch, ästhetisch oder logistisch verbindet. Das eine ist leidenschaftlich, genussvoll und in der Regel kurz. Das andere erfordert neun Monate fortgesetzter Anstrengung, ist mit Schmerzen und Ängsten verbunden und hat lebenslange Folgen. Ein Witz auf unsere Kosten. Und jede Generation fällt darauf herein, als hätte es niemand kommen sehen können.

Es ist einer der gemeinsten Tricks von Mutter Natur, aber auch eine ihrer stärksten Leistungen – dass sie einen Haufen leicht abzulenkender Primaten dazu bringt, es so oft zu treiben, dass das Überleben der Art gesichert ist. Der Wilde in uns allen mag edel sein oder auch nicht, wie Rousseau sich fragte. Aber die Evolution ist mit Sicherheit unmoralisch. Nicht die Liebe ist blind, sondern wir sind es. Wir nehmen die treibende Kraft, die einen Großteil unseres Lebens bestimmt, kaum wahr.

In nicht unerheblichem Maße sind Menschen Marionetten an den Fäden der Evolution. Die schöne Helena war »das Gesicht, das tausend Schiffe segeln ließ«. Tristan und Isolde. Romeo und Julia. Richard Burton und Elizabeth Taylor. Brangelina. Wir gefallen uns in dem Gedanken, unsere großen Liebesgeschichten seien Belege für die Macht des freien Willens und menschlichen Geistes. Doch in Wahrheit sind sie ebenso sehr das Resultat eines hormonellen Imperativs. Die Evolution schert sich nicht um unsere Vorlieben, Versprechen oder Tabus. Ihr liegt nur daran, die Bedingungen für einen möglichst robusten Genpool zu schaffen. »Bis dass der Tod uns scheidet« interessiert sie nicht.

Denken wir an das erste wilde Aufwallen von Lust und Liebe, das allen frisch Verliebten den Kopf verdreht. Unsere Libido schießt durch die Decke. Wir können nicht die Hände voneinander lassen. Küssen, telefonieren, Sexbotschaften verschicken, vögeln.

Das ist es!, denken wir bei uns und prahlen damit vor allen Freunden und Verwandten, die es hören wollen. Das ist wahre Liebe! Nur leider stimmt das nicht. »Wahre Lust« wäre treffender. Hoden und Eierstöcke schütten Testosteron und Östrogen aus und erfüllen uns mit einem starken Verlangen nach Geschlechtsverkehr. Der Hypothalamus produziert Oxytocin und Adiuretin (Vasopressin), die ein tiefes Gefühl von Vertrauen und Verbundenheit erzeugen. Niemand sonst ist so wichtig, mit niemandem sonst ist das Zusammensein so schön.

Diese tiefe Zuneigung hat auch eine Schattenseite – blinde Eifersucht, die sitzengelassene Liebende dazu bringt, Möbel auf die Straße zu werfen und mit dem Schlüssel im Vorbeigehen das Auto eines Nebenbuhlers zu zerkratzen. Aber vergessen wir das, denn im Moment sind wir noch blendend drauf.

Der Hypothalamus beginnt, Dopamin auszuschütten – eine unglaublich angenehme Belohnungs-Chemikalie, die beim Orgasmus Spitzenwerte erreicht. Geben wir etwas Noradrenalin in den Mix, rast unser Herz. Wir können weder essen noch schlafen. Der Nucleus caudatus, eines der Belohnungszentren des Gehirns, brennt lichterloh, wenn wir Bilder von uns und dem geliebten Menschen sehen. Der Wunsch nach Wiedervereinigung mit dem Objekt unserer Begierde beherrscht unsere Gedanken. Eine eintägige Trennung kommt uns wie eine Ewigkeit vor. Wir müssen zusammen sein.

Aber zu viel Dopamin ist, wie auch zu viel Oxytocin, kein Spaß. Die möglichen Folgen sind Fressattacken, Abhängigkeit und Impulsivität. Wenn Parkinson-Patienten zu viel Levodopa erhalten– das ist ein synthetischer Dopaminersatzstoff –, dann kann die süßeste Oma, die vorher damit zufrieden war, auf dem Sofa zu sitzen und im Fernsehen ihre »Geschichten« anzuschauen, die Kreditkarten ihrer Kinder stehlen und Spielschulden in Höhe von mehreren Tausend Dollar anhäufen. Wird die Levodopa-Dosis gesenkt oder das Medikament ganz abgesetzt, kommt sie wieder zu sich, als hätte sie nur geträumt.

Dreht man den Tropf aber auf, bis der Dopaminspiegel eines Frischverliebten erreicht ist, dann kann alles passieren. Der irische

Dramatiker George Bernard Shaw nannte die romantische Liebe »die hitzigste, wahnsinnigste, trügerischste und flüchtigste aller Passionen«. Wir sind verrückt vor Liebe.

Zu allem Überfluss sackt in der Frühphase des Liebeswerbens der Neurotransmitter Serotonin in den Keller. Dabei handelt es sich um das Hormon, das mit Stimmungslage und Appetit in Verbindung gebracht wird (und mit dem Primärsystem, das von Antidepressiva wie Fluoxetin und Psychedelika wie Psilocybin beeinflusst wird). Ist der Serotoninspiegel niedrig, fixieren wir uns auf romantische und besitzergreifende Gedanken und werden so liebeskrank, dass wir nicht mehr essen. Neurochemisch, so glauben einige Wissenschaftler, kommt diese Verliebtheit einer Zwangsneurose sehr nahe. Gebeutelt von niedrigem Serotoninspiegel und verminderter präfrontaler kortikaler Aktivität, verbuchen wir unseren angeknockten Zustand als wahre Liebe. Doch aus klinischer Sicht haben wir buchstäblich den Verstand verloren.

In einem Ausmaß, das unser modernes Ego als demütigend empfinden mag, werden wir immer noch von unserer alten Programmierung gesteuert. In einer 2016 in *Frontiers in Psychology* veröffentlichten Studie kommen die Wissenschaftler zu dem Schluss, »dass die romantische Liebe eine natürliche (und häufig positive) Sucht ist, die sich vor vier Millionen Jahren unter unseren hominiden Vorfahren als Überlebensmechanismus zur Förderung der Paarbindung und Fortpflanzung entwickelt hat«. Jeder weiß, dass man einem Süchtigen niemals trauen sollte. Und doch ist es diese tief verankerte Programmierung, die uns zu einigen der folgenreichsten und persönlichsten Entscheidungen in unserem Leben veranlasst.

So offensichtlich diese geistige Verwirrung auch erscheint, wenn sie andere befällt, hat es uns einmal erwischt, werden wir alle etwas obsessiver, impulsiver und rücksichtsloser. Wir verlassen Partner, die völlig in Ordnung sind, für einen neuen Schwarm. Wir kündigen Mietverträge und Jobs, um mit unserer Flamme ans andere Ende des Landes zu ziehen. Wir haben leidenschaftliche Affären mit Milchmännern und verheirateten Arbeitskolleginnen. Wir verlassen Familien und gründen neue. Diese Liebe, so bilden wir uns ein, wird unser Ein und Alles sein und unsere tiefsten Bedürfnisse und Sehnsüchte stillen.

Und manchmal tut sie das auch. Gerade lange genug, um unseren biologischen Imperativ zu erfüllen, um schwanger zu werden, zu gebären und ein kleines Kind abzustillen. Doch vier bis sieben Jahre später fahren all diese anziehenden Lusthormone runter, und es ergeht uns wie der Oma, die von ihrer durch Levodopa verursachten Spielsucht ablässt. Verliebtheit und Begehren klingen ab, und die Zahl der Affären und Scheidungen steigt deutlich. Das »verflixte siebte Jahr«, durch den Film mit Marilyn Monroe bekannt geworden, erweist sich als Realität. Es ist in unsere Gene eingeschrieben und stellt sich pünktlich ein.

Wir fangen an, uns nach etwas Neuem zu sehnen, nach Abenteuer und Leidenschaft. Wir würden fast alles tun, um unseren alten Schwung wiederzufinden. Auch in dieser Hinsicht hat uns Mutter Natur mit allem Nötigen ausgestattet.

In einer 2020 veröffentlichten Studie fanden Wissenschaftler heraus, dass viele Frauen einmal im Monat besonders gereizt auf ihren langjährigen Partner reagieren. Die letzte Woche mag noch gut gewesen sein, aber in dieser können sie es nicht ertragen, wie er redet, wie er riecht, wie er sich anzieht und bewegt. Auch wenn die Männer nicht immer begreifen, was eigentlich los ist, so merken sie doch, dass etwas nicht stimmt. Sie mucken auf oder ziehen den Kopf ein, je nachdem, wie risikobereit sie sind.

Die meisten Leute dürften vermuten, dass diese Gereiztheit zeitlich mit dem prämenstruellen Syndrom (PMS) zusammenfällt. Doch das ist nicht der Fall. Tatsächlich ist sie in der Woche des Eisprungs zu verorten. Wissenschaftler vermuten, dass die Gereiztheit der Frau mit der fruchtbarsten Zeit zusammenfällt, um die Chance auf One-Night-Stands mit männlicheren Partnern zu erhöhen.

Stellen wir uns also vor, dass das Paar um den vierzehnten Tag des Menstruationszyklus herum in Streit gerät. Die Frau, schäumend vor Wut, aber insgeheim erleichtert, stürmt zur Tür hinaus.

Vielleicht steuert sie eine Kneipe in der Nähe an. Sie ist in jeder Hinsicht erregt.

Wissenschaftler haben herausgefunden, dass Stripperinnen 30 Prozent mehr Trinkgeld bekommen, wenn sie ihren Eisprung haben. Sie vermuten pheromonale Reize als Grund – die Männer sind sich nicht bewusst, was sie gerade wahrnehmen, aber es löst ein Kribbeln in ihnen aus (und treibt sie dazu, Geldscheine regnen zu lassen). Wenn unsere Frau, nun wieder im Besitz ihrer Freiheit, einen ähnlichen Pheromon-Schub wie die Go-Go-Tänzerinnen hat, dann wird sie umso wahrscheinlicher einen potenziellen Verehrer anlocken.

Allerdings sucht sie jetzt genau das Gegenteil ihres verlässlichen, vertrauenswürdigen Lebenspartners. Es verlangt sie nach einem starken, gefährlichen, vor Testosteron strotzenden Kerl. Und sie findet ihn. Sie kippt ihren Drink runter, schlägt alle Vorsicht in den Wind und tut das, wofür Erica Jong den denkwürdigen Begriff »Zipless Fuck« geprägt hat, der den Moment beschreibt, in dem sich »Reißverschlüsse lösen wie fallende Rosenblätter«. Heiß, heftig, verboten. *Fantastisch.*

Und hier greift die Natur zu einem ihrer gemeinsten Tricks. Wenn eine Frau zum Höhepunkt kommt, zumal mit einem neuen, männlichen Liebhaber, kann sich ihre Empfängnisfähigkeit um drei volle Tage in jede Richtung verlängern. Die Evolution will dieses neue Genmaterial, und sie setzt alles daran, es zu bekommen. Das heißt, selbst wenn die Frau am nächsten Morgen zu ihrem Mann und in ihr altes Leben zurückkehren will, wird sie es möglicherweise nicht können. Die Chancen stehen überdurchschnittlich hoch, dass sie von ihrem gefährlichen neuen Lover schwanger geworden ist.

Doch nicht nur Frauen gehen fremd. Viele Männer machen sich, wenn sie die Vierziger-Schwelle überschreiten, zum ersten Mal über ihre eigene Sterblichkeit Gedanken. »Why am I soft in the middle now?«, sang ein nachdenklicher Paul Simon. (»Warum bin ich jetzt so mollig um die Hüften?«) »The rest of my life is so hard.« Aus Angst, das Beste könnte hinter ihnen liegen, kann es Männern mittleren Alters nach Abenteuern und Aufregung dürsten. Manche kaufen sich wider besseres Wissen ein Porsche-Cabrio oder fragen sich, ob es zu spät ist, sich einen Ohrring oder ein Tribal-Tattoo zuzulegen.

Grund für dieses vorhersehbare Unbehagen ist ein Nachlassen der Testosteronproduktion. Um die Lebensmitte macht sich dieses wichtige Hormon rarer, und der Mann spürt ein Nachlassen der geistigen Klarheit und Ausdauer. Er braucht länger, um sich nach einem harten Training zu erholen. Sein Körper baut ab, er setzt verstörende Fettpolster an. Ihn beschleicht das Gefühl, dass es unaufhaltsam in Richtung Grab geht.

Forscher haben herausgefunden, dass eines der sichersten Mittel, diese Lebenskrise zu mildern und die Testosteronproduktion bei Männern mittleren Alters wieder anzukurbeln, Sex mit einer neuen, jüngeren Partnerin ist. Das ist der so genannte Coolidge-Effekt, der im Hühnerstall ebenso zu beobachten ist wie in menschlichen Vorstädten. Die Franzosen, letzte Instanz in amourösen Angelegenheiten, halten diesen Vorgang für so gewöhnlich und vorhersagbar, dass sie ihm sogar einen Namen gegeben haben: *l'affaire de la quarantaine* – wörtlich: »die Affäre um die vierzig«. Jede Generation ist davon betroffen. Fast als wäre es geplant.

Ist der erste Liebesrausch verflogen, könnte dem Mann dämmern, dass er mit seiner neuen Geliebten weniger gemeinsam hat, als er dachte. Er steht auf Nintendo, sie auf die Xbox. Er trinkt gern Cabernet Sauvignon, sie Fireball-Whiskey. Unterschiedlicher Musikgeschmack. Unterschiedliche Filme. Unterschiedliche Freunde. Sie passen einfach nicht zusammen.

Wieder klarer im Kopf begreift er, was er getan hat. Nur könnte es jetzt für eine Rückkehr zu spät sein. Zu viel Herzschmerz, zu viele Narben. Vielleicht sogar ein uneheliches Kind, was die Sache noch komplizierter macht. Dabei hätte das alles vermieden werden können, wenn er den Weitblick besessen hätte, zu seinem Hausarzt zu gehen und ihn um ein Testosteronpflaster zu bitten. Und vielleicht auf den Porsche verzichtet und sich mit einem Volvo begnügt hätte.

Derweil lacht Mutter Natur auf dem Weg zur Samenbank.

Selbst wenn es damit erledigt wäre, hätten wir allen Grund, dem Himmel mit der Faust zu drohen. Doch die Streiche gehen weiter. Sogar der Selbstlose und Treue wird von der Evolution ausgetrickst. Wenn eine Frau in die Wechseljahre kommt, sinkt die Produktion von Östrogen, Vasopressin und Oxytocin. Auf dieselbe Weise, wie Männer von der rosa Chemiewolke der ersten Verliebtheit herunterkommen und die Dinge (und die Partnerin) wieder nüchterner sehen, kann eine Frau, die aus dem gebärfähigen Alter heraus ist, zu einer Neubeurteilung ihrer Situation gelangen. Nämlich dass sie es absolut leid ist, sich um alle anderen im Haus zu kümmern.

Befreit vom hormonell bedingten Glückenverhalten und dem Gefühl, ihrer Brut ein trautes Heim bieten zu müssen, träumt sie nun von Virginia Woolf und einem eigenen Zimmer. *Gray divorces* (»graue Scheidungen«) bei Paaren ab fünfzig sind das am schnellsten wachsende Segment bei Trennungen. Ihre Zahl hat sich in den letzten zehn Jahren verdoppelt, und mehrheitlich geht die Initiative von den Frauen aus.

Das soll nicht heißen, dass wir blinde Opfer unserer hormonellen Programmierung sind. Wir haben alle eine Wahl, und die Kultur, in der wir aufwachsen, hat maßgeblichen Einfluss darauf, wie wir unsere Triebe, Sehnsüchte und Wünsche erleben. Ein schwuler Mann im San Francisco der Gegenwart macht beispielsweise grundsätzlich andere Erfahrungen als ein Oscar Wilde, dessen Karriere im London der 1890er-Jahre durch eine Anklage wegen Unzucht ruiniert wurde. Wird ein Politiker mit einer Geliebten erwischt, macht das in den Vereinigten Staaten ganz andere Schlagzeilen als in Frankreich oder Italien.

Die Kultur spielt eine Rolle. Die Psychologie spielt eine Rolle. Aber eben auch die Biologie. Und da wir so stark von psychologischen und sozialen Faktoren geprägt sind, neigen wir dazu, die biologischen Grundlagen vieler unserer Entscheidungen zu ignorieren. Wir behaupten beharrlich, Kapitän auf unserem Schiff zu sein, und bemerken nicht die Strömungen, die uns aufs Meer hinausziehen.

Bislang haben wir hauptsächlich über einvernehmliche Beziehungen gesprochen und darüber, wie wenige unserer Entscheidungen tatsächlich unsere eigenen sind. Doch der evolutionäre Impuls hat eine noch betrüblichere Seite – nämlich gewalttätigen, ungewollten Sex mit tragischen Folgen für die Betroffenen.

Aus evolutionärer Sicht wird ein Mädchen zur reifen Frau, wenn sie zu menstruieren beginnt. Jüngere Frauen haben tendenziell komplikationslosere Schwangerschaften als ältere. Das ist der Grund, warum in vielen traditionellen Kulturen Mädchen in diesem Alter verlobt werden.

Doch aus entwicklungspsychologischer Sicht sind diese Mädchen noch weitgehend Kinder, deren Herz und Verstand hinter ihrem Körper zurückbleiben. Und wenn Kinder Kinder bekommen, ist das für beide Seiten nicht gut. Deshalb gibt es eine weltweite Bewegung gegen die Praktik der Zwangsheirat.

Erst in den frühen Zwanzigern ist der präfrontale Kortex einer Frau voll ausgebildet und mit ihm die exekutive Funktion, das Situationsbewusstsein und die Fähigkeit zum Belohnungsaufschub (bei Männern dauert es etwas länger). Mit dieser Diskrepanz zwischen physischer und psychischer Entwicklung muss jedes Mädchen leben. Fast zwei von drei sexuellen Übergriffen werden an Kindern oder jungen Erwachsenen verübt. Die Gefahr, einer Vergewaltigung oder anderen Formen sexueller Gewalt zum Opfer zu fallen, ist für Frauen im Alter zwischen sechzehn und neunzehn Jahren viermal größer als in jeder anderen Lebensphase.

Wenn wir bedenken, wie viele belastende Kindheitserfahrungen (ACEs *[adverse childhood events]*), Fälle häuslicher Gewalt und Traumata eine sexuelle Komponente haben, und wenn wir uns klarmachen, wie viele davon auf das kalte Diktat des biologischen Impulses zurückgehen, dann ist allein das schon zum Heulen. Nehmen wir die alltäglicheren, aber nicht weniger schmerzlichen Aspekte unseres Liebeslebens hinzu – Eifersucht, Untreue, Scheidung, Vertrauensbruch, Verbitterung, Abtreibungen, Fehlgeburten –, müssen wir uns wundern, dass wir überhaupt damit klarkommen.

Und zu allem Überfluss ist da auch noch die verblüffende Tatsache, dass in der sogenannten entwickelten Welt die *Hälfte* aller Schwangerschaften selbst heute noch unbeabsichtigt ist, so als würde eine der folgenschwersten Entscheidungen im Leben – nämlich ob ein anderes in die Welt gesetzt wird oder nicht – per Münzwurf getroffen. Wir können Menschen zum Mond bringen und Atome spalten, aber von der Zivilisierung unseres elementarsten Triebs sind wir noch weit entfernt.

Wir mögen denken, dass wir selbst über unser Liebesgeschick bestimmen. Wir mögen behaupten, dass »das Herz will, was es will«, und damit die Erfüllung unserer sehnlichsten Wünsche und Träume meinen. Tatsächlich aber will das »Herz« – im Sinne unseres tiefsten körperlichen Verlangens –, was die Evolution will. Und in dem Raum zwischen unseren höchsten Ausdrucksformen und unseren tiefsten biologischen Zwängen schreibt sich die Tragikomödie unseres Lebens.

Vergib uns, denn wir wissen wirklich nicht, was wir tun.

Der berauschte (oder lüsterne?) Affe

Mitte der Neunzigerjahre wartete Terence McKenna, der berüchtigte Psychedelik-Philosoph und Thronerbe Timothy Learys, mit einer kühnen Theorie zu den Ursprüngen des Bewusstseins auf. Er glaubte, die Antwort auf das zentrale Paradox der menschlichen Existenz gefunden zu haben – nämlich wie wir ganz plötzlich so verdammt schlau geworden sind.

Nach McKenna stiegen unsere afrikanischen Urahnen vor rund hundert Millionen Jahren von den Bäumen und begannen, die Savanne zu erkunden. Bei der Nahrungssuche und Jagd stießen sie auf weidende Tiere wie Impalas, Gazellen und Gnus, die in großen Herden lebten und haufenweise Dung hinterließen, der Millionen von Insekten beherbergte. Letztere bildeten eine leicht zugängliche Eiweißquelle, nach der zu buddeln sich lohnte.

Die Hinterlassenschaften der Herden boten eine weitere reiche Nahrungsquelle – Pilze. Zu den bekanntesten Arten, die aus Kuhfladen sprießen, gehört Psylocybe cubensis alias »Magic Mushroom«. Insektenforscher vermuten, dass diese Pilze psychedelische Stoffe absonderten, als eine Art natürliches Insektenschutzmittel. Die auf den Trip geschickten Mistkäfer, so ihre Theorie, suchten das Weite und vergaßen, den Rest des Pilzes zu fressen. Problem gelöst.

Laut McKenna spielten diese unscheinbaren Giftpilze jedoch eine viel bedeutendere Rolle. Er vermutete, dass die synaptische Supraleitfähigkeit des psychedelischen Trips die Herausbildung komplexer sprachlicher Formen ermöglichte. Dies sei die wahrscheinlichste Erklärung dafür, wie wir von Verhaltensweisen wie Grunzen und Mit-dem-Finger-Zeigen zu Dichtung und Gesang gelangten. Und das wahrhaft heroische, bahnbrechende schamanische Abenteuer – oder die »5 Gramm in stiller Dunkelheit«, wie er es so denkwürdig ausdrückte? Ist nichts weniger als die prähistorische Geburtsstunde der Ehrfurcht und der Ursprung der Religion.

Ernsthafte Anthropologen schenkten der Theorie vom berauschten Affen nie viel Beachtung. Selbst wohlwollende Wissenschaftler monierten McKennas laxen Umgang mit Zitaten und hielten ihm vor, kontrafaktische Beispiele in der Literatur zu ignorieren (wie die Verwendung von Magic Mushrooms bei blutigen aztekischen Menschenopfern, gewalttätige, Ayahuasca konsumierende Amazonasstämme oder soziopathische CIA-Programme). Doch ganz in der Versenkung verschwunden ist die Theorie nie. Wenn überhaupt, dann erlebt sie gegenwärtig wie alles Psychedelische eine Renaissance. Allerdings brauchen wir McKennas Ausführungen nicht zu folgen, um herauszufinden, was uns von unseren nächsten Primatenverwandten unterscheidet.

Um unsere Suche nach den Ursachen des Bewusstseins zu präzisieren, müssen wir uns fragen, was sonst den neurologischen Schub geliefert haben könnte, der den aufrechten (Homo erectus) zum wissenden Affen (Homo sapiens) beförderte. Eine mögliche Alternative zur Hypothese vom berauschten Affen müsste drei Kriterien erfüllen: Die transformative Kraft oder Substanz müsste mit einem starken Trieb einhergehen, tiefe Befriedigung verschaffen und sich allgemeiner Anerkennung erfreuen. Sie müsste Physiologie und Psychologie maßgeblich verändern und in der Lage sein, dies im Lauf der Zeit immer wieder zu tun. Kurzum, sie müsste, wie Psychologen sagen, *autotelisch* sein – das heißt, sie dürfte keinen anderen Zweck als sich selbst haben und müsste in sich selbst lohnend sein.

Wenn es nicht der berauschte Affe war, der uns geweckt hat, dann aber sein weitaus stärker verbreiteter Vetter, der lüsterne Affe, der sich von allen seinen Primaten-Verwandten dadurch unterscheidet, wie er Sex und Liebe lebt. Der lüsterne Affe kommt als Missing Link zwischen Homo erectus und Homo sapiens noch am ehesten infrage. Oder, um ihm einen passenden lateinischen Namen zu geben, Homo coitus – der Affe, der es treibt.

Jared Diamond, Pulitzer-Preisträger und Anthropologe an der UCLA, argumentiert genau in diese Richtung. In seinem Buch *Warum macht Sex Spaß?* vergleicht er uns mit verschiedenen Primaten und Tierarten und kommt zu einer umstrittenen Schlussfolgerung: Nicht die Ausbildung größerer Gehirne habe unser Sexualverhalten hervorgebracht, wie Freud behauptet hätte, sondern unser Sexualverhalten habe unsere größeren Gehirne hervorgebracht.

Wenn das stimmt, stellt es alles auf den Kopf, was wir über die Entwicklung des menschlichen Bewusstseins und der menschlichen Kultur angenommen haben. »Die Paläontologen führen die Evolution dieser Errungenschaften [Kultur, Sprache und komplexe Werkzeuge] in der Regel auf die Entwicklung des großen Gehirns und des aufrechten Ganges zurück«, argumentiert Diamond, »aber unsere bizarre Sexualität war für ihre Entstehung ebenso unentbehrlich.«[14]

Weiter oben haben wir darüber gesprochen, wie machtvoll Lust und Anziehung sind und wie wenig wir über unser Liebesleben wissen. Was wir als unsere zutiefst persönlichen Liebesgeschichten erleben, ist, wie sich zeigt, in hohem Maße vorhersehbar und folgt weitgehend einem uns unbewussten Drehbuch der Evolution. Das soll nicht heißen, dass wir nie bewusst über unsere Sexualität nachdenken. Denn das tun wir. Die ganze Zeit.

Es gibt eine Fülle von Büchern, angefangen bei *Sex at Dawn* über *Bonk: Alles über Sex – von der Wissenschaft erforscht* bis zu *Mating in Captivity*, die einzuordnen versuchen, wie wir uns in Bezug auf unsere elementarsten Triebe und Impulse verhalten. Doch selbst diese aktuellen Bücher sind zu nah an dem Problem dran, um zu sehen, wie ungewöhnliche unser Sexualverhalten wirklich ist. Sie ermuntern uns, unserer angeborenen Lust an der Lust nachzugeben und uns von sozialer Konditionierung zu befreien, aber sie tun es von einem rein anthropozentrischen Standpunkt aus. Diese Autoren und Autorinnen versuchen, ein breiteres Spektrum von Verhaltensweisen wie Promiskuität, Polyamorie und Untreue als normal darzustellen. Aber sie fragen nicht, wie atypisch unsere sexuelle Natur von vornherein ist.

Im Jahr 1990 veröffentlichte die Bloodhound Gang einen Song mit dem Titel »Bad Touch«, der das tat, wovor Anthropologen und Psychologen zurückschreckten. Der eingängige Text stellt das menschliche Balzverhalten wieder in den breiteren Kontext der Liebe im Tierreich. Der Song kam gut an, schaffte es weltweit in die Top Ten und wurde von Rapper Eminem gesampelt:

You and me baby ain't nothin' but mammals.
So let's do it like they do on the Discovery Channel.
(Gettin' horny now.)

Tatsächlich aber hätte die Bloodhound Gang etwas mehr Discovery Channel gucken sollen, bevor sie diesen Anmachspruch zu Papier brachten. Denn haben Sie schon mal gesehen, wie Tiere Sex haben?

Es ist brutal.

Enten ertränken sich fast gegenseitig bei ihren Bemühungen. Der Erpel besteigt das Weibchen, schlägt mit den Flügeln und drückt es unter Wasser, bis es vollbracht ist. Das Turteln überlassen sie den Turtelauben. Enten vögeln.

Hunde poppen wie wild, können sich aber beim Absteigen ineinander »verknoten«. Hintern an Hintern müssen sie bis zu einer Stunde ausharren, ehe ihre Organe abschwellen und beide ihrer Wege ziehen können.

Aber die Großkatzen haben es vielleicht am schlimmsten. Löwen beispielsweise paaren sich in der Wildnis nur alle paar Jahre. Und wenn sie es tun, holen sie das Versäumte nach und kopulieren gleich bis zu fünfzigmal innerhalb von 24 Stunden. Und nicht, weil es ihnen gefällt. Auf dem Penis des Männchens sitzen über hundert kleine Widerhaken, die an den Scheidenwänden der Löwin scheuern. Die Widerhaken dienen einem doppelten Zweck: Sie sollen etwaigen Samen eines Vorgänger herauskratzen und die Löwin zum Eisprung anregen. Der Spaß kommt mit Abstand an dritter Stelle.

Als Thomas Hobbes in *Leviathan* schrieb, das Leben des Menschen sei gemein, roh und kurz, hätte er ebenso gut an die Liebe im Tierreich denken können. Für die überwältigende Mehrheit der Tiere ist Sex brutal, gefährlich und kurz. Für die Beteiligten bleibt kaum ein genüssliches Lecken.

Und das ist das Faszinierende an unserem eigenen Sexualverhalten – wie grundlegend es sich von dem der Säugetiere im Discovery Channel unterscheidet. »Alle diese Aspekte – langfristige Sexualbeziehungen ... Sex im Privatbereich, versteckter Eisprung, erweiterte Bereitschaft der Frauen zum Sex, Sex zum Vergnügen – machen das aus, was wir als normale menschliche Sexualität bezeichnen«, erklärt Diamond, »... aber das erweist sich als speziesistische Interpretation. Nach den Maßstäben der 4300 anderen Säugetierarten auf der Erde und selbst nach den Maßstäben unserer engsten Verwandten, der Menschenaffen ... sind wir die Seltsamen.«

Wir gehören zu einer Handvoll Tieren auf dem gesamten Planeten, die außerhalb eines eng begrenzten Furchtbarkeitsfensters Sex haben. Gewiss, auch Delfine und Bonobos haben ihn manchmal, aber sie zählen zu den intelligentesten Arten auf dem Planeten. Ihre Verspieltheit unterstreicht nur den Zusammenhang zwischen Sexualität und komplexer Kognition. Doch selbst bei ihnen fehlen viele der anderen Faktoren, die die menschliche Sexualität so einzigartig machen, wie etwa der versteckte Eisprung oder der Mehrfachorgasmus der Frau.

Tiere wissen nichts von ihrem Sexualtrieb, bis sie für kurze Zeit von ihm überwältigt werden. Dagegen denken Menschen ständig, zu jeder Zeit, an ihren Trieb und handeln entsprechend. Die meisten Frauen, außer sie nehmen die Pille oder benutzen eine Fruchtbarkeits-App, wissen nicht genau, wann sie fruchtbar sind – eine simple Tatsache des Lebens, die Kühe und Paviane ohne Weiteres verstehen. Männer können mit Sicherheit nicht sagen, wann die potenzielle Partnerin ihren Eisprung hat, und haben das ganze Jahr einen starken Sexualtrieb und das Verlangen zu kopulieren. Frauen bringen sie fast immer in Stimmung.

Im Verlauf der letzten zehn Millionen Jahre hat sich die natürliche Selektion beim Menschen deutlich von der bei seinen Vettern unterschieden. Und diese Unterschiede zeigen sich bei beiden Geschlechtern unserer Art. Wie anders wir sind, erkennen wir daran, wie weit wir uns von unserem Stammbaum entfernt haben.

Beginnen wir beim Offenkundigsten und Sichtbarsten: »Männer besitzen Penisse, die viel länger, dicker und flexibler sind als die anderer Primaten«, schreibt der Evolutionspsychologe Geoffrey Miller und fügt hinzu: »Diese spiegeln eher weibliche Auswahl als männliche Konkurrenz wider.«[15]

Im Jahr 2015 suchten Miller und ein Forscherteam an der UCLA eine Antwort auf die ewige Frage, die in Männer- wie Frauenmagazinen gleichermaßen gestellt wird: Spielt die Größe wirklich eine Rolle? Sie gingen die Sache auf eine neue Art an. Statt Frauen Bilder von Penissen zu zeigen, druckten sie mit dem 3D-Drucker welche aus Silikon. Dann führten sie eine Befragung durch unter Verwendung »verbesserter Formerkennung auf der Basis haptischer Informationen von 3D-Objekten« – das ist offensichtlich Peer-Review-Zeitschriften-Sprech für: »Wir ließen sie in einer Tüte mit Schwänzen wühlen und den auswählen, der ihnen am besten gefiel.«

Wie sich herausstellte, spielte die Größe für Frauen durchaus eine Rolle, wenn auch nicht eine so große, wie Pornostars hoffen oder die meisten Männer befürchten. In der Regel entschieden sich die Studienteilnehmerinnen für eine Penisgröße von 16 Zentimetern (die Durchschnittsgröße beträgt 12,7 Zentimeter). Dazu aufgefordert, ein Exemplar für einen One-Night-Stand auszuwählen, bevorzugten sie etwas größere, dickere. »Die Penisvorlieben der Frauen können variieren und richten sich nach ihren Erwartungen an die Beziehung«, heißt es in dem Papier trocken. »Frauen bevorzugen maskulinere Partner für kürzere sexuelle Beziehungen ... Maskulinere Merkmale wie eine tiefere Stimme und (bis zu einem gewissen Grad) ein größerer Penis korrelieren mit dem Testosteronspiegel, der ebenfalls Einfluss auf die Paarungsziele und Attraktivität von Männern hat. Da eine stattlichere Penisgröße als maskuliner empfunden wird, gehen wir davon aus, dass Frauen für eine kürzere sexuelle Beziehung einen größeren Penis vorziehen.«

Diese Präferenz für große Penisse kennen unsere Primatenvettern nicht. Sie ist ein besonderes Merkmal der sexuellen Selektion beim Homo sapiens, und sie entwickelte sich ganz plötzlich. Unsere Abstammungslinie trennte sich von der unserer nächsten Verwandten, der Schimpansen und Bonobos, vor etwa sieben Millionen Jahren, von derjenigen der Gorillas vor etwa neun und von der Orang-Utans vor vierzehn Millionen Jahren.

Das mag uns wie eine Ewigkeit vorkommen, doch aus entwicklungsgeschichtlicher Sicht ist das nicht lang. Der erigierte Penis ist bei Gorillas gut 3 Zentimeter lang, und das, obwohl ausgewachsene Männchen bis zu 5 Zentner wiegen können, also dreimal mehr als die meisten Männer. So viel zu der Theorie »Große Hände, großer ...«.

Man könnte sich also fragen, ob der menschliche Penis länger geworden ist, um die abenteuerlicheren Sexstellungen, die wir anscheinend bevorzugen, zu erleichtern. Doch Orang-Utans, deren bestes Stück nur 4 Zentimeter misst, praktizieren Liebesstellungen, die Zirkusakrobaten vor Neid erblassen lassen würden. Und hängen dabei mit einer Hand an einem Ast.

»Ausgehend von 4 Zentimetern ...«, erklärt Jared Diamond, »nahm die Länge des menschlichen Penis durch einen Ausreißerprozess immer weiter zu, und damit verschaffte er seinem Besitzer einen Vorteil als immer auffälligeres Signal der Manneskraft ... Eigentlich prahlt der Mann ja: ›Ich bin schon so schlau und überlegen, dass ich nicht noch ein paar Dutzend Gramm Protoplasma auf mein Gehirn verwenden muss; ich kann es mir stattdessen leisten, die Menge nutzlos in meinen Penis einzubauen.‹«

Auch Frauen haben sich für die Partnerwahl optimiert. Sie behalten während ihres gesamten reproduktionsfähigen Lebens sichtbare und wohlgeformte Brüste, auch wenn sie nicht stillen. Das ist praktisch bei keiner anderen Art der Fall. Brüste beeinträchtigten die Beweglichkeit und andere Überlebensfunktionen, helfen aber bei der Partnerwahl. Primatenforscher sprechen von einem »falschen Signal«, denn Milch wird von dem darunterliegenden Drüsengewebe und nicht vom Brustfett produziert. Größere Brüste machen also keine besseren Mütter.

Aber für Männer ist das nicht der Punkt. »Frauen ... haben sich so entwickelt, dass sie die männlichen Sexualpräferenzen verkörpern«, erklärt Miller in seinem Buch *Die sexuelle Evolution. Partnerwahl und die Entstehung des Geistes.* »Frauen haben größere Brüste und Hintern, schmälere Taillen *und eine größere Fähigkeit zum Orgasmus als andere Affen* [Hervorhebung hinzugefügt].«[16]

In Jahrtausenden der Selektion führten diese erwünschten Erbanlagen zu einer entsprechenden Ästhetik – den üppigen Kurven prähistorischer Venus-Figuren. Einige der frühesten Figurinen, die europaweit in archäologischen Grabungsstätten gefunden wurden, zeigen diese idealisierte weibliche Körperform. Vor 40 000 Jahren wurden Titten und Hintern verehrt.

Und sie werden es noch heute. Vor einem Vierteljahrhundert plädierte der bekannte Gender-Theoretiker (und Rapper) Sir Mix-a-Lot für eine Rückkehr zu diesem zeitlosen Venus-Ideal:

I like big butts and I cannot lie.
You other brothers can't deny.
That when a girl walks in with an itty-bitty waist.
And a round thing in your face.
You get sprung, want to pull up tough.
'Cause you notice that butt was stuffed!

Im Jahr 2014 legte Kim Kardashian sprichwörtlich das Internet lahm mit einem Nacktfoto für das Magazin *Paper*, auf dem sie ihre unglaublichen Proportionen zur Geltung bringt, indem sie ein Champagner-Glas auf ihrem Hinterteil balanciert. Der »Heroin-Chic« war definitiv out. Kurven waren wieder angesagt.

Das Instagram-Gesicht

Wenn Sie wirklich verstehen wollen, wie diese primitiven Paarungssignale unsere Wünsche prägen, bedenken Sie, wie erfindungsreich wir verändern, womit uns die Natur ausgestattet hat. Mehr als zu jeder anderen Zeit in der Vergangenheit schummeln wir heute beim Paarungsspiel. Auf dem sexuellen Marktplatz unserer Zeit haben die Verkäufer die Grenzen zwischen ehrlichen und täuschenden Signalen so gründlich verwischt, dass die Käufer buchstäblich keine Vorstellung davon haben, was sie erwartet.

Was früher der natürlichen Selektion überlassen und reine Glückssache war, lässt sich heute bei einem ambulanten Eingriff korrigieren. Der Zusammenhang von gesunder Genetik und erwünschter Ästhetik ist komplett aufgehoben.

Wir nähern uns einer kosmetischen Singularität, bei der alle Looks zu einem uniformen Erscheinungsbild zusammenfließen. »Zu den merkwürdigsten Hinterlassenschaften des auslaufenden Jahrzehnts«, stellte Jia Tolentino im *New Yorker* fest, »gehört wahrscheinlich das sukzessive Auftauchen eines einzigen, cyborg-artigen Gesichts unter Frauen, zu deren Beruf es gehört, schön zu sein.«

Ihre Einschätzung, wie radikal sich Schönheitsideale verändern und verschmelzen, verdient es, ausführlich zitiert zu werden: »Es ist ein natürlich junges Gesicht mit porenloser Haut und hohen Wangenknochen. Es hat katzenartige Augen und lange, comic-hafte Wimpern, eine kleine, hübsche Nase und volle, sinnliche Lippen. Es sieht dich schüchtern, aber ausdruckslos an, als hätte seine Besitzerin eine halbe Clonazepam-Tablette geschluckt und spiele mit dem Gedanken, dich zu bitten, sie mit einem Privatjet zum Coachella-Festival zu fliegen. Außerdem ist es unverkennbar ein weißes Gesicht, allerdings mit ethnischen Merkmalen – es kommt einem vor wie eine Fotomontage von *National Geographique*, die veranschaulichen soll, wie Amerikanerinnen im Jahr 2050 aussehen werden.«

Tolentino räumt zwar ein, dass es schon immer unerträgliche Schönheitsideale für Frauen gegeben habe – vom Füße-Einbinden in China bis zum Wespentaillenkorsett in Europa –, doch sie weist auch auf die Gefahren hin, die mit der beherrschenden Rolle der digitalen Präsentation des »Ichs als Selfie« verbunden sind.

»Die sozialen Medien haben die Neigung verstärkt, in der persönlichen Identität eine potenzielle Profitquelle zu sehen«, schreibt sie, »und, was besonders für junge Frauen gilt, auch den eigenen Körper unter diesem Blickwinkel zu betrachten. Wer mit Vorzügen auf die Welt gekommen ist – körperlichen, finanziellen oder beidem –, dem mag es vernünftig, ja sogar selbstverständlich erscheinen, seinem Körper gegenüber dieselbe Haltung einzunehmen wie ein McKinsey-Berater gegenüber einem Unternehmen: unterdurchschnittlich performende Bereiche identifizieren und neu gestalten.«

Das ist nicht nur bei Frauen so. In einer zunehmend wettbewerbsorientierten Arbeitswelt unternehmen besonders männliche Hightech-Führungskräfte große Anstrengungen, ein jugendliches Aussehen zu bewahren, damit bei ihren Mitarbeitern in den Zwanzigern nicht der Eindruck aufkommt, sie seien auf dem absteigenden Ast. Das Resultat ist, dass der pseudojugendliche, hippe Alpha-Männchen-Status, der in der Ära der Jäger-Krieger-Gesellschaften praktisch unmöglich war, heute nur eine TAG-Heuer-Uhr und einen

Tesla entfernt ist. Bei ehrgeizigen Beta-Männchen, die den Glauben an ihre Zeugungskraft stärken wollen, erfreuen sich Brustimplantate, Bauchstraffungen und Botox wachsender Beliebtheit.

Und damit nicht genug. Männer werden permanent dazu verleitet, an ihrem Gehänge herumzubosseln. Anzeigen für nichtchirurgische Penisvergrößerungen machen nahezu die Hälfte der Männerwelt glauben, dass so etwas tatsächlich möglich sei. Es gibt für diesen Zweck Salben, Pillen und Pumpen zuhauf.

Es existieren sogar einige Feldstudien, die uns helfen, die Signalwirkung eines großen Gehänges zu verstehen. Speziell, was geschieht, wenn Männer die Chance bekommen, das eigene selbst zu gestalten. In Papua-Neuguinea unterhält jeder Mann vom Stamm der Ketengban eine Sammlung von Penisfutteralen, so wie ein Geschäftsmann möglicherweise einen Ständer mit Krawatten besitzt. Bis zu 60 Zentimeter lang, weisen diese Futterale unterschiedliche Verzierungen und sogar Erektionswinkel auf. Ohne sie fühlen sich die sonst völlig unbekleideten Männer, wie sie selbst sagen, nackt. Für die Ketengban ist das Penisfutteral ein unverzichtbares Kleidungsstück.

Doch exotische Inselbewohner sind nicht die Einzigen, die ihr Genital vergrößerten. Im Europa der Renaissance wurde die Schamkapsel – ein gepolsterter Latz, der Penis und Hoden bedeckte – ein modisches Muss. Eine zweieinhalb Pfund schwere Variante aus Stahl schmückte in hervorstehender Weise die königliche Rüstung Heinrichs VIII. Rabelais, der französische Satiriker, machte sich über den ganzen Trend lustig und spielte im Prolog zu *Gargantua und Pantagruel* auf die »Würdigkeit des Hosenlatzes« an.

Schamkapseln sind zwar aus der Mode gekommen, doch ganz verschwunden sind sie nie. In den letzten Jahren haben sie wieder Einzug in die Haute Couture gehalten und Modenschauen von Gucci bereichert. In den Comic-Welten von DC und Marvel Comics finden sich reihenweise Superhelden mit ausgebeultem Schritt. Batman wartet mit einer besonders imposanten Beule auf. Aber auch Rockstars haben welche. So etwa Axl Rose, der Frontman von Guns

N' Roses, und der Leadsänger von Jethro Tull. Derek Smalls, der Bassist der fiktiven britischen Ulkband Spinal Tap, behilft sich mit einem selbst gemachten »Hosenhelfer«. Er stopft sich eine Zucchini in den Schritt, um »seiner Spandexhose wieder Spannkraft zu geben«, wie er zugibt. »Das ist auf jeden Fall weniger schmerzhaft als Kollagen.«

All diese Korrekturen und Manipulationen unseres Körpers mit dem Ziel, unsere Attraktivität zu steigern – von Polstern über Färbemittel bis zu chirurgischen Eingriffen –, machen deutlich, wie sehr uns daran liegt, unsere reproduktive Fitness zu optimieren. Wir holen das Letzte aus unseren Anlagen heraus, nur um die Chancen zu erhöhen, flachgelegt zu werden. Wir wollen herausragen, und um das zu erreichen, tun wir alles Erdenkliche. Wir können nicht anders. Und dabei ist unsere Spezies ohnehin schon viel sexualisierter als alle unsere nächsten Verwandten.

Verborgene Fruchtbarkeit, reichlich Sex zum Vergnügen, dauerhafte weibliche Brüste, Mehrfachorgasmen der Frau und größere Penisse gibt es sonst nirgendwo im Tierreich. Tatsächlich sind wir so anders, dass jede Bilanz unserer raschen Entwicklung zum Homo sapiens unsere sexuelle Andersartigkeit als einen Hauptfaktor dieser Veränderung in Betracht ziehen muss.

»In der relativ kurzen Zeit, in der sich unsere Ahnen und die Vorfahren der Menschenaffen getrennt entwickelt haben«, erklärt Diamond, »bildet die Sexualität zusammen mit Körperhaltung und Gehirngröße … die Dreiheit der entscheidenden Merkmale, in denen sich die Vorfahren von Menschenaffen und Menschen auseinanderentwickelten … *Sex als Vergnügen … war für die Beherrschung des Feuers sowie für die Entwicklung von Kunst, Sprache und Schrift ebenso wichtig wie der aufrechte Gang und das große Gehirn* [Hervorhebung hinzugefügt].«

Das Belohnungssystem, das die Romanze in der »Blauen Lagune« in Gang setzte, lockt uns immer wieder in diese Gewässer zurück. Mit der Zeit wurden diese veränderten, erweiterten und verbindenden Erfahrungen ein fester Bestandteil unseres Denkens und Seins. Noradrenalin verlieh uns Energie und schärfte unseren Fokus. Dopamin belohnte unsere Erkundungen und Neuentdeckungen. Endorphine linderten unsere Schmerzen und verschafften uns kurzfristige Erleichterung von der Mühsal des Lebens. Oxytocin band uns an unsere Geliebten und Nachkommen. Langsamere Hirnwellen ermöglichten unterbewusstes Denken und Inspiration. Aus unseren veränderten Zuständen wurden veränderte Merkmale, ein Orgasmus nach dem anderen.

Also berauschter Affe oder lüsterner Affe? Nach Terence McKenna müssen unsere Vorfahren wie gesagt psychoaktive Pilze gegessen haben, damit sie uns wecken konnten. Aber das ist eine gewagte Theorie, die unmöglich zu beweisen ist. Halten wir uns an die anthropologischen Fakten, ist der lüsterne Affe – der Primat, der durch Sex ein höheres Bewusstsein erlangt hat – der wahrscheinlichere Kandidat.

Wenn wir Diamond und anderen Anthropologen zustimmen, die behaupten, die menschliche Sexualität habe die Entwicklung von Bewusstsein und Kultur beschleunigt, dann müssen wir uns ebenso mit all dem Schmerz und Kummer befassen, den diese unbewussten Triebe auch weiterhin verursachen. Sicher, wir können Glück haben und in Liebesdingen genau auf das gewünschte Ziel zusteuern. Doch rechts und links von diesem schmalen Grat lauern Schwerkraft und Biologie. Eine Unachtsamkeit oder ein Fehltritt, und wir stürzen ab.

Diese Erkenntnis eröffnet uns eine Chance auf Erlösung. Wir können das Leid und die Verwirrung, die unsere Sexualität häufig gestiftet hat, transformieren. Diese ganze Prägung, dieser ganze unbändige Drang zur Fortpflanzung kann neu ausgerichtet werden. Statt wie Marionetten an den Fäden einer gleichgültigen Evolution zu zappeln, können wir diese Fäden durchtrennen und auf unseren eigenen zwei Beinen stehen.

Wir können die Evolution umpolen.

Sexualität muss nicht ins Unglück führen. Schließlich hat sie dazu beigetragen, dass wir vom Homo erectus zum Homo sapiens geworden sind. Auf der Grundlage der neuen Erkenntnisse von Neurobiologie und Anthropologie können wir Sex von etwas Impulsivem und Zwanghaftem in etwas Bewusstes und Befreiendes umfunktionieren. Wir können den Schritt vom Homo sapiens (dem wissenden Affen) zum Homo ludens (dem spielenden Affen) vollziehen.

Im nächsten Kapitel werden wir das Feld der sexuellen Anthropologie verlassen und uns der Neurophysiologie zuwenden. Wir werden all diesen biologischen Triebkräften auf den Grund gehen und darlegen, wie ein hedonistisches Engineering – ein befriedigender Weg der Heilung, Inspiration und Bindung – aussehen könnte.

10

Sex, Teil II

HÖHERE LIEBE

An einem Sommerabend, unmittelbar nach dem Ende des Semesters, meldeten meine Frau und ich uns für die Leitung einer Expedition in den Himalaya an. Das Programm war großartig – wir unternahmen mit Studenten Trekkingtouren zu Klöstern und Berggemeinden in Nepal und Tibet. Den krönenden Abschluss bildete die Besteigung der Nordwand des Mount Everest. Während wir uns akklimatisierten, wanderten wir zu einem abgelegenen Kloster hoch oben in den tibetischen Bergen. Tatsächlich lag es so hoch, dass die Chinesen es nie bis dort hinauf geschafft hatten, um alles zu schließen.

Bevor wir das kleine, hobbitartige Tempeltor erreichten, nahm ich die Studenten beiseite und sagte ihnen, wie glücklich wir uns schätzen durften, einen Blick auf die »unberührte« tibetische Kultur zu werfen. In ehrfürchtiger Stille näherten wir uns dem Tempeleingang, wo uns ein junger Mönch in einer mit Yak-Butter und Ruß befleckten Jacke der »Chicago Bulls« das Tor öffnete. Zu seiner Ehrenrettung sei hier angeführt, dass die burgunderroten Jackenärmel hervorragend zu seiner Mönchsrobe passten.

Wir legten das Gepäck ab und schlugen unser Lager auf dem Flachdach des Klosters auf, unmittelbar neben einem tosenden Fluss und heißen Quellen. Ein großer Geierschwarm kreiste über dem Gebirgskamm, der hinter dem Kloster aufragte. Nach einer Weile fiel uns ein Mönch in vollem Ornat auf, der mit einer langen sensenähnlichen Klinge Stücke von etwas nicht genau zu Erkennendem abschnitt und an die Vögel verfütterte. Als wir unseren tibetischen Führer fragten, was hier vor sich ginge, antwortete er, das sei eine Himmelsbestattung, und ein kürzlich verstorbener Mönch werde den Aasfressern geopfert, nehme sozusagen den Weg zurück zum Ursprung. Grausam. Und fantastisch. Der Kreislauf des Lebens ist in diesem Teil der Welt mehr als nur eine Metapher.

Erschöpft von dem langen Aufstieg und aufgeregt, weil wir den Sonnenuntergang an einem so spektakulären Ort beobachten konnten, schnappten wir uns die Badehosen und kletterten zu der dampfenden, heißen Quelle am Flussufer hinunter. Nachdem wir uns ein paar Minuten lang genießerisch im Wasser geaalt hatten, schaute eine der Studentinnen auf ihr Bein und schrie: »An meinem Fuß ist eine Schlange!« Wir waren überzeugt, dass sie höhenkrank sein musste und halluzinierte. Doch dann nahmen wir im schwindenden Licht die schimmernden, sich ringelnden Wände des Beckens wahr. Ich blinzelte einige Male und sah Dutzende von sich windenden Schlangen, genau wie in einem Indiana-Jones-Film. Wie wir später erfuhren, hatte die Schlangenkolonie hier oben, auf mehr als 4500 Meter Höhe, überlebt, indem sie es sich in den Thermalquellen gemütlich gemacht hatte. Obwohl die Tiere harmlos waren, dämpften sie die Stimmung nachhaltig, und wir beendeten unser Bad umgehend.

Direkt unterhalb der Quellen hatte sich das Wildwasser durch die Felswand gebohrt und sprudelte auf der anderen Seite wieder heraus. Ich möchte anmerken, wie ungewöhnlich das für Flüsse ist, die sich normalerweise über Millionen von Jahren hinweg ihren Lauf bahnen und dabei den Weg des geringsten Widerstandes von den Bergen hinunter ins Meer wählen.

Als wir den jungen Mönch fragten, wie um alles in der Welt der ungewöhnliche Lauf dieses Flusses zu erklären sei, erzählte er uns, das liege an Padmasambhava, einem Schutzheiligen des tibetischen Buddhismus. Er habe sich den Fluss genommen und ihn mittels Magie durch den Berg hindurchgeleitet. Anschließend deutete der Mönch nach oben auf eine Steilwand, tausend Meter über uns.

An dieser lotrechten Wand, gegen die sich die tiefen Schluchten des Yosemite-Nationalparks wie sanfte Täler ausnahmen, erkannten wir, kurz vor dem Kamm, den winzigen Schatten eines Höhleneingangs. Ein Weg in diese Höhle hinein war nirgends zu sehen. »Das ist die Höhle von Padmasambhava und seiner Gefährtin Yeshe Tsogyal«, erklärte unser Führer. »Sie zogen sich dorthin zurück, um die geheimen Lehren des Vajrayana-Buddhismus, des Bön-Schamanismus und der heiligen sexuellen Hingabe zu praktizieren.« Wir reckten die Hälse, um den Eingang genauer zu sehen – aber wie um alles in der Welt waren sie nur dort hingekommen?

»Oh, auf einem fliegenden Teppich!«, sagte unser Führer leichthin.

Ich konnte den Blick einfach nicht von der Höhle abwenden. Was für eine seltsame Überlagerung von Geologie und Mythologie, hier in diesem abgelegenen Tal. Padmasambhava ist das tibetische Gegenstück zu König Artus, auch er eine Mischung aus Geschichte und Legenden. Padmasambhava ist außerdem unter dem Namen »Guru Rinpoche« bekannt und wird in Tibet als einer der wichtigsten Vermittler der buddhistischen Lehre und zweiter Nachkomme des Buddha verehrt. Auch diejenigen, die sich nur gelegentlich mit dem tibetischen Buddhismus beschäftigen, wissen alles über Padmasambhava. Er ist also eine ziemlich große Nummer.

Und Yeshe Tsogyal? Ihre Geschichte ist weniger bekannt, und sie wird nur von denjenigen verehrt, die sich gründlicher mit dem Buddhismus auseinandersetzen. Sie wurde Ende des 8. Jahrhunderts in einer tibetischen Königsfamilie in Kharchen geboren. Schon als Kind war sie eigensinnig und lief von zu Hause weg, um einer arrangierten Heirat zu entgehen. Sie setzte alles aufs Spiel, um Schülerin von Guru Rinpoche zu werden, und überstand eine Reihe von Prüfungen, die Herkules zur Ehre gereicht hätten. Unter anderem kämpfte sie sogar gegen einen Tiger und schlug ihm den Kopf ab.

Nachdem sie als Tantrika aufgenommen worden war – als Schülerin in den höheren tantrischen Lehren –, kehrte sie wieder in ihre Heimat zurück. Auf der Rückreise wurde sie von sieben Räubern überfallen und vergewaltigt, eine Erfahrung, die Yeshe jedoch nicht traumatisierte, sondern zur Demonstration ihrer Macht nutzte. Sie demütigte die sieben Angreifer so tief, dass diese weinend auf die Knie sanken und schworen, ihr ein Leben lang als Leibwächter zu dienen.

Auch Padmasambhava, der sie unterwies, erkannte ihre Meisterschaft an. »Die Grundlage für wahre Erleuchtung liegt im menschlichen Körper, sei er männlich oder weiblich ... Bei großer Entschlossenheit zu geistiger Erleuchtung eignet sich der weibliche Körper besser.« Yeshe wurde Padmasambhavas Gefährtin und Lehrerin, führte ihn zum Gottesbewusstsein und lehrte ihn, auf ihrem Zauberteppich zu fliegen (der von entscheidender Bedeutung war, weil es keinen Aufzug zur Liebeshöhle der beiden gab).

Die Legende von Yeshe Tsogyal versinnbildlicht die Beziehung zwischen Sexualität, Leiden und Bewusstsein. Einerseits musste sie, wie viele Frauen vor und nach ihr, sexuelle Gewalt erfahren. Andererseits verfügte sie über eine derart hohe geistige und körperliche Beherrschung, dass es ihr nicht nur gelang, den Anschlag abzuwehren, sondern auch ihre Angreifer tiefgreifend zu verändern.

Sie war eine *dakini* – eine Meisterin des Erotischen und des Göttlichen. »Es versteht sich von selbst, dass [Yoginis], die anderen dabei halfen, die Natur ihres Geistes vollständig zu erkennen«, schreibt Miranda Shaw in ihrem Buch *Passionate Enlightment. Women in Trantric Buddhism*, »zuvor die Natur ihres eigenen Geistes ergründet haben mussten.« Dank dieser alchemistischen Kraft gelang es Yeshe, auch Padmasambhava zu erwecken und damit einige der tiefsten Lehren des tibetischen Buddhismus hervorzubringen, eingeschlossen der Praxis des Tonglen, die wir im 6. Kapitel vorstellten.

Im vorhergehenden Kapitel erforschten wir die schlichte Wahrheit, dass unsere sexuellen Impulse häufig unsere Handlungen steuern. Wie die Schiffbrüchigen in dem Film »Die blaue Lagune« sind hormonell gesteuerte Triebe ausschlaggebend für die Triumphe und Tragödien unseres Liebeslebens. Aber das ist noch nicht alles. Die menschliche Sexualität könnte durchaus, laut Jared Diamond, eine

Schlüsselfunktion bei der Entwicklung unseres komplexen Bewusstseins gespielt haben. Je länger wir uns in Zuständen körperlicher Erregung befinden, desto mehr könnten wir uns dadurch einem erweiterten Bewusstsein nähern. Und Yeshes Geschichte legt nahe, dass ein erweitertes Bewusstsein auch die Heilung von Traumata und vollständige Erweckung ermöglicht.

Unsere neurochemischen Priming-Prozesse, die letztlich zur Reproduktion führen – unsere animalische Natur –, könnten uns auch in Zustände des höheren Bewusstseins führen: unsere sphärische Natur. Diesen Bereich – die Vorstellung, wir müssten den Körper durch Verweigerung von Bedürfnissen und Askese überwinden, um Peak-Zustände zu erreichen – erforschen östliches Tantra und westliche sexuelle Magick *[sic!]* seit jeher. Denn der Weg zur Transzendenz kann seinen Anfang an einem Ort nehmen, der uns wie kein anderer zu eigen ist: unser Körper.

In vielen mystischen Traditionen auf der ganzen Welt stößt der aufmerksame Beobachter irgendwann auf eine Form des sexuellen Yoga. Streng bewacht, oft verfolgt, verleumdet und bis zur Unkenntlichkeit verzerrt von neugierigen Zaungästen. Dennoch existiert es unzweifelhaft. »Geisterhafte Spuren von heiligem Sex sind auch heute noch in allen Religionen erkennbar«, schreibt Jenny Wade in *Transcendent Sex*. »Er lässt sich aus dem großen Sammelbecken menschlichen Erlebens nicht auslöschen: er ist nicht zu unterdrücken, sondern taucht immer wieder wie zufällig daraus auf.«[17]

Vom Shaiva-Tantra in Indien über den Vajrayana-Buddhismus in Tibet bis hin zum mystischen Zölibat der Katharer und den skandalösen Praktiken der Templer und Freimaurer implizieren diese Praktiken einige der mächtigsten Ekstasetechniken. Aber wie die meisten religiösen Traditionen waren auch sie mit Mythologien, Aberglauben und obskurer Terminologie verbunden. Genau das also, was man insgeheim von Sekten erwartet, die geheimen Sex praktizieren.

Erst in jüngerer Zeit hat man damit begonnen, Funktionsprotokolle – evidenzbasierte Wirkungsmechanismen von Handlungen – und überlieferte Anleitungen der erotisch-mystischen Praxis getrennt voneinander zu betrachten. Dadurch ist in den letzten fünfzig Jahren ein völlig neues Feld entstanden. Die Kombination von Neurowissenschaften und Optimaler Psychologie will mit der Scham, den Schuldgefühlen und Tabus, die unsere Sexualität umgeben, aufräumen und diesen zentralen Treiber des Lebens neu, vorurteilslos und evidenzbasiert in den Blick nehmen.

Seien Sie willkommen im Zeitalter der Hedonistischen Techniken.

Ingenieure der Hedonistischen Technik

Hedonistische Technik: Das Nervensystem erforscht und optimiert sich selbst; Intelligenz erforscht und optimiert sich selbst. Warum deprimiert, dumm und beunruhigt sein, wenn man glücklich, intelligent und gelassen sein kann?

Robert Anton Wilson

Im Jahr 1953 untersuchte der Neurowissenschaftler John Lilly an der Universität von Pennsylvania erstmals das Lustempfinden bei Primaten. Er wollte herausfinden, was unser Gehirn und unseren Geist antreibt. Um diese zuvor verborgenen Bereiche zu erforschen, entwickelte er besondere Stahlhülsen und zapfte damit die Gehirne von Rhesusaffen an. Sobald die Hülsen über bestimmten Gehirnregionen der Tiere lagen, führte Lilly Elektroden ein und stimulierte verschiedene Bereiche des Nervensystems. Er fand heraus, dass Lustempfinden im Gehirn von Affen fest verschaltet und der konkurrenzlose Favorit die Erfahrung des Orgasmus war. Männliche Affen stimulierten bis zur völligen Erschöpfung den Orgasmus selbst: Sie fielen in Ohnmacht, kamen zu sich und fingen wieder von vorn an. Vorhersehbar. Aber nun belastbar bewiesen.

Während seiner sorgfältigen Studien bemerkte Lilly noch etwas anderes: Orgasmus, Erektion und Ejakulation – bisher immer als zusammenhängende Reaktionen eingestuft – verliefen tatsächlich als voneinander unabhängige neurologische Prozesse. Jeder einzelne davon war ohne Beteiligung der beiden anderen möglich. Je genauer Lilly das Nervensystem der Primaten erforschte, desto deutlicher zeichnete sich für ihn die Schlussfolgerung ab: Unser Kreislauf der ekstatischen Belohnung entspricht exakt unserem Netzwerk sexueller Erregung. »Sexuelle Bedürfnisse«, erklärte ein Wissenschaftler des Kinsey-Institutes später, »entstehen aufgrund der Gehirnarchitektur, die allen unseren Emotionen und unserem Verhalten zugrunde liegt, von der Angst bis hin zur Freude.«

Die gesamten Wohlfühl-Neurotransmitter, über die wir sprachen – also körpereigene wie Dopamin, Endorphin, Endocannabinoide und Oxytocin –, werden direkt durch sexuelle Stimulation getriggert. In den verklemmten Fünfzigerjahren, als Lilly seine Studien herausbrachte, wäre das vielleicht noch ein Skandal gewesen, aber heutzutage ist es beinah schon eine Binsenwahrheit.

Schließlich ist die Natur vor allem effizient. Wir kauen und atmen mit dem Mund. Filtern die Luft und nehmen Gerüche mit der Nase wahr. Und wir pinkeln und zeugen Leben mit unseren Genitalien. Es ist also nur sinnvoll, dass die Evolution uns auf Fortpflanzung gepolt und gleichzeitig den Belohnungskreislauf in unser Nervensystem eingebettet hat. Da unser wichtigster Auftrag darin besteht, es miteinander zu treiben, wurde alles, was uns sonst noch Spaß macht, ebenfalls auf diesem Fundament errichtet.

Fast zeitgleich mit Lillys Untersuchungen veröffentlichte Albert Kinsey an der University von Indiana den zweiten seiner später als »Kinsey-Report« bekannten Berichte – eine umfassende Darstellung des menschlichen Sexualverhaltens, beruhend auf Befragungen und statistischen Daten. Kinsey und seine Kollegen, die sich nicht scheuten, ihren Probanden beim Sex – allein oder mit einem Partner – zuzusehen, legten eine sechs Punkte umfassende »Kinsey-Skala« der sexuellen Orientierung vor. Diese demontierte die herrschende Homosexuell-heterosexuell-Binarität und führte differenziertere Kriterien ein. Neben einer Reihe anderer Missverständnisse räumte er auch mit der Freud'schen Theorie auf, wonach der klitoriale Orgasmus angeblich unreifer war als der vaginale. Die Kinsey-Reporte befeuerten die sexuelle Revolution der Sechzigerjahre und zogen ebenso viel Lob und Anerkennung wie Kritik auf sich.

Auf den Spuren Kinseys führte das Forscherehepaar Virginia Masters und William Johnson eigene Sexualforschungen an der Washington University in Saint Louis durch. Sie beobachteten Prostituierte und Paare beim Geschlechtsakt und entwickelten ein neues, heute noch gültiges Modell – das Vier-Stufen-Modell der sexuellen Reaktion – mit Erregungsphase, Plateauphase, Orgasmus und Rückbildungsphase. Sie untersuchten auch eine Reihe sexueller Fehlfunktionen und entwickelten neue Ansätze für Probleme wie den vorzeitigen Samenerguss, Unfähigkeit zum Orgasmus oder Sexualverhalten im Alter.

Auch ihre Arbeit geriet, genau wie die Kinseys, unter Beschuss, weil sie Moralvorstellungen auf Homosexualität oder die weibliche Lust projizierten und ihre Untersuchungen zu stark auf gewerblicher Sexualität fußten. Ihre neugierigen, mutigen Beobachtungsstudien lieferten jedoch trotz dieser Kritik einen kaum zu unterschätzenden Beitrag zu unserem modernen Verständnis des menschlichen Sexualverhaltens.

Die Untersuchungsmethoden und das Privatleben der drei Wissenschaftler wurden gründlich unter die Lupe genommen. Wie die erste Welle der psychedelischen Studien in den frühen Sechzigerjahren geriet auch die Sexualforschung ins Kreuzfeuer der Kritik. Als die provokativen Erkenntnisse in der breiten Öffentlichkeit bekannt wurden, blieben sie nicht ohne Einfluss auf das Sexualverhalten, und davon war nicht jeder begeistert.

Trotz Kontroversen und Widerstand waren dies die glorreichen, wenn auch kurzen Tage der Sexualerziehung in den Vereinigten Staaten. Seitdem flammte das Interesse noch einige Mal auf, so erzwang etwa die Aids/HIV-Epidemie zähneknirschend Geld und Aufmerksamkeit für Sexualität als ein Thema der öffentlichen Gesundheit. Und das Blockbuster-Medikament Viagra hat die sexuelle

Landschaft so gründlich umgestaltet, dass zahllose Pharmakologie-Studien finanziert wurden, um die nächste Milliarden-Dollar-Pille zu entdecken.

Doch inzwischen hat eine zunehmend zielgerichtete und ausgeklügelte Allianz aus religiösen Konservativen und Anti-Porno-Aktivisten die staatliche Finanzierung ins Visier genommen, Druck auf Universitäten und Forschungseinrichtungen ausgeübt und die Erforschung der menschlichen Sexualität zu einem Randthema gemacht. »In diesem Bereich werden Untersuchungsgegenstand und Datenverbreitung stark beeinflusst«, sagt Beverly Whipple, eine renommierte Psychobiologin an der Rutgers University. »Für alle, die sich mit Sexualerziehung beschäftigen, ist das eine große Hürde.«

Forscher dürfen nicht einmal mehr das Wort »Sex« oder »Orgasmus« in ihren Förderanträgen erwähnen, denn übereifrige Politiker lassen die Begriffe über die Stichwortsuche finden und sperren dann wohl die Fördermittel. »Die Mitarbeiter des National Institute of Health weisen an, das Wort ›sexuell‹ in keinem Förderantrag zu verwenden«, berichtet ein Kinsey-Forscher. »Offenbar durchsuchen die Kongressmitarbeiter regelmäßig die Förderdatenbanken nach Studien, an denen sie ein Exempel statuieren können, und ›sexuell‹ ist eines der Tabu-Wörter auf der Liste.«

»Diese Entwicklung ist in jeder Hinsicht ein Triumph der Ideologie über die Realität«, erklärte die führende Sozialpsychologin Elaine Hatfield der American Psychological Association. »Beinah wie ein Rückfall ins 15. Jahrhundert.«

Trotz der unablässigen Flut von hypersexualisierten Bildern in Film, Medien und Marketing, ist die eigentliche Sexualforschung in Amerika ein aussterbender Zweig der Wissenschaft. Im Jahr 2014 hat der letzte Psycho-Physiologe des Kinsey-Instituts gekündigt und eine Stelle in Belgien angenommen, wo er ungehindert arbeiten kann. Andere bekannte Wissenschaftler setzten sich nach Kanada und Australien ab. Derzeit gibt es nur noch zwei US-Labore, die mit staatlicher Unterstützung die sexuelle Erregung ergründen. Die Forschung über die zentralste menschliche Erfahrung – eine, die für unsere Existenz verantwortlich ist – wurde inzwischen vollkommen marginalisiert.

Die Schwestern Kinsey

Die Streichung von institutionellen Fördermitteln und Unterstützung leitete den großen Kehraus für die folgende Generation von Forschern am Kinsey-Institut ein. Ihre Untersuchungen über das Privatleben mussten sie nun privat und in Eigeninitiative durchführen. Mindestens zwei ehemalige Kinsey-Forscherinnen, Dr. Helen Fisher und Nicole Prause, gewannen mit ihren leidenschaftlichen Projekten neue Erkenntnisse über die Beziehung zwischen Biologie, Psychologie und Heilung.

Helen Fisher, eine leitende Wissenschaftlerin am Kinsey-Institut und Professorin an der Rutgers University, nahm eine Führungsposition als Wissenschaftlerin bei der Partnervermittlungsagentur Match.com an. Mit dem Zugriff auf üppige finanzielle Ressourcen und Datenbanken entwickelte sie ein neues Persönlichkeitsmodell, das mit dem Großen-Fünf-Standardtest (siehe Glossar) konkurrieren sollte.

Inzwischen haben beinahe zwanzig Millionen Menschen den sogenannten Fisher-Temperament-Inventory (FTI) absolviert, was ihn zu einem der größten statistisch validierten Tests seiner Art macht. Er ist darüber hinaus der einzige Persönlichkeitstest auf neurowissenschaftlicher Grundlage. Im Vergleich dazu wurde der bekannte Myers-Briggs-Typenindikator (MBTI) in den Vierzigerjahren von zwei Hobby-Psychologinnen, Katharine Briggs und ihrer Tochter Isabel Myers, entwickelt; beide waren Anhängerinnen C. G. Jungs, und ihr Test baute auf den Jung'schen Typologien auf. Trotz ihrer breiten Anwendung und Beliebtheit beruhen jedoch weder der MBTI noch andere vergleichbare Tests auf wissenschaftlichen Grundlagen.

Der Fisher-Temperament-Inventory unterteilt die Persönlichkeitstypen in vier Kategorien, basierend auf den neurochemischen

Prozessen, die sexuelle oder emotionale Bindungswünsche von Personen steuern:

- **Der Entdecker:** der Typus des Abenteurers, stets auf der Suche nach Abwechslung. Er repräsentiert vor allem die mit dem Dopaminsystem verbundenen Eigenschaften.
- **Der Erbauer:** ein vorsichtiger, sozial konformer Regelbefolger. Er repräsentiert vor allem die mit dem Serotoninsystem verbundenen Eigenschaften.
- **Der Direktor:** der streng analytische Denker. Er repräsentiert vor allem die mit dem Testosteronsystem verbundenen Eigenschaften.
- **Der Verhandler:** ein sozialer und empathischer Typus. Er repräsentiert vor allem die mit dem Östrogensystem verbundenen Eigenschaften.

Unsere intimste und persönlichste Erfahrung – das Verlieben – könnte genauso viel mit unserer Neurochemie und Neuroanatomie zu tun haben wie mit Amors Pfeil und Bogen.

Es gibt durchaus berechtigte Kritik an Fishers Fragebogen. So stellen die Psychologen die reduktionistische Hypothese infrage, dass Persönlichkeit auf einzelne Neurochemikalien zurückgeführt werden kann. »Es gibt kein ›Sex‹-Zentrum im Gehirn«, bemerkt ein Kollege von Fisher, »und wir werden daher nie in der Lage sein, Sexualität wirklich zu ›kontrollieren‹.« Menschen seien keine Automaten, erklären die Kritiker weiter, und wie wir etwas tun und warum, lasse sich nicht auf mechanistische Erklärungen reduzieren.

Andere Studien hingegen bestätigen das neurochemische Modell des FTI, »etwa was Religiosität, politische Orientierung oder auch die Einstellungen gegenüber Sexualität in einer Beziehung betrifft«. Offenbar hat die Art und Weise, wie wir uns verlieben, auch Einfluss darauf, wie wir unser Leben insgesamt gestalten.

Während diese Form der integrierten Neuropsychologie noch in den Kinderschuhen steckt, wird die Annahme, dass unsere Gefühle stark von den Hormonen und chemischen Prozessen unserer sexuellen Triebe beeinflusst werden, sicher weiter bestehen. Es ist die »Lüsterner-Affe«-Hypothese des Bewusstseins, von unzähligen vorausgehenden Generationen in unserer eigenen Lebenszeit komprimiert. Von Jared Diamond bis zu Helen Fisher, in einem einzigen, wenn auch vielleicht etwas ungeschickten Sprung.

Fishers Ansatz mag zu eng sein – sie schreibt Neurochemikalien eine alles entscheidende Rolle in Liebe und fester Bindung zu –, aber wir können das Pferd ja einfach beim Schwanz aufzäumen und uns fragen, ob durch Pharmazeutika tatsächlich Liebe entstehen kann. Wenn natürliche und chemische Methoden eine ähnliche Wirkung erzeugen, sollte ihr gemeinsamer Mechanismus untersucht werden. »Jetzt ist der richtige Zeitpunkt, um über diese Frage nachzudenken«, schreiben Julian Savulescu und Brian Earp, Wissenschaftler für Ethik an den Universitäten in Oxford und Yale, in *Love Drugs. The Chemical Future of Relationships.* »Biochemische Eingriffe in Liebe und Beziehungen sind keine in weiter Ferne liegende Spekulationen mehr.«

Zum Glück wird parallel dazu auch geforscht, wie Pharmakologie die Psychologie beeinflusst und als hilfreicher Testfall dienen könnte. Seit dreißig Jahren treibt die Multidisciplinary Association for Psychedelic Studies (MAPS) klinische Studien voran, bei denen die Chemikalie MDMA (Ecstasy) zur Therapie von PTBS-Patienten eingesetzt wird. Die Ergebnisse sind so aussagekräftig, dass die FDA (die amerikanische Lebens- und Arzneimittelbehörde) die Studien der Phase-III-Studien beschleunigt und den Ansatz als wichtige Therapie für Menschen mit Traumata ausgewiesen hat. Interessanterweise sind es genau die gleichen Neurochemikalien, die MDMA so sinnvoll für Therapien machen, welche Fisher auch bei Emotionen aufgespürt hat.

So steigt eine Stunde nach der Gabe von MDMA der Serotoninspiegel erheblich an; die Stimmung wird leicht euphorisiert, die Wahrnehmung gesteigert. Der erhöhte Oxytocinspiegel reguliert Angst und Stress und stärkt Vertrauen und Verbundenheit. Therapeuten vermuten, dass sie, aufgrund der beruhigenden Wirkung von Neurochemikalien, eine Bindung zu den Patienten aufbauen und sie dabei unterstützen können, aus einem belastbareren Zustand heraus traumatische Erinnerungen wieder aufzugreifen und diese neu zu überschreiben.

Anschließend, so erklären die MAPS-Forscher, führe die erhöhte Ausschüttung von Prolaktin im Gehirn des Patienten »zu einem postorgastischen Entspannungszustand und gesteigerter Aufnahmefähigkeit«.

Der PTBS-Kreislauf ist damit durchbrochen. Die hyperaktive Amygdala und der ventromediale präfrontale Kortex werden neu verschaltet, und Patienten, die seit Monaten oder gar Jahren unter traumatischen Erinnerungen leiden, können ihre Vergangenheit aus einer sicheren und erweiterten Gegenwart heraus neu schreiben.

»Ein Patient, der als Kind sexuell missbraucht worden war«, berichten die Forscher, »erzählte uns, wie er in seinem Leben als Erwachsener immer wieder beobachtet hatte, dass andere Menschen eine Erfahrung machten, bei der es sich, seiner Vermutung nach, um ›Glück‹ handelte – ein Gefühl, das er selbst weder je empfunden noch sich dazu für fähig gehalten hatte. Durch die Veränderung seiner Neurochemie hatte er plötzlich Zugang zu Emotionen, die ihm seit dem Missbrauch verschlossen gewesen waren.«

Eine Patientin sagte: »Ich habe das Gefühl, mich an einem Ort [der Sicherheit und des Glücks] zu befinden, zu dem ich schon so lange hätte gehen sollen, aber einfach nicht wusste, wie ich dorthin gelange … Ich habe einige schlimme Dinge durchgemacht …, aber das sind eben Dinge, die mir passiert sind, und nicht das, was ich bin.«

Ihre Beobachtung war zutreffender, als sie ahnte. MDMA setzte in ihrem Gehirn eine spezifische Mischung aus Serotonin, Oxytocin und Prolaktin frei, die es ihr ermöglichte, emotional an diesen Ort zu gelangen, zu dem sie »schon so lange hätte gehen sollen, aber einfach nicht wusste, wie … [sie] dorthin gelangen sollte«. Sie spürte intuitiv: »Das bin ich … es ist *in* mir.«

Und das gilt nicht nur für sie. Diese »Medizin« ist in jedem von uns. Wir benötigen nicht mal externe Verbindungen, um derartige Gefühle zu erleben. Wir müssen dafür nichts anderes tun, als aufs Neue zu lernen, wie wir uns lieben.

Letztes Jahr sprachen Rick Doblin, der Gründer von MAPS, und ich auf einer Podiumsdiskussion, und ich fragte ihn, wie Traumaforschung auf andere Gebiete erweitert werden könnte.

»Wissen Sie«, sagte er, »unsere Forschung bildet den Zustand der Patienten in der MDMA-Therapie ab, und der einzige analoge Zustand, den wir finden können, mit ebenso hohen Serotonin-, Oxytocin- und Prolaktinspiegeln und den Gefühlen von Sicherheit, Verbundenheit und Offenheit ist der postorgasmische.«

Ich war ziemlich überrascht von seiner Antwort.

Option 1: Man investiert dreißig Jahre und zig Millionen Dollar für ein unendlich komplexes Bundesverfahren zur Entkriminalisierung einer Droge der »Schedule-I«-Liste. Zweifellos ein wichtiges Unterfangen, aber langsam, kostspielig und anfällig für Marginalisierung.

Oder:

Option 2: Man beschreitet völlig neue, bahnbrechende Wege, um Menschen in jenen erhabenen Zustand zu versetzen, der lediglich von Wissenschaftlern als »postorgasmisch« bezeichnet wird, und erledigt die Arbeit von dort aus.

Mit genau dieser Frage beschäftigt sich auch Dr. Nicole Prause, ebenfalls eine ehemalige Forscherin des Kinsey-Instituts: Wie kann man Gesundheit und Wohlbefinden unterstützen, indem man verschreibungspflichtige Medikamente durch den Orgasmus ersetzt? Die hochbegabte Prause promovierte an der University of Indiana sowie am Kinsey-Institut und arbeitete anschließend als Postdoc in Harvard. Nachdem sie in der Veteranenverwaltung tätig gewesen war, gelang ihr der Sprung an die University of California in Los Angeles (UCLA), wo man ihr eine Stelle in der Forschung anbot. Dort allerdings kollidierte ihr ausgeprägtes Interesse, Tabuthemen mittels datengestützter Wissenschaft zu untersuchen, mit der politischen und sozialen Wirklichkeit.

»Nachdem ich zehn Jahre lang als Akademikerin gearbeitet hatte, ergatterte ich einen Job als wissenschaftliche Mitarbeiterin an der University of California in Los Angeles«, berichtete sie in einem Interview. »Ich versuchte ein ganzes Jahr lang vergeblich, auch nur ein einziges Orgasmus-Konzept durch die Prüfung der Ethik-Kommission der Universität zu bekommen (es wurde später problemlos von einer anderen Kommission angenommen), und dann weigerte sich die Universität, einen Förderzuschuss zu akzeptieren, den ich für die klinische Studien von Sexualpartnern erhalten hatte. Mir war klar, dass ich entweder, wie die meisten meiner Kollegen, nach Kanada gehen oder aber die Forschungsarbeit mit einem ganz anderen Modell neu aufsetzen musste. Ich entschied mich für Letzteres.«

Sie gründete daraufhin Liberos, ein privates, mit Stiftungs- und Bundeszuschüssen finanziertes Forschungs- und Biotech-Unternehmen. Dort kann sie sich, gemeinsam mit anderen Wissenschaftlern, auf die Orgasmusforschung konzentrieren und untersuchen, welche Rolle neue Technologien wie magnetische und elektrische Hirnstimulation für die sexuelle Gesundheit spielen könnten.

Der Übergang von der öffentlichen Universität in die privat finanzierte Forschung verlief keineswegs nahtlos. Mit jedem neuen Projekt in ihrem Forschungsfeld stößt Prause nach wie vor auf Widerstand, und das beschränkt sich keineswegs auf Politiker und Aktivisten (obwohl es von beiden reichlich gab und gibt). Manchmal stellen sich auch Fachkollegen quer.

»Das größte Missverständnis, was Sex betrifft, besteht in der irrigen Annahme, es sei ungesund, Sex als ein Mittel zur Entspannung und Verbesserung des Wohlgefühls zu nutzen«, erklärt Prause. »Sogar in der Therapie ist das eine weitverbreitete Ansicht. Patienten, die nach einem harten Arbeitstag masturbieren, werden nicht selten in die Schmuddelecke gestellt. Es gilt als ›schlechte Bewältigungsstrategie‹. Dieses Vorurteil findet sich dann auch prompt im Privatbereich wieder, wenn Partner sich jeweils beschuldigen, der andere hätte Sex nur aus Gesundheitsgründen, etwa Stressminderung ... Sich vorzuwerfen, dass Sex als Bewältigungsstrategie eingesetzt wird, ist eine äußerst schädliche und regressive Haltung. *Auch wenn diese neue Prüderie unter der Flagge der ›Gesundheit‹ segelt, besteht hier kein Unterschied zu dem religiöse Diktum ›Sex dient nur zur Fortpflanzung‹* [Hervorhebung hinzugefügt].«

In einer Studie möchte Prause den gesundheitlichen Nutzen des Orgasmus messen. Letztlich besteht ihr Ziel darin, den Orgasmus als Rezept zu validieren, und zwar für ein breites Spektrum an Krankheiten – von Schlaflosigkeit bis hin zu Angstzuständen und Depressionen. Ihr Ansatz lehnt sich an die MAPS-Studie mit MDMA an. Statt Drogen als Heilmittel einzusetzen, will sie erforschen, wie wir unsere eigene natürliche Chemie anregen und eine ähnliche Wirkung erzielen können.

»Es liegen überzeugende Beweise dafür vor, dass Sex (ob es sich um Masturbation, Konsum von Pornofilmen oder Sex mit dem Partner handelt) eine ausgezeichnete Methode ist, die regelmäßig angewandt werden kann, um die Stimmung zu verbessern und das tägliche Leben zu bewältigen«, erklärt sie. »Wenn wir entsprechende Auswirkungen im Gehirn belastbar feststellen, können wir vielleicht auch nachweisen, dass Sex ein wirksames Mittel gegen Depression ist. Es wirkt wahrscheinlich anders und weniger stark als Antidepressiva, aber möglicherweise hilft es Menschen, deren Medikation ausläuft, weil [ihre Versicherung] die Kosten nicht mehr übernimmt.«

Der Orgasmus hilft jedoch nicht nur bei emotionalen Störungen. Er lindert auch körperliche Leiden. Die Kombination aus natürlichen Opioiden und Endocannabinoiden (die das berühmte »Läuferhoch« auslösen, wenn Schmerz und Erschöpfung der Euphorie weichen) in unserem System wirkt gegen anhaltende Beschwerden. »Bei chronischen Schmerzen ist regelmäßige Bewegung einer der Schlüssel zum Behandlungserfolg«, bemerkt Prause. »Für Schmerzpatienten lässt sich das allerdings nicht immer umsetzen. Wie wäre es, wenn ich ihnen stattdessen riete, es mit regelmäßiger Masturbation zu versuchen?«

Ein wiederkehrendes Thema in unserer Erforschung der menschlichen Sexualität ist, dass jede Erfahrung, die uns aus unserem tiefsten Tief heraushebt, uns zugleich Einblicke in unsere höchsten Höhen gewährt. Katharsis – oder die tiefe Heilung – geht oft Hand in Hand mit Ekstase, der Peak-Erfahrung. Was Letztere ermöglicht, wird nicht selten durch Erstere vorbereitet.

In einer Studie, die Kollegen von Prause durchführten, interessierte die Forscher schwerpunktmäßig, ob ein Orgasmus nicht nur mentale und physische Leiden mindert, sondern darüber hinaus auch noch ein Zugang zum Unsagbaren ist – uns also in mystische Dimensionen führt. Sie wollten außerdem herausfinden, wie der Orgasmus im Vergleich zum derzeit führenden Kandidaten für »Epiphanie auf Bestellung«, Psilocybin, abschneidet (der Wirkstoff in den »magischen Pilzen«, die Terence McKenna so begeisterten).

Da die Studie »Äpfel mit Äpfeln« vergleichen wollte, wandten sich die Wissenschaftler an den Pionier der Psychedelik Roland Griffith von der Johns Hopkins University. Er hatte einen dreißig Fragen starken Fragebogen namens »Mystical Experience Questionnaire (MEQ30)« entwickelt, der Probanden vor der Gabe von Psilocybin vorgelegt wurde. Auf dieser Grundlage konnte er das Ergebnis des berühmten Karfreitag-Experiments – mystische religiöse Erfahrungen und psychedelische Zustände unterscheiden sich nicht voneinander – belastbar nachweisen.

Geringe Dosen von Psilocybin, die Probanden an der Johns Hopkins University verabreicht wurden, erwiesen sich als erfolgreich in der Behandlung von Nikotinsucht, behandlungsresistenter Depression und Angst vor dem Tod *(end-of-life anxiety)*. Alle drei Zustände sind mit herkömmlichen Methoden nur schwer zu behandeln. Die Probanden bewerteten den Versuch positiv als »die sinnvollste Erfahrung meines Lebens« (20 Prozent der Befragten), und satte 60 Prozent der Probanden bezeichneten ihn als »eine der fünf sinnvollsten Erfahrungen« ihres Lebens.

Die Forscher sind noch dabei zu entschlüsseln, inwieweit mystische Erfahrungen zur heilenden Wirkung beigetragen haben. Wenn man die zugrundeliegenden Probleme angeht, verschwinden chronische Symptome oft von selbst. Es ist die ineinandergreifende Beziehung zwischen Ekstase und Katharsis.

Die Studie über den weiblichen Orgasmus untersuchte, ob eine fünfzehnminütige manuelle Stimulation der Klitoris einen ähnlichen Stimmungsaufschwung, veränderte Zeitwahrnehmung, das Gefühl des Unsagbaren und der Heiligkeit bewirkt wie die Psilocybin-Studien. Achthundert Teilnehmer unterschiedlicher Altersgruppen, ethnischer Zugehörigkeit und unterschiedlichen Geschlechts führten die fünfzehnminütige Praxis durch und füllten im Anschluss den Fragebogen MEQ30 aus.

Die Studie lieferte drei interessante Ergebnisse:

- »Die Auswertung deutet darauf hin, dass … [klitorale Stimulation] eine erhebliche mystische Erfahrung auslösen kann, in der Stärke *vergleichbar mit einer moderaten Gabe von Psilocybin.*«
- »Der Anteil der Teilnehmer, die von einer umfassenden mystischen Erfahrung berichteten, *lag etwas höher als bei der maximalen Gabe von Psilocybin* in der Studie von Griffiths und Kollegen aus dem Jahr 2011 (62 Prozent gegenüber 56 Prozent).«
- »Während beide Partner von mäßigen bis starken mystischen Erfahrungen erzählten, *berichteten die weiblichen Probanden von stärkeren Reaktionen als die männlichen.*«

Psychedelika werden im Wechsel in den Himmel gehoben oder verteufelt und haben sich in jüngster Zeit als wirksames Instrument für psychologisches Wohlergehen und zur Heilung rehabilitiert. Im Vergleich zu anderen Klassen von Medikationen heben sie sich immer wieder durch besondere Wirksamkeit hervor. Allerdings sind sie schwierig zu handhaben, die Beschaffung ist nach wie vor stark eingeschränkt, und sie können zu unvorhersehbaren Nebenwirkungen führen.

Bereits die einfache Stimulation der Klitoris »ohne Firlefanz« – keine Kerzen, Beduftung, kein Gesang, keine Enya oder John Legend als Klangteppich im Hintergrund – löst »substanzielle mystische Erfahrungen« aus. Im direkten Vergleich zwischen der maximalen Psilocybin-Dosis, die das Johns-Hopkins-Team verabreichte, und dem Orgasmusprotokoll führte die einfache sexuelle Stimulation zu 6 Prozent mehr mystischen Erlebnissen.

Diese Erkenntnis ist für uns alle bedeutsam. Mystische Zustände, bekanntlich seit jeher eine der großen Sehnsüchte der Menschheit, die nachweislich mit Wohlbefinden, Heilung und Gelassenheit korrelieren, lassen sich durch eine für jeden zugängliche, preisgünstige und niedrigschwellige Methode erreichen. Wir müssen also nicht mehr in die Wüsten der Sonora aufbrechen und dort nach einer Kröte zum Ablecken suchen oder uns im Himalaya auf die Suche nach einem Sadhu machen, dessen Schüler wir werden, nein, der einfache Akt, der uns überhaupt erst in diese Welt befördert hat, tut es genauso gut. Gezielt praktiziert, nicht mit der Absicht, sich fortzupflanzen, sondern um mit sich eins zu werden.

Besondere Fähigkeiten oder esoterische Praktiken sind dazu nicht erforderlich. Für ihr Buch *Transcendent Sex – In der Sexualität eine höhere Wirklichkeit erfahren*, eine Studie von beinah hundert Personen, die nach eigenen Angaben von starken mystischen Erfahrungen bei sexuellen Akten berichten, suchte Jenny Wade explizit nach »naiven Teilnehmenden«. Das heißt »normalen« Personen, die nicht irgendwelche tantrischen Techniken anwenden, um ihre Erfahrung zu intensivieren. Sie fand heraus, dass »tatsächlich jeder Zwanzigste schon einmal beim Sex eine spontane Transzendenz-Episode erlebt hat«. Wenn diese Zahlen quer durch alle Länder und Kulturen zutreffen, würde das bedeuten, dass fast eine halbe Milliarde Menschen weltweit durch die zufällige und intuitive Erkundung ihres eigenen Körpers diese besondere Erfahrung der Ehrfurcht, des Unsagbaren und des Einsseins mit sich selbst machten.

Nicht zuletzt weist diese Studie auch nach, was Yeshe Tsogyal vor mehr als tausend Jahren so furchtlos in den tibetischen Bergen demonstrierte: dass Frauen nämlich *klüger* sind. Und wahrscheinlich auch erleuchteter. Und besser ausgerüstet als Männer, um transzendentale Erfahrung durch Sex zu machen. Padmasambhava sagte: »Wenn … [eine Tantrika] einen auf Erleuchtung ausgerichteten Geist entwickelt, so ist der Körper der Frau geeigneter.«

Es dauerte zwar eine ganze Weile, aber die Wissenschaft hat endlich aufgeholt.

Der Garten der irdischen Wonnen

Vor einigen Jahren wurde ich eingeladen, die U.S. Naval Special Warfare Development Group zu briefen (offiziell war die Einheit unter dem Akronym DEVGRU bekannt, seit 2011 jedoch unter dem Namen »SEAL-Team Six«, ein Spitzname, den sie dem damaligen Vizepräsidenten Joe Biden und seinem lockeren Mundwerk verdanken). Ich war unschlüssig, wie viel Informationen ich mit ihnen teilen wollte. Einerseits war ich in der Marinegemeinschaft aufgewachsen und hatte großen Respekt vor dem Können und der Kompetenz dieser Spezialeinheiten.

Andererseits waren Töten und Moral bei diesen Jungs entkoppelt. Das Mandat, »ungesetzliche Befehle« zu missachten, greift bei dem Moloch der amerikanischen Kriegsmaschinerie zu kurz. Diese Jungs waren den Launen eines Oberbefehlshabers ausgeliefert, der ihnen sagte, welche »Terroristen« sie auszuschalten hatten.

Nachdem ich das Team über die neurowissenschaftliche Erkenntnisse in Bezug auf Gruppen-Flow und Höchstleistungen aufgeklärt hatte, ging ich zum letzten Teil meiner Präsentation über: »The Ethics of Weaponizing Consciousness« (»Der ethische Einsatz des Bewusstseins als Waffe«). Eine wichtige Grundlage für so mächtige Werkzeuge, wie ich fand.

Da ich mir nicht sicher war, wie weit die Erinnerungen dieser Supersoldaten aus der Generation Y zurückreichten, ging ich zunächst auf die etwas fragwürdige Beteiligung der Vereinigten Staaten an geheimen Projekten psychologischer Kriegsführung wie MK-ULT-

RA und COINTELPRO in den Sechziger- und Siebzigerjahren ein. Dann kam ich auf weniger bekannte Operationen zu sprechen.

Hoch oben in einem Bergversteck in der iranischen Provinz Qazvin bildete ein schiitischer Warlord Kämpfer für Selbstmordmissionen aus. Mit hocheffektiven Methoden der Indoktrination und Gehirnwäsche machte er aus ihnen vollkommen ergebene und fanatische Soldaten, die so gut wie jede Verteidigung überwinden und Beamte in Schlüsselpositionen ausschalten konnten. Da ihr eigenes Überleben nicht zählte, übernahmen sie praktisch jede Aufgabe – sie hatten Agenten direkt in die Machtzentren der Region eingeschleust und Dutzende von wichtigen Funktionären beseitigt. Und im Kampf um »Herzen und Köpfe« hatten sie den psychologischen Vorteil, den alle Terroristen anstreben – sie flößten ihren Feinden irrationale Angst ein.

Bereits beim Einstieg in das neue Thema stieg die Spannung im Raum. Diese zwanzigjährigen Spezialagenten, die sich vorher entspannt wie junge Löwen nach erfolgreicher Jagd auf ihren Sitzen gefläzt hatten, setzten sich auf und ließen mich nicht mehr aus den Augen. Wenn dieser Mann Bin Ladens Nachfolger oder ein neuer IS-Kommandant war, wollten sie alles über ihn wissen.

Aber Hassan-i Sabbah, der Warlord der schiitischen Nizari-Isma'ili-Sekte, über den wir sprachen, würde gewiss nicht so bald in ihrem Fadenkreuz auftauchen. Er war ein Geist. Eine Chiffre. Unberührbar. Undurchschaubar. Und schon seit tausend Jahren tot.

Hassan oder »der alte Mann vom Berg«, wie er genannt wurde, war einer der ersten historisch dokumentierten Meister der Hedonistischen Technik. Bereits Marco Polo hatte über ihn geschrieben, ebenso wie Dante und Nietzsche, der den Kriegerclan des Hassan als »Freigeister par excellence« bezeichnete. William Burroughs, Schriftsteller der Beat-Generation, hatte Überlegungen zu seinen berüchtigten Einheiten angestellt. Im Film »Botschafter der Angst« kam, inspiriert von der Legende des Hassan-i Sabbah, ein »Schläferagent« vor, der gewissermaßen für Attentate programmiert wurde. Auch die erfolgreiche Videospiel-Serie »Assassin's Creed« siedelt ihre Ursprungsgeschichte dort in der Burg von Alamut an, der Bergfestung Hassans.

Kurzum, über die Assassinen (wie man sie schließlich nannte) kursieren weit mehr Legenden als Tatsachen. Sogar der Ursprung ihres Namens ist ungeklärt: Einige behaupten, er ginge direkt auf »Hassan« zurück, andere halten es für einen Verweis auf die Haschaschinen – Haschischraucher, die er zu seinen Soldaten machte. Jedenfalls sind seine Methoden faszinierende Fallstudien, wie sich Körper und Hirn manipulieren lassen, um Herz und Geist zu steuern.

Die Anwärter wurden paarweise in die Festung gebracht und dort zu einem Abendessen mit Hassan persönlich eingeladen. Während der Mahlzeit eröffnete ihnen Hassan, dass er die Macht besaß, sie ins Paradies zu führen, wofür sie ihm allerdings uneingeschränkte Gefolgschaft geloben mussten. Man hatte den Eingeladenen eine Opiumkapsel unter das Essen gemischt, die sie bald in einen berauschten Halbschlaf versetzte. Diener trugen die Betäubten anschließend in einen schönen, ummauerten »Garten der irdischen Genüsse«, in dem sich exotische Tiere aus weit entfernten Ländern tummelten, seltene Blumen blühten und Orangenbäume, deren Früchte man »Paradiesäpfel« nannte. Für einfache persische Bauernjungen war das damals bestimmt ein fantastischer Anblick.

Nach einer Weile setzten die Kapseln Ephedra (ein im Nahen Osten weit verbreitetes Strauchgewächs, das den Grundstoff für Amphetamin enthält) und Haschisch frei; die Substanzen belebten die Kandidaten und übergossen alles mit einem schimmernden Glanz. Die Männer blickten um sich und glaubten, sie wären in den Himmel gekommen. Dann näherten sich schöne Houris, göttliche Jungfrauen, die in der muslimischen Legende Märtyrer ins Paradies begleiten – in Wirklichkeit waren es Kurtisanen aus den Edelbordellen Kairos –, spielten Flöte, tanzten und entkleideten die Männer spielerisch, bis sie nackt waren.

Schließlich, wie Robert Anton Wilson erzählt, »fielen einige der Mädchen dem Anwärter zu Füßen und küssten seine Knöchel, manche küssten die Knie oder Oberschenkel, eine saugte verzückt an seinem Penis, andere bedeckten Brust, Arme und Bauch mit Küssen, wieder andere seine Augen, Mund und Ohren. Und in diesem durch Haschisch gesteigerten Liebesrausch saugte und saugte das Mädchen an seinem Penis, bis er schließlich in ihrem Mund den Höhepunkt erreichte, so sanft, langsam und genussvoll, wie eine Schneeflocke zu Boden sinkt.«

Dann setzte der zweite Opiumschub ein. Die Männer fielen wieder in Schlaf, bis man sie in Hassans Gemächer zurückbrachte und dort wiederbelebte.

Einer Geschichte zufolge ließ Hassan einen seiner Soldaten bis zum Hals in dem Stück Erde vor seinem Thron eingraben, um den Anwärtern weiszumachen, dass er die Macht besaß, mit Toten zu kommunizieren. Eine Illusion, der er dadurch Glaubwürdigkeit verlieh, dass er den unglücklichen Freiwilligen tatsächlich köpfte und sein Haupt auf eine Lanze steckte, damit die Anwärter ihn sahen, wenn sie die Festung verließen.

Eine andere Erzählung berichtet, wie er zwei neu aufgenommene Ordensmitglieder gründlich befragte, um herauszufinden, was sie gelernt hatten.

»Wahrhaftig«, rief der eine, »ich habe alle Herrlichkeiten des Himmels gesehen, wie es im Koran steht. Ich habe keine Zweifel mehr. Ich vertraue Hassan-i Sabbah, werde ihn lieben und ihm dienen.«

»Du bist in den Orden der Assassinen aufgenommen«, erklärte Hassan feierlich. »Begebe dich unverzüglich in das Grüne Zimmer, wo dein Vorgesetzter dich erwartet.«

Als der frisch gekürte Assassine das Zimmer verlassen hatte, wandte sich Hassan-i Sabbah dem zweiten Mann zu und fragte: »Und du?«

»Ich habe die erste Materie, die Medizin der Metalle, das Elixier des Lebens, den Stein der Weisen, die wahre Weisheit und das vollkommene Glück entdeckt«, zitierte dieser die alchemistische Formel. »Und das alles befindet sich in meinem eigenen Kopf!«

Hassan-i Sabbah grinste breit. »Willkommen im Orden der Illuminaten!«, sagte er und lachte.

Und dieser Unterschied zwischen den Kandidaten – einer schwört Hassan blinde Treue, weil er hofft, eines Tages ins Paradies zurückkehren zu können, und der andere erkennt, dass der Schlüssel zum »vollkommenen Glück« in seinem eigenen Kopf liegt und er selbst der Meister seiner Erkenntnisse ist – entspricht genau dem Unterschied zwischen einem Attentäter, der einer Gehirnwäsche unterzogen wurde, und einem erleuchteten Adepten.

Denn letztlich sind die Techniken psychologischer Gedankenkontrolle und Alchemie fast identisch. Der einzige Unterschied besteht darin, dass im einen Fall die Herrschaft über das Selbst aufgegeben und es im anderen Fall verstärkt wird. In dieser Hinsicht gibt es also Überschneidungen zwischen finsteren Projekten wie MK-ULTRA und dem hippiemäßigen Ideal »Turn on, Tune in, Drop Out«. Mit derselben Methode hat der berüchtigte »Rolls-Royce-Guru« Osho alias Bhagwan es fertiggebracht, dass Tausende beseligter Sannyasins in einem kargen Landstrich Oregons eine Stadt aus dem Boden stampften. Und auch die dopamingeschwängerten Algorithmen sozialer Medien, ursprünglich als Werkzeuge gepriesen, die Menschen miteinander verbinden, versklav(t)en uns wie Affen, die unablässig die Spielautomaten mit Silicon-Chips füttern.

»Hassan-i Sabbah war weder der Erste noch der Letzte, der erkannte, auf welche Weise Sexualität sich in … Entrückung verwandeln lässt«, erklärt Wilson. »Im Osten lehrten die Tantra-Schulen des Hinduismus, Buddhismus und Taoismus ähnliche Techniken, die durch besonders lange genitale Berührungen eindrucksvolle Veränderungen im Hirn auslösen. Auch im Westen praktizierten die Geheimkulte der Gnostiker, Illuminaten, Alchemisten und Hexen ähnliche, streng geheim gehaltene Techniken, von denen die Heilige Inquisition nichts erfahren durfte, weil die Teilnehmer sonst als Teufelsanbeter auf dem Scheiterhaufen verbrannt worden wären … Heute stellen wir ein revolutionäres neues Interesse an diesen alten neurologischen Geheimnissen fest, die mit modernen Techniken neu abgemischt werden.«

Hassan war einer der Väter der Hedonistischen Technik (oder zumindest der verrückte Onkel auf den alten Familienfotos), dessen

Leben und Erbe von eminenter Bedeutung ist. Die einfache Idee, dass sich das Bewusstsein mittels Sexualität, Substanzen, Musik, Tanz und Ehrfurcht neu formatieren lässt, ist radikal.

Wie Robert Anton Wilson anmerkt, lässt sich diese Idee allerdings auf sehr unterschiedliche Weisen anwenden. Sei es zur Befreiung oder Versklavung, die Hedonistische Technik gehört fraglos zu den wirkmächtigsten und zugleich am wenigsten verstandenen Techniken, die je entwickelt wurden. »*Vergiss nicht* … vergiss niemals«, murmelte der alte Mann aus den Bergen auf dem Totenbett, »nichts ist wahr, alles ist erlaubt.«

11

Ein unbescheidener Vorschlag

Schließlich bin ich aber von meiner eigenen Meinung nicht so heftig eingenommen, dass ich jeden von klugen Männern vorgeschlagenen Plan abwiese, wenn er sich nur als ebenso unschuldig, billig, leicht durchführbar und wirkungsvoll erweist.

Jonathan Swift, Ein bescheidener Vorschlag

Der gefeierte Springfrosch im Land der Doppelblindstudien

Unter Biologen kursiert eine »klassische« Anekdote, die in etwa wie folgt lautet:

Ein Forscher untersucht Frösche, um mehr über ihre athletischen Fähigkeiten herauszufinden. Er erteilt dem Frosch auf seinem Labortisch den Befehl: »Spring!«
Der Frosch hüpft 25 Zentimeter weit über den Tisch. Der Forscher nimmt ein Maßband, misst nach und trägt die Entfernung in sein Notizbuch ein.
Anschließend nimmt er sein Skalpell, trennt ein Bein des Frosches ab und wiederholt den Befehl: »Spring!«
Der Frosch, nicht mehr ganz so gut dabei, aber immer noch im Spiel, hüpft 19 Zentimeter weit.

Der Forscher wiederholt die finstere Operation dreimal und trennt in jeder Runde ein Bein ab. Er wiederholt jedes Mal den Befehl, und verständlicherweise werden die Sprungweiten mit jedem Mal geringer, bis der arme, beinlose Frosch schließlich einfach auf dem Labortisch sitzt.
Der Forscher erteilt ein fünftes Mal den Befehl: »Spring!«, aber das Tier rührt sich nicht mehr vom Fleck.
Zur Sicherheit wiederholt er den Befehl zweimal. Dann öffnet er sein Notizbuch und trägt sorgfältig ein: »Der vierbeinige Frosch zeigte gute Sprungfähigkeiten, die sich mit dem Verlust jedes Beines ungefähr um 25 Prozent reduzierten. Das aufregendste Untersuchungsergebnis besteht jedoch in einem ganz unerwarteten Befund: Ich stellte fest, dass ein Frosch ohne Beine … taub ist!«

Genau an diesem Punkt befindet sich heute die experimentelle Wissenschaft: Wir verbiegen und verzerren die Realität und den gesunden Menschenverstand, weil unsere Methoden häufig zu unbeholfen sind, um uns die Erkenntnisse zu liefern, nach denen wir suchen. Wieder und wieder glauben wir, eine bahnbrechende neue Entdeckung gemacht zu haben, nur um dann festzustellen, dass unsere Versuchsanordnungen unsere Ergebnisse bereits prägten.

Die Kraut-und-Rüben-Methode

Doppelblindstudien werden zwar nach wie vor angewandt, sie liefern jedoch begrenzte Resultate und sind nicht zwingend das richtige Instrument für jede Untersuchung. Sie eignen sich zwar, um lineare Entwicklungen abzubilden – wie bei Forscher und Frosch –, versagen aber, wenn Sprünge in Glauben oder Logik notwendig sind.

Es gibt jedoch eine andere Methode, die sich weit besser eignet, um multivariable Gleichungen anzugehen, wie sie im Kochbuch des Alchemisten stehen. Wir nennen sie hier einfach »die Kraut-und-Rüben-Methode«. Bei dieser Methode werden zunächst keine Einzelfaktoren isoliert betrachtet, sondern wir gehen genau umgekehrt vor. Wir packen das Problem durch eine breit gefasste Fragestellung an, in die wir, bunt durcheinandergewürfelt, alle evidenzbasierten Begründungen der Wirkung hineinnehmen, bis wir schließlich mit absoluter Sicherheit das gewünschte Ergebnis erhalten. Anders ausgedrückt: sich selbst in die Luft sprengen, zurück ins Labor gehen und herausfinden, welche Faktoren die Sprengkraft des Dynamits verursacht haben …

Steht das erwünschte Ergebnis fest und ist es wiederholbar, können wir uns von dort aus wieder zurückarbeiten und feststellen, welche Elemente »gut« und welche »zwingend nötig« waren. Dabei nehmen wir eine Variable nach der anderen aus dem Spiel, bis wir eine unerwünschte Abweichung zum erwünschten Resultat feststellen. Auf diese Weise gleichen wir schließlich den Sweet Spot, den optimalen Bereich, für ein breit nutzbares Protokoll ab, der das gesamte Spektrum der Behandlungsoptionen abbildet, und zwar ohne unnötige Nebengeräusche, Kosten oder Komplexitäten.

Diese Methode ist insbesondere dann hilfreich, wenn wir nicht nach eingleisigen Lösungen suchen, etwa einer Pille oder einer Technologie, sondern nach kombinierten Therapien, die auf einer Reihe von Effekten beruhen, welche in ihrer Gesamtwirkung die große Veränderung bringen. Als Einzelelement würde keines davon den Kopf über die Wasserlinie des Placebo-Effektes kriegen, aber alle zusammen bewirken etwas nahezu Magisches: Sie kooperieren.

Das ist, kurz erklärt, die Kraut-und-Rüben-Methode. Sie wird die placebokontrollierten Doppelblindstudien nicht ersetzen, könnte aber die überlegene Methode sein, wenn wir herausfinden wollen, welche Nuancen uns trotz all unserer verblüffenden Widersprüche und Komplexitäten heilen und innerlich wachsen lassen.

Die Matrix der Hedonistischen Technik

Wirft man alles im Alchemisten-Kochbuch wahllos durcheinander, dürften sich daraus einige haarsträubende Kombinationen ergeben. Um zu wissen, welche Kombinationen die sichersten und besten Wirkungen erzielen, benötigen wir daher Leitlinien.

Die Organisation, an deren Leitung ich beteiligt bin, beschäftigt sich seit zehn Jahren und in Rücksprache mit vielen Akademikern und Experten, denen wir in diesem Buch begegneten (und anderen, mit denen wir uns im vorhergehenden Buch *Stealing Fire* austauschten), mit der Erforschung von Peak-Zuständen. Zunächst wollten wir auflisten, welche Hebel in unserem Körper und unserem Hirn – von neurologischen zu endokrinen, kardialen, pulmonalen, kinetischen und psychologischen – wiederum unsere Erfahrung beeinflussen. Wenn wir in der Lage wären, jeden davon genau zu bestimmen, angefangen von seiner einfachsten bis zu seiner komplexesten Wirkung, könnten wir, so die Hoffnung, unsere Erfahrung entsprechend anpassen.

Anders gesagt: Statt auf die zufällig stattfindende »Erleuchtung« zu hoffen, den Schwarzen Gürtel oder wahlweise irgendeinen anderen Superlativ, warum eigentlich nicht einfach die Einstellungen unseres Körpers und Gehirns justieren und schauen, wie sich Leben und Körper dann anfühlen?

Statt jahrelang weise alte tibetische Mönche zu imitieren, ohne je ganz sicher zu sein, was echter Mystizismus und was reiner Manierismus ist, führen wir doch sicher besser, wenn wir tatsächlich herausfänden, wie sie ticken. Dann stellen wir vielleicht fest, dass sie durch Kontemplation durchweg niedrigere Atmungsfrequenzen, höhere Anteile von Alpha-Wellen im EEG und einen aktiveren Vagus aufweisen als der Durchschnittsbürger (neben einer Reihe anderer biologischer und psychologischer Merkmale). Anschließend könnte man eine normale Person in diesen physischen Zustand versetzen und beobachten, ob sich Belastbarkeit und Empathie steigern. Statt psychologischer Grübeleien wäre das ein schnörkelloser Ansatz, der die Weiterentwicklung des Menschen durch eine physiologische Neujustierung signifikant voranbrächte.

Obendrein ersparen wir uns damit auch die endlose und größtenteils frustrierende Suche nach zufälligen Peak-Zuständen. Wenn wir nach dem ersten Mal nicht wissen, was uns dorthin gebracht hat, wird es beim zweiten Mal noch schwieriger, dieselbe Situation exakt zu wiederholen. Viele Leute verschwenden Jahre ihres Lebens, indem sie wieder und wieder denselben Glückswurf versuchen. Statt darauf zu warten, dass der Blitz einschlägt, ist es doch schlauer, wenn wir uns eine eigene Tesla-Spule bauen. Wir haben die Möglichkeit, die Knöpfe und Hebel in unseren Körpern und Hirnen so zu justieren, dass wir blitzartige Erleuchtung auslösen. Genau das bietet die optimierte Nachkonstruktion.

Dass unser Diagramm nicht ganz korrekt ist, war unvermeidlich. Die vielfach miteinander verwobenen komplexen menschlichen Erfahrungen lassen sich einfach nicht in einem zweidimensionalen Raster abbilden. Hoffentlich ist es auf *hilfreiche* Weise falsch, aber präzise, was die Richtung betrifft.

Flow-Genommatrix	PRÄKONVENTIONELL	KONVENTIONELL	POSTKONVENTIONELL	INTEGRIERT
Neuroelektrisch	Delta	Beta	Alpha	Theta/Gamma /wahlweise
Neuroanatomisch	Amygdala	Präfrontaler Cortex	Transiente Hypofrontalität	Global/wahlweise
Kardial	Katabolisch ←			→ Anabolisch
Endokrinal	Cortisol/Epinephrin	Testosteron/Östrogen	Endorphin/Dopamin	Anandamide/Tryptamine
Körperhaltung	Frontal	Sagittal	Transversal	Polyaxial
Atmung	Parasympathikus	Thorax	Abdominal	Dynamisch
Psychologisch	Nicht zutreffend	Feststehend	Wachstum	Selbstbestimmung
Zeit	Achronisch (ohne Zeit)	Diachronisch (linear)	Synchronisch (Gegenwart)	Polychronisch (Hier und Jetzt)
Vagus	Niedrig ←			→ Hoch
	Normalzustand 21. Jahrhundert		Selbstbestimmter Mensch	

Ein paar allgemeine Schlussfolgerungen lassen sich aber schon mal ziehen. Der »Normalzustand 21. Jahrhundert« steht auf der linken Seite der Grafik; hier verbringen wir den Großteil unseres Lebens vornehmlich in müdem, aufgedrehtem oder gestresstem Zustand. Dazu trägt das nimmermüde aufgeregte Beta-Wellen-Denken bei, in das gleichmäßig Stress-Chemikalien wie Norepinephrin und Cortisol eintropfen, der kümmerliche Luftaustausch in unseren Lungen, ein niedriger Vagus und ein fest verschaltetes psychologisches Denken, dessen Werkseinstellungen dafür sorgen, dass wir in dieser ungewissen Welt vor allem nach Sicherheit und Identität streben. Auf der rechten Seite entwickeln sich die Dinge nachhaltig gesünder, glücklicher und interessanter, und viele der Fähigkeiten, die wir in Teil II erforschten, spielen hier eine Rolle.

Wenn wir feststellen, dass wir dauerhaft an der linken Seite des Diagramms hängen, müssen wir den Regler nach rechts rücken, um etwas in Bewegung zu bringen. Es gibt keinen »Sweet Spot«, in dem wir uns ständig befinden müssten, so wie wir uns beispielsweise auf einem Surfbrett ausbalancieren. Wichtig ist vor allem, dass wir unseren Zustand fortwährend an unsere Aufgabe anpassen. Hier kommt es darauf an, wie elastisch wir reagieren, wie schnell wir eine Enttäuschung wegstecken und wie belastbar wir sind.

Obwohl es hilfreich sein kann, unser Leben auf diese Weise abzubilden, so hat das Modell doch Einschränkungen: Es fehlt eine Anleitung, wie wir unsere Zustände tatsächlich so ändern, dass wir erfindungsreicher auf Veränderungen reagieren. Und es enthält viele Informationen, aber keine praktischen Anweisungen.

Wir müssen daher einen Fahrplan ausarbeiten, der unsere akademischen Erkenntnisse in funktionsfähige Konzepte umwandelt, genau wie die Erkenntnisse, auf denen das Alchemisten-Kochbuch basiert. Jedes Mal, wenn wir eine wissenschaftliche Studie lesen oder von einer neuen Technik oder Praxis erfahren, die zuverlässig Verbesserungen in Neurochemie, Physiologie oder Psychologie bewirkt, können wir sie in den Fahrplan einfügen. Das Ergebnis besteht dann in einer Matrix, die aufzeigt, wie wir unsere tiefen

Überlebensschaltkreise in Körper und Hirn für reproduzierbare Zustandsveränderungen nutzen können. Das stellen Sie sich am besten wie eine Quizshow vor, in der Sie im richtigen Moment auf den Buzzer hauen.

Wenn wir einmal diese ganze Forschung hinter uns gelassen haben, ist unser »Komm-zu-Jesus«-Moment nicht mehr weit. Wie man es auch dreht und wendet, der Fahrplan hat bestimmte Auswirkungen. Wer aufgeschlossen und aufrichtig nach den wirksamsten Methoden sucht, Menschen zu heilen, landet früher oder später bei einer dieser beiden Alternativen: sexy Biohacking oder nerdige Macke. Keine davon ist wirklich unser Ding.

Hedonistische Technik	SANFT	MEDIUM	SCHARF
Stickstoffmonoxid	Ernährung (Rüben, Kürbis, Samen usw.)	Nahrungsergänzung	ED-Medikamente
Vagustonus	Halsmassage/Vokalisierung	Oral/anal Stim./Plugs	Stimulierende Medikamente
Endorphin/Dopamin	Die Sinne reizende Spiele	Klemmen	BDSM
Oxytocin	Küssen/Kuscheln/Blickkontakt	Brustwarzen saugen	Nasenspray
Testosteron	Eisbaden/Gewichtheben	DHEA	Gel/intramuskuläre Ergänzung
Psychoaktive Substanzen	CBD/THC	Lachgas, Ketamin, Carbogen	GHB, MDMA, 2CB*
Traumatherapie	Biografisch	Gender/Archetypisch	Transpersonal
Atmung	Synchronisiert	Hyperventilierend	Gasunterstützte Apnoe

*schedule I ... *Liste »Schedule I« (im Betäubungsmittelgesetz der USA): Wird derzeit nicht klinisch untersucht, Erfinder Alexander Shulgin bewertet es jedoch als seine bevorzugte erotische psychedelische Droge.

Abgesehen von den wenigen bereits erwähnten Pionieren der Hedonistischen Technik wie John Lilly, Helen Fisher und Nicole Prause befinden wir uns hier auf weitgehend unerforschtem Terrain, das obendrein komplett vermint ist. Wer ein bisschen tiefer gräbt, wird bald auf ähnliche Praktiken in der ethnografischen Literatur stoßen, von hinduistischen Tantras bis zu westlicher sexueller Magick.

In der heutigen Kultur findet sich diese Art kombinierter Experimente hauptsächlich im guten alten Hedonismus – ausschweifende

Polterabende in Las Vegas, Underground-Klubszene in San Francisco, Beachclub-Partys in Ibiza und Miami.

Hier einige besonders relevante Beispiele: Intensive körperliche Empfindungen und lustvoller Schmerz besitzen einen hohen therapeutischen Wert, wie wir bei den Feuerwehrleuten von 9/11 und ihrer Verbindung zur BDSM-Gemeinschaft feststellten. Das geht nicht selten mit Nebenwirkungen einher, die auf manche abschreckend wirken mögen. Leder und Latex in allen »Shades of Grey«. Verständlicherweise ist das nicht jedermanns Sache. Aber das eigene sensorische Spektrum zu erweitern könnte für jeden interessant sein.

Wer Prospekte von Ergotherapeuten studiert, die sich mit sensorischen Integrationsstörungen beschäftigen, wird Hilfsmittel von Federn bis hin zu Windrädern, Kompressionsdecken, Fesseln und Augenbinden entdecken – ein Sortiment, wie man es in jedem Sexshop findet. Nur haben sich dort eben unterschiedliche Praktiken entwickelt.

Mehr denn je benötigen wir heute wirksame Methoden, um unser Trauma aufzulösen und Gegengewichte zu unserem entkörperlichten Leben zu finden. Derartige, durch Therapie ausgelöste Empfindungen lassen sich wirksam einsetzen, um unser Nervensystem neu zu verdrahten und entscheidende Veränderungen in unseren Zuständen zu bewirken. Diese Erfahrungen sind möglich ohne erniedrigende und abwertende Narrative, die häufig mit ihnen einhergehen. Streichen wir doch einfach das »ab« in »abartig« (nichts hindert Sie daran, es später wieder hinzuzufügen).

Ein weiteres wirkmächtiges Tabu, das wir neu aushandeln müssen, besteht in der Kombination von Drogen und Sexualität. Hier werden schnell abwegige Vorstellungen von »Chemsex« heraufbeschworen (typischerweise im Zusammenhang mit Amphetamin, Kokain und GHB [»Liquid Ecstasy«], das durch Sexpartys der Schwulenszene populär wurde). Aber in Wahrheit praktizieren wir alle schon längst Chemsex. Wir machen es eben einfach nur schlecht.

Betrachten wir einmal die drei häufigsten Drogen, die wir konsumieren: Alkohol, die Antibabypille und Antidepressiva. Sie beeinflussen unser Sexualleben Tag für Tag, bewirken aber nur selten Gutes. Denn trotz seiner enthemmenden Wirkung ist Alkohol ein dehydrierendes, desorientierendes Beruhigungsmittel und dämpft den weiblichen Orgasmus; damit nicht genug, hängt Alkohol, wie die Sexberaterin Dr. Ruth gern warnt, »direkt am Ende des Penis«. Frauen, die die Pille nehmen, »schneiden bei Untersuchungen der sexuellen Zufriedenheit und Anziehungskraft des Partners schlechter ab«, stellt Brian Earp von der Yale University fest, »und trennen sich mit größerer Wahrscheinlichkeit von ihren Partnern. Und Antidepressiva können direkt die Aktivität in den Dopamin- und Noradrenalin-Bahnen unterdrücken, beides Neurotransmitter, die am … Verliebtsein beteiligt sind.« Diese Verzerrungen nehmen wir als normal hin und denken selten darüber nach, ob wir sie verändern könnten, obwohl sie unsere Erfahrungen und Beziehungen nachhaltig beschädigen.

Nein, Chemsex ist nicht das eigentliche Problem. Die Frage ist eher: »Welche Chemie und was für ein Sex?« Wir brauchen bessere Optionen für beides. Wie Earp und sein Koautor Julian Savulescu in *Love Drugs. The Chemical Future of Relationships* schreiben: »Die Gesellschaft sollte ernsthaft in Betracht ziehen, psychosoziale Eingriffe [wie Eheberatung] durch Eingriffe in die biologische Seite der Liebe zu ergänzen. Diesen letzteren Aspekt völlig außer Acht zu lassen bedeutet zwangsläufig, entscheidende Elemente einer Bindung zu verschleiern, und das auf unsere eigene Gefahr hin.«

Und was machen wir jetzt mit diesen Aspekten, die sich aus der Forschung ergeben? Wenn wir sie teilen, laufen wir Gefahr, Hedonisten zu ermächtigen, Konformisten zu schockieren, Puristen zu empören. Teilen wir sie jedoch nicht, riskieren wir, Informationen zurückzuhalten, die Leiden mildern und einer Welt Sinn verleihen könnten, die beides dringend benötigt. Dieses Kapitel ist ein Versuch, die Bombe zu entschärfen. Wenn uns das Ding trotzdem um die Ohren fliegt, liegt es jedenfalls nicht daran, dass wir es nicht versucht hätten.

Mit Wasser kochen

Wir wissen bereits, dass jede der Interventionen, über die wir in Teil 2 bisher sprachen, Zustandsänderungen, Heilungen und Verbundenheit bewirken können. Atemarbeit, Embodiment, Musik, Drogen, Sex. Wähle eine davon, und sie führt dich zu größerer Erkenntnis, Integration und Bindung. »Erleuchtung«, so ein altes buddhistisches Sprichwort, »ist *jeder Weg*, der bis zu seiner Vollendung verfolgt wird.«

Wir müssen nicht alle Maßnahmen nutzen. Wer über genügend Zeit, Geld und innovative Technik verfügt, dem stehen sämtliche Wege offen – aber Kosten und Zugang können auch ein echtes Hindernis sein. Nicht jeder hat einen Biohacking-Forscher auf der Kurzwahltaste oder Zugang zu medizinischen Geräten im sechs- oder siebenstelligen Kostenbereich. Wie Hunderte von Studien bewiesen, liegen die größten Hebel zur Veränderung unserer Neurophysiologie und damit auch unserer Psychologie an der Schnittstelle unserer ekstatischen und erotischen neuronalen Schaltkreise – und die stehen uns allen frei zur Verfügung. Das ist entscheidend, wenn wir Werkzeuge entwickeln wollen, die weltweit verfügbar sind und bei denen Privilegien und Zugang eben keine Rolle spielen.

Und außerdem wissen wir auch: Haben wir erst einmal alle Zutaten beisammen, können wir kochen, was wir wollen. Wenn eine bestimmte Maßnahme also gegen moralische, legale oder kulturelle Normen verstößt, die Ihnen wichtig sind, lassen Sie diese Option einfach weg. Zum Ausgleich müssen Sie lediglich Intensität oder Dauer der übrigen Interventionen erhöhen.

Wie wir mit dem Wissensschatz des Alchemisten-Kochbuchs umgehen, bleibt uns überlassen. Es gibt Hunderte von Rezepten. Wir können jedes davon nachkochen oder sie in drei Kategorien aufteilen:

- **Einzelübungen,** die sich überall durchführen lassen, etwa Atemtechnik zusammen mit Körperarbeit und Musik.

- **Partnerübungen,** die ein sicheres und bequemes Plätzchen oder ein weiteres Paar Arme und Beine zur Ausführung erfordern. Ich denke hier etwa an Partner-Yoga oder Massage.
- **Paarübungen,** die auf beliebigen Einzel- oder Partnerübungen aufbauen können. Sie implizieren jedoch eine Komponente emotionaler oder physischer Verletzbarkeit, weshalb es ratsam ist, sie innerhalb einer vertrauensvollen Beziehung zu erkunden. Denken Sie an tiefe, psychosexuelle Arbeit und Freunde mit gewissen (medizinischen) Vorzügen.

Zusammenfassend lässt sich sagen, dass es zwar jede Menge neumodischer Möglichkeiten gibt, mehr Liebe in unser Leben zu bringen, aber wenn es um die preiswerteste, effizienteste und zuverlässigste Methode geht, sind die alten und einfachsten oft der Goldstandard: die Hedonistische Technik – zielorientierte neurophysikalische Praktiken, die Peak-Zustände zur Förderung von Heilung, Integration und Bindung ermöglichen.

Um unsere Erkenntnisse zu testen, konzipierten wir mit der Kraut-und-Rüben-Methode eine zwölfwöchige Studie und entschieden uns, alle Großen-Fünf-Disziplinen miteinander zu kombinieren. Zu jeder einzelnen liegen bereits Ergebnisse vor, aber ihre gekoppelte Wirkung ist so gut wie unerforscht. Diesen großen weißen Fleck auf der experimentellen Landkarte wollten wir uns vornehmen. Wir dachten uns ein variables Menü von Aktivitäten aus, und die Probanden konnten aus der oben gezeigten Matrix der Hedonistischen Technik auswählen.

Da rund die Hälfte unserer Interventionen mit körperlicher Intimität zu tun hatte und Fragen der Sicherheit und Ethik bei dieser Art von Praktiken so viele Fragen aufwirft (Surrogatpartner beziehungsweise Sexualbegleiter im therapeutischen Kontext bewegen sich in den Vereinigten Staaten beispielsweise in einer legalen Grauzone), entschieden wir uns im Rahmen dieser Studie dafür, nur erwachsene Partner auszuwählen, die bereits in einer intimen Beziehung waren.

Wir nahmen zwölf Paare als Probanden in die Studie auf, so stabil und fokussiert, dass sie eine dreimonatige Langzeitstudie bewältigen konnten. Die Beziehungsdauer der Paare war unterschiedlich und lag zwischen zwei und dreißig Jahren. Während wir versuchten, eine möglichst große Varianz an Erfahrungen und Hintergründen abzubilden, war unser wichtigstes Kriterium die Stabilität der Beziehung und emotionale Ausgeglichenheit. Die Kohorte repräsentierte eher Unterschiede in Gender, Religion, Beziehung und Ethnizität als unterschiedliche ökonomische Hintergründe; die Teilnehmer gehörten fast durchweg zur Bevölkerungsgruppe der sogenannten WEIRDs (also westlich, gut ausgebildet, berufstätig, gut situiert und demokratisch wählend).

Paare, die sich für einen intensiveren Gebrauch pharmazeutischer Präparate entschieden hatten, taten dies unter Aufsicht ihrer eigenen Hausärzte, die Rezepte der entsprechenden Substanzen ausstellen konnten (A^3-Ärzte – aufgeschlossen, angstfrei und ausgesprochen gut vernetzt). Wir gaben die Leitlinien der Studie vor, ließen den Teilnehmern jedoch genügend Freiraum für eigene Erkundungen.

Wir ermutigten die Partner, im Rahmen der Matrix der Hedonistischen Technik möglichst viel auszuprobieren und zwischen den drei Optionen »Mild«, »Medium« und »Scharf« zu wählen, rieten ihnen allerdings auch immer zu einer »einschleichenden Behandlung«. Die Ausgestaltung der Vorschläge, der Grad an Intensität und Komplexität blieb dabei den Probanden überlassen, vorausgesetzt, sie hatten die vorhergehenden Übungen erfolgreich integriert. Diese Herangehensweise weicht stark von einer konventionellen Studie ab, in der man üblicherweise versucht, alle Variablen rigoros zu kontrollieren. Wir hingegen wollten mit unseren minimalen Vorgaben individuelle und kollektive Erkundungen und innovative Beiträge innerhalb gewisser vorgegebener Grenzen unterstützen.

Unerwartet interessante Ergebnisse lieferte gerade die Experimentierfreude, die innerhalb der Kohorte entstand. Statt ihnen spezifische Anweisungen vorzugeben, kippten wir die bunten Legosteine einfach vor ihnen aus (die Matrix der Hedonistischen Technik sowie einen

Übungsplan), zeigten ihnen, wie unterschiedlich sie sich zusammenstecken lassen, und gaben ihnen noch einige anregende Rezepte an die Hand. Das war die »befreiende Struktur« des Experiments.

Im Lauf der drei Monate modifizierten und erneuerten die Paare das, was man vielleicht am besten als das »sexuelle Yoga des Werdens« bezeichnen könnte.

Das sexuelle Yoga des Werdens: Ein Experiment

Obwohl bestimmte Details große Varianzen aufweisen, abhängig davon, welche Hebel man einsetzt und mit welchen Werkzeugen man am besten zurechtkommt, lässt sich das Rezept der Praxis des Sexuellen Yoga des Werdens im Wesentlichen so zusammenfassen:

- Übersättigen Sie Körper und Gehirn mit Endorphin, Dopamin, Stickstoffmonoxid, Oxytocin und Serotonin.
- Optimieren Sie Ihr Endocannabinoid-System, und erhöhen Sie die Aktivität des Vagus.
- Trainieren Sie Ihr Gehirn aus der Beta-Wellen-Exekutivfunktion in die Alpha- und Theta-Aktivität, mit zielgerichteten Ausschlägen in den Bereich der Gamma- oder Deep Dives in Delta-Wellen.
- Bringen Sie Ihren Hirnstamm durch Hirnnervenstimulation und/oder die selektive Aufnahme von Molekülen wie Lachgas oder Ketamin in Schwung.
- Lassen Sie Energie in Form von Gleich- oder Wechselstrom, Magnetismus, Licht, Schallwellen, Schmerz oder Orgasmen durch Ihren Körper pulsieren.
- Trainieren Sie Wirbelsäule, Hüften, Glieder und Gewebe, um einen möglichst großen Bewegungsumfang sowie tiefensensible, integrative Körperwahrnehmung zu erreichen.
- Führen Sie Atemübungen nach bestimmten Mustern durch, die Ihr Nervensystem durch das veränderte Verhältnis von Sauer-

stoff, Kohlendioxid und Stickstoff entsprechend hoch- oder herunterregulieren.

- Hören Sie wirkmächtige Musik, die Ihr bewusstes Denken synkopiert, es aufrüttelt und Sie idealerweise zu Gedichten inspiriert, die als Lyrik/Lebensschriften dienen.
- Lassen Sie sich darauf ein! Seien Sie kein Angsthase (oder überwältigt vor Staunen). Erinnern Sie sich daran, was Sie vergessen haben. Kommen Sie nach Hause. Und machen Sie Ihre Hausaufgaben.

Diese grundlegenden Anleitungen sind nicht in Stein gemeißelt. Es gibt keine Tabus, keinen Aberglauben und keine Verbote. Vielmehr handelt es sich um die nachvollziehbare Zusammenstellung einer Reihe von belastbaren neurophysiologischen Erkenntnissen. Und sie laufen auf eine experiment- und erfahrungsbasierte Offenbarung hinaus.

Gerade weil diese Erfahrungen so nachhaltig verwirren können, wollten wir den Ablauf der Studie genau festhalten. Denn falls unser Studienprotokoll den Probanden nicht zu mehr Peak-Zuständen, Heilung und Bindung verhalf, war es weder die aufgewendete Zeit noch die Risiken wert. Wir ermittelten daher zwei objektive Messinstrumente für jede der drei Kategorien (Ekstase, Katharsis, Communitas), insgesamt also sechs. Um die vergleichende Auswertung zu erleichtern, wählten wir Messinstrumente, die sich bei anderen vergleichbaren Studien bereits bewährt hatten. Kein ganz unwichtiger Punkt, nebenbei bemerkt. Wenn die stetig wachsende Disziplin der Hedonistischen Technik dazu beitragen soll, die Sinnkrise zu bewältigen, benötigen wir eine objektive und quelloffene Forschung mit belastbaren Ergebnissen. Ansonsten bleiben wir im Reich der nicht überprüfbaren Wahrheitsansprüche stecken. Hoffentlich können andere Forscher und wissenschaftlich interessierte Laien auf Grundlage dieser ersten Leitlinien ihre Arbeit vorantreiben.

Wir haben auch subjektive Berichte der Probanden in die Studie aufgenommen, die zwar, technisch gesehen, lediglich »anekdotischen« Wert besitzen, andererseits aber die Erfahrungen der Teilnehmer festhalten und den objektiven Messwerten Farbe und Kontext verleihen.

(Weitere Details finden Sie im Anhang. Dort haben wir die Zusammenfassung der Studie, Messwerte, Profile und Berichte der Teilnehmer hinterlegt. Für diejenigen, die an einer Weiterführung der Forschungsreihe interessiert sind, gibt es eine verlässliche Struktur, der sie folgen können.)

Einsichten und Reflexionen

Nach der Auswertung der sechs Messinstrumente, die Ekstase, Katharsis und Communitas innerhalb der dreimonatigen Studie festhalten, war klar, dass die Hedonistische Technik ein potenziell wirksames Instrument ist und Heilungen, Peak-Zustände und größere Bindung innerhalb von Beziehungen bewirkt. Im Bereich der Communitas oder Zufriedenheit in einer Beziehung erlebten die Probanden eine deutliche Steigerung im Hinblick auf ihr Glücksempfinden und das Gefühl der Nähe innerhalb der Beziehung. Was Katharsis oder Heilung betrifft, erlebten sie eine Verringerung von körperlichem Stress und ungeklärten Traumata. Im Bereich der Ekstase oder Peak-Zustände berichteten die Paare von einer Steigerung täglicher Gipfelerlebnisse und bedeutsameren mystischen Erfahrungen als je zuvor.

Unter den richtigen Bedingungen übertrifft die Hedonistische Technik daher viele erheblich aufwendigere oder kostspieligere Maßnahmen – inklusive Gesprächs- und klinische psychedelische Therapie. Das ist bereits für sich genommen ein bedeutendes Ergebnis und hoffentlich eines, das einer größeren Anzahl Menschen dazu verhelfen kann, Traumata zu überwinden, wieder Sinn in ihrem Leben zu sehen und sich nahestehenden Menschen zugehörig zu fühlen. In diesem Bereich muss noch mehr geforscht werden; zumindest ist ein erstes Schema entwickelt, das dazu beiträgt, gezielte und koordinierte Anstrengungen zu ermöglichen.

Ebenso klar ist allerdings auch, dass sich diese Methoden nicht für alle eignen. Das bezeugen einige Abbrüche von Teilnehmenden, Scheidungen im Anschluss an die Studie und Aufzeichnungen über Schwierigkeiten während der Studie. Die Kombination der Übungen im Rahmen der angestrebten Intensivierung kann dazu führen, dass alles noch schlimmer wird, bevor es sich zum Guten wendet.

Aber es wendet sich eben nicht immer zum Guten. Es ist von ausschlaggebender Bedeutung, die Häufigkeit und Intensität der Vorgaben exakt an die Persönlichkeit der Probanden, den kulturellen Erfahrungshintergrund und ihre jeweilige »Betreuungssituation« anzupassen, beispielsweise durch Ärzte, Psychologen und Seelsorger. Hedonistische Technik ist eine erstaunlich starke Medizin.

Ein Paar beschreibt seine Sorge, als sich eine gewisse Dynamik der Abhängigkeit abzeichnete. »Tatsächlich standen wir da plötzlich vor einem Problem, das uns ziemlich beängstigte«, schreibt eine Teilnehmerin. »Ich mache mir Sorgen, ob wir süchtig werden können … Als wir anfingen … in Kombination mit den Substanzen, wurde es plötzlich etwas, was wir ständig machten, so ähnlich wie ein täglicher Besuch der Sonntagsmesse. Wir rissen Witze darüber, dass ich Charlotte aus ›Sex and the City‹ [als sie sich den Kaninchen-Vibrator anschafft und ihre Freundinnen schließlich eingreifen müssen] immer ähnlicher wurde. Inzwischen stelle ich mir ernsthaft die Frage nach Prioritäten und frage mich, ob es vielleicht ›zu viel des Guten‹ ist.«

Es kann mit Sicherheit zu viel des Guten geben. Den meisten von uns sind die Folgen einer körperlichen und seelischen Abhängigkeit bekannt. Bei körperlicher Abhängigkeit muss man die Dosis einer bestimmten Substanz oder eines bestimmten Verhaltens ständig erhöhen, um weiterhin ähnliche Wirkungen zu erzielen, und sobald das Hochgefühl verschwindet, können körperliche Entzugserscheinungen wie Übelkeit bis hin zu Organversagen auftreten. Im zweiten Fall entwickelt sich eine emotionale Abhängigkeit oder Gewöhnung, die, sobald das Hochgefühl ausbleibt, zu Reizbarkeit, mangelnder

Konzentration und Schlaflosigkeit führt. Es ist einfacher, als die meisten von uns vermuten, alle Knöpfe unseres Belohnungsschaltkreises zu drücken und dadurch Verstärkungsschleifen zu erzeugen, die schnell zu einer Gewohnheit werden.

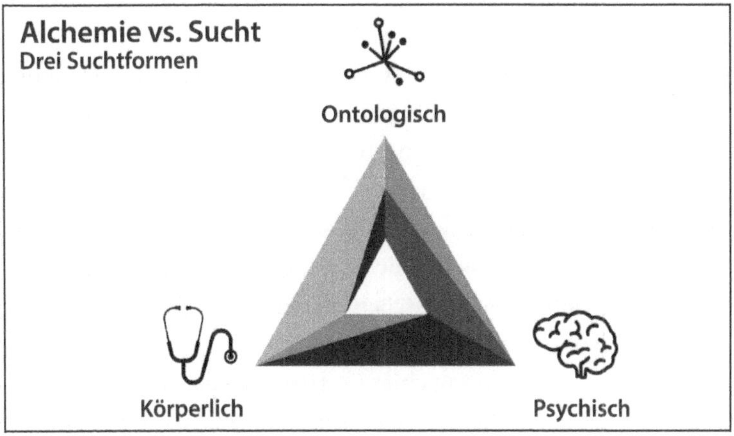

Was die Hedonistische Technik betrifft, sollten wir außerdem eine dritte Variante in den Blick nehmen – die ontologische Sucht (*ontological addiction* oder OAT), ein Modell aus der Psychopathologie. Diese tritt ein, wenn Informationen oder Erkenntnisse, die aus einer bestimmten Reihe von Praktiken gewonnen werden, sich als so überzeugend erweisen, dass sie normale Kontroll- und Abwägungsmechanismen außer Kraft setzen. So merkten einige der Teilnehmer etwa an: »Es war, als würde ich durch eine Kristallkugel auf unser Leben blicken.« Und: »Ich sah von weit oben, aus einer anderen Dimension, auf das gesamte menschliche Leben herab.« Das ist neu, wirkmächtig und droht alles andere zu verzehren.

In *Harry Potter und der Stein der Weisen* entdeckt der junge Harry den Zauberspiegel Nerhegeb (spiegelverkehrt gelesen: Begehren), der dem Betrachter nur das zeigt, was er am liebsten sehen würde. Doch der Zauberer Dumbledore warnt ihn: »Es gab Menschen, die vor dem Spiegel dahingeschmolzen sind, verzückt von dem, was sie sahen, und andere sind wahnsinnig geworden, weil sie nicht wussten, ob ihnen der Spiegel etwas Wirkliches oder auch nur etwas Mögliches zeigt … Es ist nicht gut, wenn wir unseren Träumen nachhängen und vergessen zu leben, glaub mir.«[18] Hedonistische Technik ist ein Mittel, diesen Spiegel blank zu polieren. Und wer sich nicht vorsieht, läuft Gefahr, vom Licht geblendet zu werden.

Wer mit voller Absicht seine gesamten menschlichen evolutionären Antriebe kurzschließt, muss sich auf heftigere Reaktionen gefasst machen als vielleicht beabsichtigt. Der einzige Unterschied zwischen einem beglückenden Flow-Zustand und zwanghafter Selbstzerstörung besteht in deren positiver oder negativer Auswirkung auf das eigene Leben. Oder noch unverblümter ausgedrückt: Der einzige Unterschied zwischen einem Alchemisten und einem Süchtigen ist das Spielergebnis.

Wenn es uns ernst ist mit einer Ekstase, nach der wir nicht gieren, und einer Katharsis, die uns keine Angst macht, ist die periodische Abstinenz, das abschließende Element des hedonistischen Kalenders, spielentscheidend. So wie Bergsteiger dem Ruf der Berge widerstehen und sich vor jedem Aufstieg eine Auszeit verordnen, müssen auch wir in unseren hedonistischen Kalender Zeiten einbauen, in denen wir auf kalten Entzug gehen, einfach um sicherzustellen, dass wir der Sache gewachsen bleiben (die vollständige Beschreibung des Kalenders finden Sie auf www.recapturetherapture.com/tools).

Fastenzeit, Ramadan und Yom Kippur sind traditionelle Beispiele für rituelle Abstinenz. Die guten Vorsätze zum neuen Jahr und der »Sober October« sind zeitgenössische Varianten. Meistens reicht ein Monat im Jahr aus, um sich in Enthaltsamkeit zu üben und die eigenen schlechten Gewohnheiten neu in den Blick zu nehmen. Für das umfassende sexuelle Yoga, den Gegenstand dieser Studie, schlagen wir eine zusätzliche abstinente Woche pro Monat vor, damit eine schnelle intuitive Überprüfung und Kurskorrektur möglich sind.

Es mag hilfreich sein, sich die Hedonistische Technik wie eine anspruchsvolle Kletterpartie vorzustellen – es ist ganz sicher nichts für Kinder, und ein Sturz kann tödlich sein. Bei einem gefährlichen Bergaufstieg würden Sie ja auch nicht auf Seile, Haken und Klettergurte verzichten. Anderenfalls müssten Sie sich selbst die Schuld geben, wenn Sie sich verletzen.

Wer sich dagegen gut ausgerüstet und trainiert gemeinsam mit vertrauenswürdigen Führern und Partnern vorsichtig in gefährliches Gelände vorwagt, wird mit der Freude am Aufstieg und dem Blick vom Gipfel belohnt. Denn gerade weil diese Erfahrung Risiken birgt, ist sie besonders lohnend.

Wenn wir erst einmal begriffen haben, was das Alchemisten-Kochbuch alles enthält, können wir unser Bewusstsein nach Belieben einstellen: Zugang zum Göttlichen, Traumata überwinden, feste Bindungen eingehen, die ein Leben lang halten. Die Erkenntnis, dass uns der Schlüssel zu unserem Käfig zugleich auch die Tür zu einem Königreich öffnet, nimmt uns in die einerseits aufregende, andererseits auch beängstigende Verantwortung. Und doch schwingen die Tore weit auf. Unser Gefängnis ist entriegelt. Ebenso wie der Garten.

TEIL 3

Ethische Kult(ur)bildung

Sondern ihre Altäre sollst du umstürzen und ihre Götzen zerbrechen und ihre Haine ausrotten.

2. Mose 34, 13 (an Gary Snyder)

Wer darf das Kind beim rechten Namen nennen?
Die wenigen, die was davon erkannt,
Die töricht gnug ihr volles Herz nicht wahrten
Dem Pöbel ihr Gefühl, ihr Schauen offenbarten
Hat man von je gekreuzigt und verbrannt.

Goethe

The only difference between a cult and a religion
is the amount of real estate they own.

Frank Zappa

Im ersten Teil, »Wählen Sie Ihre Apokalypse«, betrachteten wir global den Zustand der Welt und den Kollaps des »Sinns 1.0« (Religion) sowie des »Sinns 2.0« (Moderne). Wir hielten fest, dass es für uns von entscheidender Bedeutung ist, unsere Perspektive zu erweitern, den Schmerz zu verarbeiten und unser Verbundensein zu vertiefen, wenn wir den vor uns liegenden Weg meistern wollen.

Der zweite Teil, das »Alchemisten-Kochbuch«, beschäftigte sich mit den fünf Treibern, die uns die nötigen Instrumente liefern, damit wir aufwachen, erwachsen werden und selbst Verantwortung übernehmen (Sinn 3.0). Im letzten Kapitel diskutierten wir eine Fallstudie, in der gezeigt wird, was passiert, wenn wir alle diese Erkenntnisse berücksichtigen und das Werkzeug der Hedonistischen Technik im wahren Leben und in Beziehungen anwenden.

Aber wir sind noch nicht fertig. Der einzige Grund, warum wir uns in der Studie auf Beziehungen konzentrierten, besteht in der schlichten Tatsache, dass die Evolution für das Modell der Paarbindung alles mobilisiert hat. Unsere gesamte Neurochemie ist auf diese Art der Beziehung ausgelegt. Wenn es uns auf dieser Ebene nicht gelingt, Heilung, Inspiration und Bindung zu fördern, wird es in größeren Gruppen oder unter schwierigeren Bedingungen noch komplexer. Das Metcalfe'sche Gesetz besagt, dass der Nutzen eines Netzwerkes proportional zur Anzahl der möglichen Verbindungen zwischen den Teilnehmern steigt. Und es ist exponentiell schwieriger, engere Bindungen bei einer wachsenden Anzahl von Menschen zu handhaben – buchstäblich.

Unabhängig davon, welche Beziehungen wir führen, ist es für uns wesentlich, klein anzufangen, ein langsames Tempo anzuschlagen und enge und vertrauensvolle Bindungen mit anderen einzugehen, während wir unseren eigenen Weg finden. Wie Bergsteiger, die sich verpflichten, einander gegenseitig bis zum Gipfel zu begleiten, brauchen auch wir die Sicherheit, dass unsere Reisegefährten uns den Rücken freihalten, insbesondere in schwierigen Lagen, wenn uns alles zu entgleiten droht.

Aristoteles brachte es auf den Punkt, als er in der *Nikomachischen Ethik* die drei häufigsten Motive beschrieb, eine Freundschaft einzugehen: die um des Nutzens willen, die um der Lust willen und die um des Wesens willen. Die Nutzfreundschaft ist käuflich – ein Geben und Nehmen zugunsten mindestens eines Mitgliedes. Die hedonistische, auf Lust beruhende Freundschaft besteht so lange, wie sie Spaß macht. Findet die Party woanders statt, ziehen auch die Freunde von dannen. Seit vermehrt mit ekstatischen Techniken experimentiert wird, ist gerade diese Art der Freundschaft immer häufiger geworden. Die Party kurz vor dem Weltende besitzt enorme Anziehungskraft und lockt viele ungeladene Gäste, sowohl Engel als auch Motten.

Grundsätzlich ist an beiden Arten der Freundschaft nichts auszusetzen. Sie werden nur dann zu einem Problem, wenn nicht mehr klar ist, welche Bindung eigentlich zwischen uns besteht und wir euphorische Peak- und verwundbare Zustände des tiefen Heilens wahllos durcheinanderwirbeln.

Die »tugendhafte Freundschaft« (um des Wesens willen) ist bei Weitem die seltenste und besonders wertvoll. Hier geht es gemeinsam durch dick und dünn, in guten und schlechten Zeiten, und niemand wird im Stich gelassen. Diese Beziehungen sind nötig, damit wir einander immer, auch in unsicheren Situationen, unterstützen. So, wie im Gebirge Bergsteiger einander das Seil vorbereiten, um den Aufstieg zu meistern.

»Der erste Schritt der Verbundenheit«, schreibt Tyson Yunkaporta in *Sand Talk*, »besteht darin, dass wir Paare (also Paare innerhalb der Verwandtschaft) mit anderen Akteuren bilden, die sich ihrerseits wieder zu Paaren zusammenschließen. Im nächsten Schritt erschaffen oder erweitern wir die Netzwerke dieser Verbindungen. Zum Schluss stellen wir sicher, dass diese Netzwerke mit Netzwerken anderer Akteure verbunden sind, sowohl innerhalb ihrer eigenen Systeme als auch in anderen.«

Wir müssen aus unseren Zweiergespannen viele machen und diese vielen wiederum vervielfachen. Es geht um ein anpassungsfähiges Gewebe selbstbestimmter Menschen mit globaler Ausstrahlungskraft: Menschen, die tun, was getan werden muss.

Dennoch: Wenn Peak-Zustände und tiefe Heilung sich wirkmächtig miteinander verbinden, liegt dahinter eine wechselvolle Geschichte. Wir sind darin nämlich ziemlich schlecht. Es kommt nur selten vor, dass eine Gemeinschaft, die auf diesen beiden Idealen aufbaut, sich nicht in eine der folgenden drei Richtungen entwickelt: Hedonismus (unendliche Jagd nach dem Vergnügen), Kommerzialisierung (Verkauf der Heiligtümer) oder Aufrüstung (die Manipulierung der Ideale zum Zweck der persönlichen oder institutionalisierten Bereicherung).

In Teil 3 – »Ethische Kult(ur)bildung« – werden wir uns daher mit dem letzten und wahrscheinlich größten Problem schlechthin beschäftigen, nämlich eine Communitas ohne Kult bisheriger Prägung zu bilden. Wenn wir das auf eine wirklich quelloffene, skalierbare und widerstandsfähige Weise hinbekommen, bestehen gute Aussichten, diese Ideen erfolgreich zu verbreiten.

12

Jeder betet etwas an

DU BIST NICHT VON HIER, ODER?

Jedes Jahr am 15. Februar feiern sie den Tag. Der Fahnenträger faltet die amerikanische Flagge zusammen, bis nur noch ein blaues Sternenfeld zu sehen ist, und trägt sie zum Paradeplatz hinüber. Die Soldaten stellen sich in einer Linie dahinter auf und marschieren im Gleichschritt, die Gewehre mit Bajonettaufsatz über der Schulter. Dann erteilt der General in Uniform und Schärpe den Befehl, und die Flagge wird gehisst. Die Menge jubelt.

Und dann warten sie.

Aber der Ehrengast kommt nicht. Er kommt nie. Doch das scheint die Menge nicht zu kümmern.

Sie feiern die Zeremonie seit fast einem halben Jahrhundert in der Hoffnung, dass John Frum, ein mythischer US-Infanterist, auf ihre Insel Vanuata zurückkehrt (ein Inselarchipel im melanesischen Teil der Südsee, in den USA durch die Reality-TV-Show »Survivor« bekannt geworden).

Niemand weiß wirklich genau, wer dieser John Frum war; viele sind jedoch der Ansicht, dass der Name auf den Zweiten Weltkrieg zurückgeht, als die Vereinigten Staaten die Insel als Basisstation für die Schlacht um Guadalcanal und andere Kriegsaktivitäten nutzten und viele Soldaten sich einfach als »John aus (engl. *from*) … Nebraska oder Kalifornien oder Iowa« vorstellten, bis sich der Name schließlich verselbstständigte. John From. John Frum.

Und dieser John hatte ein paar tolle Sachen im Gepäck. Vieles davon fiel regelrecht vom Himmel herab, wurde aus dem Heck von

Frachtflugzeugen geschoben und schwebte an Fallschirmen auf die Insel herab. Konservendosen, Kaugummi, Radios, Medikamente, Waschmaschinen und sogar Motorräder.

Aber als der Krieg 1945 endete, packte John zusammen und verschwand. Und die ganze magische Fracht verschwand mit ihm. Die Inselbewohner waren erfahren im Umgang mit sympathetischer Magie. Sie nahmen daher an, dass John Frum vielleicht zurückkehren würde, wenn sie die Bedingungen, die ihn überhaupt auf die Insel gebracht hatten, wiederherstellten. Sie bastelten Bambusgewehre, malten Uniformen auf T-Shirts, bauten Flugzeuge in Originalgröße aus Stroh nach, entzündeten Tiki-Fackeln, legten eine Landebahn im Dschungel frei und warteten.

»John hat versprochen, dass er uns vollbeladene Frachtzeuge und Schiffe aus Amerika bringen wird, wenn wir Gebete an ihn richten«, erklärte einer der Dorfältesten vor Kurzem einem Journalisten. »Radios, Lastwagen, Boote, Uhren, Kühlschränke, Arznei und Coca-Cola und viele andere schöne Dinge.«

»Natürlich warteten die Inselbewohner vergeblich«, erklärt Peter Worsley, britischer Anthropologe. »Aber Kulte bleiben bestehen. Tritt das erhoffte Ereignis nicht ein, liegt es vielleicht an der fehlerhaften Magie oder dem Ritual. Neue Gruppen spalten sich ab und streben einen ›reineren‹ Glauben und ein ›reineres‹ Ritual an. *Es kommt nur selten vor, dass Kulte verschwinden, wenn die soziale Situation, durch die sie entstanden sind, unverändert weiterbesteht.*«

Diese soziale Situation ist gekennzeichnet durch eine zwischen zwei Welten zerrissene Bevölkerung, die versucht, ihrem Leben einen Sinn abzuringen und an eine hoffnungsvollere Zukunft zu glauben. Diese Schnittstelle zwischen der materiellen Welt des Frachtguts *(cargo)* und dem millenaristischen Verlangen nach Erlösung ist besonders wirkmächtig. Natürlich kann man den John-Frum-Kult leichthin als eine abgedrehte anachronistische Variante der Serie »Gilligans Insel« abtun, aber in Wirklichkeit sind wir heute alle Anhänger des Cargo-Kultes. Wir warten sehnsüchtig auf die Rettung und horten Talismane, die diese Veränderung bewirken sollen.

Kaufen sich denn nicht viele von uns ein schickes Auto, weil sie insgeheim träumen, dadurch einen aufregenden neuen Partner zu finden oder mindestens die Bewunderung ihrer Freunde zu erregen? Und verleiht uns dieses rote Hemd mit dem Swoosh nicht eine gewisse tigermäßige Vitalität? Schlüpfen wir nicht auch deswegen in rot besohlte Schuhe, weil sich der Swagger von Cardi B. so auf uns überträgt?

Dabei haben die Inselbewohner von Vanuata uns etwas voraus – die Bambusgewehre und Tiki-Fackeln aus Kokosnuss, die sie für ihre magischen Rituale benötigen, wachsen bei ihnen buchstäblich auf den Bäumen. Das Geld, das wir für unsere Cargo-Kulte brauchen, hingegen nicht.

Wir teilen mit den Inselbewohnern nicht nur die Schwäche für magische Fetische, sondern auch den Drang, einem vermeintlichen Retter zu folgen. »Jeder betet etwas an«, hält David Foster Wallace in seinem bekannten Essay »Das hier ist Wasser« fest. »Aber wir können wählen, was wir anbeten. Und es ist ein äußerst einleuchtender Grund, sich dabei für einen Gott oder ein höheres Wesen zu entscheiden … denn so ziemlich alles andere, was Sie anbeten, frisst Sie bei lebendigem Leibe auf.«[19]

Spielarten der Anbetung

Um diesen Punkt dreht sich unsere Unterhaltung – herausfinden, an was wir glauben sollen, lernen, wie wir glauben sollen, und unser Bestes tun, damit wir nicht bei lebendigem Leibe aufgefressen werden. Denn wer das »Alchemisten-Kochbuch« aufschlägt und mächtige ekstatische oder kathartische Erfahrungen freisetzt, muss damit rechnen, dass ihm eine entgrenzte und enthemmte Communitas dicht auf den Fersen ist.

Diese Kombination kann sich schnell zu einem Kult entwickeln, also sehen Sie sich vor. Wir verfallen dem magischen Denken und geben unsere Mitte auf. Wir stellen fest, dass uns Demagogen in den Garten hineingeführt haben. Wir können auch nicht einfach die Augen schließen und so tun, als existierte das Problem nicht. Wir müssen unsere Beziehung zum Glauben überdenken.

Das lateinische Wort *cultus* hat unter anderem die Bedeutungen »Verehrung«, »Anbetung« und »Huldigung«. Ein traditioneller Kult, wie Religionswissenschaftler sagen würden, besteht aus praktizierenden Anhängern mit gemeinsamen Überzeugungen und Ritualen. Die Hindu-Göttin Kali hatte ihren eigenen Kult ebenso wie der griechische Gott Dionysos. Die Mysterien von Eleusis waren genauso ein Kult wie die Native American Church. Und bevor Kaiser Konstantin das Christentum zur römischen Staatsreligion erklärte, war es drei Jahrhunderte lang ein Kult.

Diese historischen Kulte forderten ihre Mitglieder auf, sich den Traditionen und Hohepriestern (auch »Hierophanten« [wörtlich: »Enthüller der Geheimnisse«]) zu unterwerfen. Die Vulnerabilität jedes Eingeweihten wurde begründet, zugleich aber auch begrenzt durch die Ordensmitglieder, die vor ihm gekommen waren.

Solche Geheimkulte gab es jahrtausendelang überall auf der Welt. Aufgrund der strengen Aufnahmeriten blieb die Anzahl der Mitglieder jedoch überschaubar. Ihre Offenbarungserfahrungen gaben diese über Generationen innerhalb des Kultes weiter.

Im 19. und 20. Jahrhundert machte das aufkommende Reisen die Welt plötzlich um vieles kleiner. Und während Sinn 1.0 (die Religion) allmählich an Einfluss verlor, traten mit einem Mal alte Kulte an diese Leerstelle. In einer modernen Welt, die nach spirituellen Erfahrungen gierte, entschlossen sich einige der Kultführer zu einem Kurswechsel. Statt sich wie bisher strikt in die Reihe ihrer Vorgänger einzugliedern und die Traditionen zu wahren, sprachen diese Gurus von »neuen Bundeszeichen«, die angeblich sicherstellten, dass ihre, und nur ihre, Überlieferung die einzig wahre sei, unabhängig von allem, was davor geschehen war. Ihre Lehre ließ sich nicht falsifizieren. Und war damit unwiderlegbar.

Obwohl die Mitglieder sich nach wie vor den Riten des Kultes zu unterwerfen hatten, nur waren diese nicht mehr in Geschichte und Tradition eingebettet. Der Einzelne musste sich einem anderen, vermeintlich unanfechtbaren Einzelnen unterwerfen – dem Guru.

Der Orientalismus – der Begriff stammt von Edward Said, Professor an der Columbia University, und beschreibt die westliche Romantisierung des Ostens – machte alles noch schlimmer. Wirf noch einen Sanskrit-, Sufi- oder Zen-Titel mit in den Korb, poche auf strikte Hierarchien, wie sie früher in Klöstern üblich waren, erkläre dich aufgrund deiner mystischen Fähigkeiten selbst zum Chef vom Dienst, und schon kann man sich gut vorstellen, wie die Dinge ihren Lauf nehmen und abdriften.

Was dann auch prompt geschah.

Bhagwan Shree Rajneesh (der sich später in »Osho« umbenannte) brach mit der hinduistischen Tradition und beschritt einen neuen und experimentelleren Weg, gesäumt von Atemarbeit, Sinnlichkeit und vielen Rolls-Royces. Adi Da, als Franklin Jones in Queens zur Welt gekommen, startete seine spirituelle Karriere mit einigen erstaunlichen Erkenntnissen über das Menschsein. Wegen Verdachts des Missbrauchs beendete er sie im Exil auf den Fidschi-Inseln, etwas erstaunt, dass die Welt in ihm nicht ihren Retter erkannt hatte. Timothy Leary kehrte seiner akademischen Laufbahn in Harvard den Rücken, wurde zum Trickster-Hohepriester des LSD und landete regelmäßig hinter schwedischen Gardinen.

Reichern wir diese Mischung noch mit Aleister Crowley an – *mad, bad and dangerous to know* –, dem Mann, der im Sprint durch die gesamte Palette europäischer Mysterienkulte raste und eine breite Spur aus Chaos, Zerstörung und Sucht hinterließ. L. Ron Hubbard, zeitweise ein Schüler Crowleys, spann die abstrusen Gedanken seines Lehrers weiter in Dianetik und später Scientology. »Als Science-Fiction-Autor wirst du nicht reich«, soll Hubbard bei einer Tagung von Schriftstellern gesagt haben, die sich genau das erhofften. »Wer reich werden will, muss eine Religion stiften.« Zumindest in diesem Punkt hielt er Wort. Und es gibt Hunderte weiterer Beispiele.

Die absoluten Champions – sozusagen die Sahnehäubchen auf der Torte – waren natürlich Charlie Manson und Jim Jones. Sie beendeten die Siebzigerjahre mit blutigen Tragödien, verewigten Helter Skelter und Kool-Aid (Jones' Anhänger folgten ihrem Guru in den Tod, indem sie vergiftetes Getränkepulverkonzentrat Kool-Aid tranken) als Synonyme für blinden Gehorsam und alle jene, die langsam den Verstand (und ihr Leben) verlieren, weil sie Gurus mit hohlen Köpfen und leeren Herzen die Treue halten. »Macht korrumpiert, absolute Macht korrumpiert absolut«, wie Lord Acton bemerkte. Und weiter: »Great men are almost always bad men.«

Diese Ereignisse bremsten den kultischen Aufschwung einige Jahrzehnte lang ab, und kultische Kulte hatten deutlich weniger Zulauf. »Kult«, ursprünglich ein wissenschaftlicher Begriff für eine Gemeinschaft von Gläubigen, wurde nun zu einem abwertenden Ausdruck – eine Warnung vor der drohenden Gefahr, sich auf dem Weg der Selbstfindung selbst zu verlieren.

Inzwischen hat sich das Blatt erneut gewendet, und wir sind drauf und dran, wieder auf diesen schlüpfrigen Pfad zu geraten. Kulte verbreiten eine enorme Anziehungskraft. Die Gründe dafür sind zahlreich, und jeder einzelne davon bietet Stoff für ein ganzes Buch. Beschränken wir uns hier auf die vier ausschlaggebenden Ursachen, die sich in ihrer Wirkung obendrein gegenseitig verstärken:

- **Generationsbedingter Gedächtnisverlust**: Wir vergessen immer. Anderenfalls würden wir vor Kummer verrückt werden. Ob es um die Schmerzen bei der Geburt oder die Schrecken des Krieges geht, manchmal ist Vergessen eben einfach besser. »Unser flüchtiges Gedächtnis und die Fähigkeit zu vergessen«, so der Anthropologe Wade Davis, »gehören vielleicht zu den unheimlichsten menschlichen Eigenschaften.« Dennoch: Der derzeitige Hype um kultische Kulte wirkt wie die wortgetreue Wiederholung der abschreckenden Beispiele aus den Sechziger- und Siebzigerjahren. Es ist nur schwer nachvollziehbar, warum wir auf diesem Auge so blind sind.

  Zum Teil mag es an der Generation der »Millennials« liegen, der Kinder der Babyboomer, die sich anschickt, das Ruder zu übernehmen. Bekanntlich wollen sich Kinder von ihren Eltern abgrenzen und setzen im Allgemeinen zweierlei voraus. Erstens: Nichts, was Eltern gemacht haben, kann cool, relevant oder sonst irgendwie bedeutsam gewesen sein. Zweitens: Alles, was deren Kinder entdecken, ist völlig neu und hat es so noch nie gegeben. Hier klafft also eine Erkenntnislücke, und eine gesamte Generation von Millennials fährt die Karre an genau derselben Stelle und in genau der gleichen Haarnadelkurve gegen die Mauer wie die Eltern. Auf die Reifenspuren hat niemand geachtet. Instagrammer beim Burning-Man-Festival, die nicht müde werden, das Art Car abzulichten, haben wahrscheinlich noch nie von Ken Kesey, den Merry Pranksters und deren *Art Car* gehört, mit dem die Truppe in den Sechzigerjahren durch Amerika tourte und bewusstseinserweiternde »Acid Tests« veranstaltete. Ayahuasceros, die in einem Podcast zum ersten Mal den Namen des gleichnamigen Pflanzensuds gehört haben, kennen vielleicht nicht einmal die Namen von Richard Evans Schultes, Vater der Ethnobotanik, oder des Schriftstellers William Burroughs. Und Befürworter der Polyamorie haben womöglich niemals von dem Roman *Fremder in einer fremden Welt* oder der auf das Buch zurückgehenden Glaubensgemeinschaft »Church of All Worlds« gehört.

»Wer nur seine eigene Generation kennt«, klagte Churchill, »bleibt für immer ein Kind.« Man hat mehr und mehr das Gefühl, wir würden uns auf einem Kinderkreuzzug befinden, während wir in ungewisse Zeiten voranschreiten.

- **Ekstasetechniken:** Obwohl wir das Thema bereits erwähnt haben, lohnt es sich, in dieser Bestandsaufnahme darauf zurückzukommen. *Nie zuvor* in der Geschichte der Menschheit hatten wir einen so uneingeschränkten Zugang zu so vielen Dingen und zugleich so wenige Leitlinien. Das Wassermannzeitalter gilt als experimentierfreudige Ära von Sex, Drugs and Rock 'n' Roll, aber in Wirklichkeit betraf das lediglich eine kleine Randgruppe. Sie erscheint in unserem kollektiven Bewusstsein nur deswegen so groß, weil die Medien ausufernd darüber berichtet haben. Heute ist Marihuana in den meisten US-Bundesstaaten legal erhältlich, und zig Millionen Nutzer nehmen an dieser psychedelischen »Renaissance« teil (das sind völlig andere Größenordnungen als in den Sechzigerjahren), Polyamorie und andere Formen nichttraditioneller sexueller Beziehungen haben ein Allzeithoch erreicht, Atemarbeit, Reizentzug, Eisbäder, Saunagänge, intensives Yoga, Electro-&-Dance-Festivals, immersive digitale Welten – so ziemlich das gesamte Alchemisten-Kochbuch – sind alle auf Abruf zugänglich. Und es gibt Anfragen ohne Ende. Jedes dieser Werkzeuge ist wirkmächtig und destabilisierend, insbesondere ohne jeglichen Kontext. Sucht ist als Ergebnis mindestens ebenso wahrscheinlich wie Erleuchtung.

- **Digitale Influencer-Kultur**: Früher musste jeder, der als Autorität auf einem bestimmten Gebiet anerkannt werden wollte, einen bestimmten Parcours einhalten. Akademiker mussten sich ins Zeug legen, um zu promovieren. Wer schrieb, musste sich in den Fachzeitschriften hocharbeiten.
  In den Kampfsportarten, Yoga oder Meditation war es nicht anders: Man musste sich für eine Disziplin entscheiden, einen Lehrer suchen und sich in den Fertigkeiten üben, bis, vielleicht und nach jahrelangem Lernen, das beifällige Nicken einen dazu ermächtigte, selbst Lehrender zu werden.
  Das Internet hat diesen Ablauf auf den Kopf gestellt. Die Wächter an den Toren wurden entmachtet. Inhalte wurden demokratisiert. Wenn man nur wollte, standen einem plötzlich tausend Wege offen. Während die Kreativität schwunghaft anstieg und viele Stimmen mit einbezogen werden konnten, flog die Qualitätskontrolle aus der Kurve.
  Das wiederum löste einen Unterbietungswettlauf aus. Der spirituelle Marktplatz wurde kommerzialisiert, Anreize änderten sich von Grund auf. Früher schufen Traditionen die nötigen Kriterien dafür, wie man wahre Lehrmeister und Scharlatane voneinander unterscheiden konnte. Heute können Thronanwärter

einfach eine clevere Webseite entwickeln, ein paar digitale Anzeigen schalten und ihre eigene schutzbedürftige Herde um sich scharen. Denn die naive Kundschaft, auf die sie es abgesehen haben, kennt den Unterschied zwischen einem Diamant-Sutra und seinem Strass-Imitat nicht mehr. Die Geldwechsler haben sich zurück in den Tempel geschlichen, allerdings arbeiten sie inzwischen mit einer Bezahl-App.

- **Endzeit-Ideologien:** Damit nicht genug, hat sich diese verrückte Entwicklung in letzter Zeit enorm beschleunigt. Aufgrund der bisher besprochenen Probleme – Zusammenbruch von Autorität, globale systemische Krisen und wirre Mythologie – lässt sich kaum noch sagen, was uns hinter der nächsten Kurve erwartet. Der verführerische Sirenengesang der Endzeit-Ideologien lockt. Je unbehaglicher wir uns fühlen, je verunsicherter wir sind, desto größer ist die Versuchung, Trost in der Gemeinschaft zu finden. Und welche Gemeinschaft bietet die größten Versuchungen? Diejenige, die am überzeugendsten versichert, sie wüsste genau, was Sache ist, und sei sicher, auf der richtigen Seite der Geschichte zu stehen (sobald das verrückte nächste Riesending, was auch immer es sein mag, eintritt).
  Endzeit-Ideologien lassen sich mit einem gigantischen ontologischen Vakuum vergleichen, das alles in seinem Weg verschlingt. Dieses langsame, saugende Geräusch, das Sie hören, wenn Ihre Freunde und Ihre Familie allmählich in den verschwörerischen Kaninchenbau hinabrutschen? Nun, da ist überhaupt kein Kaninchenbau. Es ist das schwarze Loch der absoluten *intertwingularity*, worin unsere endzeitlichen Endspiele zusammenfließen. Niemand, bis auf ein paar Auserwählte, kommen lebend dort heraus.

Stellen wir uns darauf ein, dass es noch schlimmer wird. Das Jahr 2020 hat uns einen exponentiellen Anstieg dieser vier Treiber – generationsbedingter Gedächtnisverlust, Techniken der Ekstase, digitale Einflussnahme und Endzeit-Ideologien – beschert, die sich gegenseitig überlappen und in ihrer Wirkung verstärken.

Während Seuchen, Brände, Hungersnöte und Überschwemmungen (ganz zu schweigen von verdeckten Kabalen, die insgeheim die Welt beherrschen oder, meinetwegen, der gefürchtete Angriff der Killertomaten) die Welt verheeren, fällt es manchen schwer, sie nicht als Zeichen und Menetekel zu deuten. Böse Omen des neuen Jahrtausends sind allgegenwärtig.

Derweil verwandeln die Echokammern der sozialen Medien unsere Schatten in Ungeheuer. »Bei des Däumchens Juckerei, jemand Böses kommt vorbei ...«[20]

Fürchten, Fighten, Folgen, F*cken

Es ist ein Stereotyp in Enthüllungsberichten über Kulte. Der Berichterstatter staunt jedes Mal aufs Neue: »Wie konnte eine Gruppe so erfolgreicher und intelligenter Menschen nur auf einen derartigen Beschiss hereinfallen?« Das traf auf die Studenten der Manson-Familie zu, allesamt Quarterbacks oder Ballköniginnen, und es gilt ebenso für die Erbinnen und Filmstars der vor nicht allzu langer Zeit aufgeflogenen Sexsklavengruppe Nxivm (ausgesprochen »Nexium«).

Viele mögen zahlreiche persönliche Gründe haben, um die Leerstellen in ihrem Herzen – bedingt durch fehlende Religion, mangelnde Elternbindung oder irgendein anderes Defizit – zu besetzen. Doch es gibt auch noch andere, fundamentalere Ursachen. Wir sind Primaten und suchen, gemäß unserer Standardeinstellung, immer nach dem Silberrücken in der Gemeinschaft.

Wenn ein Alpha-Tier mit außergewöhnlichen Fähigkeiten auftaucht, Konventionen überwindet und Errungenschaften vorweisen kann, die unsere kühnsten Träume übertreffen, geschieht etwas Vorhersehbares. Eine Katharsis der tiefen Heilung setzt ein, soziale Erleichterung, die »eigenen Leute gefunden zu haben«, und die neurochemisch ausgelöste Kaskade der Peak-Zustände. Letztlich führt das dazu, dass wir diese Entwicklungen demjenigen zuschreiben, der uns die Augen öffnete.

Wie frisch geschlüpfte Küken, welche die Sau auf dem Hof versehentlich für ihre Entenmutter halten, neigen auch »wiedergeborene« Menschen zu Kurzschlüssen und folgen dem falschen Führer. Wenn in unserem Innersten alles drunter und drüber geht, können wir eben nicht mehr klar denken.

In ihrem Buch *How Emotions Are Made* liefert uns Lisa Feldman Barrett, Professorin für Psychologie in Harvard, den Schlüssel für Mechanismen, die in entsprechenden Situationen in Gang gesetzt werden. Unter unseren Oberflächen-Emotionen, so Barrett, befindet sich eine zweite Schicht, die sogenannte Interozeption. Informationen werden hier im Körper erfasst, sind buchstäblich das, was wir in unseren Eingeweiden spüren. Auf dieser Ebene sind die Dinge sehr einfach: Unsere Erfahrungen gliedern sich auf zwei Achsen, positiv zu negativ und aktiv zu passiv. Innerhalb dieser vier Kategorien spielt sich unsere gesamte Interozeption ab.

Man kann sich aktiv positiv fühlen, etwa Freude oder Aufregung empfinden. Oder aktiv negativ, Ärger oder Fluchtgedanken. Passiv positiv wäre dann beispielsweise Ruhe und Zufriedenheit, passiv negativ Melancholie und Depression. Diesen viszeralen Zuständen ordnen wir Worte und Gedanken, Handlungen und Charaktere zu; wir finden immer ausgefeiltere Erklärungen für innere Vorgänge oder dafür, wer für unsere negativen oder positiven Gefühle verantwortlich ist. Aber im Grunde wurzelt alles in diesen vier Zuständen.

Genauso reagieren wir auf charismatische Anführer, allerdings gerät die Interozeption bei derart intensiven emotionalen Erfahrungen ins Hintertreffen. Das macht kultische Kulte so unberechenbar.

Wenn wir uns spontan auf ein Projekt einlassen, ist die einfachste interozeptive Reaktion »passiv positiv«. In Gegenwart dieser bestimmten Person fühlen wir uns rundum wohl und möchten ständig bei ihr sein. Der Kontakt berauscht uns regelrecht, und wir nehmen unsere Beta-Position gern hin, wenn wir dadurch nur unserem neuen Anführer *folgen* können.

Wenn die Sache ernster wird, stoßen Peak-Zustände und tiefe Heilung eine »Aktiv-positiv«-Ladung aus. Für viele von uns ist ein derartiger Rausch von Gefühlen außerhalb einer Liebesbeziehung etwas Unbekanntes. Selbst wenn der Anführer sich tadellos verhält (und viele tun es nicht, gerade in sexueller Hinsicht), geraten wir leicht in Gefahr, Agape (die geistige Liebe) und Eros (die erotische Liebe) miteinander zu verwechseln. Sind wir an diesem Punkt angelangt, reicht uns Gefolgschaft nicht mehr. Wir streben nach Vereinigung. Wir wollen die Person lieben und halten unser existenzielles Verlangen fälschlicherweise für Liebe. Wir wollen mit ihr *vögeln*.

Das ist jedoch erst ein Teil der interozeptiven Gleichung. Vielleicht sind unsere Gefühle diesem Guru gegenüber keineswegs positiv. Er zieht uns in gefährliche Tiefen, in denen wir uns verloren fühlen. Wir sind zunehmend skeptisch, was seine Aufrichtigkeit und Fähigkeiten betrifft. Vielleicht zweifeln wir seine Wahrheiten an oder werden von Freunden und unserer Familie wieder zurückgeholt in den sicheren Hafen.

Wer sich in dieser Situation negativ, aber passiv fühlt, der hat Angst vor dem Lehrer und ergreift möglicherweise die Flucht. Der Guru ist Ihnen überlegen, und Sie fühlen sich nicht mehr vollständig sicher? In diesem Fall ist die Flucht die beste Lösung. Entfernen Sie sich schleunigst aus seinem Radius und der Realitätsverzerrung.

Es kann, obgleich seltener, auch vorkommen, dass Sie sich so bedroht und gleichzeitig von den anderen bestärkt fühlen, dass Sie dem Führer die Stirn bieten. Heugabeln, Fackeln, Kreuze (oder Austritte) sind die Folge. In diesem Fall sollten Sie denjenigen, der so unangenehme Gefühle in Ihnen auslöst, mit Stumpf und Stiel ausrotten.

Das sind die vier grundlegenden interozeptiven Reaktionen auf die Anwesenheit eines Avatars – sei er wirklich oder imaginär: ihm folgen, fighten, ihn fürchten und ihn f*cken. Diese Muster sind so tief in uns verankert, dass sie nahezu allen Transformationsbewegungen in der Geschichte zugrunde liegen.

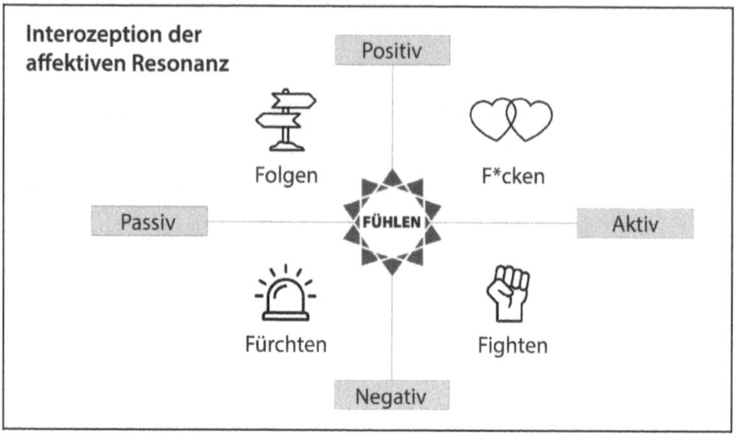

Ob der Anführer ein Rosstäuscher oder der wahre Erlöser ist, spielt keine Rolle. Unsere Primaten-Standardverdrahtung hat die Oberhand. Von Jesus zu Jeanne D'Arc, von Manson zu den Moonies und von Malcolm X zu Martin Luther King: Wir haben alle Varianten dieses Passionsspiels erlebt. Erst auf den Sockel stellen und dann in die Grube befördern. Keine davon bringt es wirklich.

Doch es gibt eine fünfte Option: einen Mittelweg, der weniger bekannt, aber für den Aufbau eines skalierbaren »Sinns 3.0« wesentlich ist. Wenn eine außergewöhnliche Persönlichkeit, ein wahrer Prometheaner, sich nachdrücklich genug ins Spiel bringt und das Feuer an andere weitergibt: Wie wäre es, wenn wir, statt auf unsere Standardeinstellung »Folgen, fürchten, fighten, f*cken« zurückzufallen, einfach genau an der Schnittstelle unserer Interozeption blieben – und alles selbst fühlten? Wie wäre es, wenn wir, statt unsere Selbstbestimmung und Handlungsfähigkeit aus der Hand zu geben, statt Gutes und Schlechtes auf andere zu projizieren, tatsächlich aufstünden und unsere eigene Macht, unser eigenes Potenzial voll ausschöpften?

»If you get to heaven before I do«, heißt es im Gospel »Swing Low, Sweet Chariot«, »open up the window and pull me through!« In unserem Fall geht es weniger darum, wer als Erster ans Ziel kommt, sondern darum, dass möglichst viele über diese Schwelle treten.

Wenn wir gemeinsam unsere kollektiven Fähigkeiten ausloten, wird das Außergewöhnliche bald das neue Normal sein.

Das klingt gar nicht übel, ist aber schwieriger, als es sich anhört. Unser Konzept eines psychologischen »Schattens«, also der verleugneten oder unterdrückten Bereiche unseres Selbst, die so dunkel sind, dass wir uns nicht hineinwagen, ist ein bekanntes Arbeitskonzept in der Psychologie. Der herausragende Jung-Schüler Robert Johnson prägte den Begriff »Gold im Schatten«, um ein anderes Phänomen zu beschreiben. Denn unser goldener Schatten hat nichts mit jenen dunklen Bereichen zu tun, deren Existenz wir lieber abstreiten möchten, sondern mit den hellen Bereichen, die uns Angst machen. »Das Gold steht in Verbindung mit unserer höheren Berufung«, schreibt Johnson, »und das ist manchmal schwer zu akzeptieren.«

Wenn wir die Augen vor unserem eigenen Potenzial verschließen, so Johnson weiter, »verschwenden wir das Gold.« Und legen es stattdessen unserem Guru um den Hals. Der ist nämlich weise, stark und mitfühlend. Wir nicht. Er hat die Natur des Menschen überwunden und sich selbst befreit; das brächten wir nie zustande. Wie stark und ehrenwert sie jedoch auch zunächst erscheinen mögen, so zwingt die Kraft dieser Projektionen die Anführer und ihre Gemeinschaften doch irgendwann in die Knie.

Abraham Maslow bezeichnet das Leugnen unserer eigenen Größe als »Jonas-Komplex« – nach dem alttestamentarischen Jonas, der, aus Angst zu versagen, dem Ruf Gottes nicht folgte und im Bauch eines Wals landete. Laut Maslow haben wir vor unserem eigenen Potenzial ebenso große Angst wie davor zu versagen. Dafür gibt es zwei Gründe, nämlich: »Wie soll ich das bloß durchhalten?« Und: »Was sollen bloß die Nachbarn denken?«

Das bringt uns zum dritten und seltensten Kult auf unserer Liste: dem ethischen Kult. Während traditionelle Kulte die Unterwerfung des Selbst unter ihre Richtlinien forderten und die kultischen Kulte die Unterwerfung des Selbst unter den Guru, fordert der ethische Kult keins von beidem. Er verfolgt das Ziel, die individuelle Eigenmächtigkeit zu verstärken und die Intelligenz des Kollektivs zu erhöhen.

Ein schwieriger Balanceakt, der selten gelingt. »Folgen, f*cken, fürchten und fighten« sind da deutlich einfacher. Uns unser eigenes Potenzial einzugestehen und sich zugleich einer höheren Macht zu beugen erfordert gutes Timing, Demut und Geschick.

Um einen Vergleich zu bemühen: Wenn traditionelle Kulte sich mit einem Sitzplatz im klassischen Konzert vergleichen lassen und kultische Kulte mit einer Marschkapelle, ist ein ethischer Kult so ähnlich wie Jazz spielen. Es gibt keine Notenblätter, keinen Tambourmajor, der uns vorausmarschiert. Da sind nur wir, die wir gemeinsam auf den Grundschlag hören.

Bevor wir uns mit der Frage beschäftigen, wie ethische Kulte funktionieren könnten, sollten wir klären, aus welchen Gründen kultische Kulte definitiv nicht funktionieren. Es reicht nicht, nur darauf zu beharren, dass unsere Alternative besser, schlauer und prinzipientreuer ist als alle anderen, im Lauf der Zeit entgleisten Varianten – das hat bisher schließlich jeder Kult von sich behauptet. Wenn wir uns auf die hochgradigen Erregungszustände der Ekstase, die tiefe Verletzlichkeit der Katharsis und den summenden Bienenstock der Communitas einlassen, begeben wir uns in jene Gefahrenzone, die seit Millionen von Jahren im Entstehen ist. Jeder betet etwas an, erinnert uns David Foster Wallace. Die Frage ist eben nur, was.

Checkliste für kultische Kulte

Im Folgenden listen wir kurz auf, woran sich kultische Tendenzen erkennen lassen. Unser Ausgangsmaterial besteht aus umfangreichen Untersuchungen visionärer und utopischer Gemeinschaften, Gruppen des 18. und 19. Jahrhunderts wie Oneidaner, Adventisten und Mormonen bis zu den oben erwähnten Vorreitern der Sechziger- und Siebzigerjahre. Ähnlich wie Dr. Atul Gawande mit seinem Buch *The Checklist Manifesto* entscheidend zur Verbesserung des medizinischen Versorgungsstandards in Krankenhäusern beitrug, indem er sich die Preflight-Checklisten von Piloten zum Vorbild nahm, soll auch diese Checkliste Fehler beim Aufbau transformativer Gemeinschaften verhindern helfen. Was für Gehirnchirurgen gut war, kann bei ethischen Kultführern und ihren Anhängern auch nicht ganz falsch sein.

Während unserer quelloffenen Erforschung des »Sinns 3.0« werden wir eine ganze Reihe von Experimenten und Varianten kennenlernen. Dieser Pluralismus der »tausend Feuer« ist wesentlich, denn nur so können wir unsere kollektive Diversität und Innovationen gebührend berücksichtigen. Ein derart offener Ansatz birgt aber auch die Gefahr von Fehlanwendungen und dem Missbrauch mächtiger psychosozialer Techniken.

Die Leitlinien sind als eine Open-Source-Charta gedacht, aufgrund deren sich ganz unterschiedliche Gruppen freiwillig darauf verständigen, auf den Gebieten Ekstase, Katharsis und Communitas zu experimentieren. Sie stellen bewährte Methoden der ethischen Kultbildung vor und sind nützliche Checklisten für Suchende, die sich auf dem spirituellen Marktplatz umsehen. Muster werden mit diesen Leitlinien besser erkannt und Reaktionszeiten für alle, die in brenzlige Situationen geraten, optimiert. Und sie helfen uns dabei, den Glauben zurückzuerobern.

Natürlich gibt es unbegrenzte Möglichkeiten, ekstatische Community-Bildung gründlich zu vermasseln, aber im Lauf der Zeit haben sich die folgenden drei als besonders gefährlich erwiesen: nach dem Ring der Macht greifen, die Bildung von In-out-Gruppen sowie Ekstase und Katharsis als Waffen instrumentalisieren.

Kultische Kulte: Die *Not*-to-do-Checkliste

- **Nach dem Ring der Macht greifen:** »Absolute Macht korrumpiert absolut.« Lassen Sie sich nicht in die Irre führen, so wie der Krieger Boromir oder der korrupte Zauberer Saruman in *Herr* *der Ringe*, die glaubten, sie könnten sich den Ring unterwerfen, während es genau umgekehrt war. Nehmen Sie sich Gandalf zum Vorbild oder die Elfenkönigin Galadriel – die wussten es besser. Denn dieser Punkt ist nicht verhandelbar. Hier die drei häufigsten Methoden, die Anführer eines Kultes dazu verleiten, mehr zu beanspruchen, als ihnen zusteht:

- *Gründermythen:* Die außergewöhnlichen Bedingungen, unter denen der Gründer geboren wurde, aufwuchs und frühe Zeichen seiner Bestimmung/Erkenntnisfähigkeit zeigte, werden zu einer häufig wiederholten Legende verwoben. Eine Bekehrungserfahrung, wie sie etwa der Mystiker Johannes vom Kreuz in seinem Gedicht »Die dunkle Nacht der Seele« schildert, oder »Der Weg nach Damaskus«, als Paulus dem auferstandenen Jesus begegnet, weist den Anführer als geeignete Person aus, den Kult zu leiten. Gelegentlich verändert er auch seinen Namen. (Im heutigen Zeitalter des Info-Marketing gehört dazu außerdem der Spruch: »Ich hatte alles, ein großes Haus, ein schnelles Auto, ein sexy Leben, und dann … wachte ich eines Tages im Krankenhaus auf und erkannte [jeweiliges Produkt beziehungsweise Dienstleistung einfügen], die ich jetzt mit Euch teilen will.«
- *Absolutistische Ansprüche auf Errungenschaften* sind auf spirituellem, intellektuellem, sexuellem, unternehmerischem oder künstlerischem Gebiet typischerweise dem Gründer vorbehalten und werden gelegentlich auf den inneren Kreis erweitert. Sobald Unfehlbarkeit beansprucht wird, gilt jede Nichtübereinstimmung mit dem Gründer entweder als Zeichen eines blinden Flecks oder der Projektion; möglich ist auch, dass sich dem Betroffenen eine »verrückte Weisheit« offenbart, die ihn befreien soll. Nichtübereinstimmung gilt jedoch niemals als Zeichen dafür, dass der Gründer fehlbar und auch nur ein Mensch ist. Dieser ist nicht rein von Schuld, und seine Weltsicht muss total und vollständig übernommen werden und ersetzt jedes andere Wissen. Charakteristischerweise drückt sich das (häufig) darin aus, dass die absolute

Erleuchtung (ein Zustand, den der Anführer mehr oder weniger implizit für sich beansprucht) und das Leugnen der objektiven Realität (an deren Stelle die Kraft des Geistigen, Visualisierung und positives Denken treten) im Doppelpack kommen.

- *Ritualisierte Trennung:* Der Anführer wird bewusst von operativen Aufgaben, Pflichten und dem alltäglichen Leben ferngehalten. Dafür werden gern östliche Klostertraditionen und Begrifflichkeit übernommen (beispielsweise *satsang*, etwa »in Gegenwart des erwachten Guru sitzen«). Zielführend ist aber auch ein einfaches VIP-Treatment mit Türsteher, Backstage-Bereich und Bühnenausstattung (opulent geschmückte Sitze, Lilien/Lotusblumenschmuck, weiße Roben oder Gewänder statt Alltagskleidung), die den Anführer von der Gruppe abtrennen und die Kommunikation auf kontrollierte beziehungsweise ritualisierte Begegnungen beschränken.

• **Strategie der In-out-Gruppen:** Für dysfunktionale Kulte ist es von ausschlaggebender Bedeutung, ein »Wir« und ein »Sie« zu generieren und sich deutlich von der Außenwelt abzugrenzen. Nur so gelingt es, dass Suchende, die im Grunde nur gute Absichten hegen, in die Realitätsverzerrung miteinbezogen werden und ihr eigentliches Ziel aus den Augen verlieren. Praktiken, Erfahrungen und Gemeinschaften, die Menschen aus ihren Traditionen, Bindungen und ihrer Kultur herausholen, statt sie enger in eine Gemeinschaft einzubinden, sind problematisch. Die drei folgenden Viren verursachen diesen Exzeptionalismus:

- *Messianisch:* Der Mikrokosmos (die Gemeinschaft) ist der Makrokosmos (die Welt). Die Arbeit, die Mitglieder innerhalb des Kultes leisten, hat einen weit höheren Sinn, eine tiefere Bedeutung als deren eigenes Leben. Damit wird die potenziell weltrettende und wunderbare Mission des Kultes belegt. Das lässt sich dann als wirksamer Hebel nutzen, um persönliche Bedürfnisse und Sorgen der Mitglieder als egoistisch und kleingeistig herunterzuspielen (wie etwa die Entlohnung vs. Freiwilligenarbeit). In extremen Fällen führt das sogar zu einem »Krypto-Puritanismus«: Nur Gruppenmitglieder gelten als rein, erlöst oder begabt, und alle außerhalb der Gruppe als verdorben, kompromittiert und erlösungsbedürftig.

- *Spezifische Sprache:* Kultische Kulte führen häufig neue Sprachbegriffe ein, um Allerweltskonzepte vermeintlich neu zu beschreiben oder umzudefinieren oder unbeweisbare Wahrheitsbehauptungen durch pseudospirituelle und pseudowissenschaftliche Begriffe zu legitimieren. Die spezifische Sprache grenzt darüber hinaus vom normalen Sprachgebrauch und dem Konzept normaler Diskurse ab und entfremdet Mitglieder von Freunden, Familien und einer kritischen Auseinandersetzung. Der Begriff »Quantum«, von Nicht-Physikern benutzt, taucht beispielsweise häufig in der New-Age-Szene auf.
- *Mit der Vergangenheit brechen:* Anführer eines Kults stellen sich selbst so gut wie nie in eine bestimmte Tradition, die dazu führen würde, dass sie Rechenschaft ablegen oder das Risiko der Angreifbarkeit durch Ältere und Klügere (tot oder lebendig) eingehen müssten. Und selbst wenn der Kult in einer bestimmten Schule oder Tradition steht, propagieren sie lieber den »Neuanfang«. Diese Negierung von Vorläufern schließt häufig Kritik an früheren Gurus ein, die angeblich auf tönernen Füßen standen und gegen die der Anführer seine eigene Unfehlbarkeit beispielhaft heraushebt. Manche erklären sogar den vollständigen Bruch mit der gesamten Menschheit und behaupten, etwas nie zuvor Erreichtes (oder etwas, was nur durch Gestalten der Achsenzeit [wie Buddha, Jesus, Mohammed, Lao-tse] erreicht wurde), nämlich das Ende von Leid, Egoismus, Konditionierung und Angst erlangt zu haben und dass Träume nur durch sie stattfinden können.

- **Peak-Zustände und Heilen instrumentalisieren:** Ekstase und Katharsis lösen hochgradig beeinflussbare und empfängliche Bewusstseinszustände aus. Sie können ein souveränes Selbst stärken, wirken aber ebenso mächtig in die entgegengesetzte Richtung. Skrupellose Anführer machen davon reichlich Gebrauch und beeinflussen ihre Anhänger hauptsächlich mit den folgenden drei Methoden:

- *Kontrollierter Zugang:* Das gilt für Ekstasetechniken (Drogen, Sex, Atemarbeit, Musik/Tanz, Gebet, charismatische Übertragung oder der Entzug sensorischer Reize) ebenso wie Methoden der Katharsis (Körperarbeit, Encounter-Gruppentherapie, persönliche Befragung, Diäten, Reinigungsrituale). Unkontrollierte Zugänge und Einsichten, die nicht mit den Rahmenbedingungen oder Gruppennormen übereinstimmen, sind unerwünscht und werden unterdrückt. Äußern Mitglieder neue oder konkurrierende Interpretationen von Ausnahmezuständen oder der Philosophie des Kults, werden sie häufig als subversiv und ketzerisch diskriminiert.
- *Regressive Praktiken, die Gefühle höher einstufen als das Denken, werden bevorzugt:* Das Misstrauen gegen Denken und Urteilsvermögen wird den Mitgliedern regelrecht eingeimpft. Letztere gelten als Zeichen des Egoismus, der Projektion oder des Widerstands und sind weniger vertrauenswürdig als die »Wahrheiten« der Katharsis/Trauma-Bewältigung. Weil die Methoden der persönlichen Beurteilung (das sogenannte »Bauchgefühl«) und der logischen Kritik durch den Anführer bereits diskreditiert wurden, können selbst durchdachte und berechtigte Bedenken als Widerstand eines Mitglieds gegen seine persönliche Veränderung abgetan werden. Es besteht keine Möglichkeit, das Regelwerk von innen heraus zu knacken.
- *Grundlegende Entscheidungen und Verpflichtungen werden in veränderten Zuständen getroffen oder eingegangen:* Ob Liebesbeweise, Treue, Sühne, Bezahlung, diese Gruppen nutzen Grenzerfahrungen und eingeschränktes Urteilsvermögen bei Ausnahmezuständen wie euphorische Zustände oder tiefe Heilung, um sich emotionale, soziale oder finanzielle Zugeständnisse oder

Verpflichtungen der Mitglieder zu sichern. Die Mitglieder werden vorbereitet, um vermeintliche »Wahrheiten« ihres jeweiligen Zustands mit der Gültigkeit der Wahrheitsbehauptungen des Gurus gleichzusetzen. Wer den Zustand der Euphorie oder Trauma-Bewältigung als absolute Wahrheit erfährt, wird häufig von der Gruppe gezwungen, deren gesamte Mythologie abzusegnen. Statt wichtige Entscheidungen und weitreichende Verpflichtungen aufzuschieben, bis der Betroffene wieder klar denken kann, missbraucht man gerade nichtalltägliche Zustände zu diesem Zweck.

Zugegeben, wenn es so einfach wäre, kultische Kulte mit einer einfachen Liste wie dieser zu erkennen, wären die meisten davon längst nicht so erfolgreich. Hier noch drei Faktoren, die unser Urteilsvermögen beeinträchtigen können, sodass wir erst zu spät erkennen, was wir da eigentlich sehen:

- **Falsch negativ:** Viele unbedenkliche Gemeinschaften würden einige der gelisteten Punkte ankreuzen (besonders diejenigen mit ausgeprägten Ingroup-Identitäten und ritualisierten Zugängen zu Ausnahmezuständen). Gute Varianten dieser Dynamiken können sich in Religionen, Kampfsporttraditionen, Bruderschaften und Start-ups abbilden, ohne deswegen ein Kult zu sein. Solche »Tiefenstrukturen« des Verlangens nach Zugehörigkeit, ein charakteristischer Wesenszug der kollektiven Sinnstiftung von Stammesprimaten, können ganz natürlich entstehen. Wir sammeln unsere Kräfte, um ein inspirierendes Ziel zu erreichen, fühlen uns besser und haben gemeinsam mehr Spaß. Um hier zwischen gesunden und pathologischen Verhaltensmustern zu unterscheiden, müssen wir sorgfältig urteilen und die Faktoren abwägen.
- **Falsch positiv:** Viele kultähnliche Gemeinschaften erscheinen zunächst energiegeladen, wirken begeisternd und bereichernd, *gerade weil* sie viele der oben beschriebenen ekstatischen und kathartischen Techniken einsetzen. Bei denjenigen, die mittels eines »An-ihren-Früchten-sollt-ihr-sie-erkennen«-Filters die

Legitimität einer Gemeinschaft ausmachen wollen, kann das zu Wahrnehmungsverzerrungen führen. Wo es Früchte im Überfluss gibt, sind auch die Wurzeln gesund. Die Übertragung des Charismas, regressive Katharsis, ekstatische Bindungsrituale und magisches Denken sind äußerst mächtige Werkzeuge. Es gibt keinen Zweifel an ihrer Wirksamkeit, ja, sie wirken nur zu gut (bis sie es unweigerlich nicht mehr tun).

- **Talentiert, aber verdorben:** Nach einem Skandal oder dem Zusammenbruch einer Gemeinschaft bezeichnen Experten den Anführer gern als Scharlatan. In dieser Lesart strebte der Guru lediglich nach Geld, Sex, Ruhm oder Macht. Entsprechend hat er alle Anhänger getäuscht. Während diese Art von Betrügern auf niedriger Ebene natürlich häufig vorkommt, wie Keith Ranière von Nxivm gezeigt hat, ist es in komplexeren Organisationen, etwa bei Osho oder Adi Da, selten so einfach. Hier verfügen die Anführer durchaus über bemerkenswerte Fähigkeiten und Einsichten, die ihre Lehre und die Gemeinschaft überhaupt beflügelt haben. Die Abwärtsentwicklung/Implosion hat sich erst allmählich vollzogen. Schuld daran ist im Allgemeinen der Griff nach dem Ring der Macht, der den Anführer von der Gemeinschaft entfremdet. Wenn ein begabter Lehrer das Gold im Schatten seiner Anhänger akzeptiert und sich und die anderen glauben lässt, sie seien außergewöhnliche, ja sogar unfehlbare Geschöpfe, setzt die Fäulnis unweigerlich ein. Der häufige Rückgriff auf veränderte Bewusstseinszustände und regressive Emotionalität schwächt zudem den gesunden Menschenverstand und das Urteilsvermögen der Anhänger, und der Verfall der Gemeinschaft bleibt unbemerkt.

Das alles sind Warnzeichen und K.-o.-Kriterien. Es ist nahezu ausgeschlossen, dass ein Anführer auf eines der drei Verhaltensmuster – Unfehlbarkeitsanspruch, Priming von Zuständen und Anti-Intellektualität – zurückgreift und keine blinden Flecken/Hintergedanken hat. Irgendwann werden sie die Gemeinschaft zerstören.

13

Die Toolbox der ethischen Kultur

Ich muss ein eigenes System erschaffen oder mich dem eines anderen unterwerfen.

William Blake

Im mittleren Teil des Buchs haben wir, ausgehend vom menschenzentrierten IDEO-Design-Toolkit, die drei Konstanten des Sinns 1.0 (Inspiration, Heilung und Bindung) revitalisiert. Anschließend haben wir Konstanten von Sinn 2.0 dazugenommen (Open Source, Skalierbarkeit und Antifragilität). Weil ein relevanter Sinn 3.0 quer über alle Kulturen hinweg funktionieren muss, haben wir uns zurückgehalten und keine spezifische Doktrin entwickelt.

Welche Überzeugungen und Sehnsüchte eine Gemeinschaft auch teilen und welche Wertesysteme sie ihren kollektiven Erfahrungen unterlegen mag, muss jeweils in Zusammenarbeit und lokal verortet werden. Nicht alle davon werden sich bewähren. Zeit für Experimente und ein gut ausbalanciertes Feld zwischen Tradition und Innovation sind wichtig.

Unsere Werkzeuge – Atmung, Embodiment, Sexualität, Musik, Substanzen – helfen uns, diese Angelegenheit namens »Menschsein« zu optimieren. Sie verschaffen uns einen vertrauenswürdigen und wirksamen Zugang zu Ekstase, Katharsis und Communitas. Es würde allerdings wahrscheinlich nur zu einer unglaublichen Zeitverschwendung und vielen verpassten Gelegenheiten führen, wenn wir an diesem Punkt, also ohne Handbuch, jeden seinem Schicksal überließen. So ungefähr, als würde jeder versuchen, selbst eine Rakete in der Garage zusammenzubasteln, statt sich einem Team von NASA oder SpaceX anzuschließen, um bei der nächsten Mondlandung dabei zu sein. Möglich, dass es klappt, doch mit an Sicherheit grenzender Wahrscheinlichkeit resultiert das in Explosionen und Fehlstarts.

Nachdem wir die grundlegenden Praktiken für den Einzelnen und für Gruppen umrissen haben – wie wir aufwachen, wachsen und innerlich frei werden –, müssen wir unser kulturelles Design erweitern. Was genau sind die wesentlichen Ingredienzen für Sinn 3.0? Oder was, anders gesagt, gehört in den Werkzeugkasten einer ethischen Kultur?

Wenn wir uns auf dem Feld der vergleichenden Religionswissenschaften umsehen, stoßen wir auf Hinweise, die überall auf der Welt und im Lauf der Jahrhunderte verstreut wurden. Trotz unbegrenzter Alternativen und Kombinationsmöglichkeiten des Glaubens lassen sich im Sinn 1.0 (organisierte Religion) fünf Kernelemente erkennen:

- Erstens benötigen wir unbedingt Metaphysik. Da die Aufgabe der Religion seit jeher darin bestand, das Heilige zu vermitteln, müssen wir nach verlässlichen Wegen suchen, wie wir dem Unbeschreiblichen Sinn verleihen. Anderenfalls verlieren wir uns im Reich des unerforschten Erhabenen. Ohne vertraute Wegweiser und Fixpunkte laufen wir Gefahr, uns in einer fantastischen und überwältigenden Landschaft zu verlieren. Hänsel und Gretel fanden nur mithilfe der Brotkrumen aus dem finsteren Wald heraus, ohne Ariadnes Faden hätte sich Theseus bestimmt im Labyrinth des Minotaurus verirrt. Es ist entscheidend, dass wir uns nicht ohne Orientierungshilfe auf unbekanntes Terrain wagen. Eine solide Metaphysik verleiht den Paradoxien und Epiphanien, denen wir begegnen, Sinn. Sie bringt uns wie ein kosmisches GPS wieder sicher zurück nach Hause.
- Nicht minder wichtig ist Ethik. Ohne Leitplanken, ohne höheren Zweck oder Sinn wird das Experiment von Glückseligkeits-

junkies vereinnahmt, von Epiphanie-Huren auf der Suche nach Katharsis oder den willenlosen Groupies eines Gurus. Ethik ist wie der Heckrotor eines Hubschraubers – ohne sie würden wir uns nur im Kreis drehen.

- Nötig sind auch Sakramente, die sichtbaren Zeichen und Handlungen einer unsichtbaren Wirklichkeit. Ohne verlässliche Ekstasetechniken, die das Heilige (wie immer es auch definiert sein mag) an die Gemeinschaft weitergeben, lassen sich weder Offenbarungen noch Einsichten oder starke Bindungen vermitteln, allesamt Treiber einer spirituellen Gemeinschaft. »Es gibt keine Gesellschaft«, schreibt Émile Durkheim, Begründer der Soziologie, »die nicht das Bedürfnis fühlte, die Kollektivgefühle und Kollektivideen (…) in regelmäßigen Abständen zum Leben zu erwecken und zu festigen.«[21]
  Ohne zuverlässige, transformative Initiationsrituale kommt es zu einem Spannungsabfall, wenn die unmittelbare Gnosis des Begründers mit seinem Ableben schwindet. Jesus hat viele zum Christentum bekehrt, aber keine Ebenbilder seiner selbst erschaffen. Und auch Buddha schuf zwar viele Buddhisten, aber keine anderen Buddhas. Bruce Lee hingegen hat mehr Nachahmer als wahre Kampfsportler. Das lässt sich durch wirksame Sakramente verhindern, die lebendige Traditionen verankern.
- Langfristig benötigen wir auch Schriften. Wir leben durch die Geschichten unserer Traditionen. Unsere Vorfahren verleihen unserem Leben Sinn. Beispiele und exemplarische Persönlichkeiten helfen uns, unsere menschliche Natur in den Griff zu bekommen. Nur durch narrativ überlieferte Vorbilder können wir unser Leben verorten, ordnen und verhindern, dass es in Einzelteile zerfällt.
- Nicht zuletzt brauchen wir Gottheiten. Es sind gewissermaßen die Hauptstangen, die das Zelt aufrechthalten. Ohne höhere Mächte, zu denen wir aufsehen und zu denen wir streben, werden wir von rein egoistischen Interessen gesteuert. Bekanntlich ist uns das noch nie besonders gut bekommen. Nietzsche warnte

davor, dass, wer die eigenen Götter tötet, damit zugleich das soziale Gewebe zerreißt, das sie umhüllt. Fairerweise muss man jedoch einräumen, dass im Namen von Göttern auch viel Leid entstanden ist. Deshalb sollte diese Kategorie gründlich überdacht werden.

Wie eine Studie über erfolgreiche utopische Gemeinschaften zeigte, hielten fast alle Gruppen, die auch nach dem Tod des Gründers weiterbestanden, die gemeinsame Spiritualität für wichtiger als ihre persönlichen Bedürfnisse. Wer versucht, robuste soziale Bewegungen aufzubauen, sollte dafür also unbedingt die besseren Engel (und besseren Götter) einspannen.

Da hätten wir sie also, die Toolbox der ethischen Kultur zur Bildung kohärenter Gemeinschaften: Metaphysik, Ethik, Sakramente, Schriften und Gottheiten. »Wir sind wie Götter«, schrieb Stewart Brand auf der ersten Seite des *Whole Earth Catalog*, »und sollten endlich das Beste daraus machen.«

Metaphysik: Das Unbeschreibliche beschreiben

Der Überlieferung zufolge hing über der Eingangstür zu Platons Akademie eine Tafel mit der Aufschrift »Jedem der Geometrie Unkundigen ist der Eintritt untersagt«. Der Grund war nicht etwa, dass der Philosoph so großen Wert auf breite Allgemeinbildung legte. Die Tafel sollte vielmehr eine Mahnung an seine Studenten sein, dass sie auch Logik und Verstand zu den Diskussionen im Gepäck haben mussten, wenn sie sich in die Betrachtung der Mysterien vertieften.

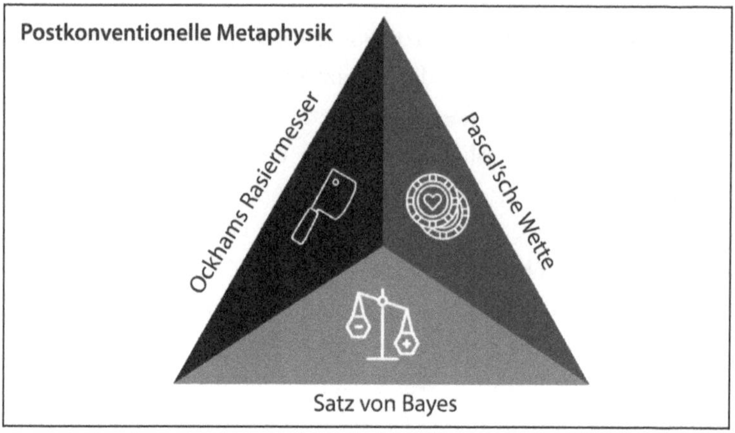

Welche wesentlichen Werkzeuge der Sinnstiftung sollten wir also ins Auge fassen? Die ausführliche Antwort darauf wäre: eine strenge Ausbildung in Logik, Rhetorik und Hermeneutik nach dem Vorbild Platons. Aber die Zeiten haben sich geändert. Diese Form der klassischen Lehre ist aus der Mode gekommen. Die kürzere Antwort lautet daher: das kompakte Dreieck, bestehend aus Ockhams Rasiermesser, der Pascal'schen Wette und dem Satz von Bayes. Sie helfen uns, den größten Bereich unserer Fragestellungen abzudecken.

Zuerst zur Pascal'schen Wette: Blaise Pascal, ein französischer Mathematiker des 17. Jahrhunderts, war bekanntlich der Meinung, es sei besser, an Gott zu glauben – für den Fall, dass es ihn wirklich gäbe –, statt für seine Zweifel in der Hölle zu schmoren. Die Moral: *Denken Sie zumindest an das Undenkbare, falls es sich am Ende doch als die Wahrheit herausstellen sollte.* Im aufkommenden Zeitalter der *intertwingularity* ist schließlich alles möglich, von religiösen Prophezeiungen über globale Verschwörungen bis hin zu existenziellen Zusammenbrüchen. Ziehen wir sie also allesamt in Betracht, genau wie Pascal es tat, nur für den Fall, dass das eine oder andere davon am Ende tatsächlich eintritt.

Die zweite Leitlinie geht auf William of Ockham zurück, einen mittelalterlichen Franziskanermönch, dem wir die Maxime von Ockhams Rasiermesser verdanken. Im Wesentlichen besagt sie eigentlich nichts anderes als: »Die einfachste Lösung ist meist die beste.« Moral: *Bevor wir uns in verwickelte Interpretationen unserer Lieblingsverschwörungstheorie, alkoholinduzierten Erleuchtung oder spirituellen Offenbarung vergaloppieren, sollten wir erst einmal nach weniger aufregenden, aber naheliegenden Erklärungen suchen.* »Außergewöhnliche Behauptungen erfordern außergewöhnlich robuste Beweise!«, mahnt Carl Sagan. Oder – wie Sigmund Freud trocken angemerkt haben soll –: »Manchmal ist eine Zigarre nur eine Zigarre.«

Die dritte Säule geht auf Thomas Bayes zurück, einen Statistiker des 16. Jahrhunderts, dem wir die Bayes'sche Analyse verdanken. Die Welt sei chaotisch, komplex und verwirrend, konstatierte Bayes, und daher sei es am besten, alle Variablen im Auge zu behalten und sie, jeweils entsprechend den neuen Informationen, die wir erhalten, zu aktualisieren. Statt voreilig von falschen Gewissheiten auszugehen, ermutigte er zu provisorischen Ungewissheiten. Moral: *Immer schön auf dem Boden bleiben.* Behalten Sie das, was wahr sein könnte, es aber noch nicht mit Sicherheit ist, im Auge, und aktualisieren Sie es, während Sie Ihr Wissen erweitern. Blinder Eifer schadet nur.

Wir haben uns heute mehr denn je von tradierten, festen Werten verabschiedet. Es ist Segen und Fluch zugleich, dass wir uns mit einer ungeheuren Vielzahl verwirrender, widersprüchlicher Möglichkeiten auseinandersetzen müssen. Sei es die atemberaubende Komplexität des menschlichen Geistes, welche die psychedelische Forschung enthüllt hat, oder unser seltsames und zunehmend desorientiertes Dasein, in dessen Mittelpunkt mehr und mehr der Rechnerbildschirm steht: Es ist dringend nötig, unsere aristotelisch-kartesianische Episteme zu aktualisieren. Dass ich etwas nicht berühren, schmecken, fühlen oder sehen kann, muss keineswegs bedeuten, dass es nicht existiert. Unsere skeptische Haltung »Ich glaube es, wenn ich es sehe« hat sich zu der eines Künstlers oder Anhängers gewandelt: »Ich sehe es, wenn ich es glaube.«

Zum Schluss noch für die wahrhaft Mutigen, willig, in See zu stechen und sich auf die Reise ins große Unbekannte zu begeben, eine

Reihe von Leitlinien, bevor sie in metaphysischen Tiefen kreuzen. Mit an Bord sind das Trio Pascal, Ockham und Bayes, Querverweise auf das unendliche Spiel, und obendrein wird auf Warp-Antrieb umgeschaltet.

Diese Vorsichtsmaßnahmen und Mahnungen fußen auf den gesammelten Erfahrungen von Philip K. Dick, John Lilly, Robert Anton Wilson, Ken Kesey und anderen modernen Psychonauten. Am wichtigsten an diesen Leitlinien ist eigentlich das, was sie *nicht* sagen. Im Unterschied zu den religiösen Epiphanien vergangener Zeiten tauschen diese postmodernen Abenteurer falsche Gewissheiten gegen verspielte Bescheidenheit angesichts des Unendlichen. Diese Offenheit ist ein wesentliches Element. Nur so bleibt der Sinn 3.0 sicher experimentell und undogmatisch.

Laut Robert Anton Wilson bestehen nach der Begegnung mit dem »Großen Geheimnis«, dem Mysterium tremendum, nur zwei Optionen: Entweder verliert man den Verstand oder wird zum Agnostiker. Betrachten Sie folgende Liste daher als Meta-Metaphysik. Sie schlägt einen »agnostischen Gnostizismus« vor – einen Ansatz, der zulässt, dass eine direkte Initiation in die Beschaffenheit der Realität nicht nur möglich, sondern sogar wünschenswert ist (das ist der gnostische Teil), und andererseits keinen Anspruch auf feststehende, definitive Aussagen darüber erhebt, was das alles bedeutet (der agnostische Teil).

Falls Sie hier Neuland betreten, mag sich das vielleicht sinnlos oder undurchschaubar anhören (und Sie können dann gern zum nächsten Abschnitt weiterblättern). Sollten Sie sich aber bereits in mystischen Landschaften getummelt haben, können Ihnen diese Leitlinien als eine Brotkrumenspur dienen, die Sie (oder jemanden, den Sie lieben) sicher zurück nach Hause bringt.

Cheat Codes im unendlichen Spiel

Im endlichen Spiel spielt der Spieler regelkonform. Im unendlichen Spiel spielt er mit den Regeln.

James Carse

- Das Spiel hat eine unendliche Anzahl von Levels in einer unendlichen Anzahl von Dimensionen.
- Der Zweck des Spiels besteht darin, sich zu erinnern, dass man es spielt (Anamnese).
- Je mehr Levels des Spiels Sie sich merken können, desto größer ist der Spaß (und desto bedeutsamer das Spiel).
- Höhere Levels des Spiels schlagen in die Wirklichkeit (3D) durch; sie zeigen sich als Zufälle, synchrone Ereignisse oder Absurditäten. Das ist ein »bekanntes Problem«, und man nimmt es am besten als Zeichen dafür, dass das Spiel noch im Gang ist (und entspannt gespielt wird).
- Das 3D-Level ist das Tor zu allen anderen Ebenen des Spiels. Wer auf diesem Level stirbt, ist raus (jedenfalls bis zum Beweis des Gegenteils). Also egal, was passiert, sterben Sie nicht auf dem 3D-Level.
- Sagen oder denken Sie nichts, was Sie nicht wirklich wollen.
- Sobald Sie das Spiel verstanden haben, sollten Sie mithelfen, so viele NMS (Nicht-Mitspielende) in Spieler und Spieler in Architekten zu verwandeln.
- Bleiben Sie wach. Bauen Sie etwas auf. Helfen Sie mit.

Ethik: Die zehn Vorschläge

Solche metaphysischen Filter können uns dabei unterstützen, das Unmögliche zu analysieren. Sie geben uns Leitlinien an die Hand, die uns beim Steuern helfen, sind aber grundsätzlich wertneutral.

Dank dieser Orientierungshilfe können wir alle Möglichkeiten in Betracht ziehen. Welchen Weg wir schließlich wählen, bleibt jedoch allein uns überlassen. Aber wir dürfen nicht nur die angenehmen oder selbstsüchtigen Erklärungen herauspicken auf der Grundlage von Fantasien. Wir sollten nicht einfach unsere Illusionen wählen.

Doch wie gehen wir mit den Teilwahrheiten einer nahezu grenzenlosen Anzahl von Perspektiven um? Hier müssen wir unsere Logik und unser Urteilsvermögen einbringen. Wer eine ethische Kultur aufbauen will, benötigt verlässliche Kriterien für Werturteile. Sonst droht die Gefahr des moralischen Relativismus, der alles rechtfertigt.

Wer gesunde transformative Kulturen aufzubauen sucht, sollte dabei von Anfang an auf einen Stolperstein achten: Ekstatische Erfahrungen sind inhärent antinomisch. Und zwar buchstäblich im Sinne des griechischen Präfixes *anti-* (gegenüber, entgegen) und des Nomens *nómos* (Gesetz, Sitte, Ordnung). Und Regeln für einen inhärent gesetzlosen Bereich aufzustellen ist ausgesprochen knifflig. »Den ersten mystischen Erfahrungen wohnt eine so unerhörte Autorität inne«, schreibt Roland Griffith von der Johns Hopkins University, »dass sie bestehende hierarchische Strukturen gefährden.« Ein passender Slogan für Peak-Zustände wäre daher: »Du bist nicht mein Boss.«

In den Siebzigerjahren musste die US-Armee das auf die harte Tour erfahren. Damals überprüfte man mit LSD-Tests an Truppen, ob sich die Droge auch zur Desorientierung von Feinden eignete. Nach dem Trip überlegten es sich jedoch viele der Soldaten anders, legten die Waffen nieder und kehrten dem ganzen Armee-Zirkus den Rücken. Aus diesem Grund haben sich Ekstasetechniken nur in bestimmten Kreisen und innerhalb bestimmter Traditionen gehalten – sie bergen ein enormes Gefahrenpotenzial für systematische Organisationen.

Völlig auf Leitplanken zu verzichten kann auch Probleme heraufbeschwören oder sogar schädlich für eine gesunde Gemeinschaft sein. Bequeme, solide Gebote wie »Du sollst« und »Du sollst nicht«

vertragen sich nicht sonderlich gut mit der antinomischen Gewissheit einer unmittelbaren Erfahrung oder der Bayes'schen Ungewissheit eines »Nichts ist wahr und alles erlaubt«. Unsere heutige Zeit ist zu komplex für die Schwarz-Weiß-Binarität alttestamentarischer Tradition.

Können wir eine Alternative zu den Zehn Geboten finden, eine, die so flexibel ist, dass auch Menschen mit unterschiedlichen Überzeugungen und Hintergründen sie als hilfreich empfinden, und die gleichzeitig genügend Halt bietet, damit wir weiterhin auf Kurs bleiben? Dazu benötigen wir das, was Entwicklungspsychologen als »befreiende Strukturen« bezeichnen – Regeln, die zur Orientierung taugen, ohne einzuschränken.

Und das bedeutet, moralische – eindeutige und binäre – Gewissheit durch eine Ethik der situationsgebundenen Relevanz zu ersetzen: Nicht die Handlung als solche ist richtig oder falsch, sondern der Kontext, die Beziehung zur Handlung spielt eine entscheidende Rolle. Oder wie Anthropologen witzeln: »Es ist nur falsch, Menschen zu essen, wenn man kein Kannibale ist.«

Im Folgenden eine Liste von Gegenmaßnahmen bei hartnäckigen Problemen, die sich in der heutigen transformativen Kultur immer wieder stellen. Es sind keine strikten Gebote, sondern eher *Vorschläge*. Wie alles, was wir hier besprechen, sind sie nicht dazu gedacht, irgendein letztes Wort von irgendjemandem zu sein. Sie sind nur Beispiele dafür, was mit den Werkzeugen, die wir in unserem quelloffenen System einsetzen, möglich ist. Auf manche gehen wir an anderer Stelle in diesem Buch detailliert ein, einige erwähnen wir hier nur kurz. Nehmen Sie sich das, was Ihnen hilft. Den Rest lassen Sie einfach liegen.

Die Zehn ~~Gebote~~ Vorschläge

1. **Das Offensichtliche tun:** Ganze Industriezweige beschäftigen sich mit Selbstoptimierung, Biohacking und Selbsthilfe. Die meisten davon lenken uns vom eigentlichen menschlichen Projekt ab. Statt sich von den ungezählten Möglichkeiten der Selbstoptimierung verführen zu lassen, tun Sie einfach das Offensichtliche: tief schlafen, viel bewegen, echtes Essen zu sich nehmen, viel nach draußen gehen, häufig baden, Musik hören, tief atmen, wirklich trauern, Sex haben, danken. Alles, was Sie dadurch an Zeit und Geld sparen, können Sie in ein vitalisiertes und engagiertes Leben investieren.
2. **Keine Dummheiten machen:** Nie zuvor standen uns so mächtige und transformative Technologien offen wie heute, ohne Anleitung oder Restriktion. In dieser schönen neuen Welt sind wir alle auf eigene Verantwortung unterwegs. Also egal, was passiert, wenn Sie mit dem »Alchemisten-Kochbuch« spielen, landen Sie bitte nicht versehentlich in einer Sekte, einem Leichensack, einer Gefängniszelle, einem Scheidungsgericht, einer Reha-Klinik oder einer psychiatrischen Anstalt. Damit würden Sie die Sache für uns alle ruinieren und noch dazu Puritanern, die am liebsten alles verbieten möchten, eine Steilvorlage liefern. (Manchmal, allerdings aus anderen Gründen, passieren solche Rückschläge, und jeder, der sie durchmacht, verdient volle Unterstützung. Aber davon reden wir hier nicht. Genau wie Bergsteiger oder Surfer sollten auch angehende Alchemisten sich darüber im Klaren sein, worauf sie sich einlassen. Ansonsten verursachen sie Unfälle, um die sich dann andere kümmern müssen.)
3. **Geheimnis bleibt Geheimnis:** Je tiefer Sie in das Geheimnisvolle eindringen, desto schneller erkennen Sie, dass es nichts ist, was man beherrschen oder kartografieren könnte. Alle Fragen bleiben offen. Vergleicht man die Berichte der Kartografen des Heiligen über die Jahrhunderte, stellt man schnell fest, wie unterschiedlich sie alle sind. Ihre Erkenntnisse sind geprägt von

Biologie, den Filtern des Selbst, Kultur, dem Gefängnis der Sprache. »Die Antwort ist nie die Antwort«, wie Ken Kesey einmal sagte. »Richtig interessant ist nur das Geheimnis. Wenn man das Geheimnis statt der Antwort sucht, bleibt man immer ein Suchender. Ich habe jedenfalls nie jemanden getroffen, der die Antwort gefunden hat, das glauben alle nur. Und dann hören sie auf zu denken. Dabei besteht die Aufgabe darin, das Geheimnis zu suchen, es zu erwecken, einen Garten mit seltsamen Pflanzen zum Blühen zu bringen. Das Bedürfnis nach dem Geheimnis ist größer als das Bedürfnis nach der Antwort.«

4. **80/20:** Ekstatische Zustände sind anfangs derart überwältigend und wirkmächtig, dass wir schnell in Versuchung geraten, die restlichen 80 Prozent unserer Energie darauf zu verwenden, hinter unserer imaginierten Perfektion herzujagen. Aber die Realität ist, dass wir Menschen sind, und Menschsein impliziert nun einmal eine nicht reduzierbare Menge an Trauer und Schmerz. Statt die ganze Zeit über den Wolken zu schweben, sollten wir lieber zurückblicken und weniger glücklichen Menschen helfen. Gehen wir an die Schnittstelle unseres Traumas und unserer Begabungen – dorthin, wo wir die Wunde der Welt spüren und die Fähigkeit besitzen, etwas zu verändern. Alles, was wir dafür brauchen, ist der 80-prozentige Anfangstreffer, der uns an das erinnert, was wir vergessen haben und wozu wir hier sind – und dann *tun wir es einfach.*
5. **Deine Reise interessiert nicht:** Oder wie der Apostel Paulus etwas ermutigender formulierte: »Die Liebe ist langmütig, die Liebe ist gütig. Sie ereifert sich nicht, sie prahlt nicht, sie bläht sich nicht auf.« Welche Kette von Ereignissen uns auch in das tiefe Jetzt befördert haben mag, sie gehören zu einem Teil unseres Weges und sind völlig nebensächlich im Vergleich zu den erhabenen Momenten, die wir dadurch erleben durften. Wir sind alle hier, im Jetzt (oder eben nicht, und daran können auch die ausführlichsten Gespräche nichts ändern). Hören Sie also auf, ständig Ihre Zusammenbrüche oder Durchbrüche wiederzu-

käuen. Zeigen Sie uns, wie sehr Sie innerlich gewachsen sind. Aber reden Sie um Gottes willen nicht mehr darüber.

6. **Das Schwierigste zuerst:** Wenn Sie sich auf Peak-Zustände konzentrieren, die sich häufig täuschend leicht und mühelos anfühlen, könnten Sie fälschlicherweise daraus schließen, dass dies der Dauerzustand ist. Aber so läuft das nicht. »Das Glück«, stellte Louis Pasteur fest, »bevorzugt den Vorbereiteten.« Oder wie Mark Twain sagte: »Wenn du zwei Kröten schlucken musst, nimm dir zuerst die dickere vor.« Wer mehr Flow, Entrückung und Anmut in seinem Leben will, sollte den gröbsten Mist frontal angehen. In diesem Punkt hatten die Stoiker recht: Das Hindernis ist der Weg.
7. **Never lose the One:** Wenn Musiker ein Solo spielen, können sie frei improvisieren, *vorausgesetzt, sie steigen auf dem Beat (dem Auftakt oder der »Eins«)* wieder in den Refrain ein. Je freier die Improvisation, desto aufregender die Jamsession. Wenn man jedoch nicht wieder in den Chorus hineinfindet, bricht alles auseinander. Dasselbe gilt für Athleten in Sportarten, deren Körperschwerpunkt der Eins entspricht (»Hara« oder »Dantien« in Kampfsportarten). Solange sie zentriert bleiben, können sie durch die Luft wirbeln, sich drehen und trotzdem sicher landen. Ebenso verhält es sich in weiten Bereichen der metaphysischen Erkundung. Sie können sich dort ungehindert bewegen und denken, solange Sie nur zum letzten bekannten Punkt der Konsensrealität zurückfinden – dem Einen. Jammen Sie also los, Riffs, Grooves, Licks, alles ist drin, *aber setzen Sie im richtigen Moment wieder zur Landung an.*
8. **Das ist es auch nicht!** Sobald wir glauben, wir hätten »es« gefunden, haben wir einen Dopamin-Flash der Mustererkennung und verspüren eine überwältigende Gewissheit – jedenfalls in Bezug auf uns selbst und in diesem Augenblick. Die WAHRHEIT in Großbuchstaben, sozusagen. Wenn wir jedoch andere, *klein geschriebene* Wahrheiten zu allgemeingültigen erheben, ist irgendwas faul. Vollständig erleuchtet ist ebenso ausgeschlossen

wie allwissend. Also: Erkenntnisse nicht überfrachten, sie in unser Wissen eingliedern und weitermachen.

9. **Die Auferstehung praktizieren:** Tibetanische Mönche verbringen ihr gesamtes Leben mit Meditation, damit sie im Augenblick ihres Todes im Bardo wach bleiben und sich für immer vom Rad der Wiedergeburt lösen können. Wie wäre es, wenn wir das jeden Tag praktizierten? Wenn wir uns darin übten, in Hinblick auf unsere Geschichten, Schmerzen, unser Vergnügen, das Richtig und das Falsch zu sterben, jeden Moment zu sterben, und im tiefen Jetzt lebten? Das ist eine radikale Übung. Psychedelika, Meditation, Atemarbeit, Sex, Kampf- und Extremsport – alles ist ein Beitrag zu Praktiken des Todes. Üben Sie die Auferstehung. Sterben Sie in allem davon. Sehen Sie, wer wir auf der anderen Seite sind.
10. **Und vor allem freundlich sein:** Der Satz stammt von Aldous Huxley, der mit 200 Mikrogramm LSD im Blut auf dem Sterbebett lag. Er hielt die Hand seiner Frau Laura fest und sagte. »Vor allem sei freundlich.« Wenn wir das vergessen, wird alles andere bedeutungslos. Es lohnt sich, wieder und wieder daran zu denken.

Sakramente

Die »Zehn Vorschläge« sind hilfreiche ethische Leitlinien, Wegweiser für unsere eigenen persönlichen Erkundungen. Sie liefern jedoch keine Handlungsanweisungen für den Umgang mit den Sakramenten – den zentralen Erfahrungen, die alles beeinflussen. Und da liegt das Problem: Wie finden wir zu einem Gleichgewicht zwischen Befreiung und Struktur in der zentralen Erfahrung des Unbeschreiblichen?

Im besten Fall lösen uns Sakramente aus dem Alltag heraus und verschaffen uns einen Blick, so kurz er auch sein mag, auf das Heilige – auf die Welt und uns selbst, idealerweise. Lässt man kulturelle

Besonderheiten einmal beiseite, haben ritualisierte Sakramente vor allem drei Funktionen. Sie wirken als Metronome, Stimmgabeln und Stützräder. Wenn wir daraus das Beste machen, können Rituale und Sakramente uns dienen und nicht umgekehrt.

Die drei Funktionen der Sakramente

Metronom (Timing) — Stimmgabel (Stimmung) — Stützräder (Gleichgewicht)

In der täglichen Tretmühle wissen wir niemals genau, ob wir den Takt halten. Sind wir gestresst oder ängstlich, spielen wir vielleicht zu schnell und erzwingen das Gefühl, statt die Kraft wirklich zu spüren. Und wenn wir müde oder deprimiert sind, hinken wir womöglich mit dem Tempo hinterher und verpassen den entscheidenden Einsatz. Bei einer globalen Neueinstellung unserer Peak-Zustände justiert sich das Nervensystem, und wir setzen wieder auf der »Eins« ein: Sonnenaufgang, Sonnenuntergang, die Jahreszeiten, unser Herzschlag. Das Metronom zeigt, ob unser Timing stimmt, und bringt den regelmäßigen Pulsschlag des Lebens zurück.

Wir müssen nicht nur unser Timing, sondern auch unsere Stimmung neu kalibrieren. Man verpasst uns einen Schlag, wir schnappen nach Luft, sind aus dem Gleichgewicht und nicht mehr gestimmt. Funktionale Sakramente helfen uns, wieder die perfekte Tonhöhe der Stimmgabel zu hören, wahrzunehmen, ob wir einen Halbton höher oder tiefer spielen. Es ist nämlich nicht einfach, den

Unterschied selbst zu hören. Das kann viele Gründe haben, vielleicht ist unser körperlicher Zustand gerade suboptimal, wir haben nicht sorgsam genug auf unsere wichtigsten Beziehungen geachtet oder einen beruflichen Rückschlag erlebt. Das könnte unmerklich im Lauf der Zeit geschehen sein, aber in dem Augenblick, wenn wir den richtigen Ton hören, ist es offensichtlich. Die verstärkte Wahrnehmung eines veränderten Bewusstseinszustands sorgt dafür, dass wir die Diskrepanz exakt wahrnehmen und die Instrumente neu stimmen können.

Sakramente sind auch nützliche Stützräder. Sie bringen uns zur Mitte zurück und halten uns im Gleichgewicht, falls wir ins Wackeln geraten. Wir können uns im Lenken üben, ohne sofort zu stürzen und uns zu verletzen. Dieser Mechanismus wird auch bei MDMA-Therapien in der PTBS-Psychotherapie eingesetzt. Durch die Gabe von MDMA fühlen sich traumatisierte Personen mit Liebe, Sicherheit und Geborgenheit gesättigt. Das körperliche, geistige und emotionale Gefühl der Sicherheit ist häufig so ausgeprägt, dass sie, ausgehend von dieser Perspektive, ein neues Leben anfangen. Wir fühlen uns geborgen, und obwohl das kein dauerhafter Zustand ist, lässt er sich allmählich in eine neue Normalität verwandeln.

Diese drei Funktionen – Metronom, Stimmgabel und Stützräder – helfen uns dabei, Peak-Zustände und Heilung miteinander in Einklang zu bringen. Sie bieten uns aber auch einfache Erkenntnisse, welche Beziehung wir zu ihnen eingehen. Es sind Werkzeuge zur Reparatur und Werkzeuge, die uns auf ein neues, voll gelebtes Leben vorbereiten. Nicht mehr und nicht weniger.

Musiker verbringen ja auch nicht ihre gesamte Zeit mit Metronomen und Stimmgabeln. Und angehende Radfahrer müssen irgendwann die Stützräder abschrauben. Sobald Musiker im Takt und gestimmt sind, suchen sie sich Mitspieler. Sobald Radfahrer geradeaus fahren können, radeln sie los und erkunden die Welt. Sakramente vermitteln uns etwas ganz Einfaches, nämlich die Erfahrung, im Takt, gestimmt und im Gleichgewicht zu sein. Sie bringen uns an den Ausgangspunkt. Einen Punkt, zu dem wir immer wieder zurückkehren. Einen Punkt, von dem aus wir immer wieder aufs Neue beginnen.

Schriften

Dieser Teil ist unkompliziert für jeden, der sich bereits einem traditionellen Wissen zugehörig fühlt. Die heiligen Texte sind leicht zugänglich. Selbst für diejenigen, die sich den religiösen Überzeugungen ihrer Familie entfremdet haben, sind diese Schriften, die ihre Ahnen inspirierten, vermutlich überall in ihrer Nähe: Sie tauchen an Feiertagen, in Bücherregalen oder in weitererzählten Geschichten auf. Die Überlieferungen warten nur darauf, abgestaubt und wieder entdeckt zu werden. Sie weichen oft von unseren Kindheitserinnerungen ab, wenn wir sie, nachdem wir das Erhabene zum ersten Mal erblickt haben, von Neuem lesen. »Every one of them words rang true and glowed like burning coal«, singt Bob Dylan, »pouring off of every page like it was written in my soul.« In den heiligen Texten steckt die Weisheit, Einsicht und das Denken aus vielen tausend Jahren Weltgeschichte. Wir tun gut daran, uns an sie zu erinnern.

Zugleich enthalten diese Seiten aber auch Verwirrendes und Ausgrenzendes. Vielen ist heute der Glauben ihrer Großmütter und Großväter fremd, weil sie ihre eigenen Erfahrungen nicht in den Geschichten wiederfinden. Das hat zu einem nicht geringen Teil zum Anstieg der Konfessionslosigkeit beigetragen, wir sind »spirituell, aber nicht religiös«. Andere, die nicht innerhalb spiritueller Traditionen erzogen wurden, haben Mühe, zu diesen Schriften aus völlig anderen Zeiten und unbekannten Orten zurückzufinden.

Daher müssen wir eine Frage stellen: Gibt es Schriften, die uns Erlösung und Inklusion zugleich bieten? Geschichten, die zu jedem von uns sprechen? Denn es wäre ja ein Fehler, die positive Rolle zu vernachlässigen, die Schriften, wenn sie nicht gerade völlig überholte Lehren verkünden, auch heute noch spielen können. Heilige Geschichten schweißen uns zusammen, inspirieren uns, es besser zu machen, und heilen uns, wenn wir es besonders dringend nötig haben.

Psychologen am Princeton Neuroscience Lab haben beispielsweise herausgefunden, dass das soziale Denken derjenigen, die Geschichten lesen, ausgeprägter ist als das von Nichtlesern. Die Gehirnscans von Bücherwürmern zeigen mehr Aktivität in den neuronalen Netzwerken, die für Empathie zuständig sind. Wer sich in das Leben anderer hineinversetzen kann, ist gütiger und klüger.

Und außerdem auch stärker. Marshall Duke, Psychologe an der Emory University, hat herausgefunden, dass Kinder, die ihre Familiengeschichte über Generationen hinweg kannten, mehr Selbstwertgefühl und Selbstkontrolle besaßen. Auch ihre Resilienz bei traumatischen Erfahrungen war ausgeprägter.

Denn es trägt gerade zu unserer Widerstandsfähigkeit bei, wenn die überlieferte Familiengeschichte auch unsere eigenen Höhen und Tiefen widerspiegelt. »Unsere Familie ist die beste« erweist sich als längst nicht so hilfreich wie »Es hat viele Triumphe und Katastrophen gegeben, und trotzdem sind wir noch hier«. Genauso wie Kurt Vonneguts Cinderella-Geschichte.

Interessanterweise hat Vonnegut noch eine weitere berühmte Geschichte nach diesem Muster (auf ein Ab folgt ein Auf, dann ein *richtiges* Ab und ein *richtiges* Auf) erwähnt: das Neue Testament. In diesem Fall stellt das Ab die Erbsünde dar, gefolgt vom hoffnungsvollen Auf der Geburt Jesu, die wiederum durch das *richtige* Ab der Kreuzigung zunichtegemacht und dann durch das *richtige* Auf der Auferstehung aufgelöst wird. Anscheinend lechzen wir seit jeher nach Geschichten, die gut ausgehen.

Vielleicht ist es jetzt an der Zeit, das bewährte Schema ein bisschen auf Vordermann zu bringen und uns neue Geschichten auszudenken, die Hoffnung, Resilienz und Empathie vermitteln. Keith Oatley, kognitiver Psychologe, beschreibt Geschichten als »Flugsimulatoren des Geistes«. In ihnen können wir das lernen und praktizieren, was im wahren Leben unverzeihlich wäre. Dank unserer gewaltigen Vorstellungskraft bereiten wir uns dadurch auf alle Hindernisse vor, die uns die Welt unweigerlich in den Weg schleudern wird. Das gilt zwar für alle Narrative, trifft aber insbesondere auf jene zu, die unsere tiefsten Sehnsüchte berühren. Wer sind wir? Woher kommen wir? Wohin gehen wir? Genau damit beschäftigen sich Schriften.

Das gilt nicht nur für überlieferte Texte. Wir sind von lebenden Skulpturen in Prosa und Lyrik umgeben. In diesen Quellen bildet sich ein noch breiteres Spektrum an Stimmen und Perspektiven ab als je in den überlieferten Texten. Wie wir bereits in Kapitel 7 über Musik besprochen haben, verfügen wir beispielsweise über eine staunenswerte Menge an *Arcana Americana*, ureigenen amerikanischen Liedern: Das aus den amerikanischen Erfahrungen heraus entstandene *Buch der Erlösungslieder*. Gospel, Blues, Jazz, Country, Folk und Hip-Hop erzählen so wirkmächtig von Leiden und Erneuerung wie keine andere Tradition. Geschichten von Kummer, Herzschmerz und Verlust, aber auch von triumphalen Neuanfängen und Aufschwüngen. Mittlerweile gehören diese Geschichten der ganzen Welt. Unsere Texte enthielten immer die Antwort. Und einige der besten Antworten wurden eben rein zufällig vertont.

Gottheiten

Bisher haben wir das Offensichtlichste noch gar nicht aus unserem Werkzeugkasten hervorgekramt – die Gottheiten selbst.

Es ist eine Sache, eine provisorische Metaphysik einzuführen, ein paar Leitlinien zum Thema »Ethik« oder Sakramente zu umreißen und eine Lanze für die Schriften zu brechen. Sie alle bilden die Rahmenbedingungen für den Sinn 3.0, der auf den Versionen 1.0 und 2.0 aufbaut. Ob man es nun »transzendentalen Humanismus« nennt oder »rationalen Mystizismus«, die »göttliche Leerstelle« in unseren Herzen bleibt in jedem Fall frei. Doch immerhin haben wir bis hierher schon ein gutes Stück Weg hinter uns. Wir sollten unsere Fragen nun zur unvermeidlichen Schlussfolgerung führen.

Einerseits klingt es ziemlich anmaßend, wenn wir wahren Gläubigen jetzt weismachen wollen, wir hätten etwas Wichtiges in unserer Beziehung zum Göttlichen zu kommunizieren. »Der Mensch denkt, [aber] Gott lenkt«, heißt es. Andererseits hört es sich für hartgesottene Skeptiker nach einem Rückschritt an, wenn Götter rehabilitiert werden sollen, die bekanntlich so viel Aberglauben, Unheil und Leid rechtfertigen mussten. Für Skeptiker führt der Weg in die Zukunft fort vom Glauben und nicht zu ihm hin.

Falls die Behauptung des Medientheoretikers Marshall McLuhan zutrifft, dass wir »zu dem werden, was wir sehen«, sollten wir dem, was wir sehen, entsprechende Aufmerksamkeit widmen. Wir sollten ganz genau hinschauen, was wir sehen und werden. Schließlich betet jeder etwas an. Die Frage ist eben nur, was.

Der Gedanke McLuhans ist nicht neu, sondern über die Frage des Betrachtens und Werdens wird schon seit Jahrtausenden nachgedacht. Tibetanische Mönche und Nonnen entwickelten ausgefeilte Meditationstechniken, um sich in die Betrachtung zorniger oder auch wohlwollender Gottheiten zu versenken. Zunächst versuchen sie, in der Meditation die komplexe Beschaffenheit des Bewusstseins und die feinen Verästelungen der buddhistischen Geisteshaltung zu erfassen. Mit der Zeit nahmen diese Kontemplativen mehr und mehr die Eigenschaften der Gottheiten selbst an. Anstatt Archetypen aus der Perspektive der dritten Person zu verehren, also einem »Ich-Es«, kommt es zu einer intimeren Verbindung, einem »Ich-Du«, und manche bringen es sogar zu einer einzigartigen Verbindung in der ersten Person: »Ich-Ich«. Die Gottheiten dienen nur als eine Art Wegbeschreibung.

Dieser Ansatz beschränkt sich keineswegs auf »exotische« Königreiche in den Gebirgen des Ostens. Die mittelalterliche Praxis der Heiligenverehrung weist ähnliche Strukturen auf. Die Gläubigen näherten sich dem Altar eines Schutzheiligen, zündeten Votivkerzen an, knieten nieder und beteten. Allmählich nahm auch der Gläubige durch die intensive Versenkung in die Geschichte des Heiligen einige von dessen Eigenschaften an.

Obwohl Kirchenväter, die fürchteten, diese Art der Verehrung könne in Idolatrie ausarten, solche Praktiken weitgehend unterbanden, ließen sie sich doch nicht völlig ausrotten. Heidnische Götter verschwanden zwar offiziell, tauchten jedoch als Schutzheilige bei allen möglichen Anlässen wieder auf. Ein Beispiel dafür ist die Schwarze Madonna von Chartres, ein anderes die Jungfrau von Guadalupe in Mexiko. Kali und die Maismutter in anderen Gewändern.

Verehrung, Betrachtung und Werden sind wesentliche spirituelle Werkzeuge, die wir stets aufs Neue erfinden und verzwecken. Dieser synkretistische Kulturmix – im Lauf der Zeit mischen, hinzufügen, umgestalten – fand zu allen Zeiten in allen Religionen statt. Daraus haben sich reiche und vielfältige Ökosysteme des Göttlichen entwickelt, Wissensbestände, die es den Suchenden erlauben, ihre eigenen Ziele und Hoffnungen im Pantheon ihres Glaubens zu finden.

Obwohl heidnische Götter ins Christentum zurückgeschmuggelt wurden, blieb ein folgenreicher Fehler im westlichen Monotheismus bestehen. Auf ihn geht die heutige blinde Fixierung auf Entrückungsideologien zurück. Er ist der Grund dafür, dass uns diese Variante so vertraut und überzeugend erscheint. Wenn es uns ernst damit ist, unsere Beziehung zum Göttlichen zu aktualisieren, dann müssen wir diesen Fehler unbedingt beheben.

Vor nicht allzu langer Zeit sah ich »American Gods«, eine Serienadaption des Fantasy-Romans von Neil Gaiman, der den Zusammenprall zwischen alten und neuen Göttern in den Vereinigten Staaten schildert. In einer Rückblende wird eine Irin der ersten Einwanderungswelle von einem Kobold besucht, und sie dankt ihm für all das Gute, das die Feen in ihrem Leben bewirkt haben. Er antwortet darauf: »Ach, ob gut oder böse, wir sind wie der Wind und wehen in beide Richtungen.«

Dieser Satz erinnerte mich daran, was Elaine Pagels, Religionswissenschaftlerin in Princeton, einmal über die Ursprünge des Bösen in der westlichen Welt geäußert hatte. Pagels gehört zu den führenden Gelehrten der jüdisch-christlichen Tradition und ist Mitarbeiterin eines Teams in Oxford, das die gnostischen Texte der Nag-Hammadi-Schriften übersetzte. Sie entschlüsselte daneben auch einige tiefere Bedeutungen im Alten Testament und entdeckte faszinierende Inhalte im Buch Hiob.

In Hiobs berühmter Geschichte schließen Gott und Teufel eine Wette um die Treue des unglücklichen Hiob ab, woraufhin ihn der Teufel nach allen Regeln der Kunst piesackt, um zu beweisen, dass Hiob nur so lange gottesergeben ist, wie alles nach Wunsch läuft. Hiob schüttelt seine hocherhobene Faust gegen Gott, und der Teufel lacht sich krumm.

Allerdings – so hat sich das nie abgespielt, sondern der tatsächliche Ablauf bereitete die Bühne für die westliche Metaphysik und unsere heutige *intertwingularity* vor. Wie viele klassische Erzählungen hat ein Autor die Geschichte von Hiob an einem Punkt begonnen, und diese wurde dann allmählich erweitert und verändert. Was wir heute als Hiobs nahtlose Erzählung kennen, wurde in Wahrheit im Lauf der Jahrhunderte zusammengeschustert.

Inzwischen wissen wir, dass in der ursprünglichen Fassung nur von Jahweh und Hiob die Rede ist. Der Teufel kommt nicht darin vor. Bevor Dante und die Romantiker Luzifer und Satan, Beelzebub und all die anderen Bösewichte vermischten, bezeichnete das hebräische Wort *śātān* den Widersacher. Im Grunde ist er eine Figur, die die Handlung voranbringt, und nicht die Inkarnation des Bösen – Satan taucht in der hebräischen Geschichte nirgendwo in der uns heute bekannten Art auf.

Die Geschichte Hiobs von Autor Nummer 1 hatte also ein logisches Handlungsproblem – wenn der Gott Abrahams zugleich allmächtig und gut war, wie um alles in der Welt konnte er dann dem armen Hiob diesen furchtbaren Tort antun? Das passte einfach nicht zusammen. Gott war entweder allmächtig und trotzdem ein ziemlicher Mistkerl, oder er war gut und konnte niemals so rachsüchtig sein. Im 20. Jahrhundert wurde diese Fragestellung als das »Auschwitz-Problem« bekannt. Wie konnte eine allmächtige und gute Gottheit einfach tatenlos die Schrecken der Gaskammern oder Hiroshimas zulassen?

Der Autor der Geschichte Nummer 2 von Hiob muss wohl etwas Ähnliches gedacht haben. Und um das logische Problem des Plots zu lösen, führte er eine neue Figur ein – besagten Satan – sowie die existenzielle Klage Hiobs in die Mitte der Geschichte, auf die Camus stolz gewesen wäre. Eine unschuldige Lösung für ein offensichtliches Problem. Gott blieb weiterhin in der Kategorie »allmächtig/gut«, und die schmutzigen Taten schanzte man einem Bösewicht zu. Problem gelöst.

In Wirklichkeit bescherte uns dieser Kniff einen massiven theologischen Schlamassel. Jeder rang damit, etwa der Apostel Paulus, Augustinus, Immanuel Kant und David Hume. Sie mussten regelrechte Rückwärtssalti schlagen, um das Unerklärliche zu erklären.

Es ist wichtig, hier noch einmal anzumerken, dass dies üblicherweise nicht die Art ist, wie Götter handeln. Die jüdisch-christliche »Allmächtig/gut«-Konfiguration Gottes stellt eine radikal abgewandelte Form des griechischen Pantheons dar. Und genau hier steckt der Fehler in der Codierung, den wir ausmerzen müssen, wenn wir einen neuen Olymp erschaffen wollen.

Den griechischen Göttern, wie etwa Zeus, Hera, Hermes, Aphrodite, stand es ganz nach Lust und Laune frei, dem Menschen zu helfen oder ihn ins Unglück zu stürzen. Die griechischen Götter waren kleinlich, eifersüchtig, rachdurstig, stolz, mächtig, erfinderisch, mutig, ehrenwert, zu Späßen aufgelegt und launisch. Sie waren also, mit anderen Worten, ein Ebenbild der Menschen, die sie verehrten. »Die Griechen, die solche Götter anbeteten, benötigten keinen Satan, *denn ihre Propheten hatten niemals behauptet, dass die Götter eindeutig gut waren* [Hervorhebung hinzugefügt]«, erklärt Pagels.

Das Gleiche gilt für die nordischen Götter oder das Feenvolk der Kelten. Man weiß nie, ob sie sich für oder gegen einen entscheiden: »Wir sind wie der Wind und wehen in beide Richtungen«, sprach der Kobold.

Auch indigene religiöse Traditionen haben ein ähnliches Muster; an Trickster-Gottheiten herrscht kein Mangel. Von Aansi und Iktomi über Coyote und Brer Rabbit bis hin zu seinem Cartoon-

Nachfahren Bugs Bunny – der Trickster hilft uns, wenn wir es bitter nötig haben, und er bläst uns den Marsch, wenn wir mal beinah die Bodenhaftung verloren hätten.

»Wenn wir nämlich glauben, dass ein guter Gott eine ebenso ›gute Welt‹ erschaffen hat, was ist dann mit dieser Welt geschehen?«, fragte sich Pagels, nachdem sie auf tragische Weise kurz hintereinander ihren Sohn und ihren Ehemann verloren hatte. »Buddha erklärte in seinem Glaubensbekenntnis, die erste edle Wahrheit sei, dass ›das Leben aus Leiden besteht‹. *Jüdische und christliche Theologen dagegen sprechen vom ›Problem des Leidens‹, als seien Leiden und Tod keine intrinsischen Elemente der Natur, sondern fremde Eindringlinge in einer ursprünglich makellosen Schöpfung* [Hervorhebung hinzugefügt].«

Dieser schlichte Schachzug – Gut und Böse fein säuberlich in zwei getrennte Lager aufzuteilen – hat, auf den verschlungenen Wegen der philosophischen Vermächtnisse, schließlich die Samen für die amerikanische mystische Neugeist-Bewegung des ausgehenden 19. Jahrhunderts gesät, worauf wiederum Norman Vincent Peale und die Kraft des positiven Denkens zurückgeht, worauf wiederum die New-Age-Bewegung zurückgeht, worauf wiederum das gegenwärtige Gebräu aus Spiritualität und Verschwörungstheorie zurückgeht, in dem viele von uns sich seltsame Mythologien zusammenstricken, statt nach echten Antworten auf eine aus den Fugen geratene Welt zu suchen.

Mit solchen Formeln weigern wir uns hinzunehmen, dass der Zufall eine wichtige Rolle im Leben spielt; dass bescheuerte Leute manchmal verdammt viel Glück und gute Leute manchmal überhaupt keines haben (verflucht sei das Karma!). Wenn wir nicht akzeptieren, dass es die Trickster-Figur gibt, führt das zu wahnsinnigen, ja gelegentlich nahezu pathologischen Anstrengungen, damit wir unsere narrativen Erklärungen begründen können, denen zufolge *alles aus einem bestimmten Grund geschieht.*

Das macht Entrückungsideologien so verlockend: Sie bieten die schnelle Auflösung dieser verflochtenen Handlungsstränge an, die wir in einer zunehmend sinnlos erscheinenden Welt Tag für Tag wahrnehmen, wobei wir zugleich naiv darauf pochen, dass alles irgendwie einen Sinn ergeben soll. Oder dass es je einen Sinn ergeben hat.

»Wandel lässt sich nicht verhindern … nicht mal im Himmel«, schrieb Lewis Hyde in seinem Buch *Trickster Makes This World.* »Wer in Panik gerät und den Trickster fesselt, [entscheidet sich für Kontrolle und Katastrophen]. Dabei wäre es sinnvoller, wenn wir lernten, mit ihm zu spielen, und insbesondere Fähigkeiten entwickelten (kulturelle, spirituelle, künstlerische), die mit dem Zufall verhandeln und Veränderungen akzeptieren, die Kontingenz unweigerlich mit sich bringt.«

Statt darauf zu bestehen, dass unsere Götter allmächtig und gut sind, und das unabänderliche Leid des Lebens irgendwelchen fragwürdigen Mächten des Bösen zuzuschreiben, beherzigen wir doch lieber die Warnung des Kobolds: Manchmal ist das Göttliche auf unserer Seite, manchmal aber auch nicht. Warum das so ist, liegt jenseits des Verständnisses von Sterblichen. Können wir dennoch unser Bestes geben, die volle Verantwortung für unser Leben sowie unseren Teil am großen Ganzen übernehmen und zugleich locker bleiben und uns vor falschen Gewissheiten hüten?

Während viele aus dem Team »spirituell, aber nicht religiös« das Gefühl haben, sie seien dem Glauben an die Götter entwachsen, gibt es eine funktionale Psychotechnologie, zu der zurückzukehren sich lohnt. Ungefähr so, wie der Aufenthalt im All die Perspektive der Astronauten auf das Leben auf dem Planeten Erde verändert hat, kann das Meditieren und Nachdenken über Götter verändern, wie wir unser Leben erfahren.

»Wir formen unser Werkzeug«, heißt es bei Marshall McLuhan, »und danach formt unser Werkzeug uns.«[22] In diesem Fall dachte er allerdings nicht weit und groß genug. Denn unsere Götter mögen uns geformt haben, aber wir formten auch unsere Götter. Sie erschufen uns zu ihrem Bilde, aber das gilt umgekehrt genauso: Wir erschufen sie zu unserem Bilde. Und wenn wir versäumen, unsere Götter auch mit dem Sinn für Humor eines Tricksters auszustatten, der uns vor Augen ruft, wie tragisch, magisch und komisch das Leben ist, geht das eindeutig auf unsere Kosten.

14

Team Omega

All that crying won't do you no good
(come up on the House).
Get down off the cross, we could use the wood
(come up one the House).

Tom Waits

Das Jesus-Meme

Als junger, so ziemlich mittelloser Student in Boulder, Colorado, bestand meine beste und billigste Unterhaltung darin, in den örtlichen Buchladen zu gehen. Ich gönnte mir eine bodenlose Tasse Kaffee und stöberte in den Regalen nach Zufallsfunden. Eines Abends hielt Professor Rabbi Zalman Schachter einen Vortrag im oberen Stockwerk, und ich schaute mal vorbei.

Schachter erzählte von seiner Zeit als junger chassidischer Rabbi in Manitoba, Kanada. Nachdem er 1962 den, wie er sich ausdrückte, »sakramentalen Wert der Lysergsäure entdeckt hatte«, kehrte er seinem traditionellen Glauben den Rücken und erforschte Buddhismus, Sufismus und alles, was irgendwie unter den Oberbegriff »Gegenkultur« fiel. Das war damals nicht unüblich, und Schachter schloss sich dem Trend gern an.

Später jedoch, als er nach Jerusalem reiste und dort zur Klagemauer ging, geriet er in eine Glaubenskrise. Er wusste nicht, ob er weiterhin die buddhistische Lehre erforschen oder praktizierender

Sufi-Mystiker werden sollte, und betete um göttlichen Beistand. Jedes Mal, wenn er diese Frage stellte, sagte die Stimme in seinem Kopf: »Aber Zalman, du bist Jude!« Er wich aus, indem er argumentierte, aus welchem Grund Buddha oder Allah relevanter waren oder inwiefern das Leben in Hippie-Kommunen dem in der wahren Gemeinschaft ähnelte. Doch die Stimme in seinem Kopf wiederholte beharrlich: »Aber Zalman, du bist Jude!«

Schließlich gab er nach, kehrte in die Vereinigten Staaten zurück und gründete das Jewish Renewal Movement, eine Erneuerungsbewegung des Judentums. Modernisierte chassidische und kabbalistische Elemente hielten, neben Liedern, Tänzen, Mystik und Meditation aus anderen religiösen Traditionen, Einzug in die Liturgie. Die Erforschung anderer Religionen hatte ihn letztlich zu seiner eigenen religiösen Tradition zurückgeführt, aber jetzt sah er sie mit anderen Augen und erneuerte sie für sich selbst und viele andere.

Zalman war lustig, einnehmend und voller Tatendrang. Dass er seine eigene Tradition infrage gestellt hatte und sich nach interessanteren, weniger korrumpierten und wahreren Überzeugungen sehnte, konnte ich nur zu gut verstehen. Ich ging nach Hause, schnappte mir ein Bier, legte Musik auf und setzte mich auf den klapprigen Futon, der uns als Sofa diente. Und als ich auf meine eigene Klagemauer starrte, liefen mir plötzlich Tränen übers Gesicht.

Mir wurde klar, dass ich trotz meines unermüdlichen Studiums von allem, was nicht europäisch war – Taoismus, Buddhismus, Sufismus und indigene amerikanische Kulturen –, tief in der jüdisch-christlichen Tradition verwurzelt war. Meine Mutter war an Ostern und Weihnachten Anglikanerin, mein Vater Atheist, der widerwillig in die Kirche mitging, wenn es sein musste. Ich hatte England als Kind verlassen, war anschließend in einer katholischen Schule abgeliefert worden und hatte die seltsamen Bräuche dort zehn Jahre lang beobachtet – von der Erstkommunion über die Beichte bis hin zu den makabren Kreuzwegstationen.

So gering ich diese Traditionen auch schätzen mochte, waren doch meine gesamten Erfahrungen, alle Entwicklungsgeschichten, die mir so gut gefielen, von *Einer flog übers Kuckucksnest* über *Der Unbeugsame* bis hin zu *Fremder in einer fremden Welt*, vom Ideal des tragischen, opferbereiten Helden durchdrungen. Seit zweitausend Jahren war es ein dominantes Motiv in der westlichen Literatur, in der Kunst und Musik. Ich konnte dem nicht entfliehen, selbst wenn ich es noch so sehr wollte. Wenn wir ehrlich sind, kann das niemand, ob gläubig oder nicht.

Deswegen weinte ich an diesem Abend. Ich begriff, dass ich keine Wahl hatte, sondern mir nur etwas eingeredet hatte.

Ich begriff auch, wie transzendent Buddha war und dass ich ihn nicht erfassen konnte. Er war mühelos, anmutig, undurchschaubar, gewissermaßen der Roger Federer der Erleuchtung. Siddhartha, der einem Adelsgeschlecht entstammte, gab alles auf und suchte nach Erleuchtung. Er erlangte sie und beamte sich ins Mutterschiff hinauf, als er in tiefer Versenkung unter einem großen Feigenbaum saß. Sein *Ethos* (seine philosophische Erkenntnis) war umfassend, aber sein *Pathos* (das erfahrene Leid) ließ in meinen Augen zu wünschen übrig. Ich fand meine eigenen Zweifel, meine Entfremdung und Verwirrung in seiner Makellosigkeit nicht wieder.

Laotse, der mythische taoistische Weise, erschien mir wie eine schwer greifbare Figur aus der Legende. In der Überlieferung ist er völlig ausgeformt, ein lachender Mystiker, von dessen Vorgeschichte man ebenso wenig weiß wie von seinem Weg zur Erleuchtung. Wie der Dude in »The Big Lebowski«, dem Film der Coen-Brüder, »packt es« Laotse ganz einfach. Zeitlos, beseelt von seiner Mission. Alles Leiden in der Welt ist lediglich eine Folge der mangelnden Ausrichtung auf das Tao. Und alle Schönheit wurzelt in der Unterwerfung unter das Tao. Obwohl ich, wenn ich in den Bergen und auf den Meeren auf der Jagd nach dem Flow bin, den Taoismus unverzichtbar finde, kann ich ihm, als Leitfaden, der mir durch den Wirrwarr meines täglichen Lebens hilft, nicht so viel abgewinnen.

Wenn ich Buddha und Laotse als zu transzendent und außerhalb der Geschichte stehend für mich empfand, erschien mir Mohammed zu immanent und historisch. Als Kriegsherr, General und brillanter Stratege dezimierte seine Armee ihre Gegner wie Sherman auf seinem Bürgerkriegsmarsch zum Meer. Seine Gesetze waren mittelalterlich und wurden so gut wie nie verändert. Und obwohl ich die ekstatischen Schriften des Hafis und Dschalāl ad-Dīn Rūmī selbstverständlich als inspirierend empfand, konnte ich mit den strengen Geboten ihres Glaubens nicht viel anfangen.

Für die umständlichen Plattitüden und peinlich genaue Religionsausübung der christlichen Kirche war mir meine Zeit allerdings wirklich zu schade. Bereits eine flüchtige Lektüre der Geschichte förderte sogleich die Praktiken einer jahrhundertelangen rabiaten Kontrolle und Korruption zutage, alles unter dem Deckmantel des göttlichen Willens. Außerdem kannte ich sie schließlich aus eigener Erfahrung: Die Kirchendamen am Sonntag, die perversen Priester, die heimlich die Messdiener streichelten, die verlogenen Schulkinder, die sich fest darauf verließen, dass ihre Mogeleien jeden Mittwoch mit der Beichte abgegolten waren – nichts davon sprach mich irgendwie an.

Dann las ich *Versuchung durch Erkenntnis. Die gnostischen Evangelien*, das mit dem renommierten National Book Award ausgezeichnete Buch von der Autorin Elaine Pagels, Professorin in Princeton. Sie gehörte zu dem Team in Oxford, das die Nag-Hammadi-Schriften übersetzt hatte und wusste, wovon sie sprach. Sie hatte die vergessenen Evangelien von Thomas, Magdalena und anderen untersucht. Während New-Age-Adepten und Schundliteratur wie der *Da Vinci Code* wild über das esoterische Christentum fabulierten, bot Pagels etwas vollkommen anderes: eine sorgfältige, gelehrte Analyse der Originaltexte und ihrer Bedeutung für das frühe Christentum im 1. Jahrhundert.

Pagels zeigt an einer Reihe von Beispielen auf, wie die Säulen des Glaubens – angefangen vom Primat des Papstes und der Bischöfe über das Wunder der Transsubstantiation bis hin zur jungfräulichen Geburt – sämtlich auf heftige Kämpfe um Macht und Leitung der Organisation zurückgingen. Was ich für theologisch gehalten hatte, entpuppte sich in Wirklichkeit als politische Manöver. Dieser Riss im Fundament bot mir die Möglichkeit, meine persönlichen Erfahrungen neu zu überdenken.

Pagels zeigte auf, dass es mitnichten einen einzigen, definitiven historischen Jesus gab. Unser Verständnis dieser Figur und das, was sie repräsentiert, waren unvermeidlich von menschlichen Interessen und dem historischen Kontext beeinflusst.

War er der Gottessohn, auf die Erde gesandt, um uns von der Erbsünde zu befreien? War er ein sterblicher, aber erleuchteter Mensch? Oder ein ganz normaler Typ und nicht erleuchtet? Oder vielleicht sogar ein fiktives Konstrukt, eine Wundertüte, in die man bequem die Sonnengötter des Nahen Ostens und Mysterienkulte hatte hineinpacken können? Eine Chiffre, eine Allegorie, hinter der sich mystische Initiationsanweisungen verbargen? Hatte er überhaupt je existiert?

Um diese Fragen zu klären, wurden Unmengen an Blut und Tinte vergossen – und in der Regel waren dabei mehr felsenfeste Gewissheit und weniger Neugier im Spiel, als hilfreich gewesen wäre. Was aber, wenn wir alle, in unserem Streben nach Gewissheit, nach Pro oder Contra, sowieso am Ziel vorbeischießen?

Denn eines steht zweifellos fest: Die *Vorstellung* eines Jesus, das Jesus-Meme, das alle denkbaren Varianten umfasst – Gott, Mensch, Mythos –, hat zweitausend Jahre der Menschheitsgeschichte deutlicher geprägt als jeder andere Mensch. Dieser Umstand für sich genommen, in all seiner Mehrdeutigkeit, verdient bereits eine gründliche Betrachtung.

Selbstverständlich gab es immer schon Zufallstreffer in der Geschichte, die deren Lauf veränderten. Die Bekehrung Kaiser Konstantins zum Christentum warf das Gewicht des gewaltigen Römischen Reichs in die Waagschale und verlieh einer Bewegung, die sich sonst vielleicht als eine der zahlreichen jüdischen Sekten irgendwann totgelaufen hätte, erst die nötige Durchschlagskraft. Und der europäische Kolonialismus verbreitete durch seine so nicht zu erwartende Dominanz diese Ideen mit dem Schwert in der ganzen Welt. Ohne diese Launen des Schicksals hätten wir den Burschen vielleicht längst vergessen. Aber es gab diese Wendungen, und wir erinnern uns an ihn.

Das war das Zweite, was ich durch die Lektüre von Pagels' Buch gelernt habe: Unter zwei Jahrtausenden nur allzu menschlicher Bürokratie, Dogmatik und Politik liegt eine verborgene Tradition der Erleuchtung. Sie stellt einen bedeutenden Abschnitt im zeitlosen Kampf zwischen Priestern und Prometheanern dar. In diesem Fall werden die Priester allerdings durch Paulus und die Kirchenväter repräsentiert und die Prometheaner durch die Bewegung der Gnostiker – die ersten Erleuchteten des christlichen Bewusstseins. Sie stahlen das göttliche Feuer und wurden dafür ans Kreuz geschlagen.

Die Gnostiker, leidenschaftlich und mit einer »Ich-Ich«- und »Ich-Du«-Erfahrung des Göttlichen, verfolgten eine recht unkonventionelle Wachstumsstrategie. Da sie an die Maxime »An ihren Früchten sollt ihr sie erkennen« glaubten, erfolgte die Mitgliedschaft aus freier Entscheidung und aufgrund der eigenen Worte und Taten. Frauen agierten häufig als Anführerinnen und Predigerinnen. Kunst, Musik und sogar sakrale Sexualität waren üblich. Die Gnostiker suchten das Mystische, sie wollten keine Institutionen aufbauen.

Paulus und die Kirchenväter vertraten dagegen einen anderen Ansatz. Sie erkannten schlauerweise, dass sie nicht weit kommen würden, wenn sie nur die vom Heiligen Geist Berührten aufnahmen. Ihre Wachstumsstrategie hatte mehr Ähnlichkeit mit dem Motto von Discountern: »Die Masse macht's.« Niemand wurde ausgeschlossen, Juden und Nichtjuden, unabhängig von spirituellen Errungenschaften. Nur eines wurde nie vergessen: die Kollekte. Wie das ABC des Films »Glengarry Glen Ross – Hanglage Meerblick«: »*a*lways *b*e *c*ollecting«. Der Himmel kann warten.

Von dieser Weggabelung haben sie uns in der Sonntagsschule kein Wort erzählt. Es lief schließlich auf das gut organisierte Christentum hinaus, und die wahren Christen blieben irgendwo unterwegs auf der Strecke. Womit nicht gesagt sein soll, dass zweitausend Jahre organisierte Religion letztlich nur zu einer Bankrotterklärung geführt haben, dass die Kirche nie echte Gläubige hervorbrachte oder Kirche als mächtiger sozialer Klebstoff keine gute Dienste leistet. Das galt und gilt nach wie vor.

Dennoch bedeutet es, dass das Christentum bereits in seinen frühesten Tagen von dem Schisma zwischen doktrinärer Autorität und erfahrungsorientierter Befreiung geprägt war. Daran hat sich bis heute nichts geändert. Vielleicht ist jetzt der richtige Augenblick, zurück in der Zeit zu reisen und diesen weniger begangenen Weg einzuschlagen.

Seien wir doch mal ehrlich: Das Christentum hat ein paar echte Marketingprobleme. Für alle, die treu im Glauben sind, ist der Knochen noch nicht ganz abgenagt. Aber für Ungläubige, Zweifler und Anhänger anderer Religionen? Wer versucht, neue Schäflein für die christliche Erweckung zu begeistern, kann sich auf eine magere Ernte einstellen. Schon allein der Versuch wäre ein schwerer Fehler.

Aber es wäre ein noch größerer Fehler, die ganze Sache in Bausch und Bogen zu verwerfen. Das Jesus-Meme wird seit zweitausend Jahren viral repliziert, es hat große Dynamik, Resonanz und gemeinsame Bezugspunkte in der ganzen Welt geschaffen.

Was mir an der Geschichte des Nazareners im Gedächtnis geblieben ist, hat wenig mit der Heiligen Schrift selbst zu tun. Ich habe praktisch die ganze Bibel gelesen, aber in Schnipseln, von Shakespeare über Dante bis zu Dylan: Samson und Delila, Lots Frau, Kain erschlägt Abel, Abraham und Isaak, unterwegs auf der Highway 61. Palmsonntage. Das letzte Abendmahl.

Wer im Original danach sucht, der findet nur ein paar schwer verständliche Zeilen. Keine Spur von Drama, den Nebenfiguren oder Eindrücken, an die wir uns erinnern. Wer das häufig genug tut, der versteht plötzlich: Bibeltexte waren jahrhundertelang ein Ausgangspunkt für Kunst, Gesang und Geschichten. Und dieser Teil der jüdisch-christlichen Tradition ist nicht auf die Gläubigen beschränkt, sondern er gehört allen. Er gehört wirklich der ganzen Welt.

Die schlechte Nachricht lautet also, dass wir in einer Welt ohne Sinn fast keine Zeit mehr haben. Die gute Nachricht lautet, dass sich einige Antworten schon die ganze Zeit über direkt vor unserer Nase befinden.

Wir wären verrückt, wenn wir daraus nicht das Beste machen würden.

All Those at the Banquet: Führe die Armen und Verkrüppelten und Blinden und Lahmen herein

Seit dem Abend mit Rabbi Zalman Schachter ließ mich das Problem mit dem schlechten Image der Marke Christentum nicht mehr los. Ich fühlte mich von dem Archetyp des Nazareners angezogen und zugleich von vielem abgestoßen, was die in seinem Namen gegründete Organisation anzubieten hatte. Ich, ein verwirrter mystischer Christ, hatte das Gefühl, in der Falle zu sitzen.

Dass ein Sterblicher aus Fleisch und Blut die brennende Wahrheit in sich spürte und sie mit der Welt teilen wollte, trotz des Verrats und Spotts derjenigen, denen er zu helfen wünschte, während er sich zugleich Selbstzweifeln, Verzweiflung und Ungewissheit stellen musste? Das klang doch eher nach einer Erfahrung, die jeder von uns schon gemacht hatte, als nach den transzendentalen Geschichten, die ich aus anderen Religionen kannte.

Ja, seltsamer noch, die Metaphern für »ein gläubiges Leben führen«, die mich besonders ansprachen – die, die mich im Innersten berührten, wenn es mir schlecht ging, und mich ermutigten weiterzumachen –, waren nicht einmal christlich. Dennoch gaben sie den Gehalt dieser Lehre besser wieder als alles, was ich in der katholischen Schule gelernt hatte.

Pema Chödrön schreibt im Buch *Wenn alles zusammenbricht*: »Ganz und gar lebendig zu sein, ganz und gar Mensch und wirklich wach zu sein bedeutet, unaufhörlich aus dem Nest geworfen zu werden … Wahres Leben ist die Bereitschaft, immer wieder aufs Neue zu sterben.«[23] Nun, das leuchtete mir sofort ein. Ungewissheit und

Vernichtung bildeten hier sozusagen den Grundakkord, waren ein Zeichen dafür, dass alles in Ordnung war – und nicht umgekehrt.

Leonard Cohen, Zen-Schüler und Jude, singt in seinem Song »Anthem«: »Ring the bells that still can ring/Forget your perfect offering/There is a crack, a crack in everything/That's how the lights get in.« Bei diesem Lied bekam ich jedes Mal eine Gänsehaut. Statt gegen unsere Verletzungen Krieg zu führen, erteilte uns Cohen hier die Erlaubnis, sie zu feiern.

Das Konzept »Grace and Grit« (etwa »Gnade und Mut«) als Zeichen des menschlichen Durchhaltewillens ist nicht ausschließlich westlich. Auch die Japaner kennen zwei ähnliche Begriffe, die das Gefühl der Erlösung innerhalb der Unvollkommenheit ausdrücken – »Wabi Sabi« oder »fehlerhafte Schönheit« und »Kintsugi«, die Kunst, zerbrochenes Geschirr mit Goldlack zu reparieren. Wabi Sabi feiert die Kunst des Unvollkommenen und der Vergänglichkeit aller Dinge, durch die das Leben noch erlesener wird. Kintsugi verankert diese Philosophie im Materiellen und hebt die Einzigartigkeit jeden Gefäßes hervor. Cohens »Licht, das durch die Risse dringt«, wird hier sichtbar gemacht und gefeiert. Halle-*fuckin'*-lujah.

Die Chinesen haben ihre eigene Version des Konzepts. Sie nennen es »Chongxi«. *Chōng* bedeutet »ausspülen«, und *xǐ* ist das Wort für »Freude«. Wörtlich übersetzt also ungefähr »Freudenbad« – der Glaube, dass man Unglück mit Freude »auswaschen« kann. Die Verbindung von ekstatischer Erlösung und kathartischem Leiden ist offenbar überall ein wesentlicher Bestandteil kultureller Immunitätssysteme – ein Wegweiser, wie wir nach Hause finden.

Alice Walker, zeitweise Buddhistin und reuelose Heidin, schreibt darüber, wie marginalisierte afroamerikanische Künstler sich in Atlanta, wo die sogenannten Jim-Crow-Gesetze die Rassentrennung lange vorschrieben, begrüßten. »›*Those at the Banquet*‹, sagten sie lachend und manchmal auch unter Tränen, aber dass sie alle am Festmahl des Lebens teilhatten, bezweifelte keiner von ihnen.«

Fast überall auf der Welt klingt das Thema an. Das Leben ist hart, aber schön, es ist tragisch und magisch zugleich. »We get knocked down, but we get up again«, wie es in dem Hit von Chumbawamba heißt. Das gehört nicht zu einer bestimmten Tradition, sondern es ist eine Kraft, von der wir alle noch ein bisschen mehr brauchen könnten. Alle Gäste beim Festmahl. Alle, die am Festmahl des Lebens teilnehmen.

Wir rasen auf den Omega-Punkt zu

There's a starman waiting in the sky.
He told us not to blow it,
cause he know's it's all worthwhile.

David Bowie

Eines der besten Beispiele für eine wirklich globale Mythologie stammt von dem abtrünnigen Jesuitenpater Pierre Teilhard de Chardin. Wegen seiner ausgeprägten naturwissenschaftlichen Interessen versuchte er, die Welt des Glaubens und die Welt der Wissenschaft miteinander zu vereinen, geriet aber in Konflikt mit der Kirche und wurde schließlich ins Exil nach China geschickt.

Die meisten seiner umstrittenen Schriften durfte er zu Lebzeiten nicht veröffentlichen. Sie enthielten »Zweideutigkeiten und sogar schwerwiegende Irrtümer, welche die katholische Kirche verletzen mussten«, wie es in einem kirchlichen Kommuniqué hieß. »Wir müssen den Geist, insbesondere den jugendlichen Geist, vor den Gefahren schützen, die von den Schriften des Paters Teilhard de Chardin ausgehen.«

Neben Naturwissenschaft interessierte sich der Pater auch für Paläontologie und grub für sein Leben gern alte Knochen aus. Unter anderem war er an den Ausgrabungen des prähistorischen Peking-Menschen in China beteiligt und in den Fund des Piltdown-Menschen involviert (der sich später als Fälschung herausstellte). Obwohl der Evolutionsbiologe Julian Huxley (Bruder von Aldous

Huxley) die Verdienste des Paters rühmte, verärgerte der mit seinen weit ausgreifenden Theorien regelmäßig Biologen und Physiker. Einige seiner Ideen gingen zu weit oder hielten den Entwicklungen in Wissenschaft und Theologie nicht stand. Viele Akademiker taten ihn als poetischen Spinner ab. Obwohl ihn gerade die Hüter des Glaubens und der Vernunft, die er hatte vereinen wollte, mieden, regte Teilhard de Chardin die Fantasie bei Generationen von Schriftstellern und bildenden Künstlern an.

Science-Fiction-Autor und Gelegenheitsmystiker Philip K. Dick bezieht sich ebenso auf ihn wie Annie Dillard, Arthur C. Clarke, Flannery O'Connor und Don DeLillo. Der surrealistische Maler Salvador Dalí ließ sich für sein monumentales Bild »Das ökumenische Konzil« von Teilhard de Chardins Erlösungsvision der Endzeit inspirieren.

Sein Versuch, die menschliche Evolution in den Kontext einer kosmischen Entfaltung zu setzen, stößt seit einem halben Jahrhundert auf große Resonanz. Die christlich-jüdische Glaubenslehre hatte den Alpha-Punkt »am Anfang« fest im Griff, blieb aber, was den Omega-Punkt »am Ende« betraf, deutlich unschärfer. Natürlich gab es die entfesselten Tiraden des Johannes von Patmos in den Offenbarungen, aber darin war eher von der brutalen Unterbrechung der menschlichen Geschichte die Rede als von einem eleganten Kulminationspunkt. Die Siebenten-Tags-Adventisten und andere Glaubensgemeinschaften warteten auf das »Second Coming« Jesu, aber die Tage, an denen dieses angekündigt war, verstrichen, ohne dass die Wiederkunft eintrat. Ein ums andere Mal.

Teilhard de Chardin sah das allerdings nicht so. Neben der Biosphäre aller Lebewesen und der Atmosphäre, die unseren Planeten umhüllt, erahnte er noch ein anderes Element – die *Noosphäre*, das Reich des Geistes. Zu Beginn des 20. Jahrhunderts erschien diese Vorstellung den Lesern abstrakt, ja geradezu mystisch. Heute, im Zeitalter der unbegrenzten digitalen Information, der Memes und ständigen Vernetzung, klingt die Vorstellung eines »Reichs des gemeinsamen Geistes« deutlich plausibler und keineswegs hypothetisch. Die Noosphäre – unser global vernetzter, ständig aktiver gemeinsamer Denkraum – unterstützt sieben der zehn größten Unternehmen auf dem Planeten Erde. Glasfaserkabel und Wi-Fi sind unsere gemeinsamen Neuronen, Bits und Bytes das Alphabet unseres digitalen Logos.

Teilhard de Chardin stellte sich vor, dass wir uns im Lauf der Evolution unserer Individualität und unserer Vernetzung stets bewusster werden würden. Die Noosphäre wurde größer. Und irgendwann, so Teilhard de Chardin, würde dieses Wachstum im Punkt Omega kulminieren – dem Ende unserer Geschichte.

»Wenn die Zusammenarbeit einiger Tausend Millionen unserer Gehirnzellen eine Fähigkeit für Bewusstsein hervorzubringen vermag«, schrieb er, »erscheint die Vorstellung, dass eine Art Zusammenarbeit der Menschheit als Ganzes oder eines Teils von ihr das determinieren kann, was [der Philosoph Auguste] Comte als das Große Wesen Menschheit bezeichnete, weitaus plausibler.«[24]

Diesen Prozess, in dem wir zu jenem »Großen Wesen« werden, nannte Teilhard de Chardin die »Christogenese«. Wörtlich: Wir werden gemeinsam der Leib Christi. Entscheidend für unser modernes Verständnis von Individualität ist, dass Teilhard de Chardin dies nicht als eine Verschmelzung mit einem unpersönlichen Gruppen- oder Borg-Geist ansah. Er betrachtete es sogar als das genaue Gegenteil davon. Der Omega-Punkt war für ihn die simultane Feier unseres Verbundenseins und unserer Einzigartigkeit.

»Die Konzentration eines bewussten Universums wäre undenkbar, wenn sie nicht … *jedes einzelne Bewusstsein enthielte … das sich auch am Ende seiner selbst bewusst ist …*«, schreibt er. »Je näher unser Bewusstsein den anderen im Omega-Punkt kommt, desto mehr wird jedes Bewusstsein zu seinem Selbst und unterscheidet sich von ihnen.«

Wenn wir versuchen, einen quelloffenen Sinn 3.0 zu formulieren, der ein universales Gerüst bietet und zugleich die Einzigartigkeit der unterschiedlichen Kulturen, Sitten und Gemeinschaften würdigt, klingt das nach einer hilfreichen Rahmenstruktur. Je enger wir miteinander verbunden sind, desto mehr können und müssen wir darauf achten, unsere Unterschiede zu bewahren. Mystischer Pluralismus, transzendentaler Humanismus. Alles Konkretere läuft Gefahr, im Lauf der Zeit in Faschismus zu münden.

Der vietnamesische buddhistische Lehrer Thich Nhat Hanh griff diese Idee auf, als er schrieb: »Der nächste Buddha wird ein Sangha sein«, was bedeutet, dass das nächste »Große Erwachen« nicht auf einen individuellen Avatar (einen Buddha oder Jesus) zurückgehen würde. Stattdessen würde es in Form einer engagierten Gemeinschaft stattfinden – des Sangha. Diese Variante unserer Erlösung ist kollektiv und inklusiv.

Was wird geschehen, wenn wir erwachsen werden und aufhören, auf die Wiederkunft zu warten? Oder wenn wir in der Lage sind, die x-te Wiederkunft zu verkünden – und so viele dem Ruf folgen werden, dass es nichts Außergewöhnliches mehr ist? In solchen Varianten ist der Leib Christi am Ende der Zeit durch die gesamte Menschheit repräsentiert.

Anhänger von Entrückungsideologien fantasieren, dass dieser Omega-Moment uns in letzter Minute erlösen wird. Das hört sich wie die verlockend einfache Lösung einer Menge äußerst verzwickter Probleme an. Teilhard de Chardin war da längst nicht so optimistisch. Selbst wenn es uns gelänge, das Rätsel unserer Existenz zu lösen, bevor wir uns selbst in die Luft jagen, war er sich nicht sicher, ob alle mitmachen würden.

»Zurückweisung oder Annahme von Omega?«, überlegte er. »Ein Konflikt könnte entstehen … In diesem Fall könnte sich die Noosphäre, gerade durch den Verlauf und die Auswirkung ihres Sammlungsprozesses, in zwei Zonen spalten, die jeweils von einem entgegengesetzten Pol der Anbetung angezogen würden … Die universelle Liebe würde dann schließlich nur einen Teil der Noosphäre beleben und loslösen, um ihn zu vollenden – denjenigen, der sich entscheiden würde, den ›Sprung‹ aus sich selbst in den anderen zu wagen.«

Das passt ziemlich genau zu unseren Forschungen im ersten Teil dieses Buches – der Spaltung zwischen denjenigen, die entweder auf das globale unendliche Spiel oder das ethnozentrische Endspiel setzen. Das unendliche Spiel, welches das Recht jedes Einzelnen mitzuspielen anerkennt und möglichst viele Teilnehmer einbeziehen möchte, ist die praktische Form dessen, was Teilhard de Chardin als »universelle Liebe« bezeichnete. Wer diesen Schritt nicht geht und sich nicht anschließt, gehört zum Lager der Fürsprecher des endlichen Spiels; dessen Teilnehmer wollen auf Kosten der anderen Mitspieler gewinnen und den Spielgewinn für sich behalten.

Die Vorstellung, dass manche tatkräftig bei der Bewältigung der Aufgabe mithelfen und andere sich entweder aus Unwillen oder Unvermögen nicht engagieren, passt genau in die Bedürfnispyramide des Psychologen Abraham Maslow. Das Fundament der sich auf dem Weg zur Selbstverwirklichung stetig verjüngenden Pyramide bilden die grundlegenden physiologischen Bedürfnisse, gefolgt von Sicherheits-, Sozial- und Individualbedürfnissen. Die Selbstverwirklichung und Selbsttranszendenz spiegelt wiederum die Rückkehr zum Dienst am Nächsten wider.

Teilhard de Chardins Begriff der »Christogenese« lässt sich als der letzte Schritt der Selbsttranszendenz deuten. Menschen, die diesen Zustand erreicht haben, teilen das gemeinsame Bedürfnis zu helfen. So gesehen ist die Vorstellung eines mythopoetischen Omega-Punkts nur die letzte Ausschmückung in den allgemein akzeptierten Stufen der menschlichen Entwicklung. Es klingt nur deshalb so magisch, weil die wenigsten von uns diesen Punkt schon erreicht haben.

Die Vorstellung, eine kleine Gruppe, ein »Teil der Noosphäre«, könne eine transformative Wirkung entfalten, findet sich auch in der Politikwissenschaft. So geht das berühmte Postulat, dass historische Bürgerrechtsbewegungen lediglich 3,5 Prozent der Bevölkerung mobilisieren müssen, um den gesellschaftlichen Wandel herbeizuführen, auf Erica Chenoweth von der Kennedy School in Harvard zurück. Für heutige Umwelt- oder soziale Gerechtigkeitsbewegungen hat diese Zahl eine nahezu mythische Bedeutung.

Skeptiker argumentieren, dass die umfassende und global verflochtene heutige Krise vielleicht eine größere Herausforderung darstellen könnte als die Fallstudien, auf denen Chenoweths Arbeit basiert. In einem vollgetankten Bus, der sein Ziel erreichen wird, kann man natürlich auf seinem Recht beharren, vorn zu sitzen. Diesen Bus, wenn er über die Klippe in den Abgrund stürzt, in einen Helikopter zu verwandeln ist deutlich anspruchsvoller.

Wir sind jedoch ohnehin noch weit entfernt von 3,5 Prozent Omeganern – Menschen, die sich freudig engagieren, um das unendliche Spiel zu verbreiten. Der Schwellenwert ist aber immerhin ein ungefährer Anhaltspunkt, den wir anvisieren können. Klar ist eines: Wir sollten uns so schnell wie möglich dorthin bewegen und dann Bilanz ziehen.

Während wir auf diesen Omega-Punkt zurasen, hat sich Teilhard de Chardin den Ablauf als ein Wettrennen dreier, sich überschneidender Kurven ausgemalt: die Lebensfähigkeit des Planeten, diejenigen, die Inklusion, und diejenigen, die Spaltung bevorzugen.

»Nach dieser zweiten Hypothese, die den überlieferten Apokalypsen eher entspricht«, schreibt er, »würden vielleicht um uns drei Kurven zugleich in die Zukunft aufsteigen: unvermeidliche Verminderung der organischen Möglichkeiten der Erde; [und] das innere Schisma des Bewusstseins, das durch zwei entgegengesetzte Ziele der Evolution immer mehr gespalten wird.«

In diesem kosmischen Supercrash würden wir uns bis zur letzten Sekunde atemlos, und ohne zu wissen, wie die Sache ausgeht, an unseren Sitzen festklammern. »Die Erde könnte an dem dreifachen Ziel enden, in dem diese drei Kurven … einander begegnen und zu gleicher Zeit ihren Höhepunkt erreichen. Tod des materiell erschöpften Planeten; Spaltung der Noosphäre in der Wahl der Form ihrer Einheit; und zugleich – *was dem Ereignis seine ganze Bedeutung und seinen ganzen Wert gibt* – Befreiung jenes Teils des Universums, dem es gelungen ist, durch Zeit, Raum und Übel hindurch seine Synthese mühevoll bis ans Ende durchzuführen.«

Eines muss man dem alten Herrn lassen: Er lag ja gar nicht so falsch. Wer heute die Schlagzeilen überfliegt, in denen sich die Meldungen von schmelzenden Polkappen, Großbränden und Pandemien nur so überstürzen, gefolgt von Berichten über heftige zivile Unruhen und Blitzkriege in den sozialen Medien, fühlt sich dem Ende der Zeit ziemlich nahe. Und diese drei Kurven – stabiler Planet, unendliches Spiel und endliches Spiel – nehmen immer mehr Fahrt auf. Wir schlendern nicht mehr in Richtung Bethlehem, sondern rasen mit Höchstgeschwindigkeit darauf zu.

Für diejenigen, die mit dem Schicksalsberg und Mordor, X-Flüglern und Todessternen, Muggel und Todessern groß geworden sind, mag sich das alles ganz richtig anfühlen. Unsere Standardeinstellung ist auf Geschichten von rebellischen Außenseitern ausgelegt, die in letzter Minute und allen Widerständen zum Trotz doch noch das Steuer herumreißen und die Galaxie vor dem Bösen retten. Jede weniger spannende Zitterpartie wäre kein würdiges Ende für die größte Geschichte aller Zeiten.

Zumindest damit können wir also aufwarten.

Die Auferstehung praktizieren

Angenommen, Teilhard de Chardins These – das Ende kulminiert möglicherweise in der tiefgreifenden Erkenntnis unserer gemeinsamen Menschlichkeit – hat uns überzeugt. Dann müssen wir uns als Nächstes mit der Frage beschäftigen, wo genau dieser Omega-Punkt liegt. Auf unser GPS können wir da leider nicht zurückgreifen. Der Omega-Punkt, wenn es ihn denn überhaupt gibt, wird mit ziemlicher Sicherheit weit jenseits aller bekannten Bereiche liegen. Nimmerland ist wahrscheinlich einfacher zu finden, denn wie Peter Pan Wendy erklärt, muss man nur der Wegbeschreibung folgen: »Am zweiten Stern rechts vorbei und dann immer geradeaus bis zur Morgendämmerung.«

Unser GPS bringt uns nicht weiter, aber unser CPS oder »Cosmic Positioning System« vielleicht schon. Sobald wir unsere Navigationssoftware aktualisiert haben, werden wir feststellen, dass der Omega-Punkt ganz bestimmte Koordinaten hat: Er liegt an der Ecke

Jederzeit und Niemalswar, an der Kreuzung von Kairos und Chronos.

Die alten Griechen hatten zwei sehr unterschiedliche Definitionen von Zeit: *Chrónos* beschreibt die lineare, diskrete Zeit. Sie marschiert unaufhaltsam voran, von der Vergangenheit über die Gegenwart in die Zukunft; sie ist eine horizontale Bewegung durch den Raum. Chronos ist uns heute nur allzu vertraut – wir können nie genug davon haben, das Leben rast im Rückspiegel an uns vorbei. Wir sind verzweifelt und gelangweilt zugleich. Und ganz egal, wie erfolgreich oder widerstrebend wir sind, wir kriegen nichts mehr von dieser Zeit zurück.

Neben Chronos hatten die alten Griechen auch noch den Begriff des *kairós*, der heiligen Zeit, des »Tiefen Jetzt«. Der Begriff umfasste alle Instanzen – Vergangenheit, Gegenwart, Zukunft – und bündelte sie in einem einzigen, heiligen Moment. Kairos ist das Leben im Paradiesgarten: außerhalb der linearen Zeit und ihrem endlosen Marsch in Richtung Trophäe und Verfall. Kairos ist die vertikale Axis Mundi oder »Weltachse«, an der unser chronologischer Querbalken hängt.

Eine weitgehend unbekannte Interpretation dieser Schnittstelle findet sich in der traditionellen Esoterik. Rosenkreuzer, Gnostiker und andere abrahamitische Religionen wie etwa der Islam behaupten, die »Kreuz-igung *(cruci-fiction)*« sei nicht wörtlich als Todesstrafe zu verstehen, sondern im übertragenen Sinne: als der qualvolle Akt, ein Omeganer zu werden.

Christogenesis, in dieser Tradition, ist nur für jene möglich, die sich bewusst dafür entscheiden, sich der Zeitlosigkeit des Kairos zu öffnen, und dennoch im flüchtigen Chronos verankert bleiben, die mit klopfendem Herzen und unter Schmerzen genau dort an der Kreuzung verharren.

Das unterscheidet Omeganer von Entrückungsideologen, über die wir bereits sprachen. Statt dem Menschsein zu entfliehen, unterwerfen sich ihm die Omeganer. Jedoch nicht verbittert und resigniert oder indem sie ihrem wahren Selbst abschwören – sondern indem sie bewusst an Chronos und Kairos festhalten.

Diese schier unmögliche Aufgabe verwandelt sie in zweifach geborene Menschen oder Anthropos. Gleichzeitig in der Welt zu sein (Chronos) und nicht von dieser Welt zu sein (Kairos) ist das Schlimmste und Schönste des menschlichen Daseins: das gleißende Licht und die Freude veränderter Bewusstseinszustände, auf die unvermeidlich die Rückkehr in unseren beschränkten und mit Mängeln behafteten Alltag folgt. Zwischen diesen Polen schwingt unser Leben hin und her: Agonie und Ekstase. Hegels Dialektik in ihrer endgültigen Ausdeutung. Geben wir dem Zustand den Namen »Blissfuck Crucifiction«. Skandalös, aber zutreffend.

Sich aus der Zeit zu lösen ist ausgesprochen schwierig. Wir sind mit Chronos zusammengeschweißt. Unser Ego, unsere Identität, Leid und Stolz, unser Suchen, Streben, Sehnen, Verlangen, unser Scheitern binden uns an das menschliche Erdenwurmdasein. Wer auf dem Bahnsteig 9¾ den Zug nach Hogwarts erwischen will, muss sich sputen und einen Zusammenprall mit der Mauer in Kauf nehmen, sonst schafft er es nicht. Denn was ist der nicht verhandelbare Preis der Fahrkarte nach Kairos? Der Tod.

Der physische Tod ist die offensichtlichste, uneleganteste und nicht rückgängig zu machende Option, um sich der Anziehungskraft von Chronos zu entziehen. Diejenigen, die das Glück einer Nahtoderfahrung hatten, berichten häufig von einem Blick auf das Leben außerhalb der regulären Zeit. Die Wirkung ist tiefgreifend. Aber wer das Risiko zu sterben auf sich nimmt, um sich lebendig zu fühlen, befindet sich auf dem Irrweg. Diese Methode ist weder sicher noch wiederholbar oder skalierbar.

Auf den Ansatz der Tibeter kamen wir bereits zu sprechen. Sie verbrachten ihr gesamtes Leben meditierend und näherten sich der Schwelle zur Sterblichkeit in der Überzeugung, dass sie, sobald sie diese ohne Weiteres zu überqueren vermochten, das Rad der Wiedergeburt und des Leidens verließen. Zugegeben, das ist eine Menge Vorleistung für einen einzigen Versuch. Was ist denn, wenn Sie nach vierzig Jahren unermüdlicher Praxis auf der sprichwörtlichen Bananenschale ausrutschen oder von einem dieser lebensgefährlichen Busse überfahren werden? Dann hätten Sie echt Pech gehabt.

Dem griesgrämigen Dichter und Farmer Wendell Berry verdanken wir einen anderen Vorschlag:

Rechnet mit dem Ende der Welt …
Seid fröhlich, obwohl ihr alle Tatsachen bedacht habt …
Übt euch in Auferstehung.

Ein undurchschaubarer, provozierender Vers. »Seid fröhlich, obwohl ihr alle Tatsachen bedacht habt …« spricht von der Freiheit, die sich einstellt, wenn wir aus tiefstem Herzen getrauert haben. Ein aufgelöstes Paradoxon.

Wenn wir seinen Ratschlag wörtlich nehmen, wie können wir die Auferstehung üben?

Zunächst einmal müssen wir unser Selbst überwinden. »Wenn wir das vergeben können, was man uns angetan hat«, schreibt Chuck Palahniuk in *Fight Club*, »und das, was wir anderen angetan haben … wenn wir einmal unsere Geschichten hinter uns lassen, unser Opfer- und Schurkendasein, dann, und nur dann, können wir die Welt retten.«

Nur wenn unsere Geschichten, Hoffnungen, Ängste, Bitten und unser Schmerz für uns bedeutungslos geworden sind, können wir erahnen, was jenseits davon liegt. Im Laufe unseres Lebens katalogisieren wir unsere Geschichten, beschäftigen uns immer wieder mit dem, was uns Schlechtes widerfahren ist, lecken unsere Wunden und rechtfertigen unsere Vereinzelung.

Aber daraus spricht nur unser Stolz. Keine ostentative »Coolness«, sondern eine unverschämtere Variante. Wir sind stolz auf unser Leid, unsere einzigartige und ganz besondere Andersartigkeit. »Stolze Menschen schaffen sich selbst die schlimmsten Sorgen«,[25] beobachtete Emily Brontë.

Wir sammeln die Geschichten unseres Kummers so lange und sorgfältig und benutzen sie als Schutzschild vor noch schlimmerem

Übel; und wenn die Zeit reif ist, zögern wir, uns von ihnen zu trennen.

So wie sich Lots Frau bei der Flucht aus Sodom umwandte und zur Salzsäule erstarrte. Oder wie Orpheus der Versuchung, einen letzten Blick in den Hades zu werfen, nicht widerstehen konnte und seine Geliebte Eurydike, die er retten wollte, auf ewig verlor: Irgendetwas treibt uns dazu, die Gnade infrage zu stellen und alles kurz vor unserer Erlösung zunichtezumachen.

Denn das ist das Entscheidende des Kairos: Wenn wir es nur für einen Augenblick lang dorthin schaffen, verstehen wir, dass wir wieder im Garten Eden sind. Versuche, das in Zeiteinheiten zu messen – ob Momente, Minuten oder Monate –, sind völlig irrelevant und der falsche Maßstab. Eine Sekunde in der Ewigkeit ist gleichbedeutend mit immer. Die Unendlichkeit ist unteilbar.

Ein typisches Beispiel: Vor rund zehn Jahren feierte meine Mutter ihren siebzigsten Geburtstag. Die ganze Familie kam an einem See in den Blue Ridge Mountains zusammen, wo wir schon seit Langem zum Zelten, Angeln und Wasserskifahren hingingen. Für eine Familie mit Kindern, deren Vater im Militärdienst gewesen war, und Waisen, deren Leben sich auf drei Kontinenten abgespielt hatten, kam dieser Ort dem Begriff »Heimat« noch am nächsten.

An diesem Festabend zogen wir alle Register: Wir schlugen ein riesiges Kuppelzelt auf, schmückten es mit Laternen und Fahnen und warteten mit Musik, Lachs, Champagner auf. Die Matriarchin unseres Clans feierte einen runden Geburtstag, und da schien es angemessen, sie mit einer epischen Party zu ehren. Aber als die Sonne unterging, tat meine Mutter etwas Unerwartetes. Vielleicht, weil sie ein wenig beschwipst war oder einfach nur aus einer besonderen Geburtstagslaune heraus, ging sie zum Bootssteg, legte ihre Klamotten ab und sprang in den See. Sie hatte auch früher manchmal nackt gebadet, aber das war schon lange her und immer nur im Schutz der Dunkelheit geschehen. Wir gingen alle nach und nach zum Steg und zogen uns, ohne weiter darüber zu reden, ebenfalls aus und sprangen zu ihr ins Wasser. Alle Generationen unserer Familie, vom

Kleinkind bis zum Ältesten, planschten im Wasser herum, nackt, wie Gott uns schuf. So etwas hatte es bisher noch nie gegeben und kam auch danach nicht wieder vor. Für eine Familie von spießigen Briten war es ein einmaliges Erlebnis ungehemmter Freude.

Als die Sonne unterging, hing eine perfekte Mondsichel über den Bäumen. Wir lachten alle so sehr, dass es schwer war, sich über Wasser zu halten. Die Luft fühlte sich flüssig und gesättigt an, die Sterne funkelten. Nach 45 Minuten ungetrübtem Badespaß gingen wir wieder an Land, umarmten uns und legten uns schlafen.

Als wir am Tag darauf meinen Bruder zum Flughafen fuhren, gingen wir den Abend noch einmal durch. »Was war letzte Nacht bloß los?«, fragte ich ihn.

»Keine Ahnung«, sagte er, »aber unsere Familie war ganz klar in einem Zustand der Gnade.«

Einen Monat später flogen auch meine Eltern nach England zurück, und im nächsten Jahr, fast auf den Tag genau am selben Datum, war meine Mutter bereits ihrem Krebsleiden erlegen, das zu spät entdeckt worden war. Bei dieser Nacktbadeparty war die ganze Familie zum letzten Mal komplett zusammen, und es war unser schönster gemeinsamer Moment.

Natürlich war die Versuchung groß, die Hände zu ringen und den Tod meiner Mutter zu beklagen, dennoch konnte nichts der strahlenden Vollkommenheit dieses Abends etwas anhaben. Wir erinnerten uns voller Ehrfurcht daran, dass wir, und sei es auch nur ein Mondscheinschwimmen lang, zusammen gewesen waren und dass wir einander und das Leben geliebt hatten. Das ist Kairos. Es zu hinterfragen oder mehr davon zu wollen, wenn man es einmal gekostet hat, grenzt an Undankbarkeit.

Als Paulus sagte: »Die Liebe ist langmütig, die Liebe ist gütig; sie ereifert sich nicht, sie prahlt nicht, sie bläht sich nicht auf«, hatte er dabei nicht mütterliche Nachsicht oder eine zweite Chance in der Liebe im Sinn. Er sprach vom Kairos. Er wies den Weg zum Omega-Punkt.

Wenn wir das Glück haben, uns irgendwie bis zum Kairos durchzuschlagen, bleibt uns nur noch eines zu tun: auf die Knie fallen und vor Dankbarkeit weinen. Es gibt kein Hinterfragen der Erlösung. Und auch kein Hinterfragen des steinigen Weges, der uns dorthin gebracht hat. Unsere tiefsten Wunden, dunkelsten Nächte, schwersten Prüfungen werden in dieser Entfaltung erlöst.

Wie es in dem alten Kirchenlied heißt: »Through all the tumult and the strife, I hear that music ringing. It sounds an echo through my life, how can I keep from singing?«

15

Über das Jenseits nachsinnen

Und so lang du das nicht hast,
Dieses: Stirb und werde!
Bist du nur ein trüber Gast
Auf der dunklen Erde.

Goethe

Offenbarung durch Nachbau und Neustart

In der Geschichte der Menschheit kehrten Mystiker nach einer Offenbarung meist aus der Einsamkeit der Wildnis zurück und erzählten allen davon. Aus diesen blitzartigen Erkenntnissen erwuchsen Bräuche, Rituale und Tabus und überlagerten allmählich die ursprüngliche Erfahrung, bis diese kaum noch zu erkennen war und unter dem Gewicht des kulturellen Ballasts schier erdrückt wurde. Solange derartige Erfahrungen noch selten waren, kaum verstanden wurden und praktisch unwiederholbar waren, lag es nahe, diese wenigen kostbaren Einblicke besonders zu idealisieren. Die Erfahrung thronte unangetastet auf einem Sockel.

Heute allerdings sollten wir genau das Entgegengesetzte tun. Statt noch eins draufzusetzen und immer wieder zu versuchen, das Erhabene von hier aus zu erklären, wäre es da nicht besser, jedem eine Fahrkarte in die Hand zu drücken? Sollte sich nicht jeder selbst dorthin begeben und sich sein eigenes Bild machen? Es ist ein experimenteller und erfahrungsorientierter Ansatz – und damit wesentlich für eine quelloffene Methode, die für Menschen überall auf der Welt funktioniert.

Das ist ein entscheidender Ansatz, wenn wir ernsthaft eine neue, flexiblere und inklusive Architektur doktrinärer Religionen anstreben. Auf diese Weise können wir Methoden teilen, die zum Glauben führen, statt anderen unter Berufung auf weit zurückliegende und nicht wiederholbare Offenbarungen bestimmter Personen vorzuschreiben, was sie glauben sollen. Jeder kann selbst bestimmen, mit dem Kopf und dem Herzen. Genau das bietet das »Alchemisten-Kochbuch«: eine Möglichkeit, die jahrtausendealte Religionsgeschichte auf den Kopf zu stellen und authentische, selbsterfahrene Techniken der Ekstase an deren Stelle zu setzen.

»Wie könnten wir den Sinn 3.0 quelloffen, experimentell und erfahrungsorientiert neu konzeptionieren?«, lautete in etwa unsere frühere Frage. Die Antwort darauf: Wir müssen einen mutigen Schritt wagen, damit der Omeganismus zu einer lebensfähigen Mythologie wird. Dieser Schritt besteht darin, zuverlässig den Omega-Punkt zu finden. Vielleicht haben wir die Schnittstelle Kairos/Chronos bereits mit einer Stecknadel markiert, aber wie wir in einem Stück dorthin gelangen, wissen wir noch nicht.

»Da sind tausend verschiedene Weisen, niederzuknien und den Boden zu küssen«, erklärt uns Dschalāl ad-Dīn Rūmī, »und tausend Wege zurück nach Hause.«

Da hat er recht. Aber wir haben nur ein Nervensystem. Und es ist der Königsweg zu unserer Erlösung.

In unserem Überblick über die Großen-Fünf-Techniken – Atmung, Embodiment, Sexualität, Substanzen, Musik – sind wir immer wieder auf ein täuschend einfaches Rezept gestoßen:

- Sättigen Sie Körper und Hirn mit Endorphin, Dopamin, Stickstoffmonoxid, Oxytocin und Serotonin.
- Erhöhen Sie den Vagustonus und die Variabilität der Herzfrequenz.

- Fahren Sie Ihre Hirnströme auf Alpha- und Theta-Wellen herunter, und tauchen Sie gelegentlich kurz in Gamma- und Delta-Wellen ein.
- Lösen Sie mit Gemischen wie Lachgas, Ketamin oder durch Hirnnervenstimulation (die alle mit der Induktion von Delta-Wellen im EEG korrelieren) einen globalen Neustart Ihres Hirnstamms aus.
- Laden Sie Ihr Nervensystem mit Energieimpulsen in Form von elektrischem Strom, Magnetismus, Licht, Ton, Schmerz oder Orgasmus.
- Richten Sie Ihre Wirbelsäule gerade aus, und aktivieren Sie Hüfte, Glieder und Faszien für Bewegung und Integration.
- Verändern Sie die Sauerstoff-, Kohlenstoff- und Stickstoffverhältnisse in Ihrem Blut durch bewusste körperliche oder gasunterstützte Atemarbeit.
- Hören Sie polyrhythmische Musik, die Sie aus Ihrem Standardmodus-Netzwerk herausholt und als Trägerwelle Ihrer subjektiven Erfahrung dient.
- Erleben Sie eine Anamnese – und erinnern Sie sich an das, was Sie vergessen haben.
- Bleiben Sie wach. Bauen Sie etwas auf. Helfen Sie mit.

Mit diesen einfachen Tools können wir zuverlässig eine ekstatische Todeserfahrung bewirken. Falls Sie poetisch veranlagt sind, gefällt Ihnen vielleicht auch die Bezeichnung »Blissfuck Crucifiction«. Oder »Das sexuelle Yoga des Werdens«, falls Sie ein eher pragmatischer Typ sind. Für den eher konservativen Geschmack ist auch noch »Erokomatöse Luzidität« im Angebot. Letztlich ist die Bezeichnung jedoch zweitrangig. Wichtig ist vor allem, was die Werkzeuge bewirken: den kompletten systemischen Neustart unseres Nervensystems und damit unserer Psychologie und unserer Selbstwahrnehmung.

Todes- und Wiedergeburtsrituale sind so alt wie die Menschheit, von den schamanischen Einweihungen der indigenen Völker bis hin zu den Eleusinischen Mysterien im alten Griechenland. Bisher waren sie jedoch weitgehend metaphysisch und metaphorisch. Dank neurowissenschaftlicher und psychologischer Fortschritte besitzen wir inzwischen viel genauere Kenntnisse darüber, wie sich derartige Erfahrungen, deren Zugang bisher durch Mystik und Missverständnisse vernebelt war, herbeiführen lassen. Was früher als metaphorisch und metaphysisch galt, ist inzwischen einfach physiologisch.

Das ändert alles. Wer das Nirvana demokratisieren möchte, darf sich nicht auf Überlieferungen verlassen. Jeder muss in der Lage sein, es selbst zu erleben. Inspirierende Zitate und sehnsüchtige Blicke durch das Hubble-Teleskop greifen eindeutig zu kurz. Was wir benötigen, sind Startcodes für den echten Abflug.

Die Erfahrung der gnostischen Tod/Wiedergeburt-Initiation muss inhaltsneutral sein. Was Sie in diesem Ausnahmezustand wahrnehmen, ist Ihre rein persönliche Angelegenheit. Es spielt keine Rolle, ob Sie beispielsweise ein agnostisches Narrativ wählen, während Sie über die unendlichen Wunder des Bewusstseins nachdenken. Oder theistisch, wenn Sie mit den Göttern und Engeln Ihres Pantheons kommunizieren. Ästhetisch, wenn Sie die fraktalen Symmetrien vor Ihrem geistigen Auge bestaunen. Im Team Omega ist Platz für alles.

Glauben Sie, was Sie glauben wollen. Nur den Glauben dürfen Sie nie verlieren.

(Oder warten, bis es zu spät ist.)

Wenn Sie diesen Augenblick der absoluten Wahrheit erleben, bedeutet »Glauben« nicht, blind einem Dogma oder einer Doktrin zu folgen. Oder Priestern und himmlischen Göttern abergläubisch zu gehorchen. Es hat mehr Ähnlichkeit mit dem, was der Quäker-Theologe und Stanford-Kaplan Elton Trueblood so beschrieb: »Glaube ist nicht gleichbedeutend mit Überzeugung ohne Beweis, sondern mit *vorbehaltlosem* Vertrauen.«

Dieses vorbehaltlose Vertrauen – in uns selbst, in andere und das Universum – erreichen wir auf somatischem Weg. Wir spüren es körperlich in uns oder überhaupt nicht. Wir erfahren es nur durch eine vollständige transformative Ekstase. Und erst dann können wir nicht nur sagen, sondern es auch wirklich meinen: »Daran erinnere ich mich, und heute fange ich neu an.«

Denn um nichts anderes geht es beim Blick in den Kairos. Es ist nicht nur autotelisch, sondern *autodidaktisch*. Autotelisch bedeutet ja, eine hohe intrinsische Motivation zu haben und eine Tätigkeit um ihrer selbst willen auszuüben, wie wellenreitende Delfine oder Kinder, die sich den Hang hinunterrollen – sie tun es einfach aus Spaß an der Sache. Aber das autodidaktische Element? Das heißt, wir bringen uns selbst etwas bei, erfahren etwas über uns selbst.

Die Informationen im Kairos sind nicht selten unheimlich, wir nehmen sie als absolut einzigartig und aktuell wahr und spüren den dahinter wirkenden, leicht bösartigen Sinn für Humor. Niemand weiß so recht, warum das so ist. Fest steht nur, dass es so ist.

Wir erliegen zu häufig der Versuchung, diese intelligente Kraft zu personifizieren, zu vergöttern oder zu verdinglichen. Wir sind nun mal Geschichten erzählende Affen, die nicht aus ihrer Haut können und es nicht zulassen, dass ein Geheimnis ein Geheimnis bleibt. Doch sobald jemand dieses gesamte Potenzial in die falsche Gewissheit einer Erklärung packt, verzerren wir das Erlebte und damit das, was es war, ist und sein könnte. In den meisten Fällen ist es einfach besser, den brennenden Dornbusch brennen zu lassen.

Informationstheorie

Im Bewusstsein des Menschen erkennt die Natur sich selbst. Ein Teil unseres Seins weiß, dass die Natur unser Ursprung ist … Wir alle bestehen aus Sternenstaub.

Carl Sagan

Trotzdem sollten wir zumindest über das Jenseits *nachsinnen*. Wenn wir erwägen, unser Leben und unsere Zukunft seinen sich selbst offenbarenden Erkenntnissen anzuvertrauen, ist es nötig, dass wir uns ein provisorisches Verständnis davon verschaffen, woher die Informationen im Kairos stammen.

Metaphysische Spekulationen umfahren wir am besten weiträumig und erkunden lieber verschiedene Erklärungen der Informationsebene, die ohne Vertrauensvorschüsse auskommen. Es sind vernunftbasierte Schlüssel der Wissenschaft. Womit nicht gesagt ist, dass sie allesamt wahr wären. Mit der Zeit werden auch diese Erklärungen durch Fortschritte in Theorie, Messtechnik und Forschung ersetzt werden.

Zugleich ist es höchste Zeit, sich vom reduktionistischen atheistischen Materialismus und seiner pauschalen Ablehnung aller Wahrheiten zu lösen, die sich weder unter dem Mikroskop noch dem Teleskop zeigen. Das gilt genauso für das entgegengesetzte Extrem: Vorbehaltloses magisches Denken würde nur dazu führen, dass wir den verstaubten alten Fundamentalismus durch eine neue, blank polierte, aber wesensgleiche Variante ersetzten.

Beide Haltungen lassen sich mit einem rationalen Mystizismus auf den neuesten Stand bringen – bezeichnen wir ihn hier als »Neuplatonismus«. Diese Denkrichtung berücksichtigt Vernunft und Evidenz und lässt zugleich Raum für das, was jenseits unseres Verständnisses liegt. Wenn wir durch ein Gelände ohne vertraute Orientierungspunkte steuern, kommt es auf präzise Kompasspeilungen an. Schließlich ist es leichter, gefunden zu werden, als sich nicht zu verirren.

Im Folgenden finden Sie vier Erklärungen dafür, woher diese Informationen in veränderten, ekstatischen Bewusstseinszuständen stammen könnten, ausgehend von empirischem bis hin zu eher vermutetem Wissen …

Erklärung 1: Der Umwelt-Effekt

Die Rohdaten der Rechner prasseln ständig mit Millionen von Bits pro Sekunde auf uns ein. Die meiste Zeit ignoriert unser normales Wachbewusstsein mit der Standardeinstellung »überarbeiteter Primat« so gut wie alle. Henri Bergson und Aldous Huxley bezeichneten dieses Phänomen als das »Reduzierventil des Bewusstseins«. Unser bewusster Verstand verarbeitet beispielsweise Informationen mit etwa 120 Bits pro Sekunde, unsere Netzhaut schafft bis zu 11 Millionen Bits. In einem Peak-Zustand erweitern wir das Reduktionsventil, und unsere *Umwelt* – also jener Teil der Realität, den wir wahrnehmen können – erweitert sich entsprechend. Ein Cocktail aus Neurochemie, hyperkonnektivierter Neuroanatomie und optimierter Neuroelektrizität sorgt dafür, dass wir mehr von dem aufnehmen, was ohnehin in jeder Sekunde an uns vorbeirauscht. Was sich übernatürlich anfühlt, ist in Wirklichkeit nur ein vergrößerter Datenfluss. Für lupenreine Materialisten ist das die beste, schlanke Erklärung. Näher kommt man nicht an Ockhams Rasiermesser heran (»Die einfachste Erklärung ist meist die beste«). »Das Universum ist voll wunderbarer Dinge«, schrieb Eden Phillpotts, »die geduldig darauf warten, dass unsere Sinne schärfer werden!« Veränderte Bewusstseinszustände bewirken also letztlich nichts anderes, als unsere Sinne so weit zu schärfen, dass wir ein bisschen mehr von dieser Magie wahrnehmen können.

Erklärung 2: Der Ahnen-Effekt

In den letzten zehn Jahren wurde durch eine Reihe von Studien nachgewiesen, dass Marker, die unsere physische und mentale Gesundheit beeinflussen, über Generationen hinweg vererbt werden. Von abgelegenen Dörfern im hohen Norden Schwedens bis hin zu den Nachkommen der Kriegsgefangenen des Sezessionskrieges, Überlebenden des Holocaust und leidgeprüften Labormäusen gibt es zwingende Beweise für eine Form des Erbgedächtnisses – sowohl biologisch als auch psychologisch –, das von unseren Familien auf uns übergeht.

Das Feld der Epigenetik steckt noch in den Kinderschuhen, und mit jeder neuen Veröffentlichung werden Erkenntnisse und Methoden diskutiert, aber dennoch haben wir bereits eine Menge durch die neue Disziplin gelernt. Beispielsweise kommen DNA-Methylierung, also die Fähigkeit von Genen, sich je nach Umweltbedingungen zu modifizieren, RNA, eine einzelsträngige Ribonukleinsäure, die an der Umsetzung genetischer Informationen beteiligt ist und das Grundgerüst der DNA bildet, sowie Histone, Proteine, die zur Verpackung der DNA dienen, alle als mögliche Mechanismen infrage, aufgrund deren wir uns an die Erfahrungen vorhergehender Generationen »erinnern«. Wenn sich bei außergewöhnlichen Bewusstseinszuständen unsere Fähigkeit zur Aufnahme der Umwelt erweitert, könnten wir möglicherweise auch Zugriff auf diese Erfahrungen haben.

Diese geisterhafte Intuition würde uns dann als magisch erscheinen und läge definitiv jenseits unserer bewussten, persönlichen Wissensbestände. Ein bisschen so wie in der Quizsendung »Wer wird Millionär?«, wenn jemand den Telefonjoker einsetzt – nur ruft man eben keinen Freund oder Verwandten an, sondern nimmt mit Verstorbenen Kontakt auf. Das mag abwegig klingen, ist aber in indigenen und traditionellen Kulturen durchaus üblich, von den amerikanischen Ureinwohnern bis zu den Griechen und Japanern. Sie alle haben »Ahnenkulte«, in denen sie Verstorbene um Rat bitten. Über mehrere Generationen hinweg besteht durchaus die Möglichkeit, dass wir eine Form von Ahnenwissen in uns tragen, das über Kultur und Geschichte hinausgeht und bis in den Kern unserer biologischen Ausstattung reicht. Neue wissenschaftliche Felder liefern Erklärungen dafür, wie das vor sich gehen könnte.

Erklärung 3: Sternenstaub

Wir teilen rund 97 Prozent der entscheidenden Lebensbausteine – Kohlenstoff, Wasserstoff, Stickstoff, Sauerstoff, Phosphor und Schwefel – mit dem Universum. Wie Joni Mitchell sang: »Wir sind Sternenstaub.« Das Rohmaterial unseres Körpers, die komplexen chemischen Vorgänge, die unsere Synapsen befeuern und unser Herz schlagen lassen, stammen alle aus den Trümmern des Urknalls. So groß und so alt sind wir.

In dem Buch *Living with the Stars. How the Human Body is Connected to the Life Cycles of the Earth, the Planets and the Stars* kommt Professorin Iris Schrijver von der Stanford University zu dem Schluss: »Alles, was wir sind, und alles, was im Universum und auf der Erde ist, entstand aus Sternenstaub, der uns bis heute durchschwebt. Er verbindet uns unmittelbar mit dem Universum und *baut unsere Körper innerhalb einer Lebensspanne immer wieder von Neuem auf.*«

Es ist direkt in uns, in unserer DNA. Seit Watson und Crick die Struktur der Doppelhelix entschlüsselten, wissen wir, dass unsere DNA den genetischen Code aller Lebewesen enthält. In jüngster Zeit hat sich unser Verständnis vertieft, auf welche Weise die Doppelhelix unglaubliche Informationsmengen aufnimmt und speichert – bis zu fünf Millionen Mal effizienter als gegenwärtige Methoden.

Laut Yaniv Erlich vom Zentrum für Computerbiologie und Bioinformatik an der Columbia University, hat »die DNA eine Menge Vorteile … Sie besteht seit drei Milliarden Jahren, und dass die Menschheit die Fähigkeit verliert, diese Moleküle zu lesen, ist unwahrscheinlich.« Kürzlich kodierte ein Forscherteam an der University of Texas in Austin den *Zauberer von Oz*, übersetzt in die Weltsprache Esperanto, auf DNA-Stränge. George Church an der Harvard University ist es gelungen, den Stummfilm »A Trip to the Moon« aus dem Jahr 1902 auf eine Doppelhelix zu kodieren. Diese Beispiele verdeutlichen, dass hier ein Geben und Nehmen stattfindet: Die auf der DNA gespeicherten Daten sind mit unserem eigenen Leben und seinen Geschichten vernetzt. Vom Reich des gedanklichen Experiments sind wir inzwischen beim physischen Experiment angelangt.

Diese Entwicklungen führen uns zu einer recht verblüffenden Erkenntnis. Wir bestehen aus Sternenstaub und teilen unsere chemische Zusammensetzung mit dem Weltraum. So weit, so bekannt. Die DNA, die das gesamte Leben programmiert, lässt sich sowohl verschlüsseln als auch entschlüsseln. Sie liefert einer Zelle nicht nur die Information, dass sie etwa im Herzen oder im Bein wachsen muss, sondern kann auch einen Film oder Shakespeares gesammelte Werke enthalten. Und das ist längst nicht alles. Die DNA gehört zu den effizientesten und widerstandsfähigsten Speichersystemen schlechthin, über Zeit und Raum hinweg.

In veränderten Bewusstseinszuständen ist unser Nervensystem darauf vorbereitet, Muster wahrzunehmen und auf Informationen zuzugreifen, die ihm normalerweise nicht zugänglich sind. Können wir dann möglicherweise irgendwie die Informationen unserer genetischen DNA lesen? Und falls wir tatsächlich in der Lage sein sollten, diese Daten, wie unbeholfen oder intuitiv das auch vor sich gehen mag, zu entschlüsseln, welche Geschichten hätten sie uns dann zu erzählen?

Am Anfang steht das Ich. Noch vor dem Mond und den Sternen: Ich Bin. Und vor Abraham (oder Instagram): Ich Bin.

Allerdings sind *wir* selbst in diesem Gedankenexperiment das große »Ich Bin«. Verschlüsselt in unseren Körpern, dekodiert von unseren Hirnen, stellen wir fest, dass wir buchstäblich das Alpha und Omega sind – und dass wir schon immer da waren. Aus den Rohstoffen Kohlenstoff, Wasserstoff, Stickstoff, Sauerstoff, Phosphor und Schwefel, den Phosphaten und Zucker des DNA-Stranges entsteht alles Leben und alles von uns. Die Anamnese – jenes Vergessen des Vergessens, das so charakteristisch für Kairos ist – könnte ein Erinnern dieser einfachen Tatsache sein. Iris Schrijver räumt ein: »Von unserem physischen Körper bleibt ein Großteil nur für kurze Zeit erhalten. Das steht natürlich im seltsamen Widerspruch zu unserer Selbstwahrnehmung … Aber unsere Form ist überhaupt nicht festgeschrieben, sondern eher wie ein Muster oder ein Prozess … Die Vergänglichkeit unseres Körpers und der Fluss von Energie und Materie führten uns dazu, unsere Verbindung mit dem Universum zu erforschen.« Dieser verblüffenden Einsicht nach kann sich jeder von uns als Omeganer fühlen. Allerdings nur, wenn wir uns zuvor von der Vorstellung verabschieden, wir seien individuelle und voneinander getrennte Einzelwesen.

Erklärung 4: Die Informationsschicht

Unsere ersten drei Erklärungen über den Ursprung der Informationen waren hypothetisch, aber materiell: Umwelt und erweiterte Datenverarbeitung, epigenetische Signale der Vorfahren, unsere eigene DNA dient als Festplatte der Periodensysteme des Universums. Das alles findet nach wie vor physisch in unseren Körpern und Hirnen statt.

Die vierte und letzte Erklärung geht darüber hinaus und zieht die Möglichkeit einer nicht mehr zu verortenden Inspirationsquelle in Betracht.

Seit Philosophen über dieses Problem nachdenken, sind sie davon ausgegangen, dass es eine Wirklichkeit gibt, die jenseits dessen liegt, was unsere Umwelt erkennt oder wir mit unseren fünf Sinnen wahrnehmen können. Diese Wirklichkeit, so die Behauptung, ist im Gegensatz zu unserem täglichen Leben vollkommen. Platon nennt sie »die ideale Welt der Ideen oder Formen«. Alles, was wir je erfahren können, existiert zuerst in abstrakter Ideenform in ihr. Ein Apfel oder Stuhl auf unserer Ebene ist laut Platon nichts als eine unvollkommene Sinnesinstanz der ursprünglichen Idee eines Apfels oder Stuhls, welche vollkommen sind.

Platon und nachfolgende westliche Gelehrte vertraten auch die Vorstellung eines Äthers – einer unveränderlichen, ewigen universellen Hintergrundsubstanz. Der Äther war buchstäblich das Substrat der physikalischen Existenz und Medium für die Ausbreitung von beispielsweise Licht und Schall. Einige Jahrhunderte später verwarfen die viktorianischen Physiker Michelson und Morley das Konzept des Äthers und schufen damit die Grundlage für die Einstein'schen Relativitätstheorien und einen Großteil der nachfolgenden modernen Physik.

Andere Denker griffen jedoch immer wieder auf eine Metapher zurück, um ihre Einblicke in die Informationsschicht zu beschreiben. Buckminster Fuller nannte sie etwa das »Design Realm« und schrieb seine eigene außergewöhnliche Produktivität in der Architektur, der Nachhaltigkeit und dem Futurismus seinem Zugang zu diesem »Design Realm« zu. Er transkribiere lediglich das, was bereits vorhanden sei, erklärte er bescheiden, und erfinde nichts Neues.

Im 21. Jahrhundert prägte der ungarische Physiker Ervin László für diese hypothetische Sphäre den Begriff »A-« oder »Akasha-Feld« (nach dem Sanskrit-Begriff *Ākāśa* für »das Alldurchdringende, der Raum«). Für ihn erstreckt sich das Quantenvakuum über Zeit und Raum und trägt Information mit sich. Wenn wir auf dieses Feld zugreifen, erhalten wir Zugang zu einer Welt mit unglaublich dichten, universellen Daten. Der Zugang zum Akasha-Feld lässt sich eher mit Surfen im Internet vergleichen als mit dem Griff nach der *Encyclopedia Britannica.*

Die Beschäftigung mit der Informationsschicht – ob es nun um den Äther, die Noosphäre oder irgendeinen Begriff, in dem Quantum vorkommt, geht – ist für moderne Wissenschaftler eher Karrieregift. Sie riskieren so gut wie sicher Spott oder Ausgrenzung, wenn sie auch nur in Erwägung ziehen, dass es da noch ein Etwas jenseits der Stratosphäre geben könnte. Derartige Überlegungen galten seit den Erkenntnissen von Michelson und Morley als »unwillkommen«. Dennoch sind sie nie ganz verschwunden. Und in letzter Zeit schließt sich vielleicht der Kreis mit der Fragestellung: »Woher kommt die Information?«

Die Vorstellung, dass Information keine bestimmte Quelle hat, sondern gewissermaßen von überallher kommt, gehört zu den faszinierendsten Hypothesen der heutigen Physik. Während die meisten

Wissenschaftler die Position vertreten, das Universum bestehe aus Energie und Materie oder sogar aus einem Raum-Zeit-Kontinuum, sind andere der Meinung, das Universum bestehe in seiner einfachsten Form aus *Information.*

Charles Babbage – ein Mathematiker des 19. Jahrhunderts, Universalgelehrter und Erfinder der »Babbage-Engine« (ein Rechenautomat und Vorläufer des heutigen Computers) – hielt als einer der Ersten fest, dass Information von zentraler, elementarer Bedeutung ist. Erst in den Achtzigerjahren griff der Physiker John Wheeler, Mitglied des Manhattan-Projekts, Mitarbeiter an Einsteins einheitlicher Feldtheorie und Schöpfer der Begriffe »Schwarzes Loch« und »Wurmloch«, die Idee erneut auf.

Im Frühjahr 1989 hielt er am Santa Fe Institute einen Vortrag, in dem er seine *It-from-Bit*-Hypothese vorstellte. »It-from-Bit«, schrieb Wheeler, »versinnbildlicht die Idee, dass jeder Gegenstand der physikalischen Welt im Grunde – und das ist in den meisten Fällen ein sehr tiefer Grund – eine immaterielle Quelle und Erklärung hat; was wir Realität nennen, entsteht letztendlich aus den Antworten auf unsere Ja-oder-Nein-Fragen … Kurz gesagt ist alles Materielle ursprünglich informationstheoretisch und *dies ist ein partizipatorisches Universum.*«

Wheelers Idee klingt auch in Teilhard de Chardins Omega-Punkt an. In beiden Modellen verbinden sich Bewusstsein und Existenz zu einer sich selbst wahrnehmenden Singularität. »Physik erzeugt den partizipatorischen Beobachter«, sagt Wheeler, »dieser erzeugt Information; Information erzeugt Physik.« Und so geht es immer weiter.

Alles Existierende ist als Ja-Nein-Information kodiert; Wheeler zufolge beobachten wir diese Tatsache und nehmen zugleich an ihr teil. Vom Oben oder Unten des Drehimpulses des Elektrons im Universum, die, wie weit auch voneinander entfernt, immer noch in ihren Polaritäten verbunden sind, bis zur Eins und der Null des Rechnerkodes: Alles ist binär. Leben oder Tod. Kampf oder Flucht. Schwarz oder Weiß. Freund oder Feind. Männlich oder weiblich. Himmel oder Hölle, Alpha oder Omega. Von den einfachsten Bausteinen der Realität über die Überlebensmechanismen von Einzellern bis hin zu den Wechselfällen des menschlichen Lebens – unsere Standardeinstellung ist der Kontrast.

Um zu erklären, wie wir Zugriff auf den nahezu unbegrenzten Informationsfluss des Universums haben könnten, hat der in Oxford lehrende Mathematiker Robert Penrose die Theorie aufgestellt, dass im menschlichen Hirn unter bestimmten Bedingungen über Mikrotubuli in unseren Neuronen Quantenverschränkungen zustande kommen. Eine derartige Struktur würde scheinbar unmögliche Vorgänge wie Denken oder Intuition erklären. Während Penrose für seine Arbeiten auf dem Feld der Mathematik weltweite Bewunderung einheimste (Nobelpreis und Ritterschaft), stieß seine Theorie des Quanten-Bewusstseins auf weniger Begeisterung. Max Tegmark vom MIT in Boston hat nachgerechnet und kam zu dem Schluss, dass Penrose mit den Berechnungen zu unseren mentalen Fähigkeiten um mindestens zehn Größenordnungen danebenlag. Tegmark schätzt, dass im Hirn keine Quantenprozesse für dessen Leistungen, inklusive des Bewusstseins, verantwortlich sind. »Es ist ziemlich unwahrscheinlich«, so Tegmark, »dass im Gehirn Quantenprozesse ablaufen.«

David Eagleman, Neurowissenschaftler an der Stanford University, hat vorsichtig eine andere Erklärung zur Diskussion gestellt: das sogenannte dualistische Argument des Bewusstseins. Materialisten betrachten den »Geist« lediglich als ein Nebenprodukt von Gehirnaktivitäten. Dualisten hingegen unterscheiden zwischen einer Hardware – dem Hirn und dem Signal, das es empfängt – und jenem Universum der Information, von dem Wheeler sprach. In seinem Buch *Inkognito* erklärt Eagleman: »Damit will ich nicht behaupten, das Gehirn sei ein Radio, sondern nur unterstreichen, dass daran etwas Wahres sein könnte. Der derzeitige Stand der Wissenschaft schließt es jedenfalls nicht aus.«[26]

Jeffrey Kripal, Professor für Religionswissenschaft an der Rice University, erforscht mit großer Hingabe das Seltsame und Erhabene und kontextualisiert Eaglemans Theorie folgendermaßen:

»William James, Henri Bergson und Aldous Huxley haben lange vor Eagleman genauso argumentiert. Bergson hat dabei sogar die Analogie mit dem Radio erwähnt. An diesem Punkt kommen die Religionswissenschaftler – jedenfalls dieser hier – ins Spiel. In der Religionsgeschichte gibt es schließlich unzählige andere Hinweise auf eine ähnliche Radio-Theorie, die nahelegt, aber natürlich nicht beweist, dass das *menschliche Gehirn wie ein hochentwickeltes neurologisches Radio oder ein Fernseher funktioniert und sich in seltenen, aber höchst bedeutungsvollen Augenblicken, wenn sich der Kanal plötzlich ändert, als Empfänger eines transhumanen Signals erweist,* das schlicht nach vollkommen anderen Spielregeln spielt als den uns bekannten.«

Von Einstein soll der Satz stammen, jeder echte Theoretiker sei insgeheim ein demutsvoller Metaphysiker. Das trifft auf seinen Freund und Kollegen John Archibald Wheeler zu. Und auf den Paläontologen und Theologen Teilhard de Chardin. Es könnte auch für uns gelten. Mit jenen wiederholbaren Praktiken, die uns inzwischen zur Verfügung stehen, sind wir in der Lage, die gesamte ungeheure Bandbreite der Inspirationen selbst zu erforschen.

»Werden wir das Leben je begreifen?«, fragte sich Wheeler. »Ich bin sicher: Eines Tages werden wir die zentrale Idee von alldem erfassen, und sie wird so einfach, so schön und so offensichtlich sein, dass wir einander fragen: ›Wie könnte es anders sein?‹«

Amazing space, how sweet the sound, we were blind, but now we see.

Zu einem selbstbestimmten Menschen werden

Wir haben inzwischen schon ein ziemlich großes Gelände abgedeckt. Plötzlicher Sinnverlust in Teil 1, die Notwendigkeit, Treiber der Evolution für uns einzuspannen in Teil 2, und hier, in Teil 3, erkundeten wir das Feld der kulturellen Architektur und überlegten, wie wir diese wirkmächtigen Werkzeuge nutzen und zugleich die altbekannten Fehler vermeiden, die sich im Zusammenhang mit Peak-Zuständen nur allzu häufig einstellen.

Jetzt ist es geboten, die Sache abzurunden und aufzuzeigen, wie dieser Prozess der Selbst-Initiation mit der Zeit auch in Beziehung auf alle funktioniert, die uns am Herzen liegen. Es ist der letzte Abschnitt in diesem Wanderführer, der einen Weg beschreibt, Omeganer zu werden.

Zunächst folgt eine visuelle Beschreibung dieses Prozesses, der uns zur Reife führt, wenn wir ihn mutig und konsequent durchführen. Das Bild ähnelt dem christlichen Fischsymbol *(ichthýs)*: zwei Kurven, die sich an einer Seite kreuzen und einen Schwanz bilden. Im frühen Christentum war es als Geheimsymbol unter Gläubigen üblich und ist seit den Siebzigerjahren wieder recht populär, vor allem als Autoaufkleber.

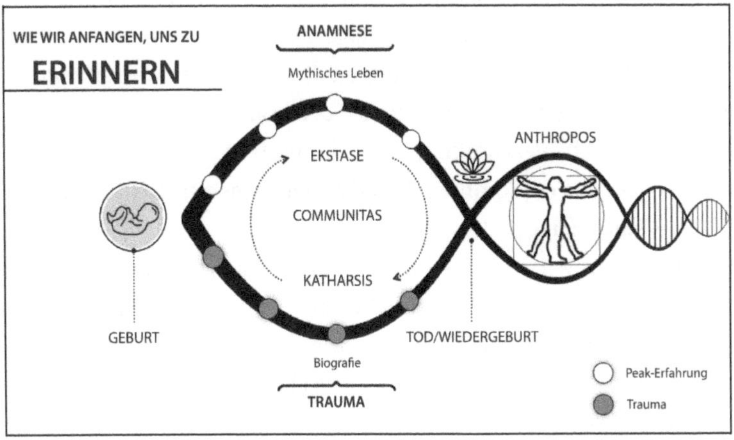

Aber trotz der Ähnlichkeit hat es nicht die Bedeutung dieses Zeichens. Falls es einen Vorläufer für unsere Version gibt, dann wird es eher die Epiphanie des Science-Fiction-Autors Philip K. Dick im Jahr 1974 beim Anblick eines Mädchens sein, das eine Bestellung bei ihm ablieferte und eine Kette mit einem goldenen *Ichthýs*-Anhänger um den Hals trug. Er erzählt, wie ein rosa Lichtstrahl aus dem Anhänger blitzt, ihn rücklings zu Boden wirft und aus der Zeit löst. Den Rest seines Lebens verbringt er damit, nach dem Sinn dieses Ereignisses zu suchen. Also stellen Sie sich unseren Fisch lieber als die galaktische Aktivierung von Philip K. Dicks Vision und weniger als Sticker vor.

Aber machen wir's nicht zu kompliziert. Nennen wir den Fisch einfach »DNA-Jesus-Fisch«. Das Modell ist im Wesentlichen die Wegbeschreibung des Prozesses der Selbstinitiation hin zum Anthropos. In das Leben eines zweifach geboren Menschen hineinfinden und es leben. Und dabei aus der Informationsschicht schöpfen, der Noosphäre oder wie immer Sie es nennen wollen.

Es fängt so an, wie wir alle anfangen: mit unserer Geburt. Und endet, wie wir alle enden: mit unserem physischen Tod. Zwischen diesen beiden Punkten entfaltet sich unser kurzes Leben in unzähligen Varianten. Das wäre die untere Kurve des Fischs. An diesem Bogen, der durch unser biografisches Leben führt, passieren schlimme Dinge, Tragödien, Traumata, Rückschläge. Das sind die dunklen Punkte. Belastende Kindheitserfahrungen (ACEs), belastende Erfahrungen im Erwachsenenleben, Krankheit, Schicksalsschläge, Verrat, Missbrauch, Gewalt, Verzweiflung. Der »Lohn der Sünde«, dem nur wenige Glückliche entkommen. Von der Wiege bis zur Bahre, mit jeder Menge Tiefschläge.

Aber wenn wir nur entschlossen und talentiert sind oder einfach Glück haben, erhaschen wir vielleicht zwischendurch einen Blick auf ein »Mehr« – einen Vorgeschmack des Kairos. Das ist die obere Kurve des Fisches, die unser mythisches Leben repräsentiert. Es könnte beispielsweise ein Augenblick der Ehrfurcht in der Natur sein, wenn die Zeit still steht, ein prächtiger Sonnenuntergang oder eine Sternschuppe, die wir beim Zelten sehen. Vielleicht auch ein Konzert unserer Lieblingsband, wenn alle im Chor mitgrölen, oder eine überwältigende Nacht mit jemandem, den wir lieben, in der unser Herz fast zerspringt.

Was es auch sein mag, wir halten diesen kostbaren Augenblick in Ehren, erinnern uns an ihn als einen der wenigen Momente im

Leben, in denen alles einen Sinn ergab, sich überhaupt zu lohnen schien. Aber da es nur eine einmalige Angelegenheit ist, lässt sich kein Muster daraus ableiten.

Falls es nicht doch wieder passiert.

Und wieder.

Mathe-Asse wissen: Wenn sich ein Muster dreimal wiederholt, dann ist es ein Trend. Sobald wir eine Reihe solcher Ausnahmeerfahrungen gemacht haben (die Punkte auf dem oberen Bogen), erinnern wir uns an sie, wenn wir wieder in Kairos zurückkehren, wenn wir wieder eine Anamnese erfahren und uns zugleich an das »wirkliche Wahre« erinnern. »Das Lustige daran ist, dass es sich, obwohl es so neu ist – ja, ich kann es nur so beschreiben, dass ich jedes Mal das Gefühl habe, wieder nach Hause zu kommen«, erklärte Ann Shulgin, Therapeutin und Lebensgefährtin des Chemikers und Pharmakologen Alexander »Sasha« Shulgin. »Als würde ein Teil von mir es bereits kennen – diesen Bereich kennen – und sagen: ›O ja, natürlich!‹ Es ist beinahe wie eine Erinnerung.«

Sobald wir die Punkte auf der Kurve in beide Richtungen miteinander verbinden, erkennen wir den Anfang eines Trends. Die sich schwach abzeichnende Linie des oberen Bogens lässt sich als Darstellung unseres mythischen Lebens lesen, das Spiegelbild unseres biografischen Lebens. Das zukünftige Beste in uns.

In Kairos leben wir kein Leben in stiller Verzweiflung. Wir blühen auf, sind stark und zielstrebig. Wir sind wie erlöst, gleiten mühelos dahin, Chaos, Verwirrung, Bedeutungslosigkeit und Monotonie des täglichen Lebens sind aufgehoben. Es ist so erfrischend, sich einmal von allen Belastungen zu befreien. Wir erinnern uns daran, wer wir wirklich sind, oder zumindest, wer wir sein könnten.

Aber wir nehmen auch deutlich unsere Traumata wahr, Verwundungen, blinde Flecken, die gesamten Umstände unseres Lebens, und wir empfinden vielleicht sogar Mitgefühl. Wenn die Anamnese uns an den Kern unseres Ichs erinnert, gibt sie uns zugleich einen Waschzettel an die Hand, auf dem alle offenen Fragen stehen, Sackgassen und alles, was wir wiedergutmachen müssen. Alles, was wir bisher zu tun versäumt haben, alle unnützen Umwege, die wir nicht weiterverfolgen, und alles, wofür wir uns entschuldigen sollten.

Irgendwann, wenn der begnadete Augenblick zu Ende ist, Kairos uns entgleitet und wir wieder in unseren Alltag in Chronos zurückkehren, stehen wir vor der Wahl: Wir können den Blick über die Wolken, den wir erhascht haben, mitsamt den Informationen und Inspirationen, die er uns geschenkt hat, annehmen und uns mit seiner Hilfe heilen. Wir können Peak-Zustände nutzen und unsere Versäumnisse ausgleichen. Oder aber wir verfallen dem »spirituellen Bypassing«: In diesem Fall tauchen wir in den Ausnahmezustand unseres Bewusstseins ein, schauen uns um, spüren unser aufgeladenes Selbst und sagen, statt mit neuem Mitgefühl und vollem Einsatz auf unseren Alltag zu blicken: »Scheiß drauf! Ich geh nie wieder dorthin zurück!« Das schmutzige Geschirr, die ungewaschene Wäsche, die nervtötende Arbeit, die zerrütteten Freundschaften und Familien – alles ist wie Asche in unserem Mund. Das helle Licht zu sehen, nur um dann wieder in den Keller hinunterzukriechen, ist eine unerträgliche Vorstellung. Wir spalten uns von unserem bisherigen Leben ab und klammern uns an unser neues, mythisches.

Vielleicht flippen wir total aus, stürzen uns in ekstatische Praktiken und die Gemeinschaft, in Atemarbeit, Tantra oder Hirnstimulation. Möglicherweise gönnen wir uns auch eine psychedelische »Therapie«, die letztlich nichts anderes ist als ein hauchdünner Vorwand für Hedonismus und Sensationsgier. In extremen Fällen fühlen wir uns vielleicht sogar veranlasst, einen neuen Namen anzunehmen, Zeichen unserer neuen Identität, und fortan nur noch fließende Leinenklamotten, Sandalen und Mala-Perlen zu tragen. (Aus bisher noch ungeklärten Gründen ändert anscheinend niemand seinen Namen von Sally in, sagen wir mal, Becky oder von Bob in George. Nein, Sally wird zu Satchananda oder Devi. Und Bob zu Vanguard oder Achilles.)

Welche Strategie wir auch wählen, sobald wir uns auf spirituelles Bypassing einlassen und dauerhaft in den Höhen eines erweiterten Bewusstseins verbleiben wollen: Die Entscheidung hat mit

Sicherheit zur Folge, dass wir irgendwann umso tiefer fallen. Derzeit herrscht jedenfalls in diesem hoch gelegenen Land der verlorenen Seelen kein Mangel an Gleichgesinnten.

Auf dem Weg zum selbstbestimmten Menschen gibt es noch ein weiteres erwähnenswertes Problem: das Durcheinanderbringen der Zeit. Die moderne Psychologie geht generell davon aus, dass ich »ich« bin und du »du« bist und unsere Uhren synchron gehen, wenn wir zusammen sind, aber tatsächlich ist das nur ganz selten der Fall. Wir teilen so gut wie nie dieselbe Gegenwart. Unsere Körper mögen zwar simultan im Raum verortet sein, aber nicht in der Zeit. Jeder von uns ist verloren in einem Meer von Geschichten – schmerzliche Erlebnisse in der Vergangenheit oder beängstigende Zukunftsaussichten, die wir um jeden Preis meiden, oder auch großartige Vergangenheiten und fantastische Zukunftsaussichten, von denen wir unbedingt mehr haben wollen. Im »Tiefen Jetzt« kommen wir praktisch nie zusammen.

Sobald wir anfangen, unser mythisches Leben zu führen, und zwischen Chronos und Kairos hin- und herpendeln, wird die Sache noch komplizierter. Das läuft typischerweise so ab: Wir hatten das Glück, einen Durchbruch zu erleben, und haben einen kurzen Blick auf Kairos erhascht, wo wir unser Selbst in seiner umfassenden Kraft erlebten und uns an unsere eigentliche Bestimmung erinnerten. Es war ein umwerfendes Erlebnis, und wir können gar nicht schnell genug wieder nach Hause zurückkehren und unseren Liebsten davon erzählen.

Wir kommen zurück, buchstäblich en*theo*siastisch – erfüllt von Spiritualität und Geist. Doch dann geschieht etwas völlig Unerwartetes. Unsere Liebsten nehmen das, was wir ihnen zu Füßen legen, nicht an. Zunächst trösten wir uns damit, dass wir ihnen wahrscheinlich nicht richtig vermittelt haben, wie grundlegend dieses ungeheure Ereignis unser ganzes Leben verändert hat. ALSO SCHALTEN WIR AUF GROSSBUCHSTABEN UM. Jetzt müssen sie es doch kapieren, denken wir, und hey, das Erlebte glüht noch in uns nach, und wir haben reichlich Liebe zu vergeben.

Aber das macht alles noch schlimmer. Je lauter wir auf sie einreden, desto weiter weichen sie vor uns zurück. Anfangs sind wir vollkommen überzeugt, dass wir sie mit unserer Überzeugungskraft gewinnen können, doch das klappt beinah nie. Und das liegt meistens daran, dass wir aus der Zeit gefallen und nicht mehr mit unseren Partnern synchron sind.

Wer eine derartige Entgrenzung und das volle Potenzial seines wahrsten/höchsten/besten Selbst erfahren hat, vergisst häufig, dass er noch Schulden hat. »Logisch, dieser Saul war Steuereintreiber und ein mieser Typ, stimmt schon, aber das bin ich ja nicht, *ich bin jetzt Paulus*, das muss dir doch klar sein!«

Es ist der Zusammenprall zwischen Kairos und Chronos: Einschneidende Erfahrungen in der einen Region führen zu Verletzungen in der anderen. Solange wir unser altes Ich nicht anerkannt und für seine Vergehen gesühnt haben, sind unsere Liebsten und Nächsten nicht in der Lage, diesem neuen Ich zu vertrauen.

Und sie haben ja nicht unrecht. Wahrscheinlich waren wir egoistisch, verletzend, schwach oder unaufmerksam. Selbst wenn wir jetzt unwiderstehlich anders sein mögen, wären sie dumm, einfach alle Vorsicht über Bord zu werfen und uns, unserem neuen Ich, uneingeschränkt zu vertrauen. Sie werden sich erst sicher genug fühlen, die Traumata, an denen auch wir vielleicht eine gewisse Mitschuld tragen, zu verarbeiten, wenn wir bereit sind, von unserem hohen Ross abzusitzen und den Mist wegzuschaufeln.

Bypassing stellt zweifellos eine Versuchung dar, um solchen Situationen aus dem Weg zu gehen, aber dieser Weg hat schon viele Ehen und Freundschaften zerstört. Das Zögern oder gar die rundweg erklärte Weigerung unseres Partners, unsere neuen geistigen Errungenschaften anzuerkennen, frustriert uns, und möglicherweise reagieren wir sogar gereizt. Wir ziehen uns vielleicht zurück, etwa in »spirituelle« Bücher, Online-Foren oder zu neuen Freunden, die uns »verstehen« und dieselbe Sprache sprechen wie wir.

Nach monatelangen Spannungen kommen wir vielleicht zu dem Schluss: »Ich weiß nicht, ob wir noch auf derselben Reise sind. Vielleicht ist mir spirituelles Wachstum/Heilung wichtiger als dir.« Was ja durchaus sein könnte, schließlich teilt nicht jeder Kumpel aus der Schule oder jede langjährige Ehefrau automatisch unsere Interessen. Leute entwickeln sich auseinander. Das trifft besonders dann zu, wenn wir jemanden in einer Lebensphase kennengelernt haben, die jetzt hinter uns liegt. Dann können aus Rissen Lücken werden und aus Lücken Abgründe. Aber es kann auch anders sein. Gerade diejenigen, die wir lieben, müssen besonders oft den Kopf hinhalten, wenn es um unsere verleugneten blinden Flecken geht. Dass sie daher das Risiko scheuen, uns ungeachtet ihrer eigenen Verletzungen auf *der* Fahrt unseres Lebens zu begleiten, ist begreiflich und wahrscheinlich auch richtig. Wir müssen bereit sein, für das, was wir getan oder unterlassen haben, die Verantwortung zu übernehmen.

Unsere eigene »persönliche Reise« kann, ungebremst, zu einem gefährlich aufgeblähten Ego und verzerrter Wahrnehmung führen. Jede Erfahrung oder Erkenntnis, die uns von unseren Partnern entfremdet, ist vermutlich eher unausgereift. Erfahrungen, die das Verbundensein mit unseren Brüdern (und Schwestern) fördern, sind deutlich stabiler und vertrauenswürdiger.

Hier spielen Traditionen eine wichtige Rolle: Sie erden uns und vergegenwärtigen uns die Grundlagen, an denen wir noch arbeiten müssen. Aber heute schert sich beinah niemand mehr um Traditionen. Wir sind zwar allein, aber noch haben wir einander. Hier wird die Communitas zum unverzichtbaren zweiten Standbein. Sie sorgt dafür, dass wir im Gleichgewicht bleiben und Rechenschaft über unsere Erkenntnisse während der Ekstase und Katharsis ablegen. Durch die Communitas bleiben wir demütig. Und menschlich.

Zu Hause ist es doch am schönsten

Wer in den Prozess eintritt und sich nicht in den Fallstricken verfängt, stellt fest, dass das Hin-und-her-Pendeln zwischen unserem biografischen und mythischen Leben an Schwung gewinnt. Eines profitiert vom anderen. Ekstase inspiriert uns nicht nur, sondern liefert uns auch die Blaupause zur Heilung. Katharsis heilt uns und befähigt uns, gewonnene Einsichten besser miteinander zu verknüpfen. Communitas schließlich verbindet uns, wir feiern und unterstützen einander.

Diese drei Punkte werden zu dem sich immer schneller drehenden Schwungrad unseres Lebens. Ohne Wege abzukürzen oder Schritte zu überspringen. Wer sich nur auf eine Sache konzentriert und die anderen vernachlässigt, verliert das Gleichgewicht. Wenn wir das Heilige leugnen, wird uns das Profane zermalmen. Wenn wir das Profane leugnen, verbrennt uns das Heilige. Wer beides annimmt, verabschiedet sich von einem Leben der Separation.

Genau das ist gemeint, wenn wir den Initiationsprozess als »Blissfuck Crucifiction« bezeichnen. Er ist Agonie und Ekstase zugleich. Für immer. Wir sind von der neurotischen Suche nach immer mehr befreit. Aber wir erkennen und bezeugen auch die Katastrophe des Menschseins. »Ain't no saint without a past«, sagt Dolly Parton, »or no sinner without a future.« Wir sind nie völlig heil. Und nie völlig kaputt.

Sobald wir nicht mehr versuchen, uns aus diesem Dilemma herauszuwinden, geschieht etwas Wunderbares. Unser biografischer Lebensbogen in Chronos beginnt sich langsam zu heben, beflügelt durch unsere engagierte Arbeit der Heilung und Integration. Zugleich senkt sich der mythische Bogen in Kairos, geerdet durch unsere Verpflichtung, alle Erkenntnisse mit zurückzubringen. Und allmählich flechten wir die beiden ineinander.

Wenn die beiden Bogen schließlich an der Kreuzung unserer Leben aufeinandertreffen, haben wir die Alchemie verwirklicht. Genau wie Dorothy in *Der Zauberer von Oz* ihr langweiliges Leben in den staubigen Weiten von Kansas satthat, müssen auch wir weglaufen, um zu finden, wonach wir suchen. Wir suchen nach Magie, nur um am Ende zu erkennen, dass es nirgendwo so schön ist wie zu Hause. Der ängstliche Löwe, der Blechmann, die Vogelscheuche, Hauptfiguren der Geschichte, entpuppen sich schließlich als drei Arbeiter der heimatlichen Ranch. »Immer *und schon*«, beobachtet der indische Philosoph Nisargadatta, »ist die andere Welt in dieser Welt, richtig betrachtet.«

Wir werden als Anthropos wiedergeboren und dürfen als selbstbestimmte Menschen leben. Statt nach Transzendenz und Wiedergeburt zu streben, sollten wir lernen, unser kurzes, kostbares Dasein als Sterbliche wertzuschätzen. Haben die Götter und Engel uns nicht gerade darum beneidet? Menschen sind die existenziellen Eintagsfliegen des Universums. Anders als bei Unsterblichen ist unsere Lebensspanne so kurz, dass jeder Augenblick zählt. Wir haben einen präfrontalen Kortex, opponierbare Daumen und sind für ein paar flüchtige Jahrzehnte hier, um zu lieben, zu verlieren, zu kämpfen, zu vögeln, zu erschaffen und zu zerstören, zu sehen und zu trauern.

Wie gesagt: »Im Bewusstsein des Menschen erkennt die Natur sich selbst. Ein Teil unseres Seins weiß, dass die Natur unser Ursprung ist … Wir alle bestehen aus Sternenstaub«, schrieb Carl Sagan, und die unmittelbare Erfahrung ist die einzige Möglichkeit herauszufinden, ob er recht hatte. Sobald wir es uns selbst zweifelsfrei bewiesen haben, wird uns das Geschenk zuteil, vollständig in unser Leben zurückzukehren.

Im Zen gibt es einen berühmten Bildzyklus namens »Der Ochs und sein Hirte«, eine symbolische Darstellung der Suche nach Erleuchtung. Als ich die Bildreihe zum ersten Mal im College sah, stellte ich leicht betreten fest, dass das, was ich für das endgültige Ziel des Erwachens gehalten hatte, bereits auf der vierten Bildtafel zu sehen war. Die Unterscheidungen, die auf den Tafeln 5 bis 9 dargestellt wurden, gingen weit über meinen damaligen Horizont hinaus. Aber das zehnte Bild blieb mir wirklich im Gedächtnis haften. Darauf war ein lächelnder alter Mann mit Kugelbauch und Gehstock zu sehen: »Seine Türen und Fenster sind verschlossen. Nicht einmal der Weiseste kann ihn ausfindig machen. Mit offenen Händen kommt er auf den Markt herein, mitten unter die Menschen.«

Anthropos, zweifach geboren, Adam Kadmon, Bodhisattva – im Lauf der Zeit erhielten sie verschiedene Namen. Osten und Westen.

Aber heute muss es gar nicht mehr so ausgefallen sein. Selbstbestimmte Menschen befinden sich überall in unserer Nähe: Lehrer, Bauern, Feuerwehrmänner, Ärzte, Krankenschwestern und Eltern. Soldaten, Sänger, Schreiner. Sie führen uns zum Omega-Punkt, wo wir die in uns steckende Intelligenz und Kreativität freisetzen können. Ein selbstbestimmter Mensch zu sein bedeutet: menschlich sein, menschlich handeln, menschlich trauern. Mitten unter den Menschen, mit offenen Händen.

Conclusio

Die vier apokalyptischen Reiter nahen

Pest, Krieg, Hungersnot, Tod – die vier Reiter der Apokalypse. Nicht unbedingt eine Truppe, mit der man um die Häuser ziehen möchte, und ganz sicher keine, die einen an das gewünschte Ziel bringt. Wir sollten »Offenbarung« auf eine Weise anstreben, die das Leben feiert, statt es zu zerstören.

Um den Omega-Punkt zu erreichen, müssen wir stattdessen die folgenden vier verschiedenen Pferde vor unseren Wagen spannen: *Danger Mouse*, *Tank Man*, *Soul Force* und *Radical Hope*.

Danger Mouse

Vor einigen Jahren veröffentlichte Andrew Huberman, aufsteigender Stern am Himmel der Neurowissenschaften und Professor in Stanford, in der Fachzeitschrift *Nature* eine sonderbare Studie. Sie befasste sich, wie viele damalige Studien, mit Mäusen. Allerdings stellten Huberman und seine Kollegen eine neue Frage: »Welche Prozesse laufen im Hirn ab, wenn wir etwas sehen, was uns in panische Angst versetzt?«

Wir alle haben wahrscheinlich schon einmal von der Fight-or-Flight-Reaktion gehört. Aber es muss ja nicht richtig sein, nur weil es sich reimt. Angesichts tödlicher Gefahr kommt es zu zwei sehr unterschiedlichen Stressreaktionen: Eine besteht in Schreckstarre und Flucht, die andere in erhöhter Abwehrbereitschaft und Kampf.

Der Thalamus im Zentrum des Hirns fungiert als eine Art Kreisverkehr – eine Struktur, die sensomotorische Informationen an den Kortex weiterleitet. Der ist mit zwei entscheidenden Knotenpunkten vernetzt, dem Nucleus xiphoideus, der »salienzmindernde« (schauen Sie mich nicht so an!) Verhaltensweisen, und dem Nucleus reuniens, der »salienzsteigernde« (ist irgendwas?) Verhaltensweisen auslöst.

Es ist keine Überraschung, dass normale Mäuse das Erstarren und Fliehen bevorzugen. Konfrontiert mit dem Schatten eines drohenden Raubvogels, fliehen mehr als 90 Prozent von ihnen in die schützende Deckung. Lediglich 2 Prozent der Mäuse zeigen Konfrontationsverhalten, wie etwa das Klopfen mit dem Schwanz, aber auch erst dann, wenn sie sich in Sicherheit befinden.

Als Huberman jedoch den Nucleus reuniens der Mäuse stimulierte, zeigten diese ein verändertes Verhalten. Sie wurden mutiger und hielten die Stellung, statt wegzurennen. »Die Aktivierung des ventromedialen Thalamus (vMT)«, so Huberman, »steigerte durchweg die Erregung und das aufmerksamkeitsverstärkende ›mutige‹ Verhalten … in der direkten Gegenwart einer wahrgenommenen Bedrohung.« Konfrontiert mit dem dräuenden Schatten eines Raubvogels drehen sich diese Mäuse um, stellen sich der Gefahr und schlagen mit dem Schwanz auf den Boden, dem Nagetier-Äquivalent zu Bruce Lees unverwechselbarer heranwinkender »Bring-it-on«-Geste.

Huberman untersuchte auch die Frage, ob er die Mäuse durch seine Manipulationen sozusagen ins Verderben schickte. Vor die Wahl gestellt, sich in der Situation selbst überlassen zu bleiben oder die Stimulation anzufordern, suchten die Mäuse aktiv nach Letzterer. »Erhöhte Erregungszustände durch vMT-Stimulanz sind lohnend«, schrieb er in der Studie, »das heißt, sie haben eine positive Valenz.«

Und es sind offenbar nicht nur Mäuse, die unbedingt mutig sein wollen. Menschen verhalten sich sehr ähnlich. In zwei früheren Studien stellte Huberman fest, dass »die Selbststimulation des [vergleichbaren] menschlichen Hirnareals … verstärkend wirkt, sogar stärker als die Aktivierung von Arealen, die mit sexueller Erregung vernetzt sind.« Mit anderen Worten: lieber mutig sein als Sex haben. Das will schon einiges heißen.

Und diese winzige Neuronengruppe namens Nucleus reuniens macht uns tatsächlich mutiger und sorgt dafür, dass wir uns der Gefahr stellen, statt vor ihr davonzulaufen? Auf Lateinisch bedeutet der Name wörtlich übersetzt »Saat der Zusammenkunft«. Ausgesät in den fruchtbaren Boden des »Sinns 3.0«, könnte es der Mut sein, der uns letztlich zusammenbringt.

Tank Man

Eigentlich ist es unnötig, die Hirne von Nagern aufzuschneiden, um zu beweisen, welche wichtige Rolle Mut in unserem Leben spielt. Alle Legenden und Mythen erzählen immer wieder dieselbe Geschichte: David und Goliath, Odysseus und der Zyklop, Frodo und Sauron, Harry und Voldemort.

Der Kampf der kleinen Maus gegen den drohenden Falken ist äußerst unfair, und nicht anders verhält es sich mit den übrigen Kämpfen. Dennoch schaffen sie es. Vorausgesetzt, es gibt ausreichend Raum für Würde und Anmut.

Erinnern wir uns an diesen Augenblick der Wahrheit. König Leonidas hält vor dreihundert Spartiaten, die gegen das weit überlegene Heer der Perser antreten werden, eine Rede. Oder an Thelma und Louise, die Hand in Hand in die Tiefe stürzen, während ihr Thunderbird über die Abbruchkante des Grand Canyon schießt. Oder die Schüler im »Club der toten Dichter«, die auf den Arbeitstischen stehend ihrem suspendierten Lehrer zum Abschied das Gedicht »O Captain! My Captain« rezitieren.

Der »Tank Man« in Peking, der sich am Tian'anmenplatz gefasst den heranrollenden Panzern in den Weg stellte. Die Greensboro Four, die im Februar 1960 an der Theke eines Schnellrestaurants Platz nahmen und höflich darum baten, bedient zu werden. Das Streichquartett der Titanic, das zu seinen Instrumenten griff und als letztes Lied »Näher zu dir, mein Gott« spielte, während das Schiff unterging.

Es ist jener Augenblick, von denen einige berühmt wurden, die meisten jedoch unbekannt blieben, wenn ein Mensch, der mit dem Rücken zur Wand steht, beschließt, Sicherheit und Schutz über Bord zu werfen und das Nötige zu tun – mit so viel Mut, Anmut und Würde, wie er aufbringen kann.

Nur eine Reihe von fiktiven oder historischen heroischen Augenblicken aufzuzählen reicht an dieser Stelle jedoch nicht aus. Sentimentalität bringt uns nicht weiter. Wir müssen aus dieser Goldmine praktische Erkenntnisse für uns schürfen.

Solche Geschichten fesseln uns, weil wir uns vorstellen, wir wären an der Stelle dieser Helden. Wir möchten nur zu gern glauben, dass wir ebenso bereit und standhaft wären, wenn der Falke über uns kreist oder der Schlachtruf ertönt.

Erfahrungsgemäß wäre das bei den meisten von uns jedoch nicht der Fall. »Wir wachsen niemals mit den Anforderungen«, spöttelte schon der griechische Dichter Archilochus, »sondern fallen auf das Niveau unserer Ausbildung zurück.« Oder wie Boxer Mike Tyson formuliert: »Jeder hat einen Plan, bis er eins auf die Fresse bekommt.«

Deswegen müssen wir dringend am Niveau unserer Ausbildung arbeiten. Und das einzig sinnvolle Training kann hier nur sein, den Tod zu praktizieren. Wenn wir uns nicht darin üben, unser Überlebensprogramm zu transzendieren, dann werden wir im entscheidenden Moment kneifen – und zwar so gut wie immer. Die sagenumwobenen Ausnahmen bestätigen nur die Regel.

Wenn wir uns in Auferstehung üben, gelangen wir ein ums andere Mal an jenen einzigartigen Punkt, der es uns erlaubt, ein Dasein zu transzendieren, das nur der Suche nach dem Vergnügen und der Schmerzvermeidung gewidmet ist. Sogar dann, oder insbesondere dann, wenn unser Leben davon abhängt. In diesem Augenblick bietet sich uns die Chance, das Hamsterrad von Chronos gegen das Kreuz von Kairos zu tauschen. Ohne uns um die Folgen zu scheren. Wer einmal gestorben und wiedergeboren ist, für den kann das Sterben nicht mehr so schwer sein.

Alle, die mutlos geworden sind und überwältigt von den vielen Diagrammen, die alles in einer zunehmend sinnlos erscheinenden Welt vermessen, sollten eine schlichte Tatsache nicht vergessen: Mut ist bereits auf der tiefsten Ebene unserer Existenz fest in uns verschaltet. Natürlich kann man sich auf dramatische Beispiele von Heldenmut konzentrieren, aber die alltägliche Demonstration unendlichen Mutes ist noch wirkmächtiger. Denken wir an eine Mutter, die unter Schlafentzug leidet und drei Jobs gleichzeitig hat, um ihre Kinder durchzubringen. Einen Schüler, der ein gemobbtes Kind auf dem Spielplatz beschützt. Einen Fremden, der einem Obdachlosen Freundlichkeit und Trost spendet. An einen erschöpften, unbekannten Mann vor einer Panzerkolonne, der sagt, es reicht endgültig.

Unser Mut ist immer da, unsichtbar und doch mächtig. Wer mutig handelt, sendet Schockwellen durch Zeit und Raum. Das ist gegenwärtig die einzige exponentielle Kurve, die sich in die richtige Richtung krümmt. Sie ist unser Kraftvervielfältiger. Unser Ass in der Leerstelle des Kummers.

Nancy Koehn, Geschichtswissenschaftlerin an der Harvard Business School, schreibt in ihrem Buch *Forged* über fünf herausragende amerikanische Persönlichkeiten: den Polarforscher Ernest Shackleton, Präsident Abraham Lincoln, den deutschen Theologen Dietrich Bonhoeffer, im Widerstand gegen den Nationalsozialismus, die Ökologin Rachel Carson und den Abolitionisten Frederick Douglass. Während jede dieser Persönlichkeiten mehr oder weniger bekannt für ihre historische Rolle ist, geht es Koehn um etwas anderes. »Mit einem festen Ziel vor Augen, manchmal mutig und mit der chaotischen Menschlichkeit, die uns alle auszeichnet, wenn wir am verletzlichsten sind, machten sich diese Menschen zu einflussreichen Akteuren wichtiger Veränderungen.« In ihren Krisenmomenten hatten sie *keine Ahnung*, was sie da taten, aber sie taten es trotzdem.«

Ihre Geschichten, merkt Koehn an, »sind ebenso erstaunlich wie die Mythen, Abenteuerromane und Filme, die uns nicht aus dem Gedächtnis gehen und die wir immer wieder anschauen«.

»Während sie sich [allmählich zu mutigen Leitfiguren] entwickelten, wurden diese Personen und die Menschen, die sie inspirierten zunehmend widerstandsfähiger, mutiger und, in einigen Fällen, immer hellsichtiger«, schreibt sie. »Wenn das geschieht, vergrößert sich der Einfluss und die Möglichkeit, Gutes in der Welt zu bewirken.«

Soul Force

Die »Möglichkeit, etwas Gutes in der Welt zu bewirken«, wächst, und dieser ansteckende, wahrhaftige Mut hat einen Namen: »die Macht der Seele« oder »Soul Force«. Martin Luther King flocht ihn in seine Rede »Ich habe einen Traum« in Washington, D. C. ein: »Wir müssen uns immer wieder zu den majestätischen Höhen erheben und physische Gewalt mit der Macht der Seele konfrontieren.«

Es sind jedoch weder Kings Worte noch seine Ideen. Er machte gleich zwei Anleihen. Einer seiner geistigen Mentoren, Howard Thurman, reiste 1935 als erster afrikanisch-amerikanischer interreligiöser Botschafter nach Indien. Dort traf er mit Mahatma Gandhi zusammen und begann sich intensiv mit dem friedlichen Widerstand des indischen Juristen zu beschäftigen, den dieser als *satyāgraha* bezeichnete.

Nach Thurmans Rückkehr in die Vereinigten Staaten übersetzte er das Sanskrit-Wort in das besser verständliche Soul Force, und schwarze Seelsorger und Aktivisten nahmen den Begriff auf. Bevor Thurman an Einfluss gewann, galt gewaltfreier Widerstand eher als Taktik der Bürgerrechtsbewegung und weniger als eine Philosophie, ein kalkulierter Schachzug, um die sogenannten Bull Connors dieser Welt – alle auf strikter Segregation beharrende Politiker – nicht zu provozieren. Doch als Thurman Gandhis Botschaft verbreitete und King sie sich zu eigen machte, entwickelte sich die Macht der Seele zu einer grundlegenden Strategie von Bürgerrechtsbewegungen überall auf der Welt.

Thurman war eher Mystiker als Aktivist. In einer jener anmutigen Volten, die die Geschichte manchmal schlägt, war er derjenige, der die Predigt bei dem berühmten Karfreitags-Experiment an der Howard Divinity School hielt. Die meisten Berichte über diesen Gottesdienst widmen sich lediglich den damaligen Schlagzeilen: Zuvor war den Seminaristen die psychedelisch wirkende Substanz Psilobycin verabreicht worden, und viele von ihnen hatten an diesem Tag mystische Erfahrungen.

Es finden sich allerdings fast nirgendwo Berichte darüber, woran sie dachten, als sie in der Marsh Chapel saßen und das Sonnenlicht durch die rosenblattförmigen Bleiglasfenster hereinfiel.

Die musikalische Tradition der baptistischen Prediger ist allgemein bekannt. Martin Luther King verkörpert sie. Barack Obama hat die Rhythmen bis ins Weiße Haus getragen. Thurman jedoch klang vollkommen anders. Seine Stimmlage war ein dröhnender Bariton, seine Kadenz unregelmäßig, und er pflegte lange Pausen einzulegen. In den letzten Minuten seiner einstündigen Karfreitagspredigt, auf Kirchenbänken mit halluzinierenden Mystikern, erzählte er die Geschichte, wie er eine »verängstigte Stimme rufen hörte: ›Vergebung‹«.

»Ich ging hinaus und suchte und fand einen Mann in den Qualen der Kreuzigung. Ich sagte: ›Ich nehme dich vom Kreuz ab‹, und versuchte, die Nägel aus seinen Füßen zu ziehen. Aber er sagte: ›Lass die Nägel, denn ich kann erst vom Kreuz abgenommen werden, wenn jeder Mann und jede Frau und jedes Kind zusammenkommen und mich gemeinsam abnehmen.‹

Ich sagte: ›Aber ich halte es nicht aus, dich so leiden zu sehen. Was soll ich machen?‹

Und er erwiderte: ›Geh in die Welt hinaus. Sag jedem, den du triffst, dass da ein Mann am Kreuz hängt.‹

Sagt es jedem, den ihr trefft.«

Dieser Mann am Kreuz ist Anthropos, und das Kreuz liegt an der Schnittstelle von Kairos und Chronos. Vor mehr als tausend Jahren war seine Erscheinung selten und bemerkenswert. Heute ist sie für uns alle eine Notwendigkeit. Die Erkenntnis, dass wir zugleich göttlich und sterblich sind, ist die Voraussetzung für unsere volle, umfassende Menschlichkeit. Jeder Mann, jede Frau, jedes Kind. Jeder selbstbestimmte Mensch. Zieht die Nägel und Dornen heraus. Vergebt euch selbst, vergebt den anderen. Nicht, um die endzeitliche Wiederkunft, sondern um eine neue Ära einzuleiten. Die Zeit ist reif, ihn vom Kreuz abzunehmen. Und es ist Zeit für uns, an seine Stelle zu treten. Sagen Sie es allen.

Sagen Sie es jedem, den Sie treffen.

Radical Hope

Danger Mouse hat uns bewiesen, dass Mut fest in den Arealen unseres Gehirns verschaltet ist. Wir ziehen den Hut vor Tank Man und allen, die Unmögliches getan haben, unbeirrt von Ungewissheit und Zweifel. Wir haben die Soul Force gewürdigt, die Berge versetzt. Diese drei benötigen wir dringend, aber noch fehlt ein entscheidender Akteur. Das letzte Pferd, das wir satteln, ist Radical Hope, die *radikale Hoffnung*. Das gute alte Pfeifen im Walde wird uns nicht vor Dämonen und Dunkelheit beschützen, wir müssen stärkere Geschütze auffahren.

Denn die Sache ist die: Selbst wenn wir unsere gesamten Kräfte mobilisieren, schaffen wir es vielleicht trotzdem nicht. »Wir leben in einer Zeit des sich verstärkenden Gefühls, dass Zivilisationen verletzlich sind«, schreibt Jonathan Lear, Philosoph an der University of Chicago in seinem Buch *Radikale Hoffnung*. »Ereignisse überall auf der Welt – Terrorangriffe, gewaltsame soziale Umwälzungen und auch Naturkatastrophen – hinterlassen in uns ein unheimliches Gefühl der Bedrohung. Wir scheinen uns einer geteilten Verletzlichkeit bewusst zu sein, die wir aber nicht ganz benennen können.«[27]

Lear setzt sich mit der Frage auseinander, was es bedeutet, wenn wir die Hoffnung aufgeben müssen, jemals wieder unsere gewohnte Lebensweise aufnehmen zu können, weil deren Grundlagen zerstört wurden. Wie können, wie sollen wir in solch einer Welt weiterleben?

Die Unfähigkeit, ihre eigene Zerstörung zu erkennen, schreibt Lear, sei der blinde Flecken jeder zivilisatorischen Kultur.

Statt dieser Form der Hoffnung wider besseres Wissen – lächelnd darauf warten, dass das Schiff schon wieder flottmacht – geht es Lear in seinem Buch um eine andere Hoffnung, eine *radikale* Hoffnung. »Radikale Hoffnung in dem außergewöhnlichen Sinne, den ich ausweisen möchte, besteht in der Hoffnung darauf, dass etwas Gutes hervortreten wird, selbst wenn man gegenwärtig noch nicht über die Begriffe verfügt, mittels derer man sich dieses Gute verständlich machen kann.«

An dieser Stelle sei darauf hingewiesen, dass jene Erfahrung auch häufig ein Erlebnis in Kairos ist. Jedes Mal, wenn wir ins »Tiefe Jetzt« eintauchen, erfüllt uns das Gefühl, dass schließlich alles gut ausgehen wird. Dass wir es bis zum Omega-Punkt schaffen.

Wenn wir dann wieder in unseren Körper, unser waches Selbst, unsere chronologische Existenz zurückgleiten, wird uns klar, was es für ein Privileg ist, das Kapitel unseres eigenen, kurzen Daseins zu leben – nicht als isolierte Individuen, sondern als Nebendarsteller in einem viel längeren und bedeutenderen Passionsspiel.

Nur müssen wir uns jetzt nicht mehr fragen, ob das Unmögliche möglich ist. Wir sind von dieser Last befreit. Wir können entspannter, freundlicher, verspielter, mutiger sein, in Bezug auf uns selbst und in Bezug auf andere. Denn wir sind von dem Wissen durchdrungen, dass wir es, irgendwo, irgendwann, irgendwie, *bereits erlebt haben.*

Das Schönste an dieser Erkenntnis ist, dass sie uns keineswegs davon entbindet, uns mit aller Kraft für ein Ziel einzusetzen. Kalvinistische Prädestination funktioniert hier nicht. Wir können nicht einfach zusehen, wie unsere Zeit abläuft, und sicher sein, wie es ausgehen wird. Denn selbst wenn uns ein Blick auf das glücklichste Leben aller Zeiten vergönnt war, wissen wir sehr genau: Dieses Spiel bleibt eine Zitterpartie, und wir müssen in die Verlängerung gehen, um es zu gewinnen. Das bedeutet auch, dass jede einzelne Kalorie, die wir verbrennen, jeder Atemzug und jede Haltung, die wir einnehmen, wesentlich für die endgültige, triumphale Bilanz ist.

Radikale Hoffnung eröffnet uns eine Perspektive weit über falsche Gewissheiten oder Verletzlichkeiten in unserer eigenen Lebensspanne hinaus. Auch wenn wir selbst das Gelobte Land nicht erreichen, schreiten wir doch in der sicheren Überzeugung voran, dass unsere Kinder oder deren Nachkommen den Weg dorthin finden können. Es geht nicht darum, Hoffnung zu haben, wie Cornel West uns erinnert, sondern darum, *Hoffnung zu sein*. Wer sich von persönlichen Befindlichkeiten und Vorlieben löst, ist in der Lage, den weiter gespannten Bogen der Menschheit auf der Suche nach dem Omega-Punkt in den Blick zu nehmen. Das wäre die beste Cinderella-Geschichte aller Zeiten. Schlag Mitternacht vom Bösen erlöst oder dem Untergang geweiht.

»Niemand erwartet von uns, dass wir das Werk vollenden«, heißt es im Talmud, »aber wir sind auch nicht davon befreit.« Wir müssen eine unmögliche Aufgabe anpacken. Wir haben alles Nötige, um die Welt neu zu schaffen. Wir können bekräftigen, wer wir sind und was wir vergessen haben. Wir können lernen zu weinen, statt zu jammern. Und Brüder und Schwestern finden, die unsere Wahrheit vernehmen.

»Only where love and need are one«, schreibt Robert Frost, »and the work is play for mortal stakes, is the deed ever really done, for heaven and the future's sakes.«

Wenn es uns gelingt, die Endzeit zu überwinden, entwickeln wir uns vielleicht vom Homo sapiens, dem wissenden Affen, zum Homo ludens, dem spielenden Affen. Was werden wir dann spielen? Das unendliche Spiel. Frost hat recht, die Einsätze sind tödlich. Unser Bedürfnis mag groß sein, aber unsere Liebe ist es nicht weniger. Himmel und Zukunft warten nur auf unseren nächsten Schritt.

Dies ist die Geschichte, wie wir anfingen, uns zu erinnern. Und so begleiten wir einander tanzend nach Hause.

Dank

Ich möchte an dieser Stelle den Pionieren und brillanten Köpfen danken, allesamt selbstbestimmte Menschen, die diesen Pfad so hell für mich ausgeleuchtet haben. Vielen Dank an Rick Tepel und Tony Dubler, meine beiden besten Freunde, die mich schon damals kannten; ich wünschte, ihr wärt noch da. Dank auch an meine Ratgeber: Lucille Clifton, die mir vieles über Lyrik beigebracht hat; Patricia Nelson Limerick, durch die ich viel über Prosa gelernt habe, und Vine Deloria jr., der mir zeigte, wie gut man mit Tabak aus einer Packung Marlboro beten kann. Wade Davis, Dichter, Abenteurer und Gelehrter in Personalunion; Rick Doblin, der so vollkommen die funkelnde Botschaft verkörpert, die er in die Welt gebracht hat; Helen Fisher, die mir klar gemacht hat, wie sexy Anthropologie sein kann; Elon Musk, der mehr Dinge als jeder andere in die richtige Richtung vorangetrieben hat; Kimbal und Christiana Musk für viele schöne Zeiten an vielen wunderbaren Orten; Nicole Prause, die so tapfer dem Ruf ihrer Forschung folgt, wohin er sie auch führen mag; Andrew Huberman, der mehr Fragen gestellt hat, die mich interessieren (und dann die Ergebnisse auf den Punkt bringt) als jeder andere Wissenschaftler. David Eagleman, unübertroffen im Kommunizieren und Denken; Adam Gazzaley, für sein schönes Loft, in dem ich übernachten durfte, und seinen verblüffenden Einfallsreichtum; David Deida, der gerade lange genug aus dem Zypressensumpf herausgeschaut hat, um mich daran zu erinnern, wie sinnlos das alles ist; Doug Rushkoff, für seine Integrität und die beharrliche Überzeugung, dass es letztlich nur auf das Team Human ankommt. Erik Davis, für seine techgnostische Brillanz, mit der er auch das Sonderbarste analysiert; Roger Walsh, der das Konzept des polyphasischen Bewusstseins, des Carbogens und seine höhere Weisheit mit mir teilte. Jared Diamond und Yuval Harari, die den Rahmen einer zukünftigen Neuroanthropologie neu absteckten; Tristan Harris, für sein großes Herz und die Kritik am durchdigitalisierten Leben; Jonathan Haidt, Stimme der Vernunft in unvernünftigen Zeiten; Michel Pollan, den ich am häufigsten und ausgiebigsten zitierte; Bill McKibben, der Stellung bezog, bevor die meisten von uns den Hintern hochbekamen; Amy Cuddy, von der ich auch, ohne sie zu fragen, wusste, dass sie auf Blues steht; Jason Silva, immer auf hundertachtzig, immer am Raven; Jasen Trautwein und Grant Korgan für schöne Lagerfeuerabende auf der Surf Ranch und perfektes Barrelsurfen. An Kevin Conley, der mir während der Hundstage im Sommer 2020 Gesellschaft leistete und mir half, vierhundert Seiten in fünf Monaten zu schreiben. Dank an meinen Agenten Byrd Leavell von der United Talent Agency, der an ein Buch über die Endzeit glaubte, bevor diese tatsächlich eintritt. An Karen Rinaldi, meine energische und unerschrockene Lektorin, die kein einziges Mal zusammenzuckte und das Buch nur besser gemacht hat. Elaine Pagels, die mir intelligenten Glauben vorlebte, Sue Phillips vom Sacred Design Lab, deren Freundlichkeit mir den Glauben an Seelsorger zurückgegeben hat; Pema Chödrön und Alice Walker für Großmutterweisheiten, die der Seele guttun. Curt Cronin, der mir vertraute und mir den Rücken freihielt. Gary Snyder, meinem Dauerhelden, der die Berge und seine Familie liebt, Dichter und Beschützer von Turtle Island. Du bist die Axt, ich der Stiel, Form und Werkzeug, Kulturhandwerker, wir haben noch viel vor …

Anhang

Glossar

Adiam: mystischer Name für »Anthropos« oder den »perfekten Menschen«. *Ādi* bedeutet im Sanskrit »Anfang, Beginn« oder auch »Überragender« und *adi* im Hebräischen »Juwel, Ornament«. »I Am« (»Ich Bin«) ist eine Aussage des reinen Seins, zuerst von Yahwe ausgerufen. Adam ist der erste Mann, Ad-I-am ist Adam mit dem I (Ich) im Zentrum. Ein würdiger Avatar für die Zukunft der Menschheit.

Agnostizismus: Diese Denkrichtung bestreitet die Existenz Gottes, des Göttlichen oder des Übernatürlichen. Laut Robert Anton Wilson wird jeder, der sich dem brennenden Busch der ultimativen Wahrheit stellt, entweder wahnsinnig oder Agnostiker.

Alchemie: gemeinhin als der Versuch bekannt, Blei oder andere, weniger edle Metalle in Gold zu verwandeln. In esoterischen Traditionen wird manchmal angenommen, dass sich A. auch auf den Prozess der Transformation des menschlichen Bewusstseins in höhere Formen des Bewusstseins bezieht.

Alpha: das Erste, der Anfang der Zeit, besonders in der jüdisch-christlichen Eschatologie. In der Primatenforschung auch Bezeichnung für den Rudelführer oder das dominante Tier in der Gruppe.

Anamnese: wörtlich das Gegenteil von »Amnesie«, das »Erinnern des Erinnerns« oder auch »tiefes Erinnern«. Geht von der Vorstellung aus, dass der Mensch ein angeborenes (vielleicht schon vor der Geburt erworbenes) Wissen besitzt und das Lernen darin besteht, sich wieder an dieses Wissen in uns zu erinnern.

Anthropos: gr. (*ánthrōpos*) für »Mensch«. Mystischer Sinn des vollkommenen, ganzheitlichen, ausgeglichenen Menschen. Siehe auch: *Adiam, selbstbestimmte Menschen, vitruvianischer Mensch.*

Apokalypse: Enthüllung oder Offenbarung am Ende der Zeit.

Arcana Americana: Neologismus aus »Arcana« (Geheimschrift oder esoterischer Text) und »Americana« (die uramerikanischen Volkstraditionen). Besonders bemerkenswert durch synkretistische Kombination afrikanischer, europäischer, jüdischer und indianischer Volksbräuche. Verweist auf eine konsistente Tod-Wiedergeburts-Erzählung, die Leiden mit Erlösung verbindet.

Armageddon: der definitive Showdown zwischen Gut und Böse vor den letzten Tagen des Jüngsten Gerichts.

Blissfuck Crucifiction: durch die Initiationserfahrung von Tod und Wiedergeburt zum *Anthropos* werden, indem man bewusst tiefes Vergnügen und ekstatisches Bewusstsein nutzt und zugleich das tiefe Leid des Menschseins erfährt. Konvergenzpunkt von *Kairos* und *Chronos.* Die Schreibweise – cruci-*fiction* – weist auf die metaphorische Natur hin.

Chronos: Uhrzeit, lineares Fortschreiten der Vergangenheit, Gegenwart und Zukunft.

Communitas: das Gefühl des tiefen Verbundenseins mit anderen. Der auf Victor Turner zurückgehende Begriff beschreibt eine intensive und geistig erfüllte Zusammenkunft von Menschen. Gruppen-*Flow.*

Culture Architecture: durch Design Thinking soziale Problemstellungen angehen und lösen, insbesondere indem kulturelle Praktiken, die auf anthropologischen Erkenntnissen des menschlichen Verhaltens fußen, belebt oder erneuert werden.

Ekstase: wörtlich »Aus-sich-herausgetreten-Sein« (gr. *ékstasis*). Gefühl tiefgehender Inspiration oder ein als positiv erlebter veränderter Bewusstseinszustand/Peak-Zustand, häufig mit einer Art von vorübergehendem Verlust oder Auflösung des Egos verbunden.

Embodiment: junge Disziplin, die auf der Erkenntnis beruht, dass Körper und Denken eng miteinander verflochten sind, und die diese komplexen Beziehungen genauer erforscht. Körperliche Bewegung beeinflusst unsere neurologischen und damit auch die psychischen Reaktionen.

Endliche Spiele: jede Form sozialer Interaktion, bei der es um Gewinnen oder Verlieren geht, ob in der Wirtschaft, bei militärischen Konflikten oder in der Sexualität. Siehe auch: *unendliches Spiel.*

Epistemologie: Wissenschaft, die sich mit Fragen des Zustandekommens von Wissen (gr. *epistéme*) beschäftigt, deren Berechtigung und der Rationalität von Überzeugungen.

Eschatologie: die Lehre von Eschaton oder der Endzeit.

Ethik: im Gegensatz zu Moral, die meist in binären Begriffen wie »gut/böse« oder »du sollst/du sollst nicht« verhandelt wird. In der Ethik geht es weniger um die Handlung als um den eigenen Bezug zu dieser Handlung, die ihr Bedeutung und Berechtigung zuschreibt. In traditionellen sozialen Strukturen weniger verbreitet, da dieser Ansatz von der persönlichen Einsicht und Verantwortlichkeit des Individuums ausgeht. Ist auf höheren Ebenen der postkonventionellen Erforschung jedoch relevant, in der paradoxe, widersprüchliche oder provisorische Gewissheiten an die Stelle rigider Kategorien treten.

Erlösungslieder: siehe auch: *Arcana Americana* und Bob Marleys gleichnamigen Song.

Flow: optimaler Bewusstseinszustand (Peak-Zustand), der zu außergewöhnlichen mentalen oder körperlichen Leistungen führt.

Garten (Eden): Ort zeitloser Vollkommenheit, außerhalb der normalen Kausalität. Weder der Sünde noch der Trennung unterworfen (oder dem zweiten Gesetz der Thermodynamik). Siehe auch: *Kairos.*

Gnosis: unmittelbare Erfahrung der Realität als solcher oder als Quelle. Tiefgründig. Verwirrend (zur Begriffsklärung: bezeichnet auch verschiedene vom Christentum abweichende Lehren frühchristlicher Sekten, nach deren Philosophie die sichtbare Welt, ein Gefängnis der Illusionen, von einem »Demiurgen«, worunter sie einen bösartigen Schöpfer verstanden, erschaffen wurde.)

Große Fünf: Atmung, Embodiment, Sexualität, Substanzen und Musik – die stärksten, weithin verfügbaren evolutionären Treiber, die das Erreichen von Ausnahmezuständen, Heilung und relationaler Verbundenheit fördern.

Hedonistischer Kalender: Abstimmung der gesamten Jahresplanung im Hinblick auf den angemessenen Zugang zu veränderten Bewusstseinszuständen (Peak-Zuständen). Das reicht von unterstützenden, täglichen Übungen über einen wöchentlichen »Sabbat« bis hin zu einmal im Monat, einmal pro Jahreszeit oder pro Jahr stattfindenden Ereignissen von zunehmender Tiefe und Dauer. Der Kalender soll eine gesunde Alchemie fördern und zugleich eine Binge-Purge-Dynamik verhindern, wie sie sich häufig bei hedonistischen Erkundungen einstellt.

Hedonistische Technik: Peak-Zustände zur Heilung und Integration nutzen bis hin zur Neuformatierung der Selbstidentität.

Hedonismus: die – häufig exzessive – Suche oder Sucht nach Vergnügen und Genuss.

Hierogamie: Heilige Ehe (gr. *hierós gámos*), die heilige Vereinigung zwischen dem archetypischen Mann und der archetypischen Frau.

Homo ludens: der von Johann Huizinga geprägte Begriff des »spielenden Menschen«. Bezieht sich hier auf Menschen, die das unendliche Spiel spielen. Siehe auch: *Anthropos, selbstbestimmte Menschen.*

Kairos: die heilige Zeit. Verortet in einer Zeit-Raum-Sphäre, die Vergangenheit, Gegenwart und Zukunft umfasst. Siehe auch: *Garten (Eden).*

Katharsis: tiefes Gefühl der Heilung, meist in Bezug auf ein Trauma. Oft energetisch herbeigeführt. Wörtlich »(kultische) Reinigung, Läuterung (der Seele)« (gr. *kátharsis*).

Liminale Bereiche: das »Nächstmögliche« – die Übergangsschwellen zwischen Bereichen der Realität (engl. *liminal* [kaum wahrnehmbar, Schwellen-]). Gezeitentümpel und Waldsäume sind liminale Bereiche, ebenso wie Wach-Traum-Zustände.

Logos: in der westlichen mystischen Tradition und dem mystischen Christentum das »fleischgewordene Wort« (gr. *lógos* [das Sprechen, Wort, Vernunft]). Die tiefe, mystische, ja sogar beschwörende Wahrheit. Am berühmtesten ist der Eingangssatz des Johannesevangeliums: »Im Anfang war das Wort.« Andere Beispiele sind *truthbombs* und das Rastafari-Konzept »Word Sound and Power«.

Macht der Seele: Der Begriff wurde durch Howard Thurman bekannt und bezeichnet eine Form des mutigen und zivilen Widerstands, dessen bedeutendster Fürsprecher Martin Luther King jr. wurde. (Macht der Seele oder *Soul Force* geht auf den Begriff *satyāgraha* [wörtl. »beharrliches Festhalten an der Wahrheit«] aus dem Sanskrit zurück und repräsentiert ein Konzept der Gewaltlosigkeit, das Mahatma Gandhi als Erster vertrat.)

Magick: Im Unterschied zu traditioneller Magie und aus Hüten hervorgezauberten Kaninchen beschreibt Magick die Kunst, die Welt in Übereinstimmung mit dem Willen zu formen. Sie wird global praktiziert, die westliche Tradition geht vor allem auf griechische, ägyptische, persische und jüdische Vorläufer zurück. Aleister Crowley fügte ein »k« in das Wort »Magic« ein, um diese Variante von der als geringer erachteten Magie zu unterscheiden.

Metaphysik: philosophische Richtung, die sich mit der Natur der Realität befasst, wozu auch die Beziehung zwischen Geist und Materie, Substanz und Attribut und Potenzialität und Aktualität gehört (gr. *metá* [zwischen, inmitten, nach]).

Moral: das durch eine Autorität definierte »Richtig« oder »Falsch«. Du sollst/du sollst nicht. Siehe auch: *Ethik*.

Mystische Schulen: Gemeinschaften, die sich dem Ziel verschrieben haben, die Erfahrung veränderter Bewusstseinszustände zu lenken und die in ihnen enthaltenen Wahrheiten zu erfassen.

Neuroanthropologie: eine zunehmend an Bedeutung gewinnende Disziplin, die historische Analysen mit Erkenntnissen der

Neurowissenschaft und Psychologie verschränkt, um daraus ein besseres Verständnis der menschlichen Kultur, Rituale und des menschlichen Verhaltens abzuleiten. Beschäftigt sich auch mit Handlungsmechanismen, die dem sozialen Verhalten zugrunde liegen.

Neuro-Kinästhetisches Programmieren (NKP): Nervensystem und Physis werden zwecks erhöhter Wahrnehmung, Kognition und Performanz integriert. Siehe auch: *Embodiment.*

Omega: das Ende, der Schlusspunkt der Geschichte wie in »Alpha und Omega«. Ende der Zeit. Pierre Teilhard de Chardin bezeichnete den Omega-Punkt als »Leib Christi« und sah darin das erfüllte Aufgehen der Individuen in der Gemeinschaft.

Ontologie: Lehre vom Seienden (gr. *óntos*, eine flektierte Form des Verbs *eĩnai* [sein]). Untersucht Konzepte, die sich unmittelbar auf das Sein beziehen, insbesondere auf das menschliche Werden, die Existenz, Realität und auch auf grundlegende Kategorien des Seins und ihre Beziehung zueinander. Beschäftigt sich mit der grundlegenden Natur des Seienden.

Platonismus: auf Platon zurückgehende philosophische Schule, welche die Existenz abstrakter Objekte in einem dritten Bereich postuliert, der sich sowohl von der empfänglichen äußeren Welt als auch von der inneren Welt des Bewusstseins unterscheidet. Insbesondere wichtig für diejenigen, die den reichen, informativen Gehalt von Peak-Zuständen erfahren haben.

Pythagoras: griechischer Philosoph, beeinflusste Sokrates und Platon. Begründete eine Geheimlehre, deren Anhänger strengen Schweigegelübden verpflichtet waren. Entwickelte spekulative, ideale Theorien über Musik und Mathematik. Und fand außerdem ein paar echt coole Sachen über Dreiecke heraus …

Rapture: Endzeit/Entrückung. Für einige die Geschichte der bevorstehenden Endzeit und die freudige Erlösung der wenigen. Für andere: ein überwältigendes Gefühl der absoluten Entrückung oder des außerordentlichen, alles in den Schatten stellenden Genusses.

Rationale Mystik: philosophische Richtung, die veränderte Bewusstseinszustände und Erfahrungen anerkennt und diese zugleich mittels Logik, Evidenz und Vernunft auslegt. Siehe auch: *transzendentaler Existenzialismus.*

Selbstbestimmte Menschen: diejenigen, die den Initiationsprozess abgeschlossen und ihre neuen Rollen akzeptiert haben. Voll und ganz lebendig. Engagiert. Furchtlos. Freudig. Mutig. Freundlich. Durchdrungen von dem tiefen Wissen, wer sie sind und worin ihre Aufgaben bestehen. Siehe auch: *Anthropos.*

Sexuelles Yoga des Werdens: eine Form der *Hedonistischen Technik*; kombiniert erotische Stimulation mit Atemarbeit, Tiefenmassage, Körperübungen zu Tremor Release, Traumata-Arbeit, Musik, Tanz, psychodynamischer Arbeit und psychedelischen Substanzen. Siehe auch: *Tantra.*

Sinn 1.0: organisierte Religion. Die Auffassung, alle Gläubigen würden gerettet. Die »Ungläubigen« seien verloren.

Sinn 2.0: globaler Liberalismus. Die Auffassung, dank Märkten, Demokratie und Bürgerrechten würden wir eine Welt erleben, in der jeder, nicht nur die Gewählten, Recht auf die Chance haben, ein gutes Leben zu führen.

Sinn 3.0: Kombination aus Sinn 1.0 und Sinn 2.0. Bewahrt die sozialen Errungenschaften des traditionellen Glaubens (Inspiration, Heilung, Bindung) und erfüllt zugleich das Versprechen der Moderne (quelloffen, skalierbar, nicht fragil).

Spirituelles Bypassing: das Streben nach Erfahrungen, die in nicht alltäglichen Zuständen gemacht werden, dient als Mittel, um wichtige Arbeit zu vermeiden, die im wirklichen Leben getan werden muss.

Tantra: umfasst alles, was als Quelle für Erwachen und Wachstum dienen kann. Wird häufig mit Sexualität in Verbindung gebracht, inkludiert aber die Auflösung des Selbst und seiner Grenzen und die Arbeit an allen positiven und negativen Aspekten einer intersubjektiven, gemeinsam erschaffenen Realität.

Tiefes Jetzt: siehe *Kairos.*

Transzendentaler Existenzialismus: die Erkenntnis, dass das Leben inhärent unbegreiflich, zufällig und bedeutungslos (der Existenzialismus) *und zugleich* voller Anmut und Schönheit ist (der Transzendentalismus.) Siehe auch: *Agnostizismus*, *rationale Mystik*.

Unendliches Spiel: Der Begriff fußt auf dem Konzept von James Carse. In unendlichen Spielen geht es darum, immer weiterzuspielen, während bei endlichen Spielen der Gewinn entscheidend ist. Im unendlichen Spiel wird mit den Regeln gespielt statt nach den Regeln.

Vitruvianischer Mensch: Leonardo da Vincis berühmte Zeichnung eines Mannes, die diesen mit ausgestreckten Extremitäten als Doppelfigur in zwei überlagerten Positionen innerhalb von Kreis und Quadrat zeigt. Die Proportionen, nach den vom antiken Architekten und Ingenieur Vitruv(ius) formulierten Idealisierungen, sind harmonisch. In unserem Fall eine visuelle Repräsentation von *Anthropos* – Ausgewogenheit zwischen Kopf und Herz, linker und rechter Körperseite, maskulin und feminin, Himmel und Hölle. Siehe auch Amanda Sages jüngste Neuanpassung des vitruvianischen Menschen als eine zeitgenössische Interpretation des Klassikers.

STUDIE

Das sexuelle Yoga des Werdens

DIE KRAFT DER METHODENKOMBINATION

Die in dieser Studie angewandte Kombination verschiedener Praktiken bietet, verglichen mit Studien, die nur einen Ansatz verfolgen, gleich zwei besondere Vorteile: Sie ermöglicht im Bedarfsfall eine bessere Steuerung und ist weniger zeitintensiv. Wird nur ein Werkzeug aus dem hedonistischen Werkzeugkasten genutzt – etwa psychedelische Substanzen oder eine Hightech-Stimulation des Gehirns –, ist eine Korrektur des Verlaufs deutlich schwieriger, falls Probleme entstehen. Es geht mit voller Schubkraft in eine Richtung. Die Kombination von Methoden lässt sich eher mit den Trimmklappen an einem Flugzeug vergleichen: Wir können nach Bedarf etwas hinzufügen oder wegnehmen und Mikroanpassungen in unterschiedlichen Bereichen vornehmen. Hierdurch lassen sich Wirkungen auch problemloser rückgängig machen, falls die Herausforderungen zu groß sein sollten.

Aus mehreren Gründen ist auch die kürzere Dauer der Studie vorteilhaft. Zum einen hat nicht jeder zehn Tage lang Zeit, um sich in ein Vipassana-Zentrum zurückzuziehen, oder zwölf Stunden zur freien Verfügung, die er in eine LSD-Therapie investiert (übrigens einer der ausschlaggebenden Gründe, warum Psilocybin-Studien in letzter Zeit so regen Zulauf haben: Ihre sechs- bis achtstündige Dauer ist deutlich besser an Schichtarbeitszeiten im Krankenhaus angepasst).

Kraft der Methodenkombination

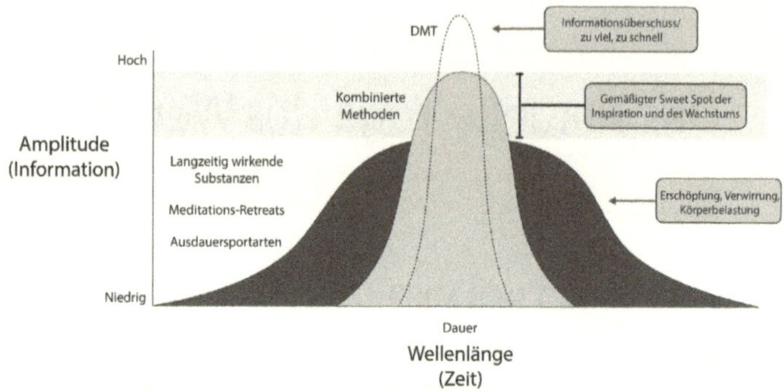

Außerdem sollte auch der Faktor Halbwertzeit berücksichtigt werden. Wenn Sie zum Beispiel versuchen, mit LSD oder Ayahuasca in die Bereiche der höchsten Inspiration vorzustoßen, müssen Sie eine beachtliche Dosis einnehmen, um ein oder zwei Stunden im *Sweet Spot* der Erkenntnis zu verweilen, nicht eingerechnet die Phasen, in denen Sie das jeweilige Ein- beziehungsweise Auftauchen managen. Auf einem zehntägigen Meditations-Retreat haben Sie vielleicht irgendwann zwischen dem vierten und siebten Tag – und viel Sitzen und Leiden davor und danach – einen echten Durchbruch. Oder, wenn Sie nach 70 Kilometer Ultra-Marathon Ihr ultimatives »Runner's High« erleben, mag das für Sie die strapaziöse, einjährige Vorbereitung ausgleichen, aber es kann noch monatelang dauern, bis sich Ihr angeschlagener Körper wieder erholt hat.

Womit nicht gesagt sein soll, diese Art von »selbstverdienter Weisheit« hätte keinen berechtigten Platz in unserem Streben nach Besserung und Erfüllung. Aber der Einsatz an Zeit und Energie ist eben beträchtlich, denn die Schwellenbereiche zwischen außergewöhnlichen Zuständen und wachem Bewusstsein sind ungeschützte Zonen, und die Erholungsphasen dauern lange.

Indem man Methoden kombiniert und sie sozusagen aufeinanderstapelt, verkürzt man die Zeit und erhöht den Wirkungsgrad. Es passt besser in unser geschäftiges, durchgetaktetes Leben und hat außerdem den Vorteil, dass wir unseren Erkenntnissen mehr Aufmerksamkeit widmen, mit weniger verzerrten Wahrnehmungen und Verwirrungen und weniger erschöpft aus diesen Phasen zurückkehren. Die Amplitude ist ausschlaggebender als die Wellenlänge und die Höhe ausschlaggebender als die Zeit.

A^3-Ärzte

Studienteilnehmer, die sich für einen intensiveren Gebrauch von Pharmazeutika entschieden, taten dies unter Anleitung ihrer eigenen betreuenden Ärzte, die in der Lage waren, entsprechende Off-Label-Rezepte der relevanten Substanzen auszustellen. Während wir die Basisprotokolle vorgaben, denen die Probanden folgen konnten, ließen wir auch Raum für eigenständiges Experimentieren zwischen den Paaren oder innerhalb der Gruppe, je nach deren Neugier und Kreativität.

Der amerikanische Sex-Kolumnist Dan Savage rät, bei der Partnersuche auf drei Eigenschaften zu achten, die sogenannten »3Gs« – *good, giving* und *game* (ungefähr: gut, großzügig und experimentierfreudig). Denjenigen, die sich besonders für Sakramente (Kapitel 8) oder Hedonistische Technik (Kapitel 11) begeistern, raten wir an dieser Stelle, sich einen betreuenden Arzt mit folgenden drei Eigenschaften zu suchen, den »3As«: aufgeschlossen, angstfrei und ausgesprochen gut vernetzt. Er sollte

1. auf der Höhe der neuesten Forschungsentwicklung und gut informiert über MAP-Traumastudien (Multidisciplinary Association for Psychedelic Studies) und die Verschreibung psychedelischer Substanzen außerhalb der Zulassung (Off-Label-Gebrauch) sein;
2. sich mit informierten Kollegen austauschen und Apotheken, die entsprechende Rezepturen herstellen, kennen (sogenannte

Compounding Pharmacies, ein in Deutschland nicht existierendes Modell) und

3. bereit zur Zusammenarbeit mit verantwortungsbewussten Patienten sein, die er dabei unterstützt, ihren Weg zu einer mehrdimensionalen, umfassenden Gesundheit zu finden.

Vielleicht sind Ihnen die Verweise auf rezeptpflichtige Gemische aufgefallen. Wir beziehen uns in diesem Fall auf Cannabinoide (diese stehen zwar auf der verschreibungspflichtigen »Schedule-I«-Liste, sind inzwischen aber in den meisten US-Bundesstaaten legal erhältlich), Oxytocin (nicht zu verwechseln mit OxyContin), NO-Booster (namentlich ED-Medikamente), intranasal oder sublingual verabreichtes Ketamin, Sauerstofftherapie und Lachgas. Um auf diese Substanzen zugreifen zu können, ist mit ziemlicher Sicherheit eine ärztliche Untersuchung notwendig, ein überzeugender Grund für die Anwendung (das DSM-5 der American Psychiatric Association hat »Anpassungsstörungen« in seinen Diagnoseschlüssel aufgenommen; falls Sie also Schwierigkeiten haben sollten, sich an den Zustand der Welt in globaler, nationaler oder persönlicher Hinsicht »anzupassen«, könnte das ein durchaus interessantes Kriterium sein).

Sollte eine der Interventionen oder Praktiken gegen persönliche, moralische, legale, spirituelle, ethische oder kulturelle Normen verstoßen, die für Sie wichtig sind, überspringen Sie diesen Teil einfach. Sie müssen in diesem Fall nur darauf achten, die Intensität und Dauer der von Ihnen alternativ gewählten Methoden zum Ausgleich entsprechend anzupassen.

Atemarbeit und die PTBS-Studie an der Johns Hopkins University sind ein gutes Beispiel dafür, wie das klappen kann. Unter Leitung von Dr. Matt Johnson entwickelten wir ein Programm, das zugleich den Anforderungen des Veteranenministeriums und Schulen in Lateinamerika, Afrika und Indien genügte. Dabei galt es nicht nur, die evidenzbasierten Anforderungen einer großen Behörde zu erfüllen, sondern bei der Gestaltung mussten auch lokale Kulturen und Glaubenssysteme berücksichtigt werden; deren Werte durften weder bedroht noch untergraben werden. Eine zutiefst heilsame Praxis, die Menschen aus ihren Verankerungen löst, hätte sonst zu Kontroversen und Rückschlägen führen können und die Dinge letztlich nicht besser, sondern schlimmer gemacht.

Da interne Prüfungskommissionen weitreichende Beschränkungen für Berührungen vorsehen, ersetzten wir die therapeutische Massage durch eigenständige Körperarbeit. Weil veränderte Bewusstseinszustände normalerweise auf der Grundlage kultureller Normen und religiösen Glaubens interpretiert werden, verzichteten wir auf viele Strukturen, die Stan Grof in dem von ihm entwickelten holotropen Atmen vorsieht (wie etwa die Erfahrung von Tod und Wiedergeburt), und wählten stattdessen neutralere und interpretationsoffenere. Sexualität und Substanzen nahmen wir aus demselben Grund von vornherein nicht mit auf, suchen aber noch nach Alternativen mit ähnlicher neurochemischer und physiologischer Wirkung. Von den Großen Fünf setzten wir nur drei ein – Atmung, Embodiment und Musik. Das sollte jedoch mehr als ausreichend sein, um Menschen von Traumata zu heilen und sie innerlich wachsen zu lassen.

In der Entwicklungsphase war es zudem hilfreich, noch eine zusätzliche Variable zu berücksichtigen: die Spanne zwischen den Optionen Hightech/erhöhte Kosten und Lowtech/niedrige Kosten. Mit genügend Zeit, Geld und hochmoderner Ausrüstung lässt sich so ziemlich alles erreichen – aber Kosten und Zugang können auch zu echten Problemen werden. Im Folgenden dafür drei Beispiele.

Adam Gazzaley, Neurowissenschaftler an der University of California in San Francisco, hat einen multisensorischen Immersionspod namens SensSync entwickelt. Der Sessel, der sich zuklappen lässt und an ein Mini-Raumschiff erinnert, verfügt über AR/VR mit Hi-Fi-Akustik und einer biometrischen Erkennung, die in Echtzeit auf die Physis des Benutzers reagiert. Wer darin Platz nimmt, fühlt sich in ein Videospiel hineinversetzt, das vor den Augen des Benutzers von dessen Körper und Gehirn geschrieben wird. Eine umwerfende Erfahrung. In einem nächsten Schritt soll das Projekt diese Art der Immersion mit psychedelischen Therapien kombinieren und so eine maximale transformative Erfahrung ermöglichen.

Bisher gibt es davon jedoch nur einen Prototyp, der sich im Spa des Four Seasons Hotel in Oahu befindet. Der Preis pro Exemplar liegt jenseits der 100 000-Dollar-Grenze, und obwohl es eine bahnbrechende Innovation ist, wird das unsere globalen Probleme nicht schneller lösen als ein Ticket zum Mars für jeden.

Wer eingehender jene tiefen Hirnstamm-Neustarts erforschen möchte, die wir besprochen haben und die den Vagusnerv mit einbeziehen oder eine zeitweise Hypofrontalität (wobei bewusste, exekutive Gehirnfunktionen für einen Augenblick offline geschaltet werden), für den wäre vielleicht das in Kapitel 6 besprochene PoNS-Gerät genau richtig oder die »Vagusschrittmacher«-Implantate, oder vielleicht käme sogar transkranielle Magnetstimulation infrage. Jede dieser Maßnahmen erfordert jedoch den Einsatz kostspieliger, nur unter medizinischer Aufsicht zugänglicher Technologien, die typischerweise nicht von der Versicherung übernommen werden.

Wenn Sie Michael Pollans Buch *Verändere dein Bewusstsein* gelesen haben und die transformativen Möglichkeiten von Psychedelika der »Schedule-I«-Liste spannend finden, können Sie sich für eine Forschungsstudie einschreiben und hoffen, irgendwann registriert zu werden – es gibt jedoch eine Menge Ausschlusskriterien, und Sie müssen sich wahrscheinlich gedulden, bis Sie an die Reihe kommen. Die FDA hat zwar den Zugang zur MDMA-gestützten Psychotherapie beschleunigt, aber Verfügbarkeit und Erschwinglichkeit sind nach wie vor komplexe und ungelöste Fragen. Daneben ist der wiederholte Gebrauch über eine bis drei Sitzungen hinaus, wie er in Studien üblich ist, ein weiteres Problem: Die FDA-Studien testen nicht einmal die Neurotoxizität oder andere Sicherheitsaspekte, weil Drogentherapie in die Kategorie »einmalige Maßnahme« eingeordnet ist. Der Off-Label-Gebrauch im Verborgenen ist zwar weit verbreitet, erzielt aber offenbar nicht die gleichen konsistent positiven Wirkungen (man denke an das »Wassermannzeitalter« und die Rave-Kultur).

Wenn wir uns an die ursprünglichen IDEO-Design-Verpflichtungen halten und sicherstellen wollen, dass Lösungen quelloffen, skalierbar und robust sind, kommen wir nicht umhin, immer wieder auf unsere angeborenen Überlebensschaltkreise – Inspiration, Embodiment, Sexualität – zurückzugreifen (Musik und Substanzen können als Verstärker angesehen werden).

Teilnehmer der Studie, Zusammenfassung

Wir hatten zwölf interessierte Paare in die Studie aufgenommen, die ausreichend stabil und fokussiert wirkten, um die dreimonatige Studie erfolgreich abzuschließen. Die Dauer der Beziehungen lag zwischen zwei bis dreißig Jahren. Während wir eine möglichst große Zahl von Erfahrungen und Hintergründen abbilden wollten, stand die Stabilität der Beziehung und der Gefühle als Kriterium für uns an erster Stelle. Geschlecht, Religion, Beziehungsformat und ethnische Zugehörigkeit sind in dieser Kohorte besser abgebildet als der ökonomische Hintergrund, der insgesamt eher in Richtung WEIRD (also westlich, gebildet, arbeitend, reich und demokratisch) tendiert:

- **Das Paar Uribe-Sancheze:** heterosexuell, um die vierzig, unverheiratet, in San Antonio, Texas, wohnend, mit einer stabilen fünfzehnjährigen Beziehung und zwei Töchtern im Grundschulalter. Beide sind mexikanische Amerikaner. Katholischer Hintergrund. Er: Architekt. Sie: Anwältin für Einwanderungsrecht.
- **Das Paar Waley-Divine:** schwules Paar, unverheiratet. Seit sechs Jahren in einer festen Beziehung. Mitte vierzig beziehungsweise Anfang fünfzig. Unternehmer in Boulder, Colorado. Herkunft aus Puerto Rico und Irland. Säkularer und katholischer Hintergrund, spirituell, aber nicht religiös.
- **Das Paar McNeely:** lesbisches Paar in den Dreißigern. Verheiratet, dreijährige Beziehung. Leben in Boston und Los Angeles.

Eine Partnerin ist Ärztin, die andere ehemalige Profifußballerin. Spirituell, aber nicht religiös.

- **Das Paar Trable:** heterosexuelles, seit dreißig Jahren verheiratetes Paar, wohnen in Annapolis, Maryland. Ein Sohn und eine Tochter, beide Teenager. Er: Versicherungskaufmann. Sie: Verwalterin einer Charter School.
- **Das Paar DeMerwe:** heterosexuelles Paar, seit zehn Jahren verheiratet, wohnen in Austin, Texas. Südafrikanisch und amerikanisch. Sohn und Tochter im Grundschulalter. Atheisten. Er: Geschäftsinhaber. Sie: Maklerin für Gewerbeimmobilien.
- **Das Paar Daube:** heterosexuell. Zwölfjährige Beziehung, wohnen in San Francisco. Säkulare jüdische Amerikaner. Zwei Söhne im Grundschulalter. Er: Führungskraft im Finanzwesen. Sie: Innenarchitektin.
- **Das Paar Duboise:** heterosexuell, seit fünfundzwanzig Jahren verheiratet, wohnen in Washington, D. C. Asiatische Amerikanerin, weißer Mann. Sohn und Tochter im College-Alter. Methodistischer Hintergrund, Kirchenbesuch an »Weihnachten und Ostern«. Er: Raumfahrtingenieur. Sie: Anwältin.
- **Das Paar Davis:** heterosexuell, fünf Jahre lange offene Beziehung, wohnen in Los Angeles. Afroamerikanisch und armenisch. Keine Kinder. Baptistischer Hintergrund, spirituell, aber nicht religiös. Er: Banker und Spezialist für Kryptowährungen. Sie: Veranstaltungsproduzentin.
- **Das Paar Comfort:** heterosexuell. Seit zehn Jahren verheiratet, wohnen in Brozeman, Montana. Keine Kinder. Weiß. Spirituell, aber nicht religiös. Er: Digitalmarketing. Sie: in der Immobilienbranche.
- **Das Paar Lins:** zweijährige offene Beziehung (nicht primärer Partner). Wohnen in Atherton, Kalifornien. Spirituell, aber nicht religiös. Er: im Private Equity tätig. Sie: Galeriebesitzerin.

Objektive Messgrößen

Wir wollten den Ablauf der Studie genau festhalten. Wenn unser Studienprotokoll Menschen nicht dazu verhalf, Peak-Zustände, Heilung und Bindung zu erreichen, war es weder die Zeit noch die Risiken wert. Wir ermittelten also einige objektive Messgrößen für jede dieser drei Kategorien. Um die Auswertung zu erleichtern, wählten wir Messgrößen, die sich mit anderen Studien dieses Feldes abgleichen ließen. Das ist keineswegs nebensächlich. Wenn die allmählich entstehende Disziplin der Hedonistischen Technik tatsächlich die heutige Sinnkrise adressieren soll, benötigen wir objektive und quelloffene Forschungsergebnisse. Ansonsten bleiben wir im Reich der nicht überprüfbaren Wahrheitsbehauptungen stecken. Hoffentlich können andere Wissenschaftler und interessierte Laien diese ersten Geländeerkundungen nutzen und ihre eigene Arbeit vorantreiben.

Subjektive Selbstberichte wurden ebenfalls in diese Studie aufgenommen. Technisch gesehen mögen sie zwar eher von anekdotischem Wert sein, sie geben jedoch die Erfahrungen der Teilnehmer wieder und verleihen den objektiveren Messgrößen Farbe und Textur. (Eine Auswahl dieser Berichte ist in den folgenden Ergebnissen enthalten.)

Ekstase-Messinstrumente

- **Johns Hopkins Mystical Experience Questionnaire (MEQ30, wöchentlich/phasenweise):** Der Fragebogen ermittelt das Gefühl der Mystik, positive Stimmung, Transzendenz von Zeit und Raum und die Aussagekraft dieser Angaben.
- **Flow-State-Skala (FSS, wöchentlich):** neun Fragen umfassendes Assessmentinstrument. Ermittelt, inwieweit eine Person ihr Leben meistert, sich engagiert und inwieweit sie dafür belohnt wird.

Communitas-Messinstrumente

- **IOS-Skala für Beziehungsnähe (wöchentlich):** Die IOS-(Inclusion-of-Other-in-the-Self-)Skala ist ein einfaches Messinstrument, mit dem sich durch eine siebenstufige Gradeinteilung – die von »völlig getrennt« über »teilweise überlappend« bis zu »symbiotisch« reicht – feststellen lässt, wie nahe die Probanden sich einander fühlen.
- **PANAS-Skala des positiven Affekts (wöchentlich):** Das »Positive and Negative Affect Schedule« erfasst positive Emotionen auf Grundlage der fünfstufigen Likert-Skala (nach der amerikanischen Sozialforscherin Rensis Likert). Das Messinstrument stellt auch zehn Fragen bereit, die negative Affekte erfassen. Sie wurden in dieser Studie jedoch nicht angewandt.

Katharsis-Messinstrumente

- **PCL5-Trauma-Skala (vorher/nachher):** ein zwanzig Fragen umfassendes Selbstbeurteilungsinstrument, das Posttraumatische Belastungsstörungen vorläufig und auf Grundlage von DSM-5 (wonach bestimmte im Fragebogen erfasste Symptome vorliegen müssen) diagnostiziert. Hilfreich für eine erste Einschätzung bei klinischen Interviews zur Diagnosestellung einer PTBS. CAPS (Clinically administered PTSD Scale) gilt jedoch als der Goldstandard.
- **HRV-Messung via Oura (täglich):** nächtliche Messung der Herzfrequenzvariabilität mit dem Oura-Ring, einem tragbaren biometrischen Gerät. Die Variabilität der Herzrate lässt Aussagen über die Ausgewogenheit von Sympathikus *(fight/flight)* und Parasympathikus *(rest/digest)* zu.
- **Cortisol Waking Response (wöchentlich):** durch morgendliche Urinproben ermittelter Cortisolwert, der Aussagen über Ruhe und Ausgeruhtsein sowie Aktivierungsgrad und die Ausgewo-

genheit des Regelkreises Hypothalamus-Hypophysen-Nebennierenrinden- oder HPA-Achse *(hypothalamic-pituitary-adrenal axis)* zulässt.

Das Protokoll

Vorab wurde festgelegt, dass jeder Teilnehmer der zwölfwöchigen Studie sich zur Durchführung der folgenden Übungen verpflichtet:

- **Täglich:** 15-minütige klitoriale Stimulation (oder genitale Stimulation bei schwulen Paaren). Die Praxis sollte eine neurochemische Grundlage für das Priming bilden und mit bereits bestehenden Untersuchungen dieser Methode verglichen werden. 15 Minuten gemeinsames Yoga, Thai-Massage sowie myofasziale Massage (mit Schwerpunkt auf struktureller Integration des Weichgewebes und einfachen Hilfsmitteln wie Rollen, Bällen, Muskelmassagepistolen und so weiter). Jeden Morgen: Notat der Schlafdaten sowie der nächtlichen HRV-Messung via Oura. Journaleinträge.
- **Zweimal wöchentlich:** 60 Minuten hedonistisches Yoga – 15 Minuten klitoriale Stimulation. 30 Minuten erforschende Sexualität und Körperarbeit. (Die *Deeper-Dive*-Übung, eine strukturierte Sequenz von tiefen und weniger tiefen Stößen, kombiniert mit einer bestimmten Atmung und Augenkontakt. Auf neun leichte Stöße folgen acht leichte Stöße, dann ein tiefer Stoß. Sieben leichte Stöße, zwei tiefe Stöße … abschließend neun tiefe Stöße und dann wieder von Anfang an beginnend mit neun leichten Stößen. Das hört sich einfacher an, als es tatsächlich ist, und nur wenige Paare schaffen mehr als zwei oder drei Sets, bevor sie den Überblick verlieren.) 15 Minuten Atemarbeit/geschlossene Augen, Meditation im Liegen zu (sorgfältig) ausgewählter Musik.
- **Einmal wöchentlich:** 120 Minuten voll integriertes hedonistisches Yoga. 15 Minuten klitoriale Stimulation, gefolgt von ge-

genseitiger Körperarbeit, eingeschlossen das Nachspüren der Gelenke und sanftes Klopfen des Weichgewebes, *edging* (den Partner bis zum Höhepunkt bringen, aber nicht darüber hinaus), intensive hyperventilatorische Atmung, gefolgt von gasunterstützter statischer Apnoe. Die »52.1-Methode« – fünfzig Hyperventilationen, gefolgt von zwei tiefen Atemzügen mit 100 Prozent Sauerstoff, gefolgt von einer Inhalation Nitrooxygen und maximaler statischer Apnoe, kombiniert mit optimierten Lust/Schmerz-Empfindungen. 15 Minuten Savasana-Meditation mit geschlossenen Augen und Musik. Dokumentation der Erkenntnisse.

- **Einmal im Monat:** 3- bis 4-stündige Vertiefung aller oben genannten Praktiken; kann durch zusätzliche Elemente – wie etwa intensivere und längere Atemarbeit, längere sexuelle und sensorische Stimulation, intensivere Gemische – ergänzt werden. Der Termin sollte idealerweise mit der Woche des Eisprungs der weiblichen Partnerin zusammenfallen.

Die Partner wurden ermutigt, innerhalb der hedonistischen Optimierungsmatrix zu experimentieren und frei zwischen mild, medium und scharf zu wählen. Empfohlen wurde eine »einschleichende Behandlung«. Die Ausgestaltung der Vorschläge, der Grad an Intensität und Komplexität blieb dabei den Probanden überlassen, allerdings unter der Voraussetzung, dass sie die vorhergehenden Übungen erfolgreich integriert hatten.

Diese Herangehensweise ist das Gegenteil einer konventionellen Studie, in der man üblicherweise versucht, alle Variablen rigoros zu kontrollieren. Wir hingegen wollten mit unseren minimalen Vorgaben individuelle und kollektive Erkundungen und innovative Beiträge innerhalb gewisser vorgegebener Grenzen unterstützen.

Ergebnisse der Studie

Unerwartet interessante Ergebnisse lieferte die allmählich entstehende Experimentierfreude innerhalb der Kohorte. Statt ihnen spezifische Anweisungen zu liefern, hatten wir die bunten Legosteine vor den Teilnehmern ausgekippt (die hedonistische Optimierungsmatrix sowie einen Übungsplan), ihnen gezeigt, wie unterschiedlich sie sich zusammenstecken lassen, und ihnen noch einige anregende Rezepte an die Hand gegeben. Das war die »befreiende Struktur« des Experiments.

Im Lauf der drei Monate haben die Paare das, was man vielleicht am besten als das »sexuelle Yoga des Werdens« bezeichnen könnte, modifiziert und innovativ gestaltet.

Obwohl wir aus der Studie einige aussagekräftige Daten gewinnen konnten, lief nicht alles nach Plan. Da war zunächst einmal der Faktor Mensch. Zwei Paare, die nicht auf der Liste weiter oben stehen, brachen das Programm innerhalb der ersten sechs Wochen ab und machten damit ihre Ergebnisse zunichte:

> **Herr und Frau N.:** *»Wir wollten an dieser Studie teilnehmen ... weil wir hofften, dadurch würden sich bestimmte Probleme in unserer Ehe lösen. Aber das hat nicht geklappt, alles hat sich eher verschlimmert. Wir haben so oder so schon genügend Probleme, das hier war für uns nicht überlebenswichtig.«*

Ausrichtung und Intensität des Programms passten also nicht zu ihrer Beziehung, obwohl sie zunächst gehofft hatten, es könnte ihnen helfen.

Das zweite Ehepaar, das die Studie abbrach, musste sich nebenher um abhängige Personen beziehungsweise Pflegebedürftige kümmern und fühlte sich daher den Anforderungen nicht gewachsen. Für Familien mit alternden Eltern und heranwachsenden Kindern ist das häufig ein Problem und sollte bei einer breiter angelegten Studie berücksichtigt werden.

Drei weitere Paare hatten mit ähnlichen Schwierigkeiten zu kämpfen (familiäre Beanspruchung und Beziehungsprobleme), konnten jedoch mindestens drei Viertel des Programms absolvieren und wurden daher mit in die Analyse einbezogen.

Zwei Paare schlossen das Programm ab, trennten sich aber im Anschluss. Das verdeutlicht die Grenzen einer zwölfwöchigen Intervention – anstelle langfristiger Maßnahmen und Therapien –, wenn es um länger bestehende Beziehungsprobleme geht.

Was die Messinstrumente betrifft, mussten wir den Cortisol-Waking-Response-Test streichen, da die Proben, das Sammeln und Testen in der gesamten Kohorte nicht konsistent genug waren und daher keine belastbaren Resultate lieferte. Das veranschaulicht die Schwierigkeiten bei der Umsetzung vieler Studien-Designs. Wer zu wenig misst, dem entgehen vielleicht entscheidende Erkenntnisse. Wer zu viel und zu oft misst, ermüdet die Probanden und setzt die verlässliche Zusammenarbeit und Regelkonformität aufs Spiel.

Darüber hinaus hatten wir keine Möglichkeit, die Genauigkeit der Selbstauskünfte zu überprüfen. Wie es ähnlich in Ernährungsstudien der Fall ist, in denen Probanden sich in der Anzahl der Kalorien verschätzen, die sie (vermeintlich) zu sich genommen haben, mussten auch wir die Angaben der Studienteilnehmer für bare Münze nehmen.

Während die objektiven Messungen einige ermutigende Erkenntnisse im Hinblick darauf liefern, welchen Einfluss die Hedonistische Technik auf Inspiration, Heilung und soziale Bindung hat, gehörten die subjektiven Berichte der Probanden zu den interessantesten erhobenen Daten. Im Anschluss an die Auswertung der Messinstrumente folgen einige repräsentative Beispiele der subjektiven Probanden-Berichte (aus Gründen der Verständlichkeit und Konsistenz sind sie leicht bearbeitet).

Ergebnisse Communitas

Da es sich um eine Paarstudie handelte, ist es sinnvoll, mit den Messergebnissen der Communitas anzufangen. Fühlten sich die Paare nach drei Monaten intensiver Konzentration einander näher und enger verbunden?

Auf der PANAS-Skala erreichte die Gruppe anfangs einen Durchschnittswert von 2.1/5 bei der Identifikation mit zehn Glückswerten. Nach Beendigung des Programmes hatte sich dieser Wert auf 3.3 erhöht, also um 24 Prozentpunkte. (Über die anhaltende Wirkung können wir keine Angaben machen, da keine Nachuntersuchung durchgeführt wurde.)

Auf der IOS-Skala, wie nah oder getrennt sich die Paare voneinander fühlten, lag der Durchschnittswert vor der Studie bei 3.8/7 (das entspricht einer »gewisse Überschneidung« in Bezug auf die gegenseitige Bindung). Dieser Wert stieg anschließend auf 5.6/7 (was auf eine »starke Überschneidung« von Individuation und Intimität hindeutet). Die Rohwerte sind damit um 26 Prozent angestiegen.

Im Allgemeinen fühlten sich die Probanden im Verlauf der Studie glücklicher und in ihrer Beziehung zueinander verbundener. Kein besonders überraschendes Ergebnis, da eine dreimonatige Konzentration auf eine Beziehung wahrscheinlich die meisten Standards in Bezug auf gegenseitige Bindung weit übertrifft. Es gab allerdings auch Herausforderungen, wie sich etwa bei den Studienabbrechern zeigte oder denjenigen, die sich im Anschluss an die Studie trennten. Selbst für diejenigen, die diese Studie abschlossen, brachten die Praktiken nicht selten unangenehme emotionale und beziehungsbezogene Probleme zum Vorschein, auf die nicht alle Teilnehmer gut vorbereitet waren:

> **Frau Dubois:** »*Sobald wir das Gefühl hatten, alles im Griff zu haben ... stießen wir plötzlich gegen eine Mauer. Altes Zeug von früher, aus der Zeit, als ich eine kurze Affäre hatte, weil Herr D. zu viel trank und zu viel arbeitete. Das kam alles plötzlich wieder*

hoch, und ich wusste ehrlich gesagt nicht, ob wir das als Paar schaffen würden – geschweige denn, ob wir diese Studie durchhalten würden.«

Umgekehrt stellte ein Teilnehmer fest, dass er sich seiner Partnerin enger verbunden fühlte.

Herr Waley: *»Ich muss zugeben – ich hatte schon immer einen hohen Sexualtrieb und anderen Frauen gern hinterhergeschaut. Meine größte Angst vor dem ›Sesshaftwerden‹ war, dass ich dann auf den ganzen Spaß und das Abenteuer verzichten musste. Aber jetzt, seit wir das zusammen erforscht haben? … Mein Leben hat sich dadurch erweitert, nicht eingeschränkt … ich habe das Gefühl, dass ich mich, ohne es zu bereuen, binden kann.«*

Eine Frau bemerkte den Unterschied zwischen der vorherigen Beziehung des Paares, die eher in Richtung Mitbewohner/Teampartner ging, und der zunehmenden Konzentration aufeinander im Lauf der Studie.

Frau Uribe: *»Als wir uns kennenlernten, hatten wir ständig Sex und waren sehr verliebt, aber in den letzten Jahren, als es in meiner Firma immer hektischer wurde und mit den Kindern, waren wir eher wie Partner füreinander. Diese täglichen Übungen hatten einen unglaublichen Einfluss auf unsere Beziehung. Wie Batterien, die sich aufladen … ich hatte diese Gefühle schon längst abgeschrieben! Jetzt habe ich den Eindruck, ich habe durch die Liebe etwas über Sex gelernt und Herr Uribe durch den Sex etwas über die Liebe.«*

Zumindest theoretisch enthält diese verstärkte Wahrnehmung einer positiven Bindung (Communitas) das Potenzial für Heilung und Integration der Teilnehmer. Um diese Annahme, ob also tatsächlich Heilung stattfand, zu bestätigen, mussten wir die Ausschläge von physischem und emotionalem Stress (das heißt Katharsis) ermitteln.

Ergebnisse Katharsis

Mit der HRV-Skala lassen sich physische Anzeichen von Stress überprüfen; der Zeitabstand von Herzschlag zu Herzschlag wird im Abstand von Millisekunden aufgezeichnet. Bei 75 Prozent der gesunden Probanden liegen die Werte zwischen 46 und 72 Millisekunden. Ein höherer Wert gilt dabei im Allgemeinen als gesünder. Die Gruppe lag durchschnittlich bei 60 Millisekunden, nach der Studie betrug der Mittelwert 66 Millisekunden, was auf eine generelle Zunahme der Gesundheit des vegetativen Nervensystems hindeutet. Die Frauen wiesen in dieser Messung höhere Werte und eine Zunahme von 9 Millisekunden auf, während die Männer lediglich 3 Millisekunden zulegten.

Das passte ungefähr zu den Ergebnissen der PCL5-Trauma-Skala. Hier lag der Vergleichsmaßstab der Frauen bei 42/120 Punkten, wonach sie mehr Traumata als Männer erlebt hatten, die bei 34 Punkten lagen; der gemeinsame Wert lag bei 38. Damit befand sich die Gruppe am unteren Ende der Skala »moderate Posttraumatische Belastungsstörungen (PTBS)«. Die Nachuntersuchung ergab eine generelle Reduktion der Werte auf 32 Punkte. Die Frauen lagen mit 36 Punkten im moderaten Bereich, die Männer mit 28 Punkten im unteren Bereich der schwachen/unterschwelligen Werte.

Eine Teilnehmerin erlitt einen Rückfall in ein traumatisches Ereignis, meisterte ihn jedoch mit Unterstützung ihres Partners:

Frau Trable: »*Es fing erst im zweiten Monat an, als wir allmählich besser mit den langen Übungen, der Stimulation und dem intensiven Atmen zurechtkamen – aber sobald wir uns liebten und Augenkontakt hatten, veränderte sich das Gesicht von Herrn T. … zuerst machte mir das richtig Angst, weil es mich an Flashbacks von früher erinnerte, daran, wie ich als Kind sexuell belästigt worden war. Aber wenn ich durchatmete und ihm vertraute, verwandelte es sich in etwas sehr Kraftvolles … Ohne die Liebe und das Vertrauen zu meinem Mann hätte ich mich niemals sicher genug gefühlt, das zu erforschen. Ehrlich gesagt macht es mir immer noch Angst.*«

Ein Teilnehmer berichtete von einer neurologischen respektive respiratorischen Befreiung in einer improvisierten somatischen Heilungssitzung:

> **Herr Daube:** »*Wir haben das Vagusprotokoll ausprobiert, das wir im Chat besprochen haben [bei dieser Variante trägt der männliche Partner das Aneros-Prostatamassagegerät, außerdem wird Halsmassage praktiziert und der Unterleib sanft abgeklopft], und plötzlich brach etwas in mir auf. Als Frau D. anfing, auf meinen Unterbauch zu drücken, spürte ich, wie Scham und Verletzlichkeit durch meinen Körper strömten … Mir war nie bewusst gewesen, wie viel Selbstverachtung und Angst vor Schwäche ich in meinem angespannten Bauch versteckte. Sie drückte fester und fester, beinah, als würde sie die Hand in meine Wirbelsäule pressen. Dann konnte ich es einfach nicht mehr aushalten und holte tief und saugend Luft. Ich schrie und schrie in einem einzigen Krampf, mein Körper zitterte und bebte unkontrolliert. Danach fühlte ich mich ruhiger und geerdeter als je zuvor.*«

Eine Teilnehmerin entwickelte eine interessante Variante der MDMA-PTSD-Therapie. Statt MDMA zu benutzen, versetzte sie sich mit einem anderen Werkzeug in einen veränderten, supergesättigten Zustand, um sich einer traumatischen Erinnerung zu stellen und daran zu arbeiten:

> **Frau McNeely:** »*Irgendwie waren wir in die Sache hineingestolpert, vielleicht ein magisches Rollenspiel? … Plötzlich war ich dabei, die Luft anzuhalten und Gas zu inhalieren, und dann ging ich runter in den ›Cosmic-Fuck-Tunnel‹, wie wir inzwischen dazu sagen. Dort hatte ich ein Flashback und war wieder zurück bei einem One-Night-Stand, den ich zutiefst bedauert habe. Es passierte in der Woche der Neuaufnahmen in die Studentenverbindungen. Aber inzwischen war ich kein neunzehnjähriges Mädchen mehr, sondern ich war ich selbst – jetzt. Eine voll ermächtigte, sexuell er-*

regte Frau. Ich wollte diese Nacht erneut durchleben und das Skript neu schreiben. Mein erregtes Ich war dort und zeigte diesem jungen Typ, was Sache war. Ich hatte das Sagen. Ich ließ mir nichts mehr gefallen. Spürte meine Lust. Es war super ermächtigend. Nicht, dass die alte Erinnerung daran, ›was wirklich geschah‹, verschwunden wäre. Aber sie ist viel verschwommener und die neue Version frisch und farbiger.«

Die relativ niedrigen anfänglichen Trauma-Werte der Kohorte erklären sich auch daraus, dass diagnostizierte Symptome oder negative Ereignisse keine Auswahlkriterien waren. Von allen benutzten Messinstrumenten war die Streuung beziehungsweise Varianz zwischen den höchsten und niedrigsten Werten bei der PCL5-Messung am größten. Dieser Wert gibt die asymmetrische Auswirkung oder Abwesenheit von Traumata bei den Probanden wieder.

Darüber hinaus erzielten Frauen anfangs höhere Werte und blieben bei den Folgetests über dem »Unterschwellenwert«, verzeichneten jedoch die relevanteste Verbesserung in den HRV-Messungen. Das würde auf eine Art positiven neurophysiologischen Reset und eine Verringerung des Reststresses im Körper hinweisen. Da der PCL5-Test selbst durchgeführt wird, müssten wir wahrscheinlich den robusteren CAPS-Test klinisch durchführen, um die subjektiven Selbsteinschätzungen der Probanden von einer genaueren Diagnose zu trennen.

Ergebnisse Ekstase

Mit der Kategorie Peak-Zustände wollten wir veränderte Bewusstseinszustände sowohl auf Mikro- als auch auf Makroebene beschreiben. Uns interessierte darüber hinaus, ob Gelassenheit und autotelisches Agieren (auch bekannt als Flow-Zustand) zunahmen und ob es zu mehr und signifikanteren Erfahrungen von mystischen Zuständen kam.

Die Kurzversion der Flow-State-Skala mit neun Fragen misst die allgemeine, nicht aufgabenspezifische Erfahrung von Autonomie, Beherrschung, Versenkung und Sinnhaftigkeit. Der Pre-Test ergab einen Wert von 3.4/5 (68 Prozent). Der Post-Test ergab einen Wert von 4.2/5, insgesamt also eine Steigerung von 16 Prozent. Signifikante geschlechtsspezifische Unterschiede wurden nicht festgestellt. Der Ausgangswert deckt sich mit dem, was unsere Organisation inzwischen bei Tausenden von Probanden ermittelt hat. Das Endergebnis der vorliegenden Studie liegt über den Werten, die wir nach einem sechswöchigen digitalen Training ermittelt haben, was angesichts der längeren Dauer und des physischen Engagements der zwölfwöchigen Studie zu erwarten war. Beide Resultate spiegeln eine selektive Verzerrung wider, da Personen, die an einem Kurs über Höchstleistungen teilnehmen (oder an einer Studie über Hedonistische Technik), vielleicht von vorneherein eine größere Neigung haben, diese Zustände zu erreichen, und sie bewusster wahrnehmen – oder beides. Generell berichteten jedoch alle Teilnehmer über signifikant höhere Empfindungen der Zeitlosigkeit, Mühelosigkeit und Versunkenheit (Selbstversunkenheit) während der Studie.

Als letzter zu berücksichtigender Wert liegen die Messungen aus dem Johns Hopkins Mystical Experience Questionnaire MEQ30 vor. Die anfängliche Bewertung vorhergehender Erfahrungen ordnete die Männer mit 2.5/5 in die Kategorie »wenig« mystisches Erleben ein. Die Frauen mit einem Wert von 3.1/5 fielen in die Kategorie »moderates« mystisches Erleben. Der Durchschnittswert der endgültigen Ergebnisse betrug insgesamt 3.95, der Wert der männlichen Teilnehmer lag bei 3.8, während der Wert der Teilnehmerinnen bei 4.1 lag und damit in der Kategorie »stark« des mystischen Erlebens.

Eine Teilnehmerin empfand die Kombination von Musik, koordinierter Bewegung, Atemarbeit und Stimulation als besonders verstärkendes Element für den Zugang zu veränderten Bewusstseinszuständen. Hier ließe sich die Hypothese formulieren, dass diese Art »neurosomatischer Verwirrung« die exekutiven Gehirnfunktionen und Standardeinstellungen des Gehirnnetzwerkes ausschaltet und zu einem visionären Zustand führt, was wir allerdings in der Studie nicht durch Tests belegen konnten:

> **Frau DeMerwe:** *»Okay, also, bei uns hat es vielleicht ein bisschen länger gedauert, bis wir dahinterkamen? … Als Aufwärmübung streicheln wir uns 15 Minuten lang, dann gehen wir zur gemeinsamen Körperarbeit auf dem Bett über. Anschließend orales edging, während ein Partner sich entspannt und Atemübungen macht. Mit [Cannabis-]Keksen und Lachgas dazu synchronisierte sich unsere Bewegung, Atmung, die Berührungen und die Musik wie von selbst. Ich weiß, das klingt jetzt kitschig – ›Make love to the music‹ –, aber wenn wir es taten, besonders mit der Playlist, die wir in der Gruppe teilten, dann lösten wir uns einfach aus der Zeit. Es war so träumerisch, so einfach, auf diese Weise visionäre Räume zu erschließen – wir hatten das Gefühl, im Liegen zu tanzen.«*

Ein Teilnehmer berichtete von einem intensiven visionären Erleben, nachdem er eine breite Auswahl aller Optionen der hedonistischen Optimierungsmatrix kombiniert hatte, eingeschlossen verschreibungspflichtiger Gemische:

> **Herr Davis**: *»In der zehnten Woche entschieden wir uns, aufs Ganze zu gehen, wir bezeichneten es als die ›Große Enchilada‹: Atemübungen, Lust-Schmerz-Empfinden, Cannabis, Lachgas, ein besonderer Raum und besondere Musik. Zusätzlich nahmen wir noch Oxytocin und Ketamin-Nasenspray. Wow! Es endete damit, dass wir spontan Yogaübungen im Liegen machten – wir zogen und zerrten an unseren Körpern und Gelenken, machten Rückwärtsbeugen und massierten uns gegenseitig den Bauch – es war, als würden wir das Yoga-Übungsprogramm eines Monats innerhalb einer Stunde absolvieren. Als wir dann tatsächlich miteinander schliefen, war es super intensiv – und wir hatten zugleich … tiefe Einsichten, was unser Leben betrifft – etwa in Bezug auf unsere Tochter und ihre Schulschwierigkeiten oder warum wir einen so*

engen Freundeskreis haben – so, als würden wir unser Leben durch eine Kristallkugel betrachten.«

Einige Paare stimmten sich mit ihren Hausärzten ab, um Neues auszuprobieren (ihre Berichte sind eine erste umfassende Beschreibung des angewandten Vital-Atmungsprotokolls, skizziert in Kapitel 5, »Atmung«):

> **Das Paar Comfort:** *»Woche zehn. Wir beschlossen, dass wir es wirklich wissen wollten. Wir überredeten unseren Arzt, uns Medunas Mischung zu verschreiben [Carbogen, Mix aus 70 Prozent Sauerstoff und 30 Prozent Kohlendioxid], Stickstoff [70 Prozent Lachgas/30 Prozent Sauerstoff] und Nasenspray [Oxytocin-Ketamin]. Wir machten die normalen Aufwärm- und Körperübungen und trafen die Vorbereitungen, diesmal sogar inklusive gekoppelter Stimulation des Vagusnervs [Analplugs, Halsmassage/Dehnung] … Wir fingen mit den Atemübungen und dem Carbogen an, als die dunkle Musik immer lauter wurde. (Ich trug außerdem eine Augenbinde.) Es war einfach entsetzlich! … Aber Frau Comforts Hände lagen auf meinem Oberkörper und Bauch, sie ließ mich nicht los … ich war irgendwo tief unten, wusste kaum noch, dass ich einen Körper hatte. Als die Musik sphärischer wurde, wechselten wir zu der Lachgasmischung. Ich verlor jedes Gefühl für Zeit und Raum, schwebte einfach dahin. Friedlich. Auf extreme Anspannung folgte extreme Entspannung … ich sah mein ganzes Leben aus der Vogelperspektive, die Erfahrung des Menschseins von einer anderen Dimension aus. Alles fühlte sich total vertraut an, so, als hätte ich das schon immer gewusst? … Als hätten wir ein zeitloses Ritual von Tod/Wiedergeburt gehackt. Das ist jetzt vier Tage her, aber ich versuche immer noch zu verstehen, was da passiert ist.«*

Sowohl Männer als auch Frauen berichteten über eine bedeutende Zunahme an mystischen Zuständen, mit einer ebenso großen Bandbreite wie in den PCL5-Daten. Einige Teilnehmer berichteten von tiefen Durchbrüchen auf Ebene 5, während andere weniger stark reagierten und eher auf Ebene 1 bis 2 eingeordnet werden konnten. Bei Flow-Zuständen wurden keine geschlechtsspezifischen Unterschiede in der Kohorte beobachtet, bei ausgeprägten, potenziell mystischen Erfahrungen lagen jedoch die weiblichen Teilnehmer vorn. Das korrelierte auch mit den Ergebnissen der Studie klitoriale Stimulation und Padmasambhavas Überzeugung von weiblichen Fähigkeiten in diesem Bereich. Der Gesamtwert und die abschließenden Messergebnisse legen eine höhere Inzidenz mystischer Erfahrungen nahe als in vielen aktuellen psychedelischen Studien.

Wenn wir tatsächlich eine der grundlegenden Thesen dieses Buches, dass wir nämlich so schnell wie möglich zu einem global zentrierten Bewusstsein vorstoßen müssen, unter Beweis stellen müssten, würden wir darauf hoffen, dass verstärkte Inspiration, Heilung und Bindung die Entwicklung dorthin beschleunigen.

Für den Beweis müssten wir Pre- und Post-Tests der Bewusstseinszustände der Teilnehmer heranziehen. Zwei besonders verlässliche Messinstrumente wurden in Harvard entwickelt: der Persönlichkeitstest Maturity Assessment Profile, ursprünglich von Jane Loevinger aufgebaut und anschließend von Susanne Cook-Greuter ausgearbeitet, sowie das Lectica-Assessment von Zak Stein und Theo Dawson. Wenn sich nachweisen ließe, dass sich durch Hedonistische Techniken nicht nur Trauma reduzieren, mystische Zustände befördern und Bindung steigern lassen, sondern sich auch Perspektive und Problemlösungsansätze erweitern, wäre das sehr aussagekräftig. Das zu validieren bleibt jedoch weiteren Studien vorbehalten und war nicht Zielsetzung dieses Pilotprojektes.

Berichte der Teilnehmer

Im Folgenden einige Auszüge (auch im Original anonymisiert) aus den wöchentlichen Einträgen der Teilnehmer im Lauf des dreimonatigen Projektes. Alle Teilnehmer waren eigenverantwortlich dazu verpflichtet, die Studie unter der Aufsicht ihrer A^3-Ärzte/Therapeuten/Geistlichen durchzuführen und sicherzustellen, dass alle geltenden rechtlichen, moralischen, ethischen, professionellen und medizinischen Richtlinien eingehalten wurden. Sie wurden außerdem angeregt, das Programm, statt es einfach rigoros zu befolgen, an ihre Bedürfnisse anzupassen und eigene neue Ideen innerhalb des vorgegebenen Rahmens einzubringen. (Aus Gründen der Klarheit und Konsistenz wurden die Auszüge leicht bearbeitet und sind nach Art der jeweiligen Erfahrung geordnet. Einige der Einträge wurden in der vorhergehenden Zusammenfassung bereits auszugsweise wiedergegeben.)

Erste Erfahrungen

Frau V.: »Die geplanten Sitzungen kamen uns am Anfang peinlich und gezwungen vor. Wir hatten uns immer für ziemlich spontan gehalten, besonders was unser Liebesleben betrifft. Aber sobald wir darüber hinaus waren, fingen wir an, die Zeit für unsere ›sexuelle Fitness‹ zu schätzen; egal, was passierte, dieser Termin stand fest. Mit Kindern im Haus war es einfacher für uns, kurze Zeiteinheiten miteinander zu organisieren als eine lange, ungestörte Liebesnacht.«

Frau O.: »Mir fiel es schwer, während der 15-Minuten-Übungen die Empfängerseite einzunehmen. Mir wurde plötzlich klar, wie konditioniert ich mein ganzes Leben lang darauf gewesen war, Genuss zu spenden. Es stresste mich regelrecht, dass ich mich zurücklegen und selbst genießen sollte, ohne mich darum zu kümmern, ob ich zum Höhepunkt kam (oder meinen Partner befriedigen musste).«

Frau Y.: »Als ich mich erst mal an die Routine gewöhnt hatte (und darauf geachtet hatte, das Zimmer schön einzurichten, und mir meine Lieblingsmusik auf die Kopfhörer gespielt hatte), stellte ich fest, dass ich während unserer Sitzungen in ziemlich verträumte Bereiche gelangen konnte. Etwas Ähnliches hatte ich vorher nur nach langen Bergläufen oder intensivem 90-minütigem Yoga gespürt – aber auf diese Weise kam ich viel schneller dorthin.«

Herr Z.: »Ehrlich gesagt war ich eher skeptisch, was diese täglichen Übungen betrifft. Ich dachte, es würde irgendwie langweilig werden, nur dazusitzen und ›Däumchen zu drehen‹. Aber es war viel schwieriger, als ich erwartet hatte. Aufzupassen und wirklich zu lernen, es langsam und sanft anzugehen, war für mich eine echte Herausforderung. Zum ersten Mal musste ich mich auf Frau Z.s Signale einstellen, von denen ich dachte, dass ich sie verstanden hätte, und jetzt stellte ich fest, dass das irgendwie nicht so war. Seit ich als Teenager mit dem Masturbieren angefangen hatte, war mir nie bewusst gewesen, wie sehr ich auf härter und schneller eingestellt war. Jetzt hatte ich das Gefühl, dass ich meine gesamte Erregungsroutine neu programmieren musste.«

Herr S.: »Als ich zum ersten Mal auf den Ablauf dieser Studie sah, war ich eher entmutigt. Was körperliche Liebe angeht, lief bei uns praktisch nichts mehr, und die Vorstellung, dass wir uns dreimal pro Woche Zeit für Sex nehmen mussten, kam mir ziemlich übertrieben vor. Ich meine, wer hat dafür schon so viel Zeit? Aber nach einem Monat war es genau umgekehrt. Wir konnten unsere nächste Sitzung kaum erwarten.«

Erste Erfahrung mit Peak-Zuständen

Frau Q.: »Als wir zum ersten Mal die wöchentliche Deeper-Dive-Übung ausprobierten, war so viel los, dass wir uns nicht richtig entspannen und es erleben konnten. Es war mehr wie eine Art Tangokurs, und ich dachte nur daran, welche Schritte ich jetzt machen musste. Aber die zweite und dritte Woche? … Als wir das Atmen und Edging richtig hinbekamen, zusammen mit der Musik? Ich war plötzlich auf einem anderen Planeten. Ich kam lachend und weinend zurück, es war so schön.«

Herr U.: »Zuerst hatten wir abgesprochen, dass ich bei unseren Wochenendsitzungen der ›Fahrer‹ sein sollte. Ich dachte, ich hätte die Welt meiner Lady total gerockt. Aber als ich dann an der Reihe war [mit gasunterstütztem Atemanhalten], kam ich an diesem Ort zu mir, wo eine Stimme sagte: ›Und hier hast du also deine Geliebte hingeschickt, ohne zu ahnen, wohin sie geht?‹ Ich kam mir vor wie ein totaler Idiot, als hätte man mir eine Narrenkappe aufgesetzt und mich zum Schämen in die Ecke geschickt.«

Frau T.: »Ich hatte eigentlich erst jetzt [in der fünften Woche] so eine Art Aha-Erlebnis. Ich war mit Edging/Atmung an der Reihe, und als ich den Atem anhielt und Herr T. mich stimulierte, genau in dem Augenblick, als die Musik schneller wurde, war alles mit einem Mal still, und ich fühlte mich wie aus der Zeit gefallen. Ich erkannte, welche Angst mir ein großes kreatives Projekt in meinem Beruf machte und dass alles mit einem Buchstabierwettbewerb in der Grundschule zu tun hatte, bei dem ich damals versagt hatte! Es klingt vielleicht verrückt, aber für mich ergab das absolut Sinn, und ich denke immer noch darüber nach.«

Herr Q.: »Unsere wöchentliche Sabbat-Praxis lässt sich nur schwer beschreiben, vielleicht ist es so ähnlich wie in den ›Vomit-Comets‹ der NASA, wenn man sich total schwerelos fühlt. Wenn wir die Übungen und die Vital-Atmung durchführen, ist es jedes Mal so, als würden wir in den Bereich der Schwerelosigkeit vorstoßen – jedenfalls was unseren Geist betrifft. Wenn ich an diesem Ort bin, kann ich denken, woran ich will, was ich will, und ich habe 5 bis 10 Minuten lang einen kosmischen IQ von 300. Als würde man sich in den Großrechner eines kosmischen Computers einklinken.«

Beziehungserfahrungen bei dauerhafter Praxis

Von einem der Paare, die aus der Studie ausgestiegen waren, kam folgendes Statement:

> **Herr O.:** »Leider muss ich sagen, dass diese Studie wohl nicht das Richtige für uns ist. Am Anfang haben wir uns wirklich ehrlich bemüht, aber dann wurde es immer unangenehmer. Ich weiß, dass wir uns durch die Übungen näherkommen sollten, und wir haben es auch versucht – aber das bedeutete auch, dass wir uns mit einigen echten Problemen in unserer Beziehung auseinandersetzen mussten (hauptsächlich ungelöste sexuelle Probleme). Wir klinken uns aus, versuchen es vielleicht mit Paartherapie, aber besonders optimistisch bin ich nicht. Weder Zeit noch Ansatz haben für uns gestimmt.«

Die Teilnehmerin eines weiteren ausgeschiedenen Paares schrieb uns Folgendes:

> **Frau N.:** »Ich habe an dieser Studie teilgenommen, weil Herr N. so begeistert war, und vermutlich habe ich gedacht oder gehofft, es würde uns helfen. Aber das war nicht der Fall, sondern alles wurde eher noch schlimmer. Wir können uns nicht einmal mehr auf die täglichen ›15 Minuten‹ einigen. Ich werde wütend, wenn er mich kontrolliert; und er wird wütend, wenn ich nörgele. Die Stimmung ist schnell hinüber, und wir wollen nicht einmal mehr miteinander reden. Wir haben so oder so schon genügend Probleme, das hier war für uns nicht überlebenswichtig.«

Weitere Stimmen dazu

Frau R.: »Als wir uns kennenlernten, hatten wir ständig Sex und waren sehr verliebt, aber in den letzten Jahren, als es in meiner Firma und mit den Kindern immer hektischer wurde, bemerkte ich gar nicht, wie sehr wir uns in Teamrollen eingelebt hatten. Natürlich mochten wir uns immer noch, aber die Luft war irgendwie raus. Diese täglichen Übungen hatten einen unglaublichen Einfluss auf unsere Beziehung. Wie Batterien, die sich aufladen. Wir konnten unsere Sitzungen am Dienstag und Donnerstag kaum erwarten, und am Sonntag konnte ich an nichts anderes mehr denken. Und dabei hatte ich diese Gefühle schon längst abgeschrieben!«

Frau Z.: »Wir haben immer noch spontanen Sex, aber sexuelle Fitness – wozu wir uns im Voraus verpflichtet haben und es einfach tun – wäre mir nie in den Sinn gekommen. Jetzt fällt es für mich in die Kategorie Zahnseide benutzen oder joggen gehen: Wir tun es, weil wir wissen, dass wir uns danach besser fühlen.«

Herr N.: »Ich muss zugeben – ich hatte schon immer einen starken Sexualtrieb und anderen Frauen gern hinterhergeschaut. Meine größte Angst vor dem ›Sesshaftwerden‹ war, dass ich dann auf den ganzen Spaß und das Abenteuer verzichten musste. Aber jetzt, seit wir diese Hedonistische Technik gemeinsam erforscht haben? Das ist plötzlich eine völlig andere Liga. Ich würde das ganze Flirten, den Reiz des Neuen, ohne mit der Wimper zu zucken, aufgeben, um diesen Weg gemeinsam weiterzugehen. Mein Leben hat sich dadurch erweitert, nicht eingeschränkt. Zum ersten Mal habe ich das Gefühl, dass ich mich, ohne es zu bereuen, binden kann.«

Frau V.: »Zuerst war ich von dieser täglichen Routine genervt und irgendwie verlegen. Dann habe ich mich entspannt und mich damit abgefunden. Es fühlte sich gut an, und alles kam mir einfacher vor. Erst als [dieses Paar legte eine zweiwöchige Pause wegen eines Familienereignisses ein] wir aufhörten, bemerkte ich, wie positiv die Wirkung war. Vermutlich habe ich den Wald vor lauter Bäumen nicht mehr gesehen. In diesen zwei Wochen war ich jedenfalls völlig gestresst, schnauzte Herrn V. an und hatte Schwierigkeiten einzuschlafen. Erst als wir wieder zu Hause waren und mit dem Training begannen, spürte ich, wie die Anspannung nachließ. Langsam gewöhne ich mich an dieses ›neue Normal‹! Kaum zu glauben, wie wir es vorher ohne diese Übungen geschafft haben.«

Herr Y.: »Seit dem College liefen meine Abende immer nach dem gleichen Muster ab. Ich trank ein paar Biere und rauchte vielleicht einen Joint. So kam ich nach der Arbeit runter und schaltete mein Gehirn ab. Seit wir diese Übungen machen, habe ich weniger Lust auf diese Art der Abendgestaltung und spare mir die ›Zustandsveränderung‹ sogar für die gemeinsamen Wochenendsitzungen auf. Ich bin jetzt wie ein Pfadfinder – sechs Tage in der Woche.«

Intimität und Trauma

Frau M.: »Tatsächlich standen wir da plötzlich vor einem Problem, das uns ziemlich beängstigte. Ich mache mir Sorgen, dass wir süchtig werden können. Als wir anfingen, war ich ziemlich skeptisch, dass etwas Außergewöhnliches passieren würde. Wir hatten beide unseren Spaß im College und in unseren Zwanzigern – ich dachte, das wäre im Vergleich damit ziemlich zahm. Aber als wir einmal angefangen haben, die täglichen und wöchentlichen Dinge zu erledigen, insbesondere in Kombination mit den Substanzen, wurde es plötzlich etwas, was wir ständig machten, so ähnlich wie ein täglicher Besuch der Sonntagsmesse. Wir rissen Witze darüber, dass ich Charlotte aus ›Sex and the City‹ [als sie sich den Kaninchen-Vibrator anschafft und ihre Freundinnen schließlich eingreifen müssen] immer ähnlicher wurde. Inzwischen stelle ich mir ernsthaft die Frage nach Prioritäten und frage mich, ob es vielleicht ›zu viel des Guten‹ ist.«

Frau W.: »Sobald wir dachten, alles gut im Griff zu haben, und einen passenden Rhythmus gefunden hatten (zwischen Woche drei und sechs), schafften wir es zuverlässig ›dorthin‹. An manchen Tagen klatschten wir uns echt auf dem Bett ab und lachten uns schlapp. Aber als wir dachten, jetzt hätten wir es total kapiert und würden mit Sicherheit immer bis zu diesem ›Yummy‹ kommen, stießen wir plötzlich gegen eine Mauer. Altes Zeug von früher, aus der Zeit, als ich eine kurze Affäre hatte, weil Herr W. zu viel trank und zu viel arbeitete. Das alles kam plötzlich wieder hoch, und ich wusste ehrlich gesagt nicht, ob wir es als Paar schaffen würden – geschweige denn, ob wir diese Studie durchhalten würden.«

Späterer Eintrag von Frau W.: »Diese Achterbahnfahrt zwischen sehr hohen Hochs und ganz tiefen Tiefs war verwirrend. Ohne die anderen Paare, die Ähnliches durchmachten, bin ich mir nicht sicher, wie es ausgegangen wäre. Jedenfalls sind wir dabeigeblieben und haben mit den Übungen weitergemacht. An manchen Tagen war es einfach schrecklich, wir hassten uns bis aufs Blut! Aber wir haben es trotzdem gemacht. (Das war völlig neu für mich, denn früher habe ich Sex verweigert, wenn ich sauer auf ihn war, und mich zurückgezogen.) Dann, ganz plötzlich, waren wir wieder im ›Yumm‹. Es war beinah wie eine Art archäologischer Psychologie, durch alle Schichten unserer Beziehung hindurchzustürmen.«

Im Lauf der Studie hatte das Paar zwei weitere Krisen: »Die zweite Krise war genauso schwierig und verwirrend, ich musste sogar ein paar Nächte bei einer Freundin verbringen. Beim dritten Mal konnten wir uns irgendwie an das Muster erinnern, und es trug uns nicht so weit aus der Bahn. Eines Abends schrieben wir auf ein Post-it: ›Nicht vergessen – wir haben das mit voller Absicht gemacht‹, und klebten es an den Kühlschrank. Das hat uns schon mehr als einmal gerettet! Wenn es jetzt schwierig wird, was immer wieder vorkommt, machen wir einfach weiter mit den Übungen. Schon komisch – aber man muss nicht immer über alle Probleme reden. Am Ende einer Sitzung fühlen wir uns oft besser, und viele Dinge, über die wir uns vorher gestritten haben, sind dann nicht mehr so wichtig. (Das bedeutet aber nicht, dass wir über den Berg sind, sondern nur, dass wir langsam neue Wege erforschen, wie wir damit umgehen, wenn es mal wieder beschissen läuft.)

Frau X.: »Es fing erst im zweiten Monat an, als wir allmählich besser mit den langen Übungen, der Stimulation und dem intensiven Atmen zurechtkamen – aber sobald wir uns liebten und Augenkontakt hatten, veränderte sich das Gesicht von Herrn T. und wechselte zwischen einem Verrückten, einem Wikinger und sogar einem fast dämonisch aussehenden Kerl, bevor er wieder wie er selbst aussah. Zuerst machte mir das richtig Angst, weil es mich an Flashbacks von früher erinnerte, daran, wie ich als Kind sexuell belästigt worden war, aber wenn ich durchatmete und ihm vertraute, verwandelte es sich in etwas sehr Kraftvolles, fast so, als wären wir nicht mehr nur er und ich, sondern jeder Mann und jede Frau, als würden wir nicht mehr nur unsere Arbeit machen, sondern ›die Arbeit‹ schlechthin. Ohne die Liebe und das Vertrauen zu meinem Mann hätte ich mich niemals sicher genug gefühlt, das zu erforschen. Ehrlich gesagt, macht es mir immer noch Angst.«

Herr Z.: »Ich bin ein ziemlicher Alpha-Typ, aber diese Woche haben wir das Vagusprotokoll ausprobiert, das wir im Chat besprochen haben [bei dieser Variante trägt der männliche Partner das Aneros-Prostatamassagegerät, außerdem wird Halsmassage praktiziert und der Unterleib sanft abgeklopft], und plötzlich brach etwas in mir auf. Als Frau Z. anfing, auf meinen Unterbauch zu drücken, spürte ich, wie Scham und Verletzlichkeit durch meinen Körper strömten. Ich musste an meinen Vater in der Armee denken, der mir eingetrichtert hat, immer gerade zu stehen, die Schultern zu straffen und den Bauch einzuziehen. In den Umkleideräumen der Highschools und Colleges war es genauso. Ich ertappe mich immer wieder dabei, wie ich mich mit einem Seitenblick in den Spiegel davon überzeuge, dass ich noch ein Sixpack habe. Mir war nie bewusst gewesen, wie viel Selbstverachtung und Angst vor Schwäche ich in meinem angespannten Bauch versteckte. Sie drückte fester und fester, beinah, als würde sie die Hand in meine Wirbelsäule pressen. Dann konnte ich es einfach nicht mehr aushalten und holte tief und saugend Luft. Ich schrie und schrie in einem einzigen Krampf, und mein Körper zitterte und bebte unkontrolliert. Danach fühlte ich mich ruhiger, geerdeter als je zuvor. Noch jetzt, während ich das hier schreibe, spüre ich meine innere Mitte.«

Herr X.: »Es ist etwas peinlich, das aufzuschreiben. Ich bin in New York in einem liberalen Elternhaus aufgewachsen, meine Mutter war Feministin, ich besuchte fortschrittliche, alternative Schulen und so weiter und sehe mich als jemanden, der Frauen sehr respektvoll begegnet. Als Frau X. das Thema ›Lust/Schmerz‹ intensiver erforschen wollte, hatte ich damit echte Probleme. Es widersprach total meinen Überzeugungen, wie ein ›guter Typ‹ sich verhalten sollte, und abgesehen von Porno gab es da überhaupt keine Rollenvorbilder, die ich halbwegs okay und sicher fand. In unserer speziellen Nacht im zweiten Monat forderte Frau X. mich spielerisch dazu auf, sie zu peitschen – machte mich aber gleichzeitig fertig, weil mich das völlig verwirrte. ›Du schlägst mich wie ein kleiner Junge, der keine Ahnung hat, was er da tut‹, sagte sie. ›Deswegen habe ich kein Vertrauen zu dir. Schlag mich wie ein starker Mann!‹, sagte sie. ›Wie ein gefährlicher Mann!‹, sagte sie. ›Schlag mich wie ein guter Mann! Wie ein Mann, der mich liebt!‹ Ich versuchte, es so zu machen, wie sie wollte – und wie sie mich da führte, das war schon ein sehr starkes Gefühl und auch interessant, alle diese verschiedenen Stimmungen zu erforschen. Durch ihr Vertrauen in mich wuchs auch mein Vertrauen in mich selbst. Wir erkannten jedoch, dass Gewalt und Respektlosigkeit nicht notwendig sind, um intensive Empfindungen zu erforschen. Du willst das eine, ohne dich mit dem anderen abfinden zu müssen.«

Deepest Dives – Innovationen des Protokolls

Herr S.: »In der zehnten Woche entschieden wir uns, aufs Ganze zu gehen, wir bezeichneten es als die ›Große Enchilada‹. Wir fühlten uns sehr wohl an dem Punkt: Atemübungen, Lust/Schmerz-Empfinden, Cannabis, Lachgas, ein besonderer Raum und besondere Musik. Zusätzlich nahmen wir noch Oxytocin und Ketamin-Nasenspray. *Wow!* Es endete damit, dass wir spontan Yogaübungen im Liegen machten – wir zogen und zerrten an unseren Körpern und Gelenken, machten Rückwärtsbeugen und massierten uns gegenseitig den Bauch – es war, als würden wir das Yoga-Übungsprogramm eines Monats innerhalb einer Stunde absolvieren. Als wir dann tatsächlich miteinander schliefen, war es super intensiv – und wir hatten zugleich … tiefe Einsichten, was unser Leben betrifft – etwa in Bezug auf unsere Tochter und ihre Schulschwierigkeiten oder warum wir einen so engen Freundeskreis haben – so, als würden wir unser Leben durch eine Kristallkugel betrachten.«

Frau U.: »Wir waren im dritten Monat angelangt, und es hatte uns wahnsinnig viel Spaß gemacht! Aber es war auch ziemlich heftig! Jede Woche brachte irgendein Problem mit sich, dem wir uns irgendwie stellen mussten. Durch die tägliche Stimulation seit sechzig Tagen fühlte ich mich viel offener, verspielter und entspannter. Mein neues Ich gefiel mir besser als das alte. Insbesondere in den Wochenend-Sitzungen hatten wir erstaunliche Dinge entdeckt, und am vergangenen Wochenende: Irgendwie waren wir in die Sache hineingestolpert, vielleicht ein magisches Rollenspiel? Diese ganze ›Sexy Krankenschwester/französisches-Kindermädchen‹-Nummer hatte mich nie interessiert – das kam mir immer so aufgesetzt und kitschig vor. … Aber dann: Plötzlich war ich dabei, die Luft anzuhalten und Gas zu inhalieren, und dann ging ich runter in den ›Cosmic-Fuck-Tunnel‹, wie wir inzwischen dazu sagen. Dort hatte ich ein Flashback und war wieder zurück bei einem One-Night-Stand, den ich zutiefst bedauert habe. Es passierte in der Woche der Neuaufnahmen in die Studentenverbindungen. Aber inzwischen war ich kein neunzehnjähriges Mädchen mehr, sondern ich war ich selbst – jetzt. Eine voll ermächtigte, sexuell erregte Frau. Ich wollte diese Nacht erneut durchleben und das Skript neu schreiben. Mein erregtes Ich war dort und zeigte diesem jungen Typ, was Sache war. Ich hatte das Sagen. Ich ließ mir nichts mehr gefallen. Spürte meine Lust. Es war super ermächtigend. Nicht, dass die alte Erinnerung daran, ›was wirklich geschah‹, verschwunden wäre. Aber sie ist viel verschwommener und die neue Version frisch und farbiger. Fast so, als könnte ich die Zeit umkehren, in die Vergangenheit zurückkehren und sie einfordern.«

Frau Z.: »Das ist jetzt etwas peinlich, aber je tiefer wir in diesen ›sexuelle Fitness‹-Bereich gerieten und je intensiver wir damit beschäftigt waren, desto mehr gestand ich mir zu, meine Grenzen und Wünsche zu erforschen. Eine Sache, die mich schon immer interessiert hat, war, zwei Liebhaber zugleich zu haben. Aber für eine Frau ist ein solches Eingeständnis sehr riskant! Wie hoch stehen die Chancen schon, einen Freund/Ehemann zu haben und dann einen vertrauenswürdigen Typen zu finden, der mitmacht – und falls es wirklich dazu kommen sollte und ich Spaß daran hatte oder eben auch nicht, wie sollte es dann weitergehen? Oder wenn es herauskam und ich ›Slut-Shaming‹ befürchten musste? Würde mein Ehemann mich dann vielleicht auch mit anderen Augen sehen? Es war einfach zu riskant. Dann teilte [Frau Q.] auf dem Gruppenchat ihre Erfahrungen mit den Sextoys, und schließlich nahm ich meinen Mut zusammen und beschloss, es zu versuchen. Nicht den zweiten Liebhaber – aber die Erfahrung, sich von zwei Männern gleichzeitig lieben zu lassen, mit meinem Mann und einem Sextoy als Ersatzmann. Meine Herren! Wir verkleideten uns und drehten die Schlafzimmerspiegel so, dass wir uns währenddessen beobachten konnten. Ich fühlte mich total klar, selbstbestimmt und sehr erregt. Als hätte ich die Tempelpriesterin in mir befreit. Sogar mit den Kindern und dem Essen heute Morgen zurechtzukommen war plötzlich einfacher und keine so erdrückende Last mehr. Ich hatte ein Geheimnis, von dem nur ich wusste, einen geheimen Ort, an den ich zurückkehren konnte. Es war sozusagen ein 80/20-Dreier, 80 Prozent Spaß, aber nur 20 Prozent Risiko!«

Frau W.: »Okay, also, bei uns hat es vielleicht ein bisschen länger gedauert, bis wir dahinterkamen? Aber OMG, inzwischen ist es die einfachste Sache der Welt. Als Aufwärmübung streicheln wir uns 15 Minuten lang, dann gehen wir zur gemeinsamen Körperarbeit auf dem Bett über. Anschließend orales *edging*, während ein Partner sich entspannt und Atemübungen macht. Mit [Cannabis-]Keksen und Lachgas dazu synchronisierte sich unsere Bewegung, Atmung, die Berührungen und die Musik wie von selbst. Ich weiß, das klingt jetzt kitschig – ›Make love to the Music‹ –, aber wenn wir es taten, besonders mit der Playlist, die wir in der Gruppe teilten, dann lösten wir uns einfach aus der Zeit. Es war so träumerisch, so einfach, auf diese Weise visionäre Räume zu erschließen – wir hatten das Gefühl, im Liegen zu tanzen.«

Herr Y.: »Woche zehn. Wir beschlossen, dass wir es wirklich wissen wollten. Wir überredeten unseren Arzt, uns Medunas Mischung zu verschreiben [Carbogen, Mix aus 70 Prozent Sauerstoff und 30 Prozent Kohlendioxid], Stickstoff [70 Prozent Lachgas/30 Prozent Sauerstoff] und Nasenspray [Oxytocin-Ketamin]. Wir machten die normalen Aufwärm- und Körperübungen und trafen die Vorbereitungen, diesmal sogar inklusive gekoppelter Stimulation des Vagusnervs [Analplugs, Halsmassage/Dehnung]. Und wir stellten uns eine eigene Playlist mit dunkler, heftiger Musik zusammen, auf die sphärische Tracks folgten. Wir fingen mit den Atemübungen und dem Carbogen an, als die dunkle Musik immer lauter wurde. (Ich trug außerdem eine Augenbinde.) Es war einfach entsetzlich! Ich hatte das Gefühl zu sterben, wie in einem Horrorfilm, wenn man lebendig begraben wird. Aber Frau Y.s Hände lagen auf meinem Oberkörper und Bauch, sie ließ mich nicht los. Die Musik war beängstigend und sehr aufwühlend – ich war irgendwo tief unten, wusste kaum noch, dass ich einen Körper hatte. Als die Musik sphärischer wurde, wechselten wir zu der Lachgasmischung. Ich verlor jedes Gefühl für Zeit und Raum, schwebte einfach dahin. Friedlich. Auf extreme Anspannung folgte extreme Entspannung … ich sah mein ganzes Leben aus der Vogelperspektive, die Erfahrung des Menschseins von einer anderen Dimension aus. Alles fühlte sich total vertraut an, so, als hätte ich das schon immer gewusst? Und würde mich jetzt wieder daran erinnern. Als hätten wir ein zeitloses Ritual von Tod/Wiedergeburt gehackt. Das ist jetzt vier Tage her, aber ich versuche immer noch zu verstehen, was da passiert ist.«

Anmerkungen

1. Die Original-Quellenangaben zu Zitaten und Studien finden Sie auf der englischsprachigen Website www.recapturetherapture.com/notes. Zitate, die auf Deutsch vorlagen und ermittelt werden konnten, ebenso wie original auf Deutsch erschienene Quellen werden im Folgenden angegeben. Zitate aus Filmen entstammen der synchronisierten deutschen Fassung.
2. Zitiert nach https://gutezitate.com/zitat/166446, abgerufen am 11.8.2021.
3. John N. Gray: Politik der Apokalypse. Wie Religion die Welt in die Krise stürzt, Stuttgart 2009.
4. William Butler Yeats: Die Gedichte, hg. von Norbert Hummelt, München 2005.
5. Friedrich Nietzsche: Götzen-Dämmerung oder Wie man mit dem Hammer philosophirt, 1889.
6. Zitiert nach https://ichi.pro/de/die-hoffnung-auf-dr-kings-letztes-weihnachten-140831227195110, abgerufen am 11.8.2021.
7. Albert Camus: Der Mythos des Sisyphos, Reinbek 2000.
8. Zitiert nach https://gedichte.xbib.de/Blake%2C+William_gedicht_Der+Garten+der+Liebe.htm, abgerufen am 11.8.2021.
9. Andreas Hetzel: »›On some Hegelisms.‹ William James als Erbe und Kritiker Hegels«, *Hegel-Jahrbuch*, https://doi.org/10.1515/hgjb-2015-0142, abgerufen am 12.8.2021. In der deutschsprachigen wissenschaftlichen Literatur in dieser Übersetzung zitiert.
10. William James: Die Vielfalt religiöser Erfahrung, Frankfurt am Main 1997.
11. Hetzel, a. a. O.
12. Zitiertnachhttps://www.blikk.it/angebote/philosophie/20152016/documents/rude2016.pdf, abgerufen am 12.8.2021.

13. Michael Pollan: Verändere dein Bewusstsein, München 2019.
14. Jared Diamond: Warum macht Sex Spaß?, München 1997.
15. Geoffrey F. Miller: Die sexuelle Evolution. Partnerwahl und die Entstehung des Geistes, Heidelberg 2001.
16. Ebenda.
17. Jenny Wade: Transcendent Sex. In der Sexualität eine höhere Wirklichkeit erfahren, Grafing 2014.
18. Joanne K. Rowling: Harry Potter und der Stein der Weisen, Hamburg 1998.
19. David Foster Wallace: Das hier ist Wasser/This Is Water. Anstiftung zum Denken, Köln 2012.
20. William Shakespeare: Macbeth, München, 6. Aufl. 2006.
21. Émile Durkheim: Die elementaren Formen der Religion, Berlin 2014 (leicht modifiziert).
22. Marshall McLuhan: Die magischen Kanäle. Understanding Media, Dresden/Basel 1995.
23. Pema Chödrön: Wenn alles zusammenbricht. Hilfestellung für schwierige Zeiten, München 2001.
24. Pierre Teilhard de Chardin: Der Mensch im Kosmos, München 2018.
25. Emily Brontë: Sturmhöhe, Ditzingen 2020.
26. David Eagleman: Inkognito. Die geheimen Eigenleben unseres Gehirns, München 2013.
27. Jonathan Lear: Radikale Hoffnung. Ethik im Angesicht kultureller Zerstörung, Berlin 2020.

Register

Wenn Sie mehr über Referenzen, Forschung und Werkzeuge erfahren möchten, finden Sie alle Informationen auf:

www.recapturetherapture.com

Bleiben Sie wach. Bauen Sie etwas auf. Helfen Sie mit.